U0219756

Behavior Modification:
Principles and Procedures (5th Edition)

行 为 矫 正
——原理与方法
（第五版）

〔美〕雷蒙德·G. 米尔腾伯格〔Raymond G. Miltenberger〕 著

石 林 等 译

中国轻工业出版社

图书在版编目（CIP）数据

行为矫正：原理与方法：第5版／（美）米尔腾伯格
（Miltenberger, R. G.）著；石林等译. —北京：中国轻工
业出版社，2015.2（2025.3重印）
书名原文：Behavior modification:principles and
procedures
ISBN 978-7-5184-0215-1

Ⅰ.①行⋯ Ⅱ.①米⋯ ②石⋯ Ⅲ.①行为治疗
Ⅳ.①R749.05

中国版本图书馆CIP数据核字（2014）第300332号

责任编辑：孙蔚雯   责任终审：杜文勇
策划编辑：高小菁   责任校对：刘志颖   责任监印：吴维斌

出版发行：中国轻工业出版社（北京鲁谷东街5号，邮编：100040）
印   刷：三河市鑫金马印装有限公司
经   销：各地新华书店
版   次：2025年3月第1版第15次印刷
开   本：850×1092 1/16 印张：31.5
字   数：400千字
书   号：ISBN 978-7-5184-0215-1   定价：80.00元
读者热线：010-65181109
发行电话：010-85119832   010-85119912
网   址：http://www.chlip.com.cn http://www.wqedu.com
电子信箱：1012305542@qq.com
版权所有 侵权必究
如发现图书残缺请拨打读者热线联系调换
250315Y2C115ZYW

前　　言

《行为矫正——原理与方法》一书前四版得到了来自教师和学生们的积极评价，我感到很荣幸。第 5 版保留了前四版的优点，并根据评审者的建议进行了修改，补充了一些新的材料以反映行为矫正领域的最新研究成果。

第 5 版的目标与前几版一样，是对行为的基本规律给予描述，以使学生了解环境事件是如何影响人类行为的。而对行为矫正步骤的描述，是让学生学习改变人类行为的方法。全书一共分为 25 个相对短小的章节，每一章节包含一定量可以掌握的信息（例如，一个原理或者一项操作）。本书可以作为一个学期的标准教材，用于有关行为矫正、实用行为分析、行为管理或行为改变等教学课程中。

本书的内容力求通俗易懂，因而即使没有学过有关知识的学生也能够读懂。使用对象为大学本科学生或一年级的研究生。本书对社会服务、教育或者康复机构的专业工作者也颇有价值，他们在心理治疗服务中需要使用行为矫正技术来处理治疗对象的行为。

书中尽量避免性别歧视。例如，当进行案例讨论时，尽可能地让男女性别人数基本相当。

本书延续前四版的特点

本书具有以下特点，旨在帮助读者更容易地学习：

本书的组织　在一般性的绪论之后，第 2 章、第 3 章涉及了行为记录、作图和变化测量等知识，这些知识将会应用于下面的每一个章节中。接下来，第 4 章至第 8 章主要集中介绍操作性行为与反应性行为的基本原理。这些原理的应用是后续 17 章的主要内容：建立和增加良好行为的操作过程在第 9 章至第 12 章中进行了描述；减少不良行为的操作过程见于第 13 章至第 19 章的讨论；最后，第 20 章至第 25 章介绍其他一些重要的行为矫正方法。

原理与操作过程　用于改变行为的各种操作过程是建立在过去 60 多年来对行为基本原理的实验研究基础之上的。我们相信，读者在学习基本原理之后，会更易于明白各种操作过程。因此，在第 4 章至第 8 章中首先回顾一下操作和反应行为的基本原理，然后在第 9 章至第 25 章中详细探讨如何将这些基本原理应用于行为矫正过程中。

来自日常生活中的例子　每一章都以各种生活中的真实事件为例，来阐明基本原理与操作过程在生活中的应用，有些例子与大学生学习实践有关，有些则来源于作者的临床经验。

来自研究中的例子　本书还提供了传统的以及现代最新的对行为矫正原理和操作过程所进

行的各种研究。

各章小测验 在每一章后面都有 3 个小测验，每个测验包括 10 道题目。这些测验帮助学生们对于自己对该章知识掌握的情况进行自我评价。教师也可以让学生将测验作为作业上交，或者让学生在课堂上进行测验。

练习测验 各章结尾都有简答题类型的练习测验，每一题都可以在书中直接找到答案。

应用练习 在讲授操作过程的各章结尾（第 2 章、第 3 章，以及第 9 章至第 25 章），都提供了几个应用性练习。每一个练习都以真实的生活为例，要求读者运用所描述的操作程序实际应用。这些练习给读者提供了思考该操作过程在真实生活中如何应用的机会。

误用练习 应用练习之后是误用练习。每个练习都提供了一个案例，应用于这个案例的是不正确或不太合适的操作，要求读者分析这个案例并且描述在该案例中应用这种方法的不当之处。这些误用练习需要读者带着批判的眼光来思考操作过程的实际应用。

循序渐进地学习 为了加强理解，每当各章讲授到某一专门的行为矫正操作过程时，本书都按循序渐进的方式列出具体的执行过程。

小结框 一些信息总结在小结框中，穿插在课文中间，以便帮助学生组织该章的材料。

本章小结 每章结束后都以小结的形式给出内容摘要，旨在帮助读者组织该章节的材料。

自我评价的例子 在有关基本原则的第 4 章至第 7 章，有根据该章中所讨论的原则的例子列出的表。在以后的各章中，将让学生回到这些表，利用新的信息来分析表中所列例子的具体方面。

自测题 本书不断地给读者提供自测题，以"★"为记。读者需要利用本章中已经提供的信息来回答这些问题，这些问题将帮助读者评估他们对资料的理解情况。问题的答案通常紧跟在问题之后。

图 为了阐明那些重要的原理或者操作，大部分的章节都有来自研究报告的图。读者必须学会使用前面几章涉及的有关行为记录、作图和变化测量等知识来分析这些图。

关键词汇索引 本书最后附有书中各章提到的重要词汇。每个词都给出相应页码，以便查找。

题库的改善 题库包括多项选择题、填空题、判断题和问答题。

扩展阅读 每一章都包括扩展阅读框。对与本章内容有关的有意思的研究给予简单介绍，并给出了这些文章的出处。

第 5 版的新特点

激发操作 第 4 章介绍了激发操作这一概念，并且全书都涉及这一概念（特别是第 4 章、第 6 章、第 16 章）。激发操作是一个较现代的概念，它包含建立操作和取消操作。因此，在第 4 章中还介绍并讨论了取消操作。

强化物评估步骤 第 15 章讨论了强化物选择过程（区分强化）。本书介绍了研究领域中确认的三种不同的强化评估：单刺激评估、配对刺激评估、多种刺激评估。

正确词汇 在第 4、5、6、8 章加入了"正确词汇"这个新栏目，以帮助学生们用正确方式使用各种行为概念。加入这一新栏目的原因是作者经常发现学生们在使用概念时犯错误。

观察者信度 "观察者效度"这一概念在本

书中改为更为普遍接受的"观察者信度"。同时，第 2 章还讨论了建立观察者信度的另外两种方法：只出现方法和只不出现方法。

研究设计 第 3 章增加了 ABAB 反向设计，并介绍了跨被试非同时多重基线设计，该设计是跨被试多重基线设计的一种。

消失 第 14 章明确了由积极和消极强化保持的两类行为消失的区别是什么。介绍了逃避消失的概念，并探讨了实施逃避消失时可能遇到的困难。

功能评估 第 13 章有几处改动。在这一版中，作者提到，散点图并不是一种 ABC 记录方式；强调了进行 ABC 直接观察的三种方法；明确了功能分析的定义；区分了探索性功能分析和验证性功能分析；在"功能评估的实施"一节，将评估分为几步以使步骤更清晰。

书后的测验 每一章末尾的 3 个测验集中放在书的最后，学生可以很容易地将测验取下做完后上交。

其他新特点

- 加入对于社会效度的讨论，以及数据收集时运用的技术（第 2 章）。
- 加入对于用 Excel 作图的使用方法介绍（第 2 章）。
- 明确了正性强化与负性强化的差异（第 4 章），明确了正性惩罚与负性惩罚的差异（第 6 章）。
- 加入在孤独症患者身上使用促进和消失方法的讨论（第 10 章）。
- 加入一段录像榜样内容（第 11 章）。
- 加入一段现场评估的内容（第 12 章）。
- 将有关功能干预的讨论从第 16 章结尾改在第

13 章结尾，即在功能评估步骤的介绍之后。

- 全书增加了 50 多处新的文献参考。
- 在全书中将"智力缺陷"一词改为如今更为通用的"智力失能"一词。
- 在书中增加了十多个新词，并加入词汇表。

给学生的建议

为了能够从本书和行为矫正课程中得到最大的收获，请考虑以下建议：

1. 在上某一章的课之前阅读该章。这将使你获益很多。
2. 完成各章中的自测题，以考察是否理解了刚讲过的内容。
3. 完成各章之后的练习测验。如果能够回答每一个问题，就说明你理解了该章中的内容。
4. 完成各章后面的测验以检验你对各章知识的掌握（除非教师计划在课堂上使用这些测验）。
5. 完成各章后的应用和误用练习。这样你就能够很好地理解并应用这些内容，或者知道怎样的应用是错误的。
6. 准备测验的最好方法是提前对自己进行测验。在重复阅读各章内容和课堂笔记之后，用下列方法测验自己：

   - 找出各章的关键词，看一看能否不看书中的定义就能够解释它们。
   - 看各章之后的每一个练习测验题，看一看能否不看书中或笔记中的内容就能够给出正确答案。
   - 就各章的原则或程序举出新的例子。
   - 做一套卡片可能会对你有帮助。将一个概念或问题写在卡片的一面，将对概念的定义或对问题的回答写在另一面。在学习时，先看卡片一面的概念（或问题），再看另一面的定义（或答案）。随着学习的进展，你会发现越来越不需要翻过卡片看。当你不看卡片背后的内容就能够说出它来时，你就真正掌握了这些材料。

- 坚持在不被打扰的地方专心学习。
- 总是在测验的前几天就开始复习。随着内容增多，给自己更多时间复习。

目　录

第1章 绪论

- 人类的行为是如何定义的?
- 行为矫正的特点是什么?
- 行为矫正的历史起源在哪里?
- 行为矫正是通过什么方法改进人们的生活的?

在这本书中,你将学习行为矫正,也就是了解和改变人类行为的原理和方法。行为矫正的方法有很多种形式。请考虑下面的案例。

由于经常争吵,泰德和珍妮的婚姻正经历困境。婚姻顾问与他们达成了一项行为协定,在协定中,泰德和珍妮同意每天都做几件让对方愉快的事。结果,彼此之间积极的交往增加了,而消极的交往(如争吵)减少了。

凯伦总是不停地揪头发,结果,头顶上弄出一块秃斑。虽然凯伦为这块秃斑感到很难堪,可她还是不停地揪头发。心理医生给凯伦进行了治疗,指导她每一次开始揪头发或者迫切地感到要揪头发时,就去做另一项需要用手完成的竞争性活动(比如刺绣)。过了一段时间,凯伦揪头发的行为降到了零,而她的头发也重新长好了。

弗朗西斯科的体重不断增加,他决定为此做点什么,于是他加入了一个减肥小组。在每次小组会议上,弗朗西斯科先存入一笔钱,制定通过每天训练所要达到的减肥目标,然后根据目标的完成情况挣分数。如果他挣到了一定数量的分数,就可以取回他的存款,否则,就会失去一部分存款。加入这个小组后,弗朗西斯科开始有规律地进行锻炼,并且减轻了体重。

辛辛那提的居民们每天要拨打数千个不必要的查号电话。这些电话阻塞了电话线路,给电信公司造成巨额损失。于是,这家公司制定了一套针对查号电话的收费标准,结果,这类电话大大减少了。

你会注意到,上面的每个例子都集中于人类行为的某些方面,并且描述了改变该行为的程序。因为,行为矫正的研究集中于行为和行为改变,所以,让我们从讨论行为开始。

人类行为的定义

人类行为是行为矫正学的主体内容,具有如下特征。

行为就是人们所说和所做的。行为包括个体的行动,它并不是个体的静态特征。如果你说某个人"生气了",那么你还没有真正辨明这个人的行为,而只是简单地把这个行为进行了分类。但是,如果你描述出一个人在生气时候的言行,你就真正辨明了其行为。比如,"珍妮弗冲着妈妈尖叫,跑上楼梯,然后砰地撞上她的房门。"这就是对生气行为的描述。

行为具有至少一种测量维度。你可以测量一种行为的**频率**,换句话说,你可以计算行为出现的次数(比如,莎娜在一节课里咬了 12 次手指甲);你可以测量行为的**持续时间**,即一次行为从开始发生直到结束的时间(比如,丽塔慢跑了 25 分钟);你可以测量行为的**强度**,即该行为中所包括的身体力量(比如,加瑟推举了 100 千克的重量)。你还可以测量行为的速度,或从某个事件发生到某种行为发生之间的**潜伏期**。这些都是行为的自然维度。

行为可以由他人或者行为人自己进行观察、描述和记录。由于行为是具有自然维度的个体行动,所以它的发生可以被观察到。当一种行为发生时,人们可以看到它。由于它是可观测的,所以看到该行为的个体就可以对它的发生进行描述和记录(第 2 章将描述对行为进行记录的方法)。

行为对外界环境产生影响,包括自然环境和社会环境(别人或我们自己)。因为行为是一种包含时间和空间运动的行动(Johnston & Pennypacker,1981),所以行为的发生会对它周围的环境产生影响。有些时候,行为对环境的作用是明显的。你扳动电灯开关,于是灯亮了(对自然环境的作用);你在课堂上举起手,老师叫你起来回答问题(对其他人的作用);你念出电话本上的一个号码,以便在拨号时更容易

记住它(对你自己的作用)。有些时候行为对环境的作用并不明显,它只对从事行为的人本身发生作用。但不论我们是否意识到,所有的人类行为都在某些方面对自然或社会环境产生影响。

行为受自然规律支配。说得更精确些,它的出现受到环境事件的系统性影响。基本行为原理描述了行为和环境事件之间的功能性关系,描述了我们的行为是如何被环境事件所影响,或者说是如何作为环境事件的结果出现的(参见第 4 章至第 8 章)。这些基本行为原理是行为矫正程序的基础。当你了解了引发行为的环境事件时,你就能通过改变环境中的事件来改变行为。

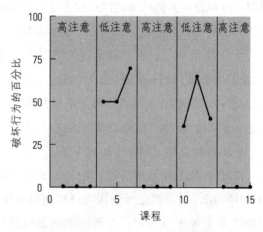

图 1-1 这张图来自 Durand 和 Carr 的研究(1992),它展示了教师的关注对一个特殊教育班级中的男孩(保罗)的破坏行为(定义为逃避做作业;大声尖叫,发牢骚或者大哭;撞击或者打翻物品)的影响。图中显示,当保罗受到老师频繁的注意时(高注意),根本不出现破坏行为。但是,当他得不到老师经常的注意时(低注意),一半的时间里他都表现出破坏行为。这幅图展示了教师的注意和保罗的破坏行为之间的作用关系。

图 1-1 显示了一个孤独症患儿在教室里的破坏行为。当老师对他的注意程度处于较高水

平时，其破坏行为就极少出现。而当老师对他的注意程度处于低水平时，他的破坏行为就较频繁地出现。由此我们得出结论，这个孩子的破坏行为与教师的注意程度之间存在相互作用。

行为可以是公开的，也可以是隐蔽的。 通常，行为矫正程序应用于了解和改变公开行为。公开行为是指可以被行为人以外的人观察并记录的个体行动。但是，有一些行为是隐蔽的。隐蔽行为又称秘密活动（Skinner，1974），是无法被外界观察的。例如，思考是一种内隐行为，它无法被另一个个体观察和记录。思考只能被从事这种行为的人自己观测和记录。行为矫正的研究领域主要集中于公开行为，或称可观测行为，本书也是如此。但是，第8章、第24章和第25章将会对内隐行为和应用于内隐行为的行为矫正程序进行讨论。

行为的特征

- 行为就是人们所说和所做的。
- 行为具有至少一种测量维度。
- 行为可以被观察、描述和记录。
- 行为对外界环境产生影响。
- 行为受自然规律支配。
- 行为可以是公开的，也可以是隐蔽的。

行为的实例

现在让我们通过列举一些实例来说明行为的特征。下面的例子既包括普通的行为，又包括可以使用行为矫正程序改变的问题行为。

★**玛莎坐在计算机前给父母写信。**

这是行为，因为打字时敲击键盘上的按键：

①是一种行动；②具备自然维度（敲击频率、打字的持续时间）；③是可观察和测量的；④对环境产生影响（在屏幕上显示出字母）；⑤是受自然规律支配的（之所以出现，是因为当事者先前学了在键盘上敲击会导致屏幕上显现字母）。

★**曼迪躺在婴儿床里大声哭闹。于是她的母亲抱起她，给她喂奶。**

这个行为具有上述所有的6个特征（是一种具备自然维度的行动，是可被他人观测的，对环境产生某种影响，是受自然规律支配的）。但不同的是哭闹行为的影响是作用于社会环境的：她妈妈回应的方式是抱起她并给她喂奶。过去每次哭闹行为发生时，都带来妈妈抱起和喂奶的结果。这样，当曼迪饿了的时候，哭闹行为就再次出现。这里，在哭闹和母亲喂奶的行为之间有一种相互作用关系。

★**杰瑞的行为矫正课程的论文迟交了一周。当杰瑞把它交给老师时解释说，迟交论文是因为他必须回家去看望生病的祖母。老师接受了论文，也没有给他任何惩罚。杰瑞还错过了历史考试。他跟历史老师说，没能赶上考试是因为他祖母生病了。于是历史老师让他一周以后再补考。**

杰瑞的行为——撒谎说他去看生病的祖母——具有行为所有的6个特征。这是一个发生了两次（频率）的行为（说谎）；被他的老师观测到了；对他所处的社会环境的影响（老师允许他一周后再补考或迟交论文，没有给他任何惩罚）。它还是受自然规律支配的，因为在行为（撒谎）和结果（逃脱按时交论文和考试）之间存在相互作用关系。

★**莎曼塔是一个6岁大的患智力障碍的儿**

童，接受特殊教育。当老师正在帮助其他学生而注意不到她时，莎曼塔就开始哭闹并把头往桌上或地上撞。只要莎曼塔一撞头，老师就马上停下手里的事，过来抱起莎曼塔，哄她安静下来，告诉她什么事儿都没有，再拥抱她一下，还经常让莎曼塔坐在她的膝盖上。

莎曼塔撞头的举动是一个行为。这是一个她每天重复多次的行动；老师能够观测并记录下每天出现的次数；撞头的行为对社会环境产生了影响，每次它发生时，老师都要给予充分的注意；最后，这个行为是受自然规律支配的，它持续地发生，因为撞头的行为和老师给予充分注意这个结果之间存在着某种相互作用关系。

行为矫正的定义

行为矫正是对人类行为进行分析和矫正的心理学领域。

- 分析是指识别环境和某一特定行为之间的相互作用关系，从而识别该行为产生的原因或者确定为什么一个个体具有他所表现出来的行为。
- 矫正是指开展和实施某些程序和方法，来帮助人们改变他们的行为。它包括通过改变环境影响行为的方法。行为矫正程序由专业人员设计，用以改变有社会作用的行为，目标是改变个体生活的一些方面。

下一节主要介绍行为矫正的一些特点（Gambrill，1977；Kazdin，1994）。

行为矫正的特点

研究领域集中于人的行为。行为矫正的方法被设计用来改变个体的行为，而非该个体的特点或显著特征。因此，行为矫正不再强调分类。例如，行为矫正并不被用来改变孤独症（一个类别标签），实际上，它是被用来改变那些患有孤独症的个体所表现出来的问题行为。

行为过度和行为不足是行为矫正程序和方法的主要应用对象。在行为矫正中，需要改变的行为叫作**目标行为**。**行为过度**是指个体希望在频率、持续时间或者强度方面有所减少的令人不快或不合需要的目标行为。吸烟就是行为过度的一个例子。**行为不足**是指个体希望在频率、持续时间或者强度方面有所增加的令人愉快或令人向往的目标行为。锻炼和学习就是行为不足的例子。

程序和方法以行为学原理为基础。行为矫正源自对动物实验的基础原理的应用（Skinner，1938）。对行为的科学研究叫作**行为的实验分析**或者行为分析（Skinner，1953b，1966），而对人类行为进行科学研究以帮助人们改变行为叫作**应用行为分析**（Baer，Wolf，& Risley，1968，1987）。行为矫正的程序和方法是建立在已经进行了五十多年的应用行为分析研究基础之上的（Ullmann & Krasner，1965；Ulrich，Stachnik. & Mabry，1966）。

行为矫正强调当前环境事件的重要性。行为矫正的内容包括对与行为有关联的环境事件进行评估和改变。人类行为是由其所处环境中的各种事件所控制的，行为矫正需要识别这些事件。一旦这些**控制变量**被识别出来，我们就可以改变它们，从而对行为进行矫正。成功的行为矫正程序能够改变行为和环境中的控制变量之间的相互关系，从而实现预期中的行为改变。有些时候类别名称会被错误地认为是导致某种行为的原因。比如，有人可能会说，一个孤独症患儿表现出问题行为（尖叫、打自己、拒绝听从指导等）是因为这个儿童是个孤独症患者。换句话说，说话的人在暗示是孤独症造成了这个儿童的上述行为。然而，孤独症仅仅是一个描述该儿童表现出的行为模式的类别名称，这个类别名称不可能成为导致上述行为的原因，因为这个类别名称本身并不作为一个自然实体或者事件而存在。所以，导致该行为的原因必须从环境（包括这个儿童的生理结构）中去寻找。

行为矫正和应用行为分析

行为矫正（本书中所介绍的）和应用行为分析这两个名词涉及的是一个相同的领域。虽然关于运用行为原则来帮助人们改变行为（行为矫正）的研究在 20 世纪 50 年代末期就出现了，但应用行为分析这一名词是在 1968 年第 1 期的《应用行为分析杂志》（*Journal of Applied Behavior Analysis*）上出现的，Baer，Wolf 和 Risley 的文章对应用行为分析给出了定义。他们在文中指出了应用行为分析的特点，包括：①着重于社会性偏重的行为；②表明环境事件与行为之间的功能关系；③清楚地描述步骤；④与基本行为原则相连；⑤引起有意义、可推广、可持续的行为改变。应用行为分析定义中的这些特点与本书中所介绍的现代行为矫正领域的特点是一样的。

行为矫正对行为矫正程序进行精确的描述（Baer，et al.，1968）。行为矫正程序涉及与行为有相互关系的种种环境事件的具体改变。为了使行为矫正程序在每次实施时都能产生效果，这些环境事件的具体改变必须每次都出现。通过对行为矫正程序和方法进行精确的描述，研究人员和其他专业人员就可以更容易地做到每次正确地实施这些程序和方法。

行为矫正通常由日常生活中的人们实施（Kazdin，1994）。行为矫正程序是由受过行为矫正学专门训练的专业人员及其辅助人员发展起来的，但是行为矫正程序经常要由教师、家长、工作主管或者其他人实施，帮助人们改变他们的行为。实施行为矫正程序的人应该首先接受充分的训练，以保证能够正确地使用行为矫正方法。精确的程序描述和专业人员的监督能够帮助家长、教师和其他人正确地实施这些程序。

行为矫正强调对行为改变的测量。行为矫正的特点之一就是强调在进行干涉前后都对目标行为进行测量，以便记录行为矫正程序的实施所造成的行为改变。另外，还要对正在进行的程序进行评估，以便确定这种行为改变是否能继续到最后。如果一位主管正在使用行为矫正程序提高生产率（增加每天组装完成的成品件数），他会记录实施这个程序之前一段时间内工人们的行为，然后他开始实施行为矫正程序，并继续记录工人们的行为。这样他就能确定这些工人组装完成的成品数量是否有所增加。如果工人们的行为随着主管的介入改变了，主管就会继续记录接下来的行为。这样的长期观测能够揭示工人们能否继续按照已有的增长率装配产品，或者主管进一步的介入是否必要。

行为矫正不再将过去的事件作为引发行为的原因加以重视。如前所述，行为矫正将重点放在作为引发行为原因的当前环境事件上。然而，过去的经验也可能提供一些和行为有作用关系的环境事件的有用信息。比如，我们展示过去获得的经验并以此来影响当前的行为。因此，了解这些过去的经验可能有助于分析当前的某些行为并选择合适的行为矫正程序。虽然关于过去事件的信息是有用的，但是关于当前控制变量的知识才是与发展有效的行为矫正干预手段最为相关的，因为这些当前的控制变量与过去的事件不同，它们仍然可以被改变。

行为矫正拒绝对行为的潜在动因进行假设。虽然心理学的某些领域（比如，弗洛伊德的精神分析方法），可能对假设行为的潜在动因感兴趣（例如，未完成的恋母情结），但是行为矫正拒绝采用这种对行为的假设解释。斯金纳（Skinner，1974）曾经称这种解释为"解释性的虚构"，因为这种解释的真伪永远也不能被证明。这些假设中的潜在动因永远也不能被测量或是被操作，以展现与它们试图解释的行为之间的相互关系。

行为矫正的特点

- 研究领域集中于人的行为。
- 程序和方法以行为学原理为基础。
- 行为矫正强调当前环境事件的重要性。
- 行为矫正对行为矫正程序进行精确的描述。
- 行为矫正通常由日常生活中的人们实施。
- 行为矫正强调对行为改变的测量。
- 行为矫正不再将过去的事件作为引发行为的原因加以重视。
- 行为矫正拒绝对行为的潜在动因进行假设。

行为矫正的历史起源

有些历史人物和事件对行为矫正的发展做出了贡献。让我们简要回顾一下该领域中的重要人物、著作和机构。

主要人物

下面是一些对探索行为矫正的科学原理做出了贡献的主要人物（Michael，1993a）。

伊万·P·巴甫洛夫（Ivan P. Pavlov，1849—1936） 巴甫洛夫的实验揭示了反应性条件反射（又称经典条件反射——译者注）的基本过程（见第8章）。他论证了反射行为（如对食物流口水的行为）可以对一个中性刺激形成条件反射。巴甫洛夫的实验是给一只狗喂食的同时展示中性刺激（节拍器的声音）。后来，那只狗单是听到节拍器的声音，没有看见食物时也流口水。巴甫洛夫把它称为条件反射（Pavlov，1927）。

爱德华·L·桑代克（Edward L. Thorndike，1874—1949） 桑代克的主要贡献在于他对**效果定律**（law of effect）的描述。从本质上说，效果定律认为对环境产生良好效果的行为更可能在将来被重复。在桑代克的著名实验里，他把一只猫放进笼子，然后把食物放在笼子外面猫可以看到的地方。要打开笼子的门获取食物，猫必须用爪子击打一个杠杆。桑代克证明猫学会了击打杠杆来打开笼门。渐渐地，这只猫一被放进笼子，它就更快地击打杠杆，因为击打杠杆的行为对环境产生了良好的影响：能够吃到食物（Thorndike，1911）。

约翰·B·华生（John B. Watson，1878—

1958）在 1913 年发表的"行为学家眼中的心理学"一文中，华生断言可观测的行为是心理学特有的主题，而且所有的行为都是受环境事件所控制的。他还进一步描述了环境事件（刺激物）引发个体回应的刺激—反应心理学。华生发动了心理学中称作行为主义的运动（Watson，1913，1924）。

B·F·斯金纳（B. F. Skinner，1904—1990）
斯金纳拓展了最初由华生描述的行为主义的领域。斯金纳描述了反应性条件反射（由巴甫洛夫和华生描述的条件反射）和操作性条件反射之间的区别，后者是指行为的结果控制该行为在未来出现与否（正如桑代克在效果定律中所论述的那样）。斯金纳的研究详细阐述了操作性条件反射的基本原理（参见第 4 章至第 7 章）。除论证基本行为原理的实验室研究之外，斯金纳还在他的书中将行为分析的原理应用于人类行为，我们在后面将会看到这一点。斯金纳的工作构筑了行为矫正的基础（Skinner，1938，1953a）。

早期的行为矫正研究者

在斯金纳展示了操作性条件反射的原理之后，研究人员继续在实验室中研究操作性行为（Catania，1968；Honig，1966）。除此之外，在 20 世纪 50 年代，研究人员开始论证行为学原理并评估行为矫正程序。这些早期的研究者研究了儿童行为（Azrin & Lindsley，1956；Baer，1960；Bijou，1957）、成人行为（Goldiamond，1956；Verplanck1955；Wolpe，1958）、精神病人行为（Ayllon & Azrin，1964；Ayllon & Michael，1959）和智力障碍个体的行为（Ferster，1961；Fuller，

1949；Wolf，Risley，& Mees，1964）。从那时对人类的行为矫正研究开始以后，有数千个研究帮助确立了行为矫正原理和程序的效果。

主要著作和机构

不少论著对行为矫正学的发展影响巨大，科学刊物也逐步开始刊登行为分析和行为矫正的研究内容。很多专业组织得以创建，用以支持行为分析和行为矫正的专业研究和活动。这些书籍、期刊和组织在图 1-2 里依年代顺序列出（更详尽的介绍，见 Cooper，Heron，and Heward，1987，2007；Michael，1993a）。

行为矫正的应用领域

行为矫正程序已经在很多领域中得到应用，帮助人们改变各种各样的问题行为（Carr & Austin，2001；Gambrill，1977；Lutzker & Martin，1981；Vollmer，Borrero，Wright，Van Camp，& Lalli，2001）。本节将简要回顾一下这些应用领域。

发育障碍

在发育障碍领域里进行的行为矫正研究恐怕比任何别的领域都多（Iwata et al.，1997）。患有发育障碍的人通常都有严重的行为不足的症状，而行为矫正已经被用来训练这样的患者掌握多种技能，治疗行为不足的症状（Repp，1983）。另外，患有发育障碍的个体还可能表现出严重的异常行为，比如自伤、侵犯和破坏。大量的行为矫正研究证实，这些严重的异常行为可以通过使用行为干预的方法加以控制甚

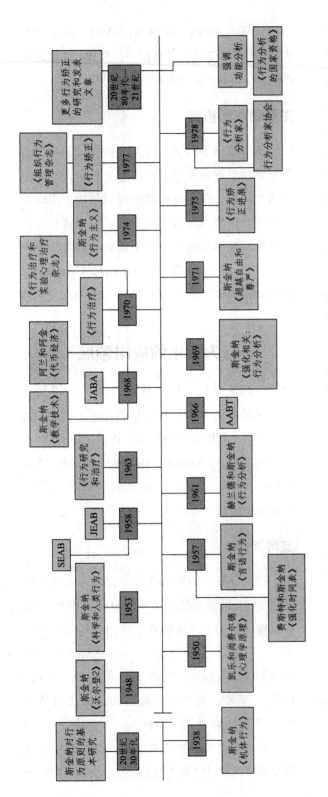

图 1-2 此图显示了在行为矫正学发展过程中的重大事件。从 20 世纪 30 年代斯金纳对行为原理的基础研究开始，此图囊括了主要的书籍、期刊和专业组织。

SEAB = 行为实验分析协会　JEAB = 行为实验分析协会杂志

AABT = 行为治疗发展协会　JABA = 应用行为分析杂志

至消除（Barrett，1986；Repp & Horner，1999；Van Houten & Axelrod，1993；Whitman，Scibak，& Reid，1983；Williams，2004）。行为矫正程序在发育障碍领域的人员训练及其管理方面也得到了广泛的应用（Reid，Parsons，& Green，1989）。

精神疾病

一些早期的行为矫正研究证实了它在帮助精神疾病患者上的效果（Ayllon，1963；Ayllon & Michael，1959）。行为矫正的方法被用来矫正慢性精神病人的日常生活技能、社会行为、侵犯行为、配合治疗、精神病行为和工作技能等多种行为（Dixon & Holcomb，2000；Scotti，McMorrow，& Trawitzki，1993；Wilder，Masuda，O'Connor，& Baham，2001）。还有一项特别重要的贡献是行为矫正发展出了在治疗机构中使用的一种有关动机的程序——代币强化法（Ayllon & Azrin，1986）。今天代币强化法仍然被广泛地应用于各种治疗环境中（Kazdin，1982）。

教育和特殊教育

行为矫正程序广泛应用于教育领域（Alberto & Troutman，2003），使教育领域的发展取得了长足的进步（Bijou & Ruiz，1981）。研究者分析了课堂上学生和教师间的相互关系，改进了教学方法，还发展出了解决课堂上学生捣乱行为的方法（Bambara & Kern，2003；Becker & Carnine，1981；Madsen，Becker，& Thomas，1968；Sugai & Horner，2005；Thomas，Becker，& Armstrong，1968）。在高等教育中，行为矫正程序也被用来改进教学技巧和提高学生的学习

效果（Michael，1991；Saville & Zinn，2009）。

行为矫正通过对教学方法、教室中不正常行为控制、改进社会行为和功能技巧、自我管理以及教师培训等各方面内容的研究，在特殊教育，即对患有发育障碍的个体进行的教育中，扮演了重要角色（Rusch et al.，1988）。

康复治疗

康复治疗是指帮助受到伤害或损伤的人（比如事故中的头部创伤或者中风后的脑损伤）重新获得正常功能的过程。在康复治疗中，行为矫正主要用来促进病人对康复治疗程序（如物理疗法）的配合；教给病人新的技能从而替代因创伤或损伤而失去的原有技能；减少异常行为，帮助病人克服慢性病痛、提高记忆功能（Bakke et al.，1994；Davis & Chittum，1994；Heinicke，Carr，& Mozzoni，2009；O'Neill & Gardner，1983；Tasky，Rudrud，Schulze，& Rapp，2008）。

社区心理学

在社区心理学中，行为干预可以影响大量公众，最终使每个人都受益。社区行为干预的对象有：减少乱扔垃圾，增加废物利用和资源再循环，减少能源浪费，削减危险驾驶，减少吸毒，增加安全带使用率，减少占用残疾人空间的违章停车和降低驾驶速度（Cope & Allred，1991；Cox & Geller，2010；Geller & Hahn，1984；Ludwig & Geller，1991；Van Houten，& Nau，1981；Van Houten，Van Houten，& Malenfant，2007）。

临床心理学

在临床心理学中，心理学的原理和方法用

于帮助有个人问题的人们。临床心理学包括由心理学家指导的个体治疗和小组治疗。临床心理学中的行为矫正（通常叫作行为治疗）已经广泛应用于处理多种心理问题（Hersen & Bellavk，1985；Hersen & Rosqvist，2005；Hersen & Van Hasselt，1987；Spiegler & Guevremont，2010；Turner，Calhoun，& Adams，1981）。同时，行为矫正程序也被用来训练临床心理医生（Veltum & Miltenberger，1989）。

商业、工业和服务业

在这个领域的行为矫正学应用被称为组织行为矫正或组织行为管理（Bailey & Burch，2010；Daniels，2000；Frederickson，1982；Luthans & Kreitner，1985；Reid et al.，1989；Stajkovic & Luthans，1997）。行为矫正程序被用来提高工作成绩，改进工作安全性，减少怠工、缺勤和工作事故，以及提高主管的工作业绩。行为矫正学在商业和工业中的应用增加了这些行业的产量和利润，提高了工人对工作的满意程度。

自我管理

行为矫正程序被很多人用来管理自己的行为。人们使用自我管理程序控制个人爱好、与健康相关的行为、专业行为和个人问题（Brigham，1989；Epstein，1996；Stuart，1977；Watson & Tharp，1993，2007；Yates，1986）。本书第20章将讨论用于自我管理的行为矫正程序。

儿童管理

行为矫正学在儿童管理中有多种应用（Durand & Hieneman，2008；Hieneman，Childs，

& Sergay，2006；Miller，1975；Patterson，1975；Schaeffer & Millman，1981）。家长和老师可以通过运用行为矫正程序，来帮助孩子们克服尿床、咬指甲、发脾气、不顺从、侵犯行为、不礼貌行为、口吃和其他许多常见的问题。

预防

行为矫正程序已经被应用于在儿童时期对某些问题进行预防（Roberts & Peterson，1984），包括预防儿童性虐待、诱拐、家庭事故、忽视和虐待，以及性传播疾病（Beck & Miltenberger，2009；Carroll，Miltenberger，& O'Neill，1992；Dancho，Thompson，& Rhoades，2008；Montesinos，Frisch，Greene，& Hamilton，1990；Poche，Yoder，& Miltenberger，1988）。在社区中运用行为矫正学进行问题预防是社区心理学的一部分。

运动心理学

行为矫正学在运动心理学中应用广泛（Martin & Hrycaiko，1983）。行为矫正程序运用在多种体育运动中，以提高运动员在训练和比赛环境下的竞技成绩（Boyer，Miltenberger，Fogel，& Batsche，2009；Brobst & Ward，2002；Hume & Crossman，1992；Kendall，Hrycaiko，Martin，& Kendall，1990；Wolko，Hrycaiko，& Martin，1993；Zeigler，1994）。实践证明，行为矫正方法比传统的教练方法更能提高竞技体育成绩。

与健康相关的行为

行为矫正学被用来促进和发展与健康相关

的行为，增加有助于健康生活方式的行为（体育锻炼、适当的营养摄入等），减少不健康的行为（吸烟、饮酒、过量进食等）。行为矫正学还被用来促进对缓解某些健康问题（比如头痛、高血压、胃肠功能失调等）起积极作用的行为（Blumenthal & McKee，1987；Dallery，Meredith，& Glenn，2008；Gentry，1984；Reynolds，Dallery，Shroff，Patak，& Lerass，2008；Van Wormer，2004），并促进患者对食物疗法等医疗手段的配合（Levy，1987）。与健康相关行为的行为矫正学应用被称作行为医学或健康心理学。

老年医学

行为矫正程序还应用于家庭和其他疗养机构的护理工作，帮助管理老年人的行为（Hussian，1981；Hussian & Davis，1985）。行为矫正程序可用于帮助老年人应对不断退化的身体功能，帮助他们调整和适应家庭看护环境，促进有益健康的行为，从事适当的社会活动，减少可能由各种类型的神经认知障碍引发的问题行为（Carstensen & Erickson，1986；DwyerMoore & Dixon，2007；Moore，Delaney，& Dixon，2007；Stock & Milan，1993）。

本书的结构

本书分为五个主要部分，分别是：
- 对行为和行为改变的测量
- 行为的基本原理
- 建立新行为的方法
- 减少令人不快的行为和增加令人愉快的行为

的方法
- 其他的行为改变方法

在本书中，前面章节中的知识将在后面的章节中得到应用。

对行为和行为改变的测量

这个部分包括两章：第2章教你如何观察和记录计划中待矫正的行为；第3章教你如何建立图表并对图表数据进行评估，从而分析行为矫正计划的实施所带来的行为改变结果。

行为的基本原理

这一部分共五章，将讨论基于行为分析的科学研究的行为矫正学基本原理。在本书其余部分中讨论的行为矫正程序将以这一部分中论述的行为学基本原理为基础，这些原理主要包括行为强化、行为消失、惩罚、刺激控制和反应性条件反射。如果你理解了这些基本原理，那么理解和应用后面描述的行为矫正程序将更为容易。

建立新行为的方法

行为矫正学的目标之一是建立新的行为或新的技能。这一部分共四章，将主要讨论建立新行为的行为矫正程序，包括：①塑造；②刺激控制的促进和转移；③链接；④行为技能训练方法。

增加期望行为和减少不期望行为的方法

行为矫正学的另一个目的就是减少不期望行为的出现和增加不足的期望行为的出现。不期望行为的出现是一种行为过度。这一部分共七章，将描述如何分析行为过度和如何应用行为强化、行为消除、刺激控制以及惩罚的方法减少过度行为，代之以增加更多的期望行为。

其他的行为改变方法

这一部分共六章，将描述更为复杂的行为矫正程序。第 20 章介绍自我管理方法。第 21 章将讨论行为习惯问题和减少这类过度行为的方法。第 22 章讲代币强化法，第 23 章讲行为契约法，这两章的内容是对前面描述的强化和惩罚方法的扩充。第 24 章讲述如何将基于条件反射的方法应用于减少恐惧症和焦虑症。第 25 章将讨论使用行为矫正程序改变认知（一种隐蔽行为）。

本 章 小 结

1. 人类行为是指具备一个或多个自然维度，可以被观察和记录的行动。行为对自然和社会环境产生影响。行为是有规律可循的。行为的发生受环境事件的影响。行为可以是外显的，也可以是内隐的。

2. 行为矫正包括为改变行为对当前的环境事件进行的分析和控制。行为过度或行为不足都可能是行为矫正的目标。行为矫正的基础是科学研究所得出的行为原则。B.F. 斯金纳所做的早期科学研究为行为矫正奠定了基础，他介绍了如何将行为原则运用到日常生活之中。行为矫正常常被人们运用到日常生活之中。在行为矫正之前和之后对行为的测量被用来记录矫正的效果。行为矫正不强调过去事件，也不接受假设的行为潜在动因。

3. 行为矫正的历史根源可以追溯到巴甫洛夫、桑代克、华生，特别是斯金纳的工作。斯金纳发现了很多行为的基本原则，并在他的著作中谈到如何将这些原则应用于对人类行为的分析。

4. 行为矫正方法已经成功地运用到人类行为的各个方面，如：发育障碍、精神疾病、教育和特殊教育、康复治疗、社区心理学、临床心理学、商业工业和服务业、自我管理、儿童管理、预防、运动心理学、与健康相关的行为、老年医学等。

练 习 测 验

1. 人类行为的基本定义是什么？

2. 举例说明一个行为，给这个行为一个名称。

3. 介绍可以观察和记录的行为的 3 个自然维度。

4. 举例说明一个行为怎样会对自然环境或

社会环境产生影响。

5. 行为有规律是什么意思？什么是功能性关系？

6. 描述和区别外显和内隐行为，并各举一个例子来说明。本书的重点是哪一种行为？

7. 说说人类行为的 6 个特征。

8. 为什么说行为矫正的方法是基于行为原则之上的？

9. 行为的原因是什么？说说人们的特征或类别标签会怎样被混淆成行为的原因。

10. 为什么准确描述行为矫正的方法很重要？

11. 谁来实施行为矫正？

12. 为什么在运用行为矫正之前和之后对行为进行测量很重要？

13. 行为矫正方法为什么不将注意力放在过去以寻找行为的原因？

14. 介绍行为矫正的 8 个特点。

15. 简要介绍巴甫洛夫、桑代克、华生、斯金纳对行为矫正的贡献。

16. 给行为矫正在下列领域的应用各举出至少一个例子：发育障碍、精神疾病、教育和特殊教育、康复治疗、社区心理学、临床心理学、商业工业和服务业、自我管理、儿童管理、干预、运动心理学、与健康相关的行为、老年医学。

第一部分

对行为和行为改变的测量

第 2 章　行为的观测和记录

- ■ 如何定义行为矫正计划中的目标行为？
- ■ 可以使用哪些不同的方法记录目标行为？
- ■ 连续记录法与间隔记录法及时间样本记录法有何不同？
- ■ 什么是行为记录的反应？如何将行为的反应减到最小？
- ■ 什么是观察者信度？为什么说它很重要？

行为矫正的一项基本内容就是对目标行为进行测量。行为矫正学中对目标行为的测量称作行为评估。行为评估之所以重要，是因为：

1. 治疗实施前的行为测量可以提供信息，帮助确定治疗是否为必需。
2. 行为评估可以提供信息，帮助选择最好的治疗方法。
3. 治疗前后对目标行为的测量能够让你确定，实施治疗以后行为是否有所改变。

请看下面的例子。

一位制造厂的主管认为，工人经常迟到已经成为影响工作的一大问题。在采取补救措施之前，这位主管用几天时间对工人到岗的时间进行了记录。结果这次评估证明，极少有工人迟到的情况发生。在这个案例中，行为评估证明了事实上不存在工人迟到的问题，因而没有必要进行干预（图 2-1）。

如果对工人到岗时间的测量显示确实存在问题，那么这位主管就会使用行为矫正的方法来改变工人们的行为。他会在干预过程中对工人们的到岗时间进行持续记录。对干预实行前、实行中和实行后的记录会表明工人们的迟到现象是否在进行干预之后有所减少。

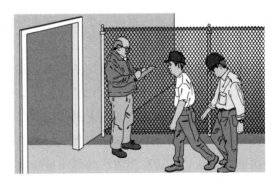

图 2-1

直接评估和间接评估

行为评估分为两类：直接评估和间接评估（Iwata，Vollmer，& Zarcone，1990；Martin & Pear，1999；O'Neill et al.，1997）。**间接评估**包

括使用面谈、问卷和等级量表，从展示某一行为的人或其他人（比如他的父母、教师或同事）那里取得目标行为的信息。而在**直接评估**中，则要在目标行为发生时对其进行观察和记录。为了观察到目标行为，观察者必须与展示该行为的人十分接近，这样目标行为才能被看到（在某些案例中可能是被听到）。而且，观察者必须对目标行为进行精确定义或描述，才能够把目标行为的发生和其他非目标行为的发生区分开来。观察者必须将目标行为记录下来，本章中将介绍多种记录方法。当一个心理学家在学校对操场上某个内向孤僻的孩子进行观察，并对他的每一个社会交往活动进行记录时，他所使用的是直接评估法。当这位心理学家对孩子的老师进行访问，向他询问这个孩子和操场上其他孩子有多少交往时，他所使用的则是间接评估法。

对目标行为使用直接评估法得到的测量结果往往要比使用间接评估法得到的测量结果准确。这是因为，使用直接评估法的观察者受过专门训练，他们会在目标行为一出现时就立即对其进行观测和记录。而间接评估法中，获取有关目标行为的信息要依靠人们的记忆。除此之外，提供信息的人们可能并未受过观测目标行为的训练，而且可能并未注意到该行为的每一次出现。这样，间接评估法就可能是建立在有关目标行为的不完整信息的基础上的。因此，大部分的行为矫正研究和应用依赖于对目标行为的直接评估。

本章接下来将讨论在一个行为矫正计划中如何使用直接评估法对目标行为进行观察和记录，尤其是制作一个行为记录计划所需要的步骤。这些步骤包括：

1. 定义目标行为
2. 确定记录的细节
3. 选择记录方法
4. 选择记录用具

定义目标行为

制作行为记录计划的第一步就是，对你要记录的目标行为进行定义。对某一个体进行目标行为定义时，必须准确地辨认这个人言行中哪些内容构成了行为过度或行为不足，也就是将要被改变的目标行为。行为定义包括使用主动动词对一个体所展示的特定行为进行描述。行为定义必须是客观和明确的。作为定义目标行为的一个例子，棒球比赛场上缺乏体育道德的行为可以被定义为大骂脏话、摔球棒或拍头盔，以及在球员出局走向休息席时边走边踢土。

请注意，这个例子与诸如生气、沮丧或悲哀等内心状态并无关系，因为这些内心状态无法被其他人观测和记录。行为定义不去推断人们的意图，由于意图无法被观测，而对意图进行的推断往往是不正确的。最后，类别也不能用来定义行为，因为类别只是个标签，不能确定个体的行为。

类别对于行为来说是很不明确的，对于不同的人来说，同样的类别标签可能意味着完全不同的行为。例如，对某人来说，缺乏体育道德的行为可能意味着和另一个球队的队员打架，而另一个人则可能认为是指骂脏话、摔球棒和踢土。因此，我们可以对具体的行为进行观测和记录，但无法对类别进行观测和记录。

另外，类别标签可能被错误地用来解释某个行为。例如，如果一个人被观测到说话时出现重复词语或音节，我们可能会把这个人归类为口吃症患者。然后我们会说，这个人说话的时候总是重复音节，因为他是个口吃症患者。这就是错误地将类别当作了引发行为的原因。重复词语或音节并不是由口吃引起的，而是一种被称为口吃的行为。类别的主要价值在于，当提及某个目标行为时，它便于速记。然而，在对行为进行观测和记录之前，一定要对其进行定义。

一个好的行为定义具备这样的特征：在看到这个定义之后，不同的人可以观察到同一个行为，并且都同意这个行为正在发生。两个人各自独立地对同一个行为进行观测并且都记录到行为发生，叫作**观察者信度**或**观察者一致性**（Bailey，1977；Bailey & Burch，2002）。在行为矫正学研究中普遍涉及观察者信度，我们将在本章后面的部分对其进行更详细的讨论。

表 2-1 列出了一些常见目标行为的定义和与这些行为相关的类别。这些行为可以被两个彼此独立的观察者观察和一致认同。另一方面，

这些类别是普遍地用于这些行为的一般名称。这些行为类别也可以指向那些没有在这里进行定义的行为。例如，与在表 2-1 中对鲍比行为定义大不相同，发怒也可以成为尖叫、咒骂父母、摔门和向地板上扔玩具等行为的类别名称。因此，你必须形成一个适于你所观察的个体目标行为的特定的行为定义。

行为矫正学领域的研究者们要仔细地对接受治疗的个体目标行为进行定义。例如，依娃塔及其同事（Iwata，Pace，Kalsher，Cowdery，& Cataldo，1990）使用行为矫正程序减少智力障碍儿童中的自伤行为。他们对 3 种自伤行为的定义是："咬胳膊，在从手指到肘部的任何部位的皮肤上咬合上下牙齿；击打脸部，可以听到声音的与脸部或头部的接触；撞击头部，可以听到声音的头部与任何固定物体（如桌子、地板、墙壁）的接触。"在另一个例子中，研究者（Rogers-Warren，Warren，& Baer，1997）使用行为矫正程序增加学龄前儿童的分享行为。他们定义的分享行为是："一个被试将一个物品传递或交给第二个被试；多个被试交换物品；两个或两个以上的被试同时使用同一个物品（例如，

表 2-1 常见问题的行为定义和分类名称

行为定义	类别名称
鲍比大哭并躺在地板上踢地板或踢墙壁，或者使劲把玩具或其他物品摔向地板。	发脾气
对拉易来说，学习包括阅读课本、在课文中的句子下面画线、完成数学或物理作业册中的练习、阅读课堂笔记和简述课本中的章节要点。	学习
帕特向要求她做不属于自己工作范围内事情的人说"不"；她要求同事不要在她的办公室里抽烟；要求同事进入她办公室前先敲门。	坚持
对于乔尔而言，口吃被定义为重复词语或词语中的音节，说某个词语的时候延长这个词的发音，或在一句话的两个词语之间或一个词语的两个音节之间停顿 2 秒以上。	口吃
任何时候马克把手指放在嘴里并把牙齿咬合在指甲上、表皮上或指甲周围的皮肤上。	咬指甲

两个被试在同一张纸上涂颜色）"。

扩展阅读

社会效度

使用行为矫正程序来帮助人们改变行为时，选择有重要社会意义的目标行为是很重要的。来访者也同意这样的行为是重要的改变目标。保证所选择的是重要的目标行为（有社会重要性）的方式之一是听取来访者或者其他重要人物（父母、教师等）的意见。如果这些人同意所选择的行为是重要的且可以接受，那就是在建立目标行为的社会效度。凯斯丁（Kazdin，1977）和沃尔夫（Wolf，1978）探讨过行为矫正中社会效度的重要性，以及评估社会效度的方法。

记录的准备工作

观察者

我们已经对要记录的目标行为进行了定义，而且我们也有了委托人，也就是展示出了目标行为和要接受行为矫正程序的个体。下一步要做的就是确认由谁来观察和记录这个行为。在行为矫正项目中，一般是由展示出目标行为的人以外的个体对目标行为进行观察和记录。观察者必须是一位专业人员，如心理学家，或者是在当事人所处的自然环境中与当事人具有固定关联的个体，如教师、父母、同事或主管。要成为一个观察者，个体必须能够直接观察到目标行为的发生或者通过录像观察行为。另外，必须训练观察者以辨别出目标行为，并在其发生时及时记录下来。再有，观察者必须有时间观察和记录目标行为并愿意承担观察任务。例如，一位老师可能被要求观察和记录她的一位学生的目标行为，但她可能不同意这样做，因为她的教学工作让她无法抽出时间充当观察者。而在大多数案例中，让观察者在不影响正常工作的情况下，在某个行为记录计划中对当事人的目标行为进行观察和记录是完全可能的。

在有些案例中，观察者就是展示目标行为的人。委托人观察和记录自己的目标行为称作**自我监控**。当不可能由其他观察者对目标行为进行记录时（例如，在目标行为并不经常出现的情况下，或者当目标行为发生时没有其他人在场的情况下），自我监控是很有价值的（Stickney & Miltenberger，1999；Stickney，Miltenberger，& Wolff，1999）。自我监控还可以与另一个观察者进行的直接观察相结合。例如，一位心理医师对一位正在接受治疗的有紧张习惯（如揪头发）的当事人进行直接观察和记录，除此以外，这个患者可能还被要求在治疗时段外对目标行为进行自我监控。如果在行为矫正项目中使用自我监控的方法，那么必须用与训练观察者相同的方法训练当事人记录他自己的行为。

记录的时间和地点

观察者在一个具体的时间段中对目标行为进行记录，这个时间段称为**观察阶段**。根据目标行为可能发生的时间选择观察阶段是很重要的。从当事人或其他人那里得到的间接评估信息（例如，从面谈中得到的信息）可以指导确定观察阶段的最合适时间。例如，如果医院的报告显示一位精神病患者最有可能在用餐前后出现分裂性的行为（定义为尖叫、踱步和辱骂其他病人），那么观察阶段就会被确定在用餐时间。观察阶段的时间还决定于当事人的活动或偏好对观察的约束，以及当时观察人员的适用性。请注意，当事人或者当事人的父母或监护人必须在你对当事人的行为进行观察和记录之前表示同意。当观察是在当事人完全不知情的情况下进行时，这一点尤为重要。在这样的情况下，当事人必须同意进行观察，并清楚观察有可能在他没有察觉的时候进行（e.g.，Wright & Miltenberger，1987）。

对行为的观察和记录一般在自然环境或人为环境中进行。**自然环境**由一些发生目标行为的典型场所组成。在教室中观察和记录一位学生的目标行为就是使用自然环境的一个例子，而在诊所的游戏室里对这个学生进行观察就是使用了**人为环境**，因为待在游戏室里并不是这个孩子日常活动的一部分。在自然环境中的观察可能提供有关目标行为的更具代表性的例子。在人为环境中，目标行为可能受到环境的影响，而在这样的环境下，对目标行为进行观察所提供的例子可能并不代表正常情形下该行为的情况。然而，人为环境中的观察有这样的好处：它比自然环境更容易控制，而且影响行为的变量也更容易操作。

对目标行为的观察可以是有结构的和无结构的。**有结构观察**是指，观察者在观察阶段安排一些具体的事件或活动。例如，在观察儿童行为问题时，观察者在观察阶段会让家长对孩子提出某种要求。在**无结构观察**中则不安排具体的事件或活动，在观察阶段也不给予指导。

在进行自我监控时，当事人可一整天都对目标行为进行观察和记录，而不受观察阶段的约束。例如，自我监控每日吸烟数量的当事人可以在任何时候对他们抽过的烟进行记录。而另一方面，有些行为可能发生得太频繁以至当事人无法在一天中持续记录。例如，一位口吃的当事人可能一天当中发生几百次口吃。在这样的案例中，应教会当事人如何在事先与心理医生商量好的固定观察阶段中对行为进行记录。

在行为矫正学研究中，观察和记录目标行为的人通常是经过训练的研究助手。他们先学习目标行为的定义，然后在研究者的监督下对行为进行记录。当他们在实习期能可靠地对行为进行记录后（即他们与研究者达成了很好的观察者信度），就可以在实际的观察阶段中记录目标行为。在行为矫正学研究中使用的观察阶段通常相对比较简短（例如，15～30分钟）。当在自然环境下进行观察时，研究人员一般选择能够代表目标行为通常发生情况的观察阶段。例如，观察可能在教室、工作环境、医院或其他目标行为经常发生的环境中进行。在一个使用行为矫正方法改进孩子们去看牙医时的行为研究中，研究者（Allen & Stokes，1987）记录了孩子们坐在牙医的治疗椅中接受治疗时所表现出来的不合作行为（定义为头部和身体的活动、哭闹、发出咯咯的声音和呻吟）。在另一个研究中，研究者（Durand & Mindell，1990）教父母如何使用行为矫正的方法减少孩子在夜间发脾气的行为（定义为大声尖叫和击打家具）。在这个研究中，父母在孩子上床前用一个小时记录目标行为，因为这是发脾气行为出现的时间段。

在人为环境（又称相似环境）中进行观察

时，研究人员通常模拟在自然环境下可能发生的事件。例如，研究者（Iwata，Dorsey，Slifer，Bauman，Richman，1982）在一家医院的治疗室里观察并记录了智力障碍儿童的自伤行为。在观察阶段中，他们模拟了孩子们可能在学校或家中经历的事件。例如，研究人员在孩子们玩玩具和老师讲课时对他们进行了观察，结果发现，在模拟不同的事件和活动的观察阶段中，自伤行为以不同的比例出现。

选择记录方法

目标行为的不同方面可以用不同的记录方法来测量。这些方法包括连续记录、结果记录、间隔记录和时间样本记录。下面对每种方法分别进行介绍。

连续记录

在**连续记录**中，观察者在整个观察阶段中对当事人进行持续的记录，并记录下行为的每一次出现。要做到这一点，观察者必须会辨认每次行为的发生和消失（或开始和结束）。在连续记录中，观察者会记录目标行为的不同维度，具体说，就是频率、持续时间、强度和潜伏期。

行为的**频率**是指这个行为在一个观察阶段中出现的次数。当你测量一个行为的频率时，只要计算它出现的次数即可。行为的一次出现包括它的一次开始和结束。例如，你可以计算一个人吸烟的次数。这个目标行为的发生可以被定义为烟被点着，而消失则可以被定义为烟被掐灭。当行为的出现次数是最重要的信息时，

你就会用到测量频率的方法。频率可能被报告为**比例**，即用频率除以整个观察阶段的时间得到的结果。

行为的**持续时间**是指一个行为从开始到结束所占用的时间总量。你可以通过计算一个行为从发生到消失的时间来对行为的持续时间进行测量。例如，你可以记录一个学生每天学习多少分钟；一个人每天锻炼多少分钟；一个在医院接受康复治疗的中风病人能够在没有帮助的情况下站立多少秒。当一个行为最重要的方面是它的持续时间时，你就会用到测量持续时间的方法。持续时间可能被报告为时间比例，即用持续时间除以整个观察阶段的时间（Miltenberger，Rapp，& Long，1999）。

有些研究者使用**真实时间记录法**，即记录下行为开始和结束的时间（Miltenberger et al.，1999；Miltenberger，Long，Rapp，Lumley，& Elliott，1998）。使用这种方法，研究者对目标行为的频率、持续时间都有记录，同时对每次行为发生的时间也有明确的记录。真实时间记录可以在对目标行为进行录像之后进行。观察者在放录像带时，根据录像机上的时间，在数据记录本上记下行为发生和停止的时间（Rapp，Carr，Miltenberger，Dozier，& Kellum，2001）。另外，还可以使用掌上电脑或笔记本电脑中设计的记录程序对行为进行准确记录（Kahng & Iwata，1998）。

行为的**强度**是指行为中所包含能量的总量。强度比频率和持续时间更难于测量，因为它不是简单地计算行为发生的次数或者记录行为出现时延续的时间。测量强度时经常要使用某种测量工具或某种等级量表。例如，你可以使用

分贝仪来测量某人讲话时的声音强度；理疗师可以通过测量病人的握力来判断伤病的恢复情况；父母可以使用从 1 ～ 5 的量表来衡量一个孩子发脾气的强度。父母得先定义好量表上的每一点所代表的具体行为，才能使他们的评定具有可靠性；如果他们两人观察孩子发脾气的行为后在评定量表上记下了相同的分数，他们的评定结果就是可靠的。强度指标不如频率和持续时间两个指标那么经常使用，但当你对行为的力度最感兴趣时，它是很有用的测量方法（Bailey，1977；Bailey & Burch，2002）。

行为的**潜伏期**是指从某种刺激事件到行为发生之间的时间长度。你可以通过记录一个人在一个特定事件发生多长时间之后开始某种行为来测量行为的潜伏期。例如，你可以测量一个孩子在被要求把玩具收拾好以后多长时间才开始行动。潜伏期越短，即孩子在听到要求以后开始的行为也就越快。另一个潜伏期的例子是，一个人听到电话铃响以后多长时间才接听电话。

★潜伏期与持续时间的区别是什么？

潜伏期是刺激事件和行为发生之间的时间，而持续时间是行为开始到行为结束之间的时间。换句话说，潜伏期是行为发生要花的时间，而持续时间是行为进行花了的时间。

当使用连续记录方法时，你可以选择一个或多个维度进行测量。选择测量维度的依据是：哪一个方面是行为最重要的方面；哪一种维度在随后进行的治疗中是最敏感的（最容易改变的）。例如，如果你想记录一个人口吃的情况，频率就是最重要的维度，因为你对发生口吃的词语总量感兴趣。然后你可以比较治疗之前、治疗期间和治疗之后的口吃词语的总量。如果治疗是成功的，口吃的词语数量就应该有所减少。然而，如果出现持续时间也是一个重要方面，在这种情况下，你还希望治疗后口吃的持续时间变短。

★如果你正在记录一个孩子发脾气的行为（尖叫、扔玩具、摔门），你会对哪个维度进行测量？

相对而言，这个例子中维度的采用不太容易弄清楚。你可能对这个孩子每天发脾气的次数感兴趣（频率），也可能对他每次发脾气有多长时间感兴趣（持续时间），最后，你可能对孩子尖叫时声音有多大或者他扔玩具和摔门时用多大力量感兴趣（强度）。我们希望，在治疗之后，这种行为在频率、持续时间和强度方面都有所减少，也就是说，这种行为会发生得较少，持续得较短，并且发生时声音不像以前那么大，侵犯性也不像以前那么强。

必须选择正确的维度对行为进行测量，否则你可能无法判断治疗的效果。如果你抱有疑问，或者行为的多种测量维度看起来彼此相关，那么最好的办法就是对多个维度进行测量。让我们回到前面孩子发脾气的例子。在图 2-2 中你可以看到，发脾气的行为频率从平均每天 6 次的基线（实行治疗前对目标行为进行记录的阶段）减少到每天不到 2 次。图中显示治疗是有效的。然而，在图 2-3 中，你可以看到治疗前和治疗期间的行为持续时间。在治疗之前，每天 5 ～ 8 次的发脾气行为大约各持续 1 分钟，每天总共 5 ～ 8 分钟。在治疗期间，每次发脾气的时间则长得多，结果造成了每天总的行为时间较治疗前要多。因此，根据持续时间测量，发脾气的行为在治疗期间较以前变得更糟了。

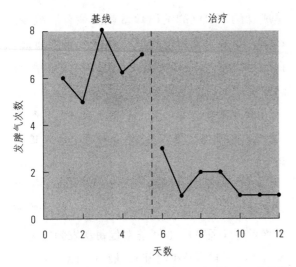

图 2-2 基线阶段和治疗阶段发脾气行为的频率。在基线期，目标行为被记录下来，但是治疗尚未实行。发脾气的行为从基线期的平均每天 6 次减少到治疗期的平均每天不到 2 次。

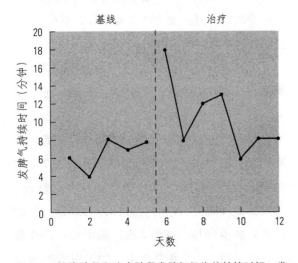

图 2-3 基线阶段和治疗阶段发脾气行为的持续时间。发脾气的行为从基线期的平均每次 1 分钟，每天总共 5～8 分钟增加到治疗期的平均每次 6 分钟，每天总共 6～18 分钟。因此，即使发脾气的频率减少了，但每天发脾气的持续时间却没有减少。

这恰好强调了对目标行为的一个以上的维度进行测量的重要性，因为进行多维度测量可以改变随后的治疗方法。

还请注意，要证明治疗的效果，必须使用有效的研究方法和实验设计。简单地对治疗前、治疗中和治疗后的行为进行测量可以证明目标行为的改变，但无法证明是治疗造成了这种改变（参见第 3 章）。

行为机会比例

最后一种记录事件的方式是记录试验的比例或者正确比例。在使用这种方式时，观察者记录与某种事件有关的一种行为的发生，例如一次学习尝试或者一次反应机会。记录结果报告的是该行为发生的比例。如果说一个学生在观察期间 11 次遵守了老师的要求或者在拼字测验中做对了 13 个单词，这样的信息是不够的，因为没有涉及反应的机会。报告行为发生的次数与行为机会的比例将提供更有用的信息。如果教师提出了 12 次要求，学生遵守了 11 次，那么服从的比例是 11/12，或者是 92%。然而，如果教师提出了 25 次要求，学生遵守了 11 次，那么遵守要求的比例只有 44%，这样的表现就差得多。

结果记录

另一个可能记录的方面是行为的结果。**结果记录**，又称持久结果记录（Marholin & Steinman，1977），是一种间接的评估方法，可以在一个行为将产生出某种你感兴趣的切实结果的情况下应用。例如，一个主管可以计算在工厂中组装出的产品数量，以此对工人们的工作表现进行结果测量。或者，一位教师可以记录正确完成的家庭作业数量，以此对学生们的学习表现进行结果测量（Noell，et al.，2000）。研究者（Marholin & Steinman，1977）在他们对学生行为问题和学习成绩的研究中，对学生们数学试卷中正确解答的题目进行记录，以此作为学生学习成绩的最终结果。

采用结果记录的一个好处是，行为发生时观察者不一定必须在场。在学生们完成家庭作业的时候老师也许不能在场，但是仍然可以测量学生们行为的成果（完成的作业）。而结果记录的一个缺点是，你无法每次都确定谁参与了产生你所记录的结果的行为。例如，老师无法确定学生们是否自己完成了作业，是不是有人帮助了他们，或者是否有人替他们完成了作业。

间隔记录

行为的另一种记录方法是，记下在连续的时间段里是否发生了某种行为，这称作**间隔记录**。使用间隔记录时，观察者把观察阶段划分成一些小的时间段或间隔，在每个间隔中观测委托人的行为，然后记录在这个间隔中目标行为是否出现。间隔记录有两种类型：半间隔记录和全间隔记录。在半间隔记录中，关心的不是行为出现的次数（频率），或行为持续的时间（持续时间），不必辨认行为的发生和消失，只需记录在每个时间间隔中目标行为是否发生了。

假设一位教师在记录一个孩子在上课过程中每 15 分钟是否有扰乱课堂的行为。这位教师让定时器每 15 分钟响一次。当扰乱行为出现时，教师在数据单相应的地方做一个记录。当一个间隔内已经做了记录后，教师就不用观察这个孩子或记录他的行为了，直到下一个间隔开始。因此，半间隔记录的一个优点是所需的时间和精力较少：

在一个间隔中观察者只对行为记录一次，不论该行为出现多少次或持续多长时间。在全间隔记录中，只有当行为在整个间隔中一直出现时才对行为的出现做出记录。如果行为只是在间隔的部分时间中出现，该行为在这一间隔中就不被记录。

当研究者进行间隔记录时，通常选择非常短的时间段，如 6 秒或 10 秒（Bailey，1977；Bailey & Burch，2002）。这样，他们能够在一个观察阶段中做很多次关于这个行为的记录，并得到比使用较长的时间间隔所能获得的更有代表性的目标行为样本。例如，依娃塔等（Iwata，Pace，Kalsher，Cowdery，Cataldo，1990）使用了 10 秒的记录间隔，对智力障碍儿童的自我伤害行为(撞头、打自己嘴巴、用指甲抓自己等）进行了记录。米尔腾伯格尔等（Miltenberger，Fuqua，Mckinley，1985）使用了 6 秒的记录间隔，记录成年人肌肉痉挛（头部或脸部肌肉的抽搐动作、飞速地眨眼动作等）的发生。在这项研究中，对成年被试在观察阶段内进行了录像，然后根据录像带记录下包含肌肉痉挛现象的时间段的数量。每 6 秒钟，研究人员都记录一次肌肉痉挛现象是否出现。

在有些情况下，可以将频率记录和间隔记录结合起来，进行**间隔中频率记录**。使用这种方法，研究者可以在观察阶段中连续时间间隔内记录目标行为的频率（Bailey，1977；Bailey & Burch，2002）。间隔中频率记录可以告诉你行为的频率及所发生的具体时间间隔。

时间样本记录

使用**时间样本记录**时，你要把一个观察阶段划分成一些时间间隔，但是你只需要在每一个时间间隔中的一部分时间里对行为进行观察

记 录 方 法	
连续记录	记录一个观察阶段中每一次行为的出现。可以用来记录频率、持续时间、强度或潜伏期。
结果记录	记录行为发生带来的切实的结果或持久的成果。
间隔记录	在一个观察阶段里各连续的时间段中记录行为的出现或不出现。
时间样本记录	在一个观察阶段里不连续的时间间隔（时间样本）中记录行为的出现或不出现。

和记录。例如，你可能在每个 15 分钟的间隔中各只记录 1 分钟，你也可能只有当行为在间隔的末期出现时才做记录。请看以下一个观察者利用时间样本记录法对某人的不正确姿态（定义为佝偻身体）进行记录的情形。观察者设定一个计时器，计时器每隔 10 分钟就发出嘟嘟声，观察者只在计时器发出响声时当事人正好表现出不正常姿态的情况下才做记录。时间样本记录法的价值在于，观察者不必在整个间隔中都对行为进行观察。甚至，观察者只有当行为出现于时间间隔中的某一个时间段或者时间点时才进行记录。

当使用时间间隔记录法或时间样本记录法时，行为的水平是由发生这种行为的时间间隔数量的百分比来体现的。计算间隔数量百分比的方法是，用发生目标行为的时间间隔数量除以观察阶段中总的时间间隔数量。发生目标行为的时间间隔是指在这个时间间隔中记录了目标行为的发生。

选择记录工具

制订行为记录计划的最后一个步骤就是选择记录工具。记录工具就是观察者用来记录行为发生情况的用具。纸和笔是记录行为时最为常用的工具。简单地说，观察者每次观察到目标行为时，就在纸上做一个记录。如果要对行为进行更有效的记录，观察者就必须在对特定行为的观察之前事先准备一个数据表，用它来记录行为的发生情况。应该事先决定好，当行为发生时应该在表上写什么，这样，数据表才能够帮助观察者组织记录进程。

图 2-4 中的数据表是用来记录目标行为发生频率的。一天中，每次行为发生时，观察者就在表中对应那一天的一排方格里画一个 ×。画 × 的方格数量就显示了行为的频率，即每一天里这种行为出现的频率或次数。

图 2-5 中的数据表用来记录目标行为的持续时间。每一行都有记录行为开始（发生）和结束（消失）的方格。通过记录每次行为的发生和消失，你可以计算出行为发生了多长时间（持续时间），还可以看出它多长时间发生一次（频率）。

图 2-6 列出了数据表在 10 秒钟间隔记录中应用的一个例子。请注意，表中每行有 6 格，共有 15 行。每个方格代表一个 10 秒的时间间隔，一共是 15 分钟内的 90 个时间间隔。在使用这个 10 秒间隔记录法时，观察者听一盘用信号音提醒每个间隔开始时间的录音带。如果目

频率数据表

姓 名：_____

观察者：_____

对所记录行为的定义：_____

日期	频率												每日总数
	1	2	3	4	5	6	7	8	9	10	11	12	

图 2-4　这张数据表是用来记录行为频率的。每次行为发生时就在对应的方格中画 X，如果每天行为出现的次数超过了 12 次，就在下一行继续记录。

持续时间数据表

姓 名：_____

观察者：_____

对所记录行为的定义：_____

日期	持续时间						每日持续时间
	开始	结束	开始	结束	开始	结束	

图 2-5　这张数据表用来记录行为的持续时间。你可以对每次行为的开始和结束进行记录。如果每天行为发生的次数超过了 3 次，就继续在下一行记录。

标行为发生，观察者就在对应的方格中打一个钩。如果目标行为在间隔中没有出现，观察者就空出对应的方格。还有另外一种间隔数据表，在这种表上，每一个与间隔对应的空格里可能有一种或几种代号。观察者在时间间隔中观察到某种行为时，就在与之对应的代号上画圈。例如，代码 AT 和 RP 分别被用来代表父母与孩子交往时的关心和训斥两种行为。如果家长对

间隔记录数据表

姓　名：＿＿＿＿＿＿＿＿＿＿＿＿＿＿＿＿＿＿＿＿＿＿＿＿＿＿＿＿

观察者：＿＿＿＿＿＿＿＿＿＿＿＿＿＿＿＿＿＿＿＿＿＿＿＿＿＿＿＿

观察日期和时间：＿＿＿＿＿＿＿＿＿＿＿＿＿＿＿＿＿＿＿＿＿＿＿＿

对所记录行为的定义：＿＿＿＿＿＿＿＿＿＿＿＿＿＿＿＿＿＿＿＿＿＿

＿＿＿＿＿＿＿＿＿＿＿＿＿＿＿＿＿＿＿＿＿＿＿＿＿＿＿＿＿＿＿＿

10秒间隔

	1	2	3	4	5	6
1						
2						
3						
4						
5						
6						
7						
8						
9						
10						
11						
12						
13						
14						
15						

观察分钟数

图 2-6　这是一张间隔记录数据表。每个方格对应一个时间间隔，当某个时间间隔中有目标行为发生时，就在对应的方格中打钩。如果间隔中没有目标行为发生，就空着相应的方格。

孩子表示关心或训斥，观察者就会在对应的时间间隔方格中分别圈上 AT 或 RP。

其他记录行为的方法还包括，每次行为发生时将其记录下来。例如，一个人想计算自己每天抽烟的数量，他可以在烟盒的玻璃包装纸里塞进一个小卡片，每抽一根烟就在卡片上画个钩，在每天睡觉前数一数共画了多少个钩。类似地，一个希望记录自己粗鲁行为的人可以在衣服口袋里放一个记事本，每次他说了粗鲁的话以后，就拿出记事本做一个记录。

并非所有的行为记录工具都依赖于纸和笔。

实际上，任何你能用来记录行为发生的东西都可以看作行为记录工具。下面就是一些普通的例子。

● 使用高尔夫击球计数器来记录行为的频率。高尔夫击球计数器像手表一样戴在手腕上。每次行为发生时，就按一下计数器上的按钮（Lindsley，1968）。

● 使用秒表记录行为的累计持续时间。你可以在行为开始和结束时按动秒表的按钮记录时间。长跑运动员经常使用具有秒表功能的手表记录他们锻炼的持续时间。

- 使用手提电脑或掌上电脑，或者其他具有可以即时记录许多行为的频率和持续时间程序的手持电子设备，每次不同的行为发生时，就按动电脑或手持设备不同的按键；如果你在行为发生期间一直按住按键，行为的持续时间就可以被记录下来（Dixon，2003；Fogel，Miltenberger，Graves，& Koehler，发表中；Iwata，Pace，Kalsher，Cowdery，& Cataldo，1990；Jackson & Dixon，2007；Kahng & Iwata，1998）。

- 使用条形码技术记录行为。将需要记录的每一种行为配给一个条形码，观察者手中持有一张所有需要记录的行为的条形码清单。当某一行为发生时，观察者根据相应的条形码做记录。

- 把硬币从一个口袋转移到另一个口袋，以此记录行为的频率。每次你观察到目标行为时，就从右边的衣服口袋里拿一个硬币放到左边的口袋里。一天结束的时候，左边口袋里的硬币数量就是行为发生的频率（假设你没有花掉左边口袋里的硬币）。

- 每次一个行为出现时，撕一小片纸。在观察结束时，小纸片的数目就是行为的频率（Epstein，1996）。

- 猎犬珠的应用。（一位曾在军队做过突击队员的我的学生杰森，带来了这样的珠并引起了我的注意）。猎犬珠由一条皮制或尼龙带子穿上珠子而成。它有两部分，各有9个珠子。每侧均可以记录1～9，一边的珠子记录个位数，即1～9，另一边的珠子记录十位数，即10～90，这样两侧就可以记录下99个数字。当目标行为发生时，就可以移

动一个珠子来做记录。在每天结束或观察期间结束时，就可以得到目标行为发生的总次数。相类似的，人们也可以在手腕上戴上这样的猎犬珠。

- 使用计步器。计步器是一种佩戴在身上的自动装置，能够记录下人们走过的步数。

不论使用什么工具，行为记录程序的一个重要特点是，观察者要立刻将观察到的行为记录下来。行为发生后记录得越快，记录错误的可能性就越小。如果想着等一段时间才去记录的话，最终可能会彻底忘记这一次记录了。

行为记录程序的另一个重要方面就是必须实用。一定要让负责记录目标行为的人能够不费太大力气，也不必打断正在进行的行为就可以进行记录。如果一个记录程序是实用的，观察者就更有可能成功地完成记录（或自我监控）。需要大量时间或者太费力气的记录程序都是不实用的。此外，应该保证行为记录程序不会分散正在进行观察和记录的人的注意力（否则此人就不太可能实施这个记录程序）。

反 应

有时行为记录过程会引起被观察行为的改变，这种改变甚至在治疗实行以前就会发生，这种情况就称作**反应**（Foster，BellDolan，& Burge，1988；Hartmann & Wood，1990；Tryon，1998）。反应可能在观察者观察别人的行为时发生，也可能在自我监控的情况下发生。反应的出现通常不受欢迎，尤其是从研究的角度来看，因为它意味着在观察阶段中记录的行为不能代表观察者不在场或当事人没有进行自我监控时

的行为水平。例如，一个有破坏行为的孩子看到有人在教室中记录他的行为，就可能减少自己的破坏行为。通常这种改变是暂时的，当孩子习惯了观察人员在场的环境后，他的行为还会回到原来的水平。

减少反应的办法之一是，等到被观察者习惯了观察者在场之后再进行观察。另一个办法是，让观察者在观察对象不知道的状态下进行观察，这种办法可以通过使用单向玻璃或设置参与观察者的方式实现。参与观察者是指目标行为发生时通常都在行为发生场所存在的人，例如课堂上的助教。

同样，当一个人在某个自我管理项目中开始记录自己的行为时，作为自我监控的结果，被监控的行为经常会向着当事人期望的方向改变（Epstein，1996）。正因为这一点，自我监控有时被用作改变目标行为的一种治疗方法。例如，奥兰迪克（Ollendick，1981）及莱特和米尔腾伯格尔（Wright & Miltenberger，1987）研究发现，对肌肉痉挛的自我监控可以减少这种行为的发生频率。爱克曼和沙皮奥（Ackerman & Shapiro，1984）的报告显示，当有智力障碍的成年人自我监控其工作效率时，他们的生产率提高了。温内特、尼乐和吉尔（Winett，Neale，& Grier，1979）发现当人们自我监控家中的用电量时，这些人的用电量便下降了。在第20章中，我们将更详细地讨论自我监控和其他的自我控制策略。

观察者信度

你可以通过评估观察者信度来确定目标行为是否被准确地记录下来了。要评估观察者信度（Interobserver Agreement，IOA），两个人必须在同一个观察阶段中各自独立地观察和记录相同被试的相同目标行为。然后比较两个观察者的记录结果，并计算两个人记录结果中相同部分的比例。这个比例较高时，说明两人的记录具有一致性。这表明对目标行为的定义清楚和客观，而且观察者们正确地应用了记录方法。研究结果报告中较高的IOA说明研究人员准确地记录了目标行为。即使是在非研究项目中，只要进行了直接观察和记录，也应该定时对IOA进行检验。在科学研究中，可以接受的最低IOA值是80%，如果可以达到90%以上则更为理想。

随着记录方法的变化，观察者信度的计算方法也有所不同。在频率记录中，IOA的计算方法是用较低的频率除以较高的频率，再乘以100%。例如，在一个观察阶段中如果观察者A记录了10次侵犯性的行为，而观察者B记录了9次，那么IOA即为90%。在持续时间记录中，IOA是由较短的持续时间除以较长的持续时间，再乘以100%得出的。例如，如果观察者A所记录的一次体育锻炼的时间是48分钟，观察者B记录了50分钟，那么IOA就等于（48÷50）×100%，即96%。在间隔记录中，计算的方法是检查每个间隔中两个观察者的一致程度，然后用记录结果一致的间隔数除以总的间隔数。所谓一致是指两个观察者在同一个时间间隔中对行为的发生都进行了记录或都没有进行记录的情形。图2-7列出了两个彼此独立的观察者在同一时间对同一人进行的间隔记录的数据。观察阶段中共有20个间隔，其中两个观察者记录结果一致的间隔数共有17个。因此你可以用17除以

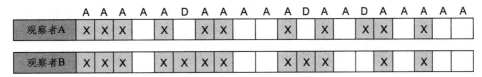

A/(A + D) = 17/20 = 0.85 = 85%

图 2-7　这是两个观察者的间隔记录结果的比较。A 表示两个观察者对行为发生与否的记录是一致的。而 D 则表示两人的记录不一致：其中一人记录了行为的发生，而另一个人则没有。

20，得 0.85，再用 0.85 乘以 100%，得到 IOA 是 85%。时间样本记录中的 IOA 的计算方法和间隔记录中的计算方法一样。

对于间隔记录，IOA 有两种计算方法：只出现方法和只不出现方法。在只出现方法中的 IOA，两位观察者都记录了某一行为出现的间隔被评为一致。两位观察者都未记录某一行为出现的间隔不用于计算。在只不出现方法中的 IOA，两位观察者都未记录某一行为出现的间隔被评为一致。两位观察者都记录了某一行为出现的间隔不用于计算。IOA 的只出现方法对于较低频率的行为给以比较保守的测量，因为在

行为不出现的观察上两位观察者很容易出现一致。IOA 的只不出现方法对于较高频率的行为给以比较保守的测量，因为在行为出现的观察上两位观察者很容易出现一致。图 2-8 所示是使用只出现方法的 IOA 的计算，图 2-9 所示是使用只不出现方法的 IOA 的计算。

要计算间隔内频率记录的 IOA，需要计算每一个间隔中观察者之间一致性的百分比（小的频率被大的频率除），将所有间隔的百分比相加，除以观察阶段中的间隔数目。图 2-10 所示是使用间隔内频率记录的两个独立观察者的 IOA 的计算。

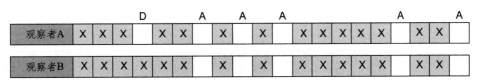

A/(A+D)=4/5=80%

图 2-8　使用只出现方法计算 IOA。两位观察者都认为行为出现的时间段除以一致的时间段 + 不一致的时间段。两位观察者都未观察到行为出现的时间段不包括在计算中。

A/(A + D) = 5/6 = 83.3%

图 2-9　使用只不出现方法计算 IOA。两位观察者都认为行为未出现的时间段除以一致的时间段 + 不一致的时间段。两位观察者都观察到行为出现的时间段不包括在计算中。

观察者A	XXX	X	XX		XXXX	XXX		X	XX	XXX
观察者B	XXX	X	XXX		XXX	X		X	XXX	XXX
	3/3	1/1	2/3	0/0	3/4	1/3	0/0	1/1	2/3	3/3

$$100\%+100\%+67\%+100\%+75\%+33\%+100\%+100\%+67\%+100\%=842\%$$

$$842\% \div 10（间隔的数目）=84.2\%$$

图 2-10　计算间隔内频率记录的观察者信度。将每个间隔的一致性百分比进行累加，然后除以间隔的次数。

本 章 小 结

1. 对目标行为的定义是通过确定需要改变的行为过度或行为不足所得到的。行为过度或行为不足来自个体所说和所做出的行为。行为定义应该包括描述个体所表现出的行为的动词。

2. 记录目标行为的方法包括对行为的频率、持续时间、潜伏期或强度的连续记录、结果记录、间隔记录或时间样本记录。

3. 在连续记录中，观察者在整个观察阶段持续对当事者进行观察，对每次行为的发生都给予记录。间隔记录和时间样本记录的观察时间都是分成较小的时间段或间隔，在每个时间段中记录行为是否发生。间隔记录的时间段是连续的时间段，时间样本的时间段则是由没有观察的时间段来分开的。

4. 反应指行为记录的过程会引起行为的改变，甚至这种变化在行为治疗还未开始时就发生了。让被观察者习惯观察者的存在后再开始记录，可以减少反应。减少反应的另一种方式是在观察时不让被观察者知道。

5. 观察者信度通过让两个观察者在同一时间内对行为进行独立观察，然后对两者的记录给予比较而获得。通过测量观察者信度可以得知对目标行为的观察是否一致。

练 习 测 验

1. 在行为矫正中，对行为的记录为什么很重要？

2. 写出行为记录的四个步骤。

3. 行为定义是什么？它与行为的类别标签

有什么区别?

4. 给礼貌下一个行为定义。

5. 为什么确定让谁记录行为很重要?

6. 什么是观察阶段?

7. 说出使用连续记录方法所记录的行为的四个维度的定义。

8. 分别举例说明频率记录、持续时间记录、强度记录、潜伏期记录。

9. 什么是真实时间记录法?举一个例子说明。

10. 什么是结果记录?举一个例子说明。

11. 什么是间隔记录?举一个例子说明。

12. 什么是间隔内频率记录?举一个例子说明。

13. 什么是时间样本记录?举一个例子说明。

14. 举例说明三种不同的记录工具。

15. 为什么当一个行为发生后立即进行记录很重要?

16. 什么是反应?说出两种在直接观察时减少反应的方法。

17. 什么是观察者信度?为什么要测量观察者信度?

18. 在进行频率记录、持续时间记录和间隔记录时怎样计算观察者信度?

19. 使用间隔内频率记录法时怎样计算观察者信度?

应 用 练 习

1. 当人们想改变自己的行为时,可以设计并实施一个自我管理计划。自我管理计划主要包括行为矫正方法在人们自我具体行为上的应用。自我管理计划共有 5 步:

  ◆ 自我监控。定义并记录你想改变的行为。

  ◆ 作图。绘制一幅图表并将目标行为每天的水平记录在图表上。

  ◆ 确定目标。给自己期望改变的目标行为确定目标。

  ◆ 干预。制定并实施具体的行为矫正策略以改变目标行为。

  ◆ 评估。继续对行为进行记录并绘

制图表,从而确定你是否改变了自己的行为并达到预期目标。

在这个练习中,请先采取第一步,开始你的自我管理计划。对你希望改变的目标行为进行记录,并制订计划来测量这个目标行为。当你完成了第一步之后,请考虑下面几个问题:

  ◆ 你在对目标行为进行定义时是否使用了清楚、客观的词语?

  ◆ 你是否确定了记录目标行为时的合适尺度?例如,频率或持续时间?

  ◆ 你是否选择了一种实用的记录方法?

  ◆ 你能不能在目标行为每次发生时

都立即准确地记录下来?

◆ 当你对目标行为进行记录时可能遇到什么样的问题? 你会如何应对?

祝愿你在实施自我管理计划的第一个部分自我监控时能成功。在后面的章节中,你将学到有关如何开展自我管理计划中其余步骤的知识。

2. 设想你有一位叫詹姆斯的朋友,他正为当上一名小学教师而学习。这个学期他在一所公立学校的一个二年级的班级实习。詹姆斯对你提起,他的一个学生在课堂上总是没法坐好,并无法集中注意力和参加活动。这个叫莎拉的学生老是离开座位跟其他同学说话,或者招惹别的同学。她离开座位时,根本不注意詹姆斯讲些什么,也不参加任何课堂活动,而且还干扰别的孩子听课。詹姆斯相信,只要他能使莎拉留在座位上,就能让她集中精力,参加活动。这样,她就能表现得好一点,而班里的其他孩子也会做

得更好。詹姆斯知道你正在学习行为矫正课程,所以来找你帮忙。

你告诉詹姆斯他应该做的第一步是什么:如果他要对莎拉进行行为矫正,就得先制订一个计划来测量她的行为。在这个练习中,请你制订一个詹姆斯可以用来记录莎拉"坐不住"行为的计划。考虑下面的问题:

◆ "坐不住"的行为定义是什么?

◆ 对莎拉的行为你会让詹姆斯使用哪一种记录方法?

◆ 你会让詹姆斯使用哪一种工具来记录目标行为? 这种工具让作为老师的詹姆斯使用是否实用?

3. 伊芙打算开始一个举重练习计划。她想在这个计划开始时就记录自己的行为,这样她就可以测量计划进行过程中自己的行为改变。请描述伊芙如何使用频率记录、持续时间记录和强度记录的方法测量她的举重行为。

误 用 练 习

1. 葛萝莉娅正在学习行为矫正课程,她需要试着制订一个自我管理计划。她选择要改变的行为是自己捻弄头发的行为。她把这个行为定义为:把手放在脑后并把头发缠在手指上。她的自我管理计划的第一步就是制订一个行为记录计划。因为她总是在上课的时候捻头发,所以她决定在每节课下课以后,立即对这个

行为进行记录。她会在钱包里放一张8厘米 ×13厘米的记录卡,一走出教室,就从钱包里拿出卡片来并写下她在课上捻头发的次数。

◆ 这个行为记录计划的错误之处在哪里?

◆ 你将如何改进这个计划?

2. 拉尔夫准备实施一个帮助自己减少每天

吸烟量的自我管理计划。他把吸一支烟的行为定义为：从口袋里的烟盒中拿出一支烟，点燃它，然后或多或少吸完这支烟的一部分。他会在每天晚上数一下烟盒里剩下多少烟，然后用这一天开始时烟盒里香烟的数量减去剩下的烟的数量，以此得出每天吸烟的数量，并记录下来。

◆ 这个行为记录计划的错误之处在哪里？

◆ 你将如何改进这个计划？

3. 下面是学生们自我管理计划中一些对目标行为的定义，其中有哪些错误？

◆ 我对自己发脾气的定义是：对我丈夫闹情绪，向他大喊，走进卧室摔门，或者当他说出阻止我的话时对他说"闭嘴"。

◆ 我对自己过量进食的定义是：任何时候我吃的东西比我想要吃的量还大，或者任何时候我觉得自己吃得肚皮都胀起来了，或者觉得皮带太紧了。

◆ 我对自己学习的定义是：任何时候我在图书馆里把书打开放在面前或桌子上，这时电视必须是关着的，而且没有任何干扰。

第 3 章　用图记录行为和测量变化

- ■ 行为矫正图的六个基本组成部分是什么?
- ■ 如何使用行为数据绘图?
- ■ 可以在图上表现出哪些不同的维度?
- ■ 什么是功能关系? 如何证明行为矫正中的功能关系?
- ■ 可以在行为矫正研究中使用哪些不同的研究设计?

正如我们在第 2 章所见到的,使用行为矫正的人们非常认真地定义目标行为,然后对行为进行直接的观察和记录。这样他们就可以证明,实施行为矫正程序的时候,行为是否真的改变了。在行为矫正中用来记录行为改变的基本工具就是图。

图是一段时间内某个行为发生情况的视觉呈现。目标行为的发生被记录下来之后,在数据表上或应用其他方法记录下的信息就被转移到图上。图是察看行为发生情况的有效方法,因为它显示出了很多行为观察阶段的记录结果。

行为分析学家们用图确定治疗之前和治疗开始之后行为的水平,这样,他们就可以证明治疗期间行为的改变,并做出是否继续治疗的决定。图

使得比较治疗前、治疗期间和治疗后的行为水平更为容易,因为行为的水平在图中被形象地展现出来。例如,在图 3-1 中,很容易看出来在治疗(竞争性反应)期间行为的频率比治疗之前(基线)要低得多。这张图来自一个学生的自我管理计划,她的目标行为是在学习时用牙齿咬嘴。每次这个行为发生时,她就在一张

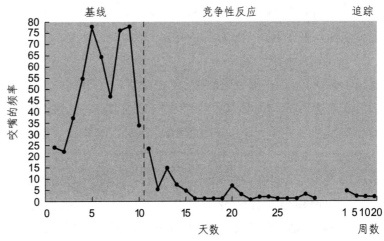

图 3-1　这个图反映了在基线、竞争性反应和追踪 3 个阶段咬嘴的频率。

数据表上做记录。在没有实行任何治疗的情况下（基线），她对这个行为记录了 10 天，之后她开始施行行为矫正计划。在计划中，她使用了一种叫作竞争性反应（用一个与咬嘴完全不相容的行为中断每次咬嘴行为的发生）的方法，帮助自己控制这种咬嘴的行为。在使用了这种竞争性反应的治疗方法之后，她继续记录了 20 天。然后她又分别在 1 周以后、5 周以后、10 周以后和 20 周以后 4 次对这个行为进行了记录。治疗施行之后这个很长的阶段称为追踪阶段。从图 3-1 我们可以得到这样一个结论，那就是咬嘴的行为（如这个学生所记录的）在该学生施行治疗时大量减少了。我们还可以看到，在施行治疗 20 周以后，这个行为继续在较低的水平上发生。

图的组成部分

在标准的行为矫正图上，需要绘制时间和行为两个变量。图中的每一个数据点都提供给你两条信息：你的行为是何时被记录下来的，以及那个时点的行为水平。时间由横轴（又称 x 轴或横坐标）来显示，行为的水平则由纵轴体现（又称 y 轴或纵坐标）。在图 3-1 中，咬嘴的频率显示在纵轴上，而天数和周数则显示在横轴上。通过观察这张图，你可以确定治疗施行以前或治疗施行以后任何一天中咬嘴的频率。因为后续阶段中也进行了记录，所以你还可以看到在多达 20 周的时间间隔中的行为频率。

一张完整的图具有 6 个组成部分。

x 轴和 y 轴。纵轴（y 轴）和横轴（x 轴）在页面的左下角相交。在大多数图中，x 轴要比

y 轴长，通常 x 轴是 y 轴的 1.5～2 倍（图 3-2）。

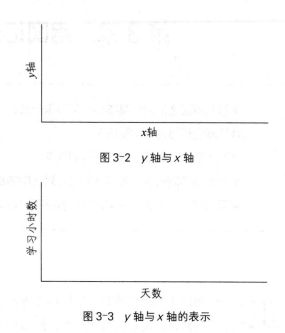

图 3-2　y 轴与 x 轴

图 3-3　y 轴与 x 轴的表示

x 轴和 y 轴的标志。y 轴的标志告诉你被记录的行为和行为的维度。x 轴则告诉你记录过程中的时间单位。在图 3-3 中，y 轴的标志是"学习小时数"，x 轴的标志是"天数"。这样，你就知道将要记录的是这个人每天的学习小时数。

x 轴和 y 轴上的数字。在 y 轴上，数字表示行为的测量单位；在 x 轴上，数字表示时间的测量单位。在 x 轴和 y 轴上的每个数字都会对应一段短线。在图 3-4 中，y 轴上的数字表示学习行为发生的小时数，而 x 轴上的数字表示对学习行为进行测量的天数。

数据点。数据点必须正确地描绘在图中，以显示在每个具体时间阶段中发生的行为水平。有关行为水平的信息得自于数据表或其他的行为记录工具。每个数据点都用一条直线与邻近的数据点相连（图 3-5）。

阶段线。阶段线是图中表示治疗阶段变化

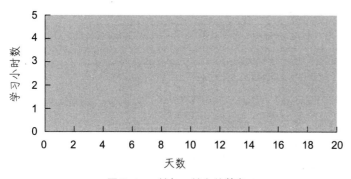

图3-4 y 轴与 x 轴上的数字

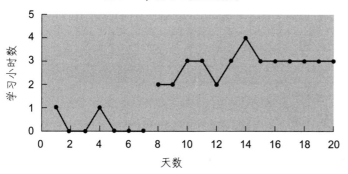

图3-5 数据点的连接

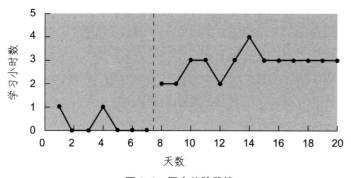

图3-6 图中的阶段线

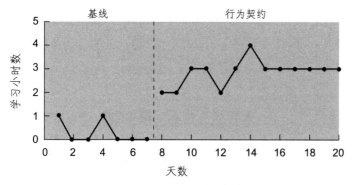

图3-7 图中的阶段标志

的一条纵线。它可以表示从非治疗阶段到治疗阶段，从治疗阶段到非治疗阶段，或者是从一个治疗阶段到另一个治疗阶段中的任何一类过程。阶段是指一个施行同一种治疗（或不施行治疗）的时间段。在图 3-6 中，阶段线将基线（无治疗）和治疗阶段分开。阶段线两侧的数据点不相连。这就使我们能够更容易看到不同阶段之间行为水平的差异。

阶段名称。 图中的每一个阶段都应加以标识。阶段的表示出现在图的上方，与相应的阶段对应（图 3-7）。大多数图都至少有两个阶段：非治疗阶段和治疗阶段。"基线"通常用作非治疗阶段的名称。治疗阶段的名称应该使用具体治疗方法名称。在图 3-7 中，两个阶段的名称分别是"基线"和"行为契约"。行为契约是这个学生使用的增加学习时间的具体治疗方法。有些图会具有一个以上的治疗阶段或者一个以上的基线阶段。

使用行为数据制图

如第 2 章所述，行为数据是通过对行为的直接观察和记录，使用数据表或其他工具收集的。只要行为被记录在数据表上，它就可以转化成图。例如，图 3-8a 是一张显示了两周行为记录的频率数据表，图 3-8b 是根据这张数据表制作的行为数据图。请注

(a)

频率

天数	1	2	3	4	5	6	7	8	9	10	11	12	每月总数
1	X	X	X	X	X	X	X	X					8
2	X	X	X	X	X	X	X	X					8
3	X	X	X	X	X	X	X						7
4	X	X	X	X	X	X	X						7
5	X	X	X	X	X	X	X	X	X				9
6*	X	X	X	X	X	X	X	X					8
7	X	X	X	X		X							5
8	X	X	X	X		X							5
9	X	X	X			X							4
10	X	X	X			X							4
11	X		X	X									3
12	X		X	X									3
13	X	X											2
14	X	X											2

* 第6天是基线的最后1天，第7天是治疗的第1天。

(b)

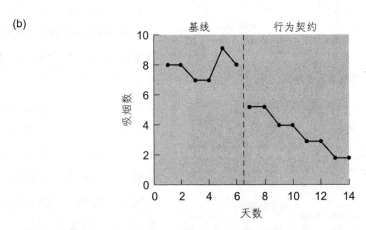

图 3-8　吸烟数的记录（行为契约见第 23 章）

意，数据表上的第 1～14 天是如何与图中的 14 天对应的；数据表上列出的每天的行为频率是如何与图中记录的当天的频率相对应的。看图可以立即确定治疗期的行为频率大大低于基线期。而如果你是在看数据表的话，就不得不看得仔细些，才能辨别出两个阶段之间行为的差异。最后，请注意图的六个重要组成部分是如何体现在这张图中的。

请看第二个例子。图 3-9a 是已完成的数据表，而图 3-9b 则是一个总结了数据表上所记录的每天行为持续时间的表格。请注意，列在这张总结表上的 20 天中，每一天的行为持续时间都对应着数据表上记录的每一天该行为的持续时间。

★数据总结表（图 3-9b）下面的图（图 3-9c）只完成了一部分。请使用数据总结表中提供的信息完成这张图，并保证这张完成的图中包含前面讨论过的图的六个组成部分。

(a)

天数	开始	结束	开始	结束	开始	结束	每日持续时间
1							0
2	7:00	7:15					15
3							0
4							0
5	7:10	7:25					15
6							0
7*							0
8	7:00	7:15					15
9	7:30	8:00					30
10	7:30	8:00					30
11	6:30	6:45					15
12	6:45	7:15					30
13							0
14	7:00	7:30					30
15	6:30	6:45	7:00	7:30			45
16	6:45	7:15					30
17	6:30	7:15					45
18	7:00	7:30	7:45	8:00			45
19							0
20	6:45	7:15	7:30	8:00			60

* 基线在第7天结束，从第8天开始，被试开始了行为契约中的治疗。

(b)

天数	1	2	3	4	5	6	7	8	9	10	11	12	13	14	15	16	17	18	19	20
持续时间（分钟）	0	15	0	0	15	0	0	15	30	30	15	30	0	30	45	30	45	45	0	60

(c)

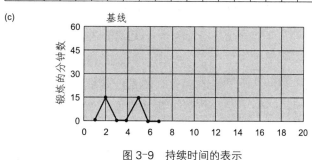

图 3-9　持续时间的表示

（a）每天练习的持续时间；（b）同（a）；（c）请读者来完成。

要完成图 3-9c，你必须增加四个部分。首先，你应该把第 8-20 天的数据点画出来，把它们连接在一起。第二，在第 7 天和第 8 天之间加入阶段线。第 7 天和第 8 天的数据点不应越过数据线连接。第三，在阶段线右侧增加阶段名称"行为契约"。最后，把"天数"添加在 x 轴下。当这四个组成部分添加完成之后，图就包括了其所有六个基本组成部分（图 3-10）。

扩展阅读

使用 Excel 绘图

虽然用一张纸、一把尺子和一支铅笔来制图很简单，然而计算机上也有可以制图的程序。微软的两种办公软件都可以用来制图：PPT 和 Excel。卡尔和博克侯德（Carr & Burkholder，1998）以及迪克森等人（Dixon et al., 2007）在《应用行为分析》这个杂志上发表的文章一步步地介绍了如何用微软的 Excel 程序来制作应用行为分析或者行为矫正类型的图。希望学习用 Excel 来制图的学生可以阅读这些文章。

根据不同记录程序绘制数据图

图 3-8 和图 3-10 分别展示了频率数据图和持续时间数据图。因为行为数据还有其他的尺度，所以也可能出现其他类型的图。但是，不论采用什么行为维度作为绘图的标准，图的六个基本组成部分必须出现。随着不同的行为维度改变的是 y 轴的标志和数字。例如，如果你正在记录一个学生在每次数学测验中正确完成的数学题的百分比，你就应将 y 轴标志为"正确题目的百分比"，并将 y 轴上的数字坐标定为 0～100%。正如你所看到的，y 轴的标志确定了被记录行为的行为名称（正确完成数学题）和行为维度（百分比）。

请考虑另一个例子。一位研究者正在研究托雷特紊乱，一种症状为身体某个部位肌肉不自主地颤动或抽搐（称为肌肉痉挛）的神经系统紊乱。研究者使用间隔记录系统，记录在长达 30 分钟的观察阶段的每个连续 10 秒钟间隔中，这种肌肉痉挛症状是否出现。在每个观察阶段结束时，研究者计算出现肌肉痉挛的间隔数量。研究者将图表中的 y 轴标为"出现肌肉痉挛的间隔的百分比"，将 y 轴上的数字定为 0～100%。只要使用时间间隔记录系统，绘图时都应将 y 轴标志为"（出现行为的）间隔的百分比"。如往常一样，x 轴的标志显示对行为进行记录的时间阶段，例如，"阶段"或"天"，而 x 轴的坐标也相应地确定。阶段是对目标行为进行观察和记录的一个时间段。治疗在这一阶段开始，就在这个阶段中完成。

还有一些行为的其他方面也可以记录和绘图，如强度和结果。在任何一种情况下，y 轴的标志都应该清楚地反映被记录的行为的行为名称和维度。例如，当测量一个孩子发脾气的行为强度或严重程度时，你可以使用"发脾气的强度等级"作为 y 轴的标志，并相应地制定坐标刻度。在一个对讲话声音强度的测量中，y 轴可以被标为"讲话的分贝数"，而 y 轴上的刻度也相应地标为分贝等级。使用结果记录数据绘图时，y 轴的标志应该显示测量的单位和该行为。例如，"组装完成的刹车闸数"就是显示一个组装自行车刹车闸的工人工作成果的 y 轴标志。

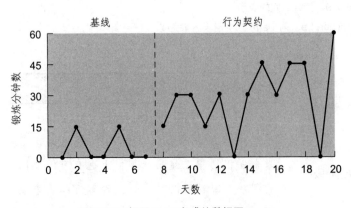

图 3-10　据图 3-9b 完成的数据图

研究设计

当人们进行行为矫正研究时，研究设计需采用更为复杂的图表。**研究设计**的目的是确定所施行的治疗（自变量）是否改变了目标行为（因变量），并排除行为受到外来无关变量的影响而发生变化的可能。在研究中，自变量是研究者控制以使目标行为产生改变的变量，目标行为称为因变量。外来无关变量（又叫混杂变量）是指研究者并没有计划却可能对行为构成影响的事件。对于一个有问题的个体来说，知道行为矫正程序实施之后目标行为向好的方向变化可能就够了。但是，研究者们则希望证实确实是行为矫正程序造成了行为的改变。

研究者论证行为矫正程序引起行为变化，实际上就是证实行为矫正程序和目标行为之间的**功能关系**。换句话说，研究者要证实行为改变是行为矫正程序的作用结果。当满足以下条件时，我们就可以确定这种功能关系：①只操作一个独立的变量（一个行为矫正程序），而所有其他的变量都保持不变时，目标行为改变了；②多次重复同样的程序，每一次行为都发生改变。行为矫正研究者使用研究设计来证明这种相互关系，研究设计包括治疗的施行和重复。如果在每一次施行治疗时目标行为都发生改变，并且这种改变只发生在施行治疗时，那么我们就可以证明其间的功能关系。

在这种情况下，我们说研究者证明了实验对目标行为的控制。如果行为改变只在施行治疗时才发生，那么这个改变不太可能是由外来无关变量引起的。本节将介绍行为矫正程序中常用的研究设计。（更多关于行为矫正研究设计的信息请见 Bailey，1977；Barlow & Hersen，1984；Gast，2009；Hayes，Barlow，& Nelson-Gray，1999；Kazdin，2010；Poling & Grossett，1986）

A–B 设计

行为矫正中使用的最简单的设计类型只有两个阶段，即基线期和治疗期。这就是 **A–B 设计**。A= 基线期，B= 治疗期。图 3-1、图 3-7、图 3-8b 和图 3-10 所示的就是 A–B 设计。使用 A–B 设计，我们可以对基线期和治疗期进行比较，确定行为是否在治疗前后按照预计的方式改变了。然而，A–B 设计并不能证明相互作用关系，因为治疗只施行了一次。因此，A–B 设计并不是真正的研究设计，它并没有排除可能引起行为变化的外来无关因素。例如，在图 3-1 中，虽然在施行了竞争反应治疗之后咬嘴的行为减少了，但是有可能在施行治疗的同时发生了一些其他的事件（外来无关变量）。在这种情况下，咬嘴行为的减少可能是由于其他事件的作用，也可能是其他事件和治疗共同作用的结果。例如，这个人可能观看了一个关于控制紧张习惯的电视节目，并且从中学到了如何控制她的咬嘴习惯。因为 A–B 设计并不能排除其他的原因，所以行为矫正学的研究者们很少使用这种设计。它最为经常地出现在应用的和非研究的情况下，在这种情况下，人们对于证明行为发生改变要比证明行为矫正程序造成这些改变更感兴趣。你可以在自我管理计划中使用 A–B 制图法，以此显示你的行为在施行行为矫正程序之后是否改变了。

A-B-A-B 反向设计

A-B-A-B 反向设计是简单的 A-B 设计的扩展。在 A-B-A-B 反向设计中，基线期和治疗期都分别被施行两次。它之所以被称作反向设计，是因为在第一个治疗阶段之后，研究者撤去治疗，返回到基线期。第二个基线期之后重复进行治疗。图 3-11 展示了 A-B-A-B 反向设计。

图 3-11 中的 A-B-A-B 图显示出老师的要求对一位名叫鲍勃的智力障碍青年的侵犯行为的影响。卡尔和他的同事们（Carr, Newsom, & Binkoff, 1980）对此进行了研究，在一个阶段中，他们让老师频繁地提出要求，而在另一个阶段中，则不让老师提要求；他们通过转换这两个阶段来研究鲍勃的反应。在图 3-11 中可以看到目标行为改变了三次。在基线期（"有要求"），侵犯行为频繁出现。当治疗期（"无要求"）第一次开始时，行为减少了。当第二个"有要求"阶段开始时，行为又回到了第一个基线期的水平。最后，当"无要求"阶段第二次开始时，行为又一次减少了。行为改变了三次，而且只有当阶段改变行为才改变的事实证明了要求的改变（而不是某些外来无关因素）引起了行为的改变。当要求每次出现和消失的时候，行为也相应地改变了。一个外来无关因素不太可能刚好在要求出现和消失的时候也同时出现和消失，因此某个除了要求以外的其他变量引起目标行为改变的情况也是不太可能出现的。

在使用多种治疗时，可以采用不同方式的 A-B-A-B 反向设计。例如，你实施了一种治疗（B），效果不好，于是你又实施了第二种治疗（C），这次效果好了。为了重复这一治疗，并进行实验控制，可以使用 A-B-C-A-C 设计。如果每次实施第二种治疗（C）时目标行为都有所改变，就表明这一治疗与行为之间有着一种功能关系。

在决定使用 A-B-A-B 研究设计之前，要认真考虑几个因素。首先，如果行为是危险的（例如，自我伤害行为），那么在第二个基线期将原有的治疗撤去可能是不道德的。其次，你必须对行为将随治疗的撤销而返回原来水平这一点相当确定。如果治疗停止而行为却没有改变，那么就无法证明相互作用关系。另一个考虑是，你是否可以在治疗已经施行的情况下真的将其移除。例如，如果治疗是一个教学程序，被试在其中学到一个新的行为，那么你就无法将已

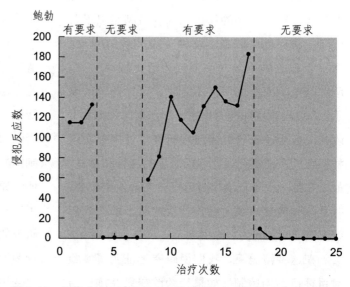

图 3-11 这张 A-B-A-B 图（来自卡尔、纽森和宾可夫在 1980 年的研究）显示了一位有智力障碍的青年在有要求的基线期（A）和没有要求的治疗期（B）的侵犯行为的频率。

经发生的学习成果拿走。要了解更多的关于使用 A-B-A-B 设计时考虑的因素细节，请参看贝利等的研究（Bailey，1977；Bailey，& Burch，2002；Barlow，& Hersen，1984；Gast，2009；Kazdin，2010）。

多基线设计

多基线设计共有三种类型。

- **多基线跨被试设计**，在这种类型中，对于两个或两个以上具有相同目标行为的被试，各应用一个基线期和一个治疗期。
- **多基线跨行为设计**，在这种类型中，对于同一个被试的两种或两种以上的不同行为，各有一个基线期和一个治疗期。
- **多基线跨环境设计**，在这种类型中，对于具有同一行为的同一被试所处的两种或两种以上的不同测量环境，各有一个基线期和一个治疗期。

请记住，A-B-A-B 设计还可以使用两个基线期和两个治疗期，但是这些基线期和治疗期发生于同一个环境中具有相同行为的相同被试。而在多基线设计中，不同的基线期和治疗期发生于不同的被试，或不同的行为与不同的环境。

多基线设计可以用于多个被试表现出的相同目标行为、同一被试的多个目标行为，或在两个或两个以上的情景中测量一个被试的行为。当由于前面所说的原因不能用 A-B-A-B 设计时，就可以用多基线设计。在贝利等人的文章中对多基线设计和在什么时候使用这种设计的问题有更详细的介绍（Bailey，1977；Bailey & Burch，2002；Barlow & Hersen，1984；Gast，2009；Kazdin，2010）。

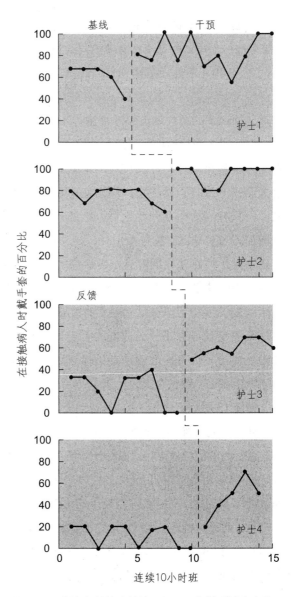

图 3-12 这张多基线跨被试图显示了包括反馈在内的干预方法对急诊室的护士接触病人时戴橡胶手套的时间百分比的影响。包括他们主管的反馈的干预方法随着时间的过去错开进行，导致了所有的四个护士的行为的增加。

图 3-12 列出了多基线跨被试设计。它显示了包括反馈在内的干预方法对急诊室的护士接触病人时戴橡胶手套的时间百分比的影响。四个不同被试（护士）各有一个基线期和一个治

疗期。图 3-12 还展示了多基线设计的一个重要特征：每一个被试的基线期有着不同的长度。当被试 2、3 和 4 还处于基线期时，被试 1 的治疗就已经开始施行了。当被试 3 和 4 还处于基线期时，被试 2 的治疗就已经开始施行了。之后，开始对被试 3 施行治疗，最后是被试 4。当以这样的方法施行治疗时，我们称治疗随着时间的过去而错开进行。请注意，对于任何一个被试来说，只有当治疗期开始之后，她的行为才开始增加。当对被试 1 施行治疗时，行为增加了，但是这时还处在基线期没有接受治疗的被试 2、3、4 的行为并没有增加。行为只在治疗之后才开始改变的事实可以被认为是治疗而不是其他外来无关变量导致了行为改变的有力证明。外来无关变量不太可能准确地在治疗开始的相同时间发生在每个被试身上。

图 3-13 展示了一个多基线跨行为设计。它证实了社会技能训练对一个害羞青年身上四种不同的社会行为的治疗效果，这四种行为是：问问题、肯定别人的评论、进行目光交流和表达情感（例如微笑）。请注意，图中四个行为上的治疗时间分别错开，而行为也只在施行治疗之后才发生改变。因为四种行为都是在治疗之后才发生改变，所以研究人员证明，是治疗而不是外来无关因素引起了行为的改变。

多基线跨环境设计看上去与图 3-12 和图 3-13 很相似。不同之处在于，在相同被试的相同行为的记录是在两个或两个以上的环境中的基线期和治疗期进行的，而治疗也在不同的环境中错开进行。

★请绘制一张使用假设数据的多基线跨环境设计图，保证图中包含所有的六个基本部分。假设你使用时间间隔记录系统，在两间不同教室中对一个学生的破坏行为进行记录，在图中要包括跨越两个阶段的基线期和治疗期。

图 3-14 显示了一个学生在基线期和治疗期中，上午和下午两个课堂环境中所显现的破坏行为的时间间隔百分比。它还显示了追踪阶段的情况。在追踪阶段的 10 周中，研究者每周收集一次数据。请注意治疗分别在两个环境中先后施行，而在每个环境中，学生的破坏行为均在施行治疗之后才改变。你绘制的多基线跨环境设计图应该与图 3-14 相似。

扩展阅读

跨被试非同时多重基线设计

在跨被试多重基线设计中，每一个基线的数据收集（对于每一个被试）都是同时进行，然后治疗阶段快慢不同。然而，在跨被试非同时多重基线设计中（Carr, 2005；Watson & Workman, 1981），被试不是同时参加研究。在非同时多重基线设计中，两个或更多被试的基线可能开始于不同时间点。非同时多重基线设计相当于进行几种不同的 A-B 设计，每一个参与者有着不同的基线长度。因此治疗是在不同长度基线上进行，而不是在不同时间进行。如果每一个被试在治疗实施之前都有一个不同的基线数据点，这一研究设计就是非同时多重基线设计。非同时多重基线设计的优点是参加者可以在不同时间点被评估，他们是不断被带进研究中，而不是同时进入。这样的研究可行性更强（Carr, 2005）。

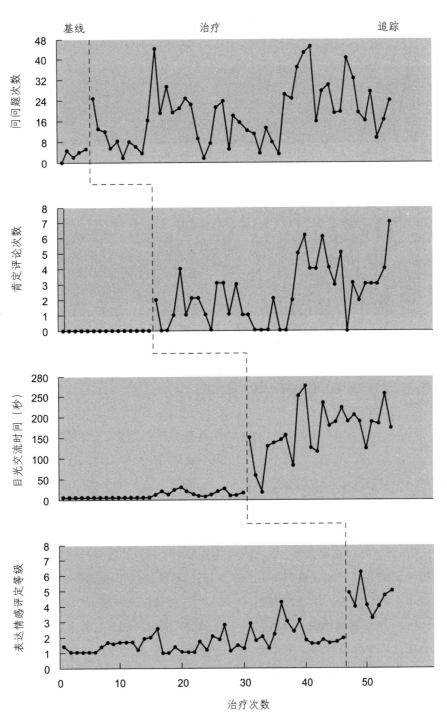

图 3-13 图中展示了一个多基线跨行为设计。它证实了社会技能训练对一个害羞青年的四种不同社会行为的治疗效果。

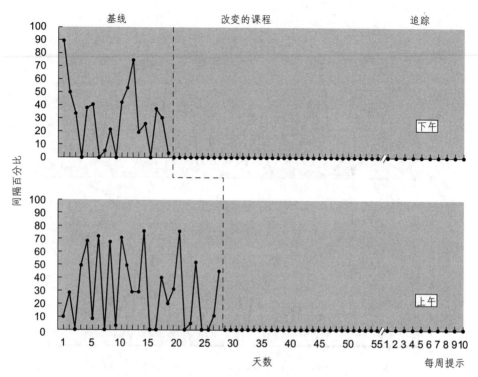

图3-14 图中的多基线跨环境研究显示了修改后的课程对于破坏行为在下午和上午课堂中的不同效果。作者把出现破坏行为的间隔百分比记录在图上。

交替治疗设计

交替治疗设计（ATD）与前面讲到的研究设计的不同之处在于，基线期和治疗期这两个条件（或两种治疗条件）迅速交替并互相比较。例如，治疗在第一天施行，基线在第二天；第三天又是治疗，第四天又是基线，如此进行。在A-B、A-B-A-B或多基线设计中，治疗出现在基线期已经开始一段时间后；换句话说，基线和治疗相继发生。而在交替治疗设计中，两个条件（基线和治疗，或者两种不同的治疗）在交替的时间段（例如天）中发生。因此，两个条件可以在同一时间段中进行比较。这就很有价值，因为任何外来无关因素都不会对这两个条

件具有同样的效果，这样的话，外来无关因素就不会是两个条件下行为产生差异的原因。

请看下面一个交替治疗设计的例子。一位教师想要确定暴力卡通片是否导致学龄前儿童的侵犯行为。于是就使用交替治疗设计的方法，论证暴力卡通片和侵犯行为之间的相互关系。第一天，不让这些学龄前儿童看任何卡通片（基线期），教师记录下孩子们的侵犯行为。第二天，让孩子们观看一部暴力卡通片，同样记录下他们的侵犯行为。教师就这样交替地重复。几个星期之后，就可以确定二者是否确实存在一种相互作用关系。如果在观看卡通片后，侵犯行为相应增加，在不观看卡通片时侵犯行为则相应减少，那么老师就可以证明，在暴力卡通片和学

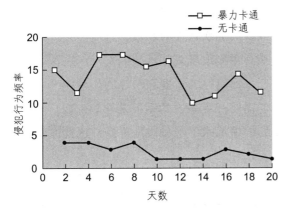

图 3-15　这张来自一个交替治疗设计的图，显示了孩子们在观看暴力卡通片时与不观看暴力卡通片时的侵犯行为相比较的频率。观看暴力卡通片时侵犯行为的水平高于不看卡通片时的行为水平。

龄前儿童的侵犯行为之间，确实存在作用关系。根据这个假设使用交替治疗设计绘图见图 3-15。

　　在图 3-15 中，每天发生的侵犯行为的数量分别记录在观看卡通片（天数是奇数）和不观看卡通片（天数是偶数）的日子上。请注意，在孩子们观看暴力卡通片的时候，侵犯行为更为频繁，因为在观看卡通片的日子里侵犯行为的水平总是比较高。研究者们做出结论，观看卡通片是侵犯行为发生的一个原因。

改变标准设计

　　典型的 **改变标准设计** 包括一个基线期和一个治疗期。改变标准设计与 A-B 设计不同之处

在于，在治疗期内指定了后继行为的标准。也就是说，目标行为连续的目标水平指定了目标行为在治疗期间应该改变多少。治疗的效果是由被试的行为是否有所改变并达到制定的行为标准确定的。换句话说，在每次完成标准水平改变时被试的行为是否有所改变？改变标准设计中的图将指出每一个标准水平，这样，当行为的情况被描绘在图中时，我们就能够确定行为的水平是否与标准水平相符。

　　请思考图 3-16 中的图。研究者（Foxx，& Rubinoff，1979）通过正性强化和反应代价的方法（这些方法将在第 15 章和第 17 章进行讨论）帮助人们减少咖啡因的消费。正如你可以在图中看到的，他们对咖啡因的消费设定四种不同的标准水平，每种水平都比前一种低。当被试消费的咖啡因比标准水平低的时候，他们就可以挣到钱。如果他们饮用的咖啡因比标准

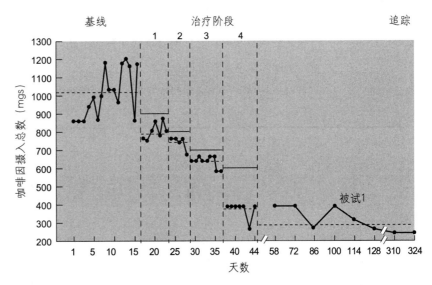

图 3-16　这张改变标准设计图来自福克斯（Foxx，1979）的研究。他们发现，每次降低咖啡因的消耗标准时，咖啡因的消耗都降到了标准以下。图中第 1～4 治疗阶段中的水平线是标准线。

水平高时，他们就得损失一些钱。这张图显示治疗是成功的：被试的咖啡因消费水平总是低于标准水平。因为被试的行为在每次行为标准改变时也都有所改变，所以不太可能有什么外来无关因素引起了行为的改变。德卢卡和霍尔本（Deluca & Holborn，1992）在一项用来帮助肥胖男孩进行更多运动的研究中使用了改变标准设计的方法。这些男孩根据他们在健身自行车上踩踏板的次数挣取分数，之后他们可以用这些积分来换取玩具和其他的奖励。在这项研究中，每次研究人员提高锻炼的行为标准（即孩子们需要踩更多次的踏板来挣取分数）时，孩子们的锻炼水平也相应地提高，这就证明了治疗的效果。

研究设计总结

A-B	一个基线期和一个治疗期，不是真正的研究设计。
A-B-A-B	两个（或两个以上）的基线期和两个（或两个以上）的治疗期，针对相同被试的相同行为，也称为反向设计。
多基线跨行为	针对同一个被试的两个或两个以上的行为的基线期和治疗期，治疗在不同的行为中错开进行。
多基线跨被试	针对具有两个或两个以上被试的相同行为的基线期和治疗期，治疗在不同的被试中错开进行。
多基线跨环境	针对两个或两个以上环境中的相同被试的相同行为的基线期和治疗期，治疗在不同的环境中错开进行。
交替治疗	快速变换基线期和治疗期。基线期和治疗期可以隔天交替进行，也可以在同一天的不同阶段中交替进行。
改变标准	针对单一被试的基线期和治疗期。在治疗期中使用不断提高的行为水平标准或者目标水平标准。

本 章 小 结

1. 一个完整的行为矫正图中六个基本成分是 y 轴和 x 轴、y 轴和 x 轴的标志、y 轴和 x 轴的单位、数据点、阶段线、阶段名称。

2. 给行为数据画图时，在纵轴（y 轴）上画行为水平的数据点，在横轴（x 轴）上画时间单位。

3. 在图上可以表现的行为的方面包括行为的频率、持续时间、强度和潜伏期。图还可以表示在间隔记录或时间样本记录中行为间隔的百分比。

4. 当治疗引起行为改变时，治疗和目标行为之间就存在着功能关系。当实施了治疗而且对治疗进行了重复之后，行为每次都发生改变，显示了功能关系或实验控制。

5. 行为矫正研究中可以使用的研究设计包括：

◆ A-B 设计表示一个被试在基线期和治疗期的行为。

◆ A-B-A-B 设计表示一个被试在两个重复的基线期和治疗期的行为。

◆ 多基线设计的基线期和治疗期有如下几种类型：一个被试的多种行为；多个被试的一种行为；一个被试在不同环境下的一种行为。在每一种多基线设计中，治疗在行为、被试或环境中交错进行。

◆ 交替治疗设计呈现两个迅速交替的实验条件下的数据（基线期和治疗期或两种治疗）。

◆ 最后，在改变标准设计中，基线期之后是治疗期，在治疗期中，提出成系列的具体的表现标准。

所有实验设计，除了 A-B 设计，都在努力控制外来变量的影响，这样才能对治疗的效果进行评价。

练 习 测 验

1. 在行为矫正中为什么用图对行为改变进行评价？

2. 在一个行为矫正图中，呈现哪两个变量？

3. y 轴是什么？x 轴是什么？

4. y 轴上放什么标志？x 轴上放什么标志？

5. 阶段是什么？

6. 数据点在阶段线上为什么不连在一起？

7. 画一个具有行为矫正图六个基本成分的假设图。在图上标出这六个基本部分。

8. 在使用间隔记录时，在 y 轴上放什么标志？

9. 什么是 A-B 设计？A 和 B 指什么？

10. 什么是 A-B-A-B 反向设计？画一个假设的 A-B-A-B 图。要包括六个基本部分。

11. 什么是多基线设计？说出三种多基线设计。画一个假设的多被试多基线设计图。要包括六个基本部分。

12. 什么是无关变量？A-B-A-B 设计为什么有助于消除引起行为变化的无关变量？

13. 在多基线设计中为什么说治疗是交错进行的？

14. 交替治疗设计是什么？画一个假设的交替治疗设计图。要包括六个基本部分。

15. 怎样判断交替治疗的效果？

16. 描述改变标准设计。画一个假设的改变标准设计图。要包括六个基本部分。

17. 怎样判断改变标准设计的效果？

18. 功能关系是什么？怎样确定在目标行为和治疗程序之间存在功能关系？

应 用 练 习

1. 在第 2 章的应用题练习中，作为自我管理计划的第一步，你制订了一份自我监控计划。当你开始记录自己的目标行为之后，下一步就是绘制一幅图并且每天将你的行为记录在图上。虽然有些人更愿意使用计算机制图，但是实际上手工制图所需要的仅仅是一张纸、一把尺子和一支铅笔。当你绘图时，请一定注意下面几个问题：

  ◆ 在 x 轴和 y 轴上恰当地添加标志。

  ◆ 在 x 轴和 y 轴上恰当地填写数字。

  ◆ 保证 x 轴上的时间阶段至少达到 3 个月或 4 个月，这样你可以对行为进行后续阶段或扩展时间的记录。

  ◆ 每天记录行为时都在图上标记记录的行为情况。

  ◆ 让基线期至少持续两三个星期，这样自我监控带来的任何反应都将趋向平稳。

2. 图 3-17 中的数据总结表显示了一个联谊会会堂每月用电的瓦特数。在两个基线期中，没有施行任何干预。在两个治疗期中，联谊会的会长在每天吃早饭的时候都提醒会员们关掉电灯和电器。请根据数据总结表制作一张图，显示每天会长的提醒对每月用电量的影响效果。

3. 温妮福莱德（Winifred）和两个具有自我伤害行为（SIB）的孤独症患儿相处。她记录下卡尔和巴德两个孩子在基线期中自我伤害行为的频率，然后施行了对替代行为进行强化（参见第 15 章）的治疗，并继续收集了一段时间的关于两个孩子的数据。卡尔在基线期的自我伤害

	基线				干预				
月	1	2	3	4	5	6	7	8	9
千瓦	4100	3900	4100	4200	3100	3000	2900	3000	2900

	基线			干预			
月	10	11	12	13	14	15	16
千瓦	3800	3900	3800	2900	2900	2800	2900

图 3-17　每月用电的千瓦数

行为的频率是 25，22，19，19，22，22 和 23；在治疗期是 12，10，5，6，5，2，1，1，1，0，0，1，1，0，0，0 和 0。巴德在基线期的自我伤害行为的频率是 12，12，15，14，13，12，12，13，10，12，14 和 17；在治疗期时是 5，3，4，2，0，2，0，0，0，2，0，0 和 0。根据卡尔和巴德的自我伤害行为数据绘图。当温妮福莱德对自我伤害行为实施治疗时，她使用的是哪种研究设计？

误 用 练 习

1. Acme 装饰品公司濒临破产，聘请 Ace 咨询公司帮助他们解脱困境。他们收集了4 个星期的基线期内的雇员生产效率数据，认为员工们实际组装装饰品时的工作效率只有他们能够达到的效率的一半。于是他们施行了一种激励体制，雇员们的工作效率提高了一倍。在生产率翻番8 个星期后，Acme 公司又开始盈利了。Ace 咨询公司决定取消激励体制并回到基线期 4 个星期，然后重新施行激励体制（A-B-A-B 研究设计），这样他们就能够确定，到底是激励体制引起了生产率的增长，还是外来无关因素的作用。

  ◆ 这个案例中的 A-B-A-B 研究设计有什么错误？

  ◆ 如果你是 Ace 咨询公司，你会怎么做？

2. 爱丽斯正准备开始一个自我管理项目，增加她每周的跑步锻炼。她计划在施行干预之前对行为进行两至三周的记录，作为基线期。她决定记下每天跑步的距离，然后将她每周的跑步距离绘制成图。她把跑步记录放在桌子上，每次一跑完就将距离记录下来。每个星期六她把图贴在卧室的门上；星期日晚上，她把这周跑步的公里数绘制在图上。爱丽斯做错了什么？

3. 皮特医生正在研究一种帮助渴望社会交往的大学生们提高社交技巧的干预手段。他打算帮助被试提高 3 种类型的社会行为：开始交流、回答问题和微笑。他决定在实验中使用多基线跨行为设计。他准备在施行干预之前，记录下每个被试所有的三种行为，然后同时对所有的三种行为施行干预，并继续记录这些行为，观察它们是否在施行干预之后增加了。

  ◆ 皮特医生在他的多基线设计中犯了什么错误？

  ◆ 他应该怎么做？

第二部分

基 本 原 理

第4章 行为强化

本章将集中介绍行为强化这条基本行为原理。科学研究已经找出了许多解释人类和其他动物行为的基本原理。行为强化就是行为学家们最早进行系统研究的基本原理之一,它也是本书中介绍的许多行为矫正具体应用的组成部分。行为强化的定义是:行为被紧随其出现的直接结果加强的过程。当一个行为被加强时,它就更有可能在将来再次出现。

对行为强化的最早论证可能是由桑代克在1911年做出的。桑代克将一只饥饿的猫关进笼子,并在笼子外面猫能够看得见的地方摆上食物,同时在笼子上安装了一个机关,只要猫用爪子击打一根杠杆,笼门就会打开。当猫刚一被放进笼子时,它做出很多种行为,比如抓咬笼子上的栏杆,把爪子从栏杆缝隙中伸出,以及试图从栏杆之间挤出去。最后,这只猫偶然地碰到了杠杆,笼门打开了,猫于是能够走出笼子吃食。每一次桑代克将饥饿的猫放进笼子,猫都用更短的时间击打杠杆打开笼门。最后,

桑代克只要一将猫放进笼子,它就马上去击打杠杆(Thorndike,1911)。桑代克将这种现象称为效果定律。

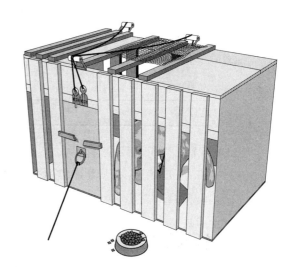

图4-1 一只饥饿的猫被放进笼子,笼子外面有食物。当猫击打杠杆时,笼门就会打开,而猫就可以吃到食物。作为结果,当猫再次被放进笼子时,它更有可能去击打杠杆。

在这个例子中,当饥饿的猫被重新放回笼子的时候(图4-1),这只猫就更有可能去击打

杠杆，因为这个行为在此之前导致了一个直接的结果——逃出笼子和得到食物。逃出笼子和得到食物就是对猫击打杠杆的行为起到强化（增强）作用的结果。

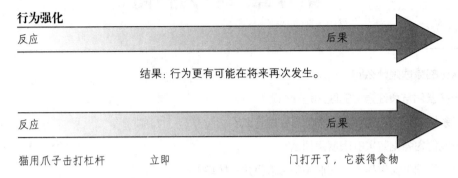

行为强化

反应 　　　　　　　　　　　　　　　　　　后果

结果：行为更有可能在将来再次发生。

反应 　　　　　　　　　　　　　　　　　　后果

猫用爪子击打杠杆　　　　立即　　　　　门打开了，它获得食物

结果：猫将来被放进笼子时更有可能去击打杠杆。

从 20 世纪 30 年代开始，斯金纳使用诸如老鼠和鸽子等实验动物进行了大量的行为强化原理研究（Skinner，1938，1956）。例如，在用老鼠做的实验中，斯金纳将动物放进一个试验用的盒子里，每次当老鼠压下安置在盒子一面内壁上的一个杠杆时，斯金纳就给它一小块食物。起初，老鼠在盒子里到处察看活动，用鼻子嗅，用后腿支撑着向上爬等。当它碰巧用一只爪子压下了杠杆时，盒子里的自动装置就通过内壁上的一个小洞送进一小块食物。这只饥饿的老鼠每次压下杠杆时，就会得到一块食物。这样，每次老鼠被放进盒子的时候，它就更可能去压下杠杆。这个向下压杠杆的行为得到了强化，因为每次它发生时，都立即跟随着一块食物的出现。相对于老鼠进入笼子以后所展示出的其他所有的行为，这个压杠杆的行为增加了。

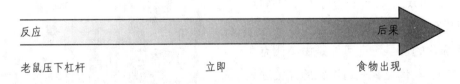

反应 　　　　　　　　　　　　　　　　　　后果

老鼠压下杠杆　　　　　　立即　　　　　食物出现

结果：老鼠在将来更有可能去压下杠杆。

行为强化的定义

桑代克的猫和斯金纳的老鼠的例子，非常清楚地阐述了行为强化的原理。当一个行为造成了有利的结果（对这种动物的生存或安宁有好处的结果）时，这个行为更有可能在将来的相似环境中被重复。虽然行为强化原理最初是利用动物的实验结果阐述的，但是行为强化也是一个对人类行为构成影响的自然过程。在《科学和人类行为》（1953a）一书中，斯金纳讨论了强化对人类行为的决定作用。正如苏尔泽-阿萨罗夫（Sulzer-Azaroff）和迈耶（Mayer，1991）所指出的，行为强化可以作为我们日复一日与自然环境和社会环境相互作用的结果自然地发生，也可以作为改变人们行为的行为矫

正项目的一部分，通过人为的计划实施发生。表 4-1 列出了一些行为强化的例子。

正如表 4-1 所示，行为强化的定义如下：

1. 发生一个具体行为。

2. 有一个直接结果紧随着这个行为。

3. 结果加强了这个行为（这个人更有可能在将来再次从事这个行为）。

通过行为强化过程得到增强的行为称作**操作性行为**。操作性行为作用于环境，产生出一个结果，它随后被这个直接结果所控制，或者作为这个直接结果的结果出现。这个增强了操作性行为的结果就称作**强化物**。

在表 4-1 的第一个例子中，当孩子的父母把她放到床上时她会哭闹。这个孩子的哭闹行为就是一个操作性行为。对她的哭闹的强化物就是父母对她的关心。因为她在晚上的哭闹导致了这个直接结果（强化物），她的哭闹行为被强化了：将来她更有可能在晚上哭闹。

★请辨别表 4-1 中所列的每个例子中的操作性行为和强化物。答案在本章末尾的附录 A 中。

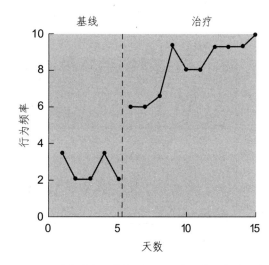

图 4-2　这张包含假设数据的图显示出行为强化对行为的频率的影响。当基线期后行为强化出现时，行为的频率增加了。

图 4-2 中是显示强化物对行为效果的假设数据。请注意，在基线期行为的频率比较低，而在强化期则比较高。正如图 4-2 显示的，行为的出现被强化之后，行为的频率会随着时间

表 4-1　行为强化的例子

1. 一个孩子晚上上床后哭闹，她的父母就到她的房间里安慰她。结果，这个孩子睡觉时哭闹得更频繁了。

2. 一位正在雨中等车的妇女撑起了雨伞，雨伞可以防止雨点落到她身上。现在下雨时她总是撑起雨伞。

3. 当一位厨师烹制全熟的牛排时，油烟总是很大。他于是打开抽油烟机，油烟被吸出了厨房。现在他在烹制全熟牛排时，更有可能使用抽油烟机。

4. 一个大学生正在回答行为矫正课程的问题。当答不出某个问题时，她就去问已经上过这个课的朋友，朋友就会告诉她正确答案。结果，她现在更有可能就那些不会做的问题请教她的朋友。

5. 当尊尼在课堂座位上注意力集中时，老师就会对他微笑并表扬他。结果，尊尼就更有可能集中注意力（也就是说，当老师讲课时看着老师）。

6. 帕特丽夏去睡觉时她丈夫还在看电视。节目的声音吵得她睡不着，于是她戴上耳塞，终于顺利入睡。现在她更有可能在睡前电视还开着的情况下使用耳塞。

7. 作为代替按小时付酬的做法，一个自行车生产公司开始按件付酬。根据这种方法，在生产线上工作的工人们每组装一辆车就挣到一定数量的工钱。结果工人们每天组装的车更多了，而他们挣的钱也更多了。

8. 当一个两岁的孩子在商店里向他妈妈要糖果遭到拒绝时，这个孩子就会发脾气（哭闹和尖叫）。最后他妈妈给他买了糖果，他就停止了哭闹。这个孩子将来更有可能在商店里发脾气，因为这将带来母亲给他买糖果的结果。

增多。其他的行为维度（持续时间、强度）也会作为行为强化的作用结果有所增加。

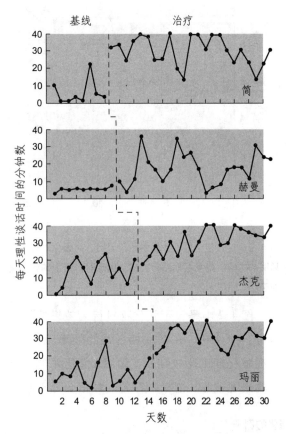

图 4-3　这张多基线跨被试设计图来自里勃曼（Liberman）的研究。它显示了强化方法对四位精神分裂症患者的理性谈话持续时间的效果。请注意，当使用行为强化（治疗）的方法时，所有四个被试理性谈话的持续时间都增加了。

图 4-3 显示了行为强化对于行为的持续时间的作用效果。这张图来自里勃曼（1973）的研究，它显示了在一家精神病院接受治疗的精神分裂症患者的理性（非妄想性）谈话的持续时间。里勃曼和他的同事测量了患者与护士的谈话中理性谈话的持续时间。里勃曼想强化并增加理性谈话，这样，精神分裂症患者就会显得更正常。在这个研究中，护士们通过关心患者和在用餐时间与患者一对一谈话的方法加强了理性谈话。同时，妄想性则没有被强化（护士表现得不关心）。图 4-3 显示出治疗期内理性谈话的持续时间增加了。

★ 图 4-3 中显示了哪种类型的研究设计？

这是一个多基线跨被试设计。针对四个个体各有一个基线期和一个治疗（强化）期，施行的强化程序是随时间错开进行的。

现在你了解了行为强化的基本定义，下面很重要的就是理解正性强化和负性强化之间的区别。

正确词汇：强化行为，而不是强化人

说强化一个行为（或反应）是对的。你可以通过强化加强一个行为。说"老师通过表扬强化了安静地站队"是对的。

说强化一个人是不对的。你不能加强一个人；你可以加强一个人的行为。说"老师强化了莎拉安静地站队"是不对的。

正性强化和负性强化

请一定记住，正性强化和负性强化都是加强行为的过程，也就是说，它们都会增加这种行为在将来出现的可能性，这一点是极为重要的。正性强化和负性强化的区别仅仅在于行为结果的本质不一样。**正性强化**的定义如下：

1. 发生了一个行为。
2. 随着这个行为出现了刺激（强化物）的增加或者刺激强度的增加。
3. 导致了行为的增强。

负性强化则是这样定义的：

1. 发生了一个行为。

2. 随着这个行为出现了刺激（厌恶刺激）的消除或者刺激强度的降低。

3. 导致了行为的增强。

刺激是可以被感官察觉并且能够对人构成潜在影响的事物或事件。这个事物或事件可以是自然环境的特征或者社会环境的特征（另一个人或另一个个体的行为）。

在正性强化中，随着行为出现的刺激称为**正强化物**（通常是令人愉悦的，当事人想要得到的刺激）。在负性强化中，随着行为而消除或者被避免的刺激称作**厌恶刺激**（通常是令人不愉快的，让人难受的，当事人想要回避的刺激）。因此，两者之间的本质区别在于，在正性强化中，反应产生出刺激（正性刺激）；而在负性强化中，反应消除或阻止刺激（负性刺激）的发生。但是在正性强化和负性强化中，行为都更有可能在将来再次发生。

请看表4-1中的第8个例子。妈妈给孩子买糖的行为结果是孩子停止了发脾气（消除了负性刺激）。于是，当孩子在商店里发脾气时妈妈更可能给孩子买糖。这是一个负性强化的例子。另一方面，当孩子发脾气时，能够得到糖（出现了一个正强化物）。结果，他在商店更可能发脾气。这是一个正性强化的例子。

有些人弄不清负性强化和惩罚的区别（参见第6章），这两者是不同的。负性强化（和正性强化一样），是行为得到增加或者加强，而惩罚则使行为减少或减弱。这种迷惑主要来自负性强化中的负性一词。在这个语境中负性一词并不具有坏的或令人不快的含义，它只是指随着行为出现的刺激消失（减少）。

在我们的日常生活中，存在着大量正性强化和负性强化的例子。表4-1中的8个例子中，正性强化和负性强化的例子各占一半。

★请阅读表4-1中的每个例子。哪些是正性强化的例子？哪些是负性强化的例子？请说明你的理由。答案在本章末尾的附录B中。

必须记住，正性强化和负性强化对行为具有同样的作用：都对行为进行强化。行为强化总是用它对行为的效果来定义的（Skinner，1958），这称作功能定义。请看下面的例子：一个孩子独立地完成了作业，老师走到他的桌子前，对他说："做得好"，并拍拍他的后背。

★这是一个正性强化的例子吗？

在这个案例中，我们不能辨别它是否是正性强化的例子，因为我们没有得到足够的信息。要成为一个正性强化的例子，必须满足这样的条件：即作为老师对孩子的夸奖和拍后背的结果，这个孩子将来更有可能独立地完成作业。请记住，这是行为强化的功能定义：行为的结果增加了该行为将来再次出现的可能性。对大多数孩子来说，老师的夸奖和关注是加强他们独立完成作业行为的强化物。但是，对于有些孩子（例如，孤独症患儿）来说，老师的关注就不是强化物。因此，夸奖和轻拍后背就不会加强这种行为。杜兰和他的同事们认为（Durand，Crimmins，Caufield，& Taylor，1989），为了确定某个具体结果是否是某个具体行为的强化物，你必须通过实验测量它对行为的效果。在研究患有严重发育障碍的儿童时，杜兰比较了他们学习成绩的两个结果。正确完成作业的孩子有时受到表扬，有时则得到一个短暂的休息。杜兰发现，表扬增加了一些孩子正确完成作业的行为，但对其他孩子却不起作用；短暂的休息（取消做作业的命令）也增加了一些孩子正确完成作业的行为，但是对其他孩子则不起作用。杜兰强调，必须通过测量一个因素对行为的作用效果，来辨别它是不是强化物。

当必须分析之后才能确定某种情形是正性强化还是负性强化的时候，你应该问自己下列几个问题：

1. 目标行为是什么？
2. 行为之后直接发生了什么（是否有一个刺激出现或者消失）？
3. 将来这个行为会发生什么变化（这个行为是否被加强，是不是更有可能出现）？

如果你能回答上述所有问题，你就能确定，一个案例到底是正性强化还是负性强化，抑或两者都不是。

社会强化和自动强化

如前所学，强化包括在行为发生后加入一个强化物（正性强化）或者取消一个厌恶刺激（负性强化）。在两种情况中，行为都得到加强。在两种强化中，通过另一个人的行动或者与环境的直接接触，行为产生一个结果（Iwata, Vollmer, & Zarcone, 1990；Iwata, Vollmer, Zarcone, & Rodgers, 1993）。当通过另一个人的行为产生强化结果时，该过程称为**社会强化**。正性社会强化的一个例子是让你的室友给你拿一包薯片。负性社会强化的一个例子是当电视的声音太大时请室友将音量放小。在这两个例子中，行为结果都是通过另一个人的行为产生的。当行为通过与环境的直接接触产生强化结果时，该过程称为**自动强化**。正性自动强化的

一个例子是你去厨房自己拿了一包薯片。负性自动强化的一个例子是当电视的声音太大时你自己用遥控器将音量放小。在这两个例子中，强化结果都不是通过另一个人的行为产生的。

有一类正性强化是由于低概率的行为（较少偏好的行为）结果被纳入高概率的行为机会（偏好的行为），以增加低概率的行为（Mitchell & Stoffelmayr, 1973）。这被称为**普利麦克原则**（Premack principle）。例如，当父母要求四年级的儿子先完成家庭作业后才能出去和朋友们玩就是使用的普利麦克原则。完成作业（低概率的行为）后出去玩（高概率的行为）的机会强化了做作业的行为；即这样使孩子更可能完成作业。

正确词汇：区分正性强化和负性强化

有些学生不知怎样区分正性强化和负性强化。它们都是强化，因此都会使行为增强。区别在于在行为之后增加了一个刺激（正性强化）还是减少了一个刺激（负性强化）。将正性强化想象为一个加号（＋），负性强化想象为一个减号（－）。在＋强化中，在行为之后加入一个刺激（一个强化物）。在－强化中，在行为之后减去或拿走一个刺激（一个厌恶刺激）。如果将正性和负性想象成在行为之后加或减一个刺激，就会对它们的区分更清楚。

逃避行为和回避行为

定义负性强化时，我们要对逃避行为和回避行为进行区分。在**逃避行为**中，行为的发生

	日常生活中回避和逃避行为的例子
逃避	一个光着脚的人踩到热沥青,立刻跳到草地上。跳到草地上的结果使他可以逃避沥青的灼热。
回避	这个人下一次在热沥青上走路时穿上鞋。穿鞋的结果是防止沥青的灼热。
逃避	你发动汽车时,车内配备的音响像爆炸一样响起来,因为上次离开汽车时有人把音量开到最大。于是你把音量调小以逃避这种撕扯耳膜的噪声。
回避	你在发动汽车之前先把音量调小,这样就可以防止音响发出噪声。
逃避	在电影院里你坐在一大群十几岁的孩子旁边。电影放映时他们说话的声音非常大。于是你走到离他们很远的一个座位上坐下,以逃避这种噪声。
回避	你走进电影院后,找一个远离孩子们的座位坐下,这样就可以防止听到他们发出的噪声了。

导致已经存在的一个负性刺激的终止。换句话说,个体通过从事某一具体行为来逃避负性刺激,从而强化了这个行为。在**回避行为**中,行为的发生阻止某种负性刺激的出现。换句话说,个体通过从事某一具体行为来防止负性刺激,从而强化了行为。

在回避行为中,警告刺激经常标志着负性刺激的出现,于是当这种警告刺激出现时,个体就从事某种防止行为。因为回避和逃避是消极行为强化的两个类型,所以,它们都会导致能够终止或避免负性刺激的行为增强。

逃避行为和回避行为的区别可用以下情况进行说明。将一只老鼠放进一个实验用的盒子中,盒子的两边用一个障碍物分隔开。老鼠可以从障碍物上跳过到达盒子的另一边。在盒子的底部有一个电动栅格,这个栅格可以对盒子的两边分别进行电击。当对盒子的右边施行电击时,老鼠就跳到左边以躲避电击。跳到左边的动作就是逃避行为,因为老鼠从一个负性刺激(电击)中逃了出来。当电击在左边施行时,老鼠也会跳到右边。这只老鼠相当快地学会了这个逃避行为,只要一施行电击,它就立刻从

逃避

反应   后果

施行电击时,老鼠跳到另一边   立刻   老鼠躲过了电击

结果:将来再次施行电击时,老鼠更有可能跳到盒子的另一边。

回避

反应   后果

当声音出现时,老鼠跳到另一边   立刻   老鼠避免了电击

结果:将来再次发出声音时老鼠更有可能跳到另一边。

盒子的一边跳到另一边。

在回避行为的情况下，每次电击前都向老鼠发出一个声音（老鼠的听觉比视觉发达）。

★当声音发出后老鼠学会做什么？

在电击前经过几次发声实验后，只要声音一发出，老鼠就从盒子的一边跳到另一边。这个声音就是警告刺激。只要警告刺激一出现，老鼠就跳到另一边以避免电击。

条件强化物和非条件强化物

行为强化是影响人类和其他动物行为的自然过程。通过进化过程，我们继承了某些对我们的生存起作用的生物学特征，其中之一就是通过行为强化学习新的行为的能力。尤其是某些刺激物可以自然地强化，因为我们的行为被这些刺激物强化的能力具有延续价值（Cooper, Heron, & Heward, 1987, 2007）。例如食物、水和性刺激都是自然的正强化物，因为它们对个体的生存和物种的延续起作用。逃避痛苦和逃避极端的刺激（寒冷、酷热，或者其他令人不舒服的刺激或负性刺激）是自然的负性刺激物，因为对这些刺激物的逃避或回避也对生存起作用。这些自然的正性和负性的强化刺激被称作**非条件强化物**，因为这些刺激的发展不需要条件或训练。非条件强化物有时也称作基础强化物。这些刺激物是非条件的强化物，因为它们具有生物学价值（Cooper, et al., 1987, 2007）。

另一类的强化物构成了**条件强化物**。条件强化物（又称次级强化物）是指，通过与一个非条件强化物或者一个已确立的条件强化物配合，把中性刺激物（中性刺激物是指目前并不具有强化刺激功能的刺激物，即，它并不影响所跟随的行为）变成强化物。例如，父母的关注对于大多数孩子来说是一种条件强化物，因为在孩子的生命过程中关注反复与食物、温暖的提供以及其他强化物相配合。钱可能是最为普遍的条件强化物了。因为在一个人的生命过程中，钱可以用来购买许多种非条件的和条件的强化物（与它们配对）。如果出于某种原因，不能再用钱购买任何东西了，那么它也就不再是条件强化物了。如果钱不能被用来得到其他的强化物，那么人们就不愿再通过工作或从事其他的行为获取金钱。这就阐明了条件强化物的一个要点：它要想一直作为强化物，它必须至少有时候能与其他的强化物配对。

事实上，只要能与一个已经存在的强化物配对，任何刺激物都可以成为条件强化物。例如，当训练人员在水族馆里训练海豚表演时，他们使用一个手握的发出滴答声的小仪器来强化海豚的行为。在训练初期，训练者拿一条鱼作为强化物并且配合仪器的声音给海豚喂鱼。最后，仪器的滴答声本身就变成了一个条件的强化因素。此后，训练者偶尔使用非条件强化物（鱼）与仪器的声音配合，这样仪器的声音就会继续保持它作为条件强化物的作用（Pryor, 1985）。在矫正人类行为的代币行为强化法中，中性的刺激物（例如塑料扑克牌筹码或者小块彩色纸片）可以被用作条件强化物（或称**代币**）。在代币行为强化计划中，在期望行为出现之后给被试代币，之后将代币换成其他的强化物（称为**后备强化物**）。因为代币是与后备强化物配合（交换）的，代币本身也变成了期望行为的强化物。第 22 章将更详细地解释代币行为强化的方法。

当条件强化物与多种其他强化物配对使用时，称作**泛化条件强化物**。钱就是泛化条件强化物的一个例子，因为它与几乎无限种类的强化物配合（交换）。因此，钱是一种强大的强化物，它不大可能随着自身的不断积累而减少价值（或变得让人满足）。换句话说，使人满足（失去作为强化物的价值）不太可能发生在像钱这样的泛化条件强化物上。代币强化法中使用的代币构成了泛化条件强化物的另一个例子，因为它可以与多种其他的后备强化物相交换。作为结果，人们可以积聚代币而不会迅速感到满足。赞扬也是一种泛化强化物，因为赞扬在人们的一生中会与很多种其他的强化物配对出现。

影响行为强化效果的因素

行为强化的效果受到若干因素的影响。这些因素包括结果的直接性、一致性、激发操作、个体差异和刺激强度。

直接性

行为的发生与强化的结果之间的间隔时间是非常重要的。一个结果要成为最有效的强化物，应该在行为发生之后（在反应之后）立即发生。反应和结果之间拖延的时间越长，结果的效果就越小，因为两者之间的接触或连接被削弱了。如果反应和结果之间的时间太长以致两者失去连接，结果对行为就没有效果了。例如，如果你想教你的狗在听到命令之后坐下，而你在狗服从命令之后 5 分钟才给它奖励，那么这个奖励就不会对狗坐下的行为起到强化物作用。在这一情形中，行为与奖励之间延迟的

时间太长了。甚至，这个奖励会成为狗在接受奖励之前刚刚从事的其他行为的强化物。另一方面，如果你在狗听到命令坐下后立刻奖励它，这个奖励就会强化它坐下的行为，而将来这只狗在听到你相应的命令时也更有可能坐下。

请考虑直接的行为强化对社会行为的重要性。当你和某人谈话时，你从听者那里接受直接的社会反应如微笑、点头、目光交流和大笑等，这些都强化你所说的话。这些社会强化物强化适当的社会行为。根据听者的直接反应，你学会什么是适合说的话，什么是不适合说的话。例如，如果你讲了个笑话，人们都大笑，那么你在将来就更有可能重复这个笑话。如果你没有立即得到人们的笑声，那么你将来可能就不再讲这个笑话了。

一致性

如果直接结果总是跟随着反应出现，那么结果就更有可能强化反应。当反应产生出结果而且只有反应先发生结果才会发生，那么我们说反应和结果之间存在着一致性。当一致性存在时，结果更有可能强化反应。请考虑你转动点火装置的钥匙发动汽车的例子，这就是一个一致性的例子：每次你转动钥匙，汽车都会发动。转动钥匙的行为被发动机的启动强化了。如果你转动钥匙，汽车并不总是发动，如果有的时候你不转动钥匙汽车也会发动，那么对于这辆车你转动钥匙的行为就不太会被加强。当行为导致一贯的强化结果时，人们更有可能重复它。换句话说，当强化刺激与行为有一致性时（只有行为发生时强化物才出现），行为才会得到加强。

激发操作

有一些事件能够使一个行为在某些时候比在其他时候更具有强化作用或更不具有强化作用。这些事件称为**激发操作**（MOs），它们会影响强化物的价值。有两种类型的激发操作；一种是建立操作（EO），一种是取消操作（AO）。**建立操作**使强化物更有效（建立强化物的有效性）。**取消操作**使强化物效果降低（取消或降低强化物的有效性）。激发操作有两个效果：①改变强化物的价值；②使得作为强化物的行为在当时更可能或更不可能出现。建立操作使强化物的效果更强，使得某一行为更可能成为强化物。取消操作使强化物的效果降低，使得某一行为不太可能成为强化物。

让我们看一个建立操作的例子。食物对于一个最近没吃什么东西的人的强化作用更大。最近没吃什么东西是一个建立操作，在这时使得食物的强化作用更强，并造成获取食物的行为更可能出现。类似地，水对于一个一天都没喝水的人或者刚刚跑完六千米的人是一个很强的强化物。水或者其他的饮料对一个刚吃了大量咸爆米花的人的强化作用就比对一个没吃咸爆米花的人的强化作用大（这就是为什么许多酒吧都提供免费的咸爆米花）。在这些例子中，不吃东西或没有喝水（剥夺），跑六千米和吃咸爆米花被称为建立操作事件，因为在某一时间或某种情形下它们增加了强化物的效果，并使得由于强化物所引起的行为更可能出现。

剥夺是一种可以增加大多数非条件强化物和一部分条件强化物的效果的建立操作。

某种强化物（如食物或水）对于一个已经有一段时间没有得到它的个体来说，更具强化作用。例如，关注对于一个已经有一段时间没有得到关注的孩子来说，就是一个更有力的强化物。类似地，虽然钱几乎总是一个强化物，但是对一个已经有一段日子缺钱（或没有足够的钱）的人来说，它的强化作用更大。另外，任何让一个人需要更多的钱的情况（例如，意外的大笔账单）都会使钱成为一个更强的强化物。

让我们看几个取消操作的例子。对于一个刚刚饱餐一顿的人来说食物不太可能成为强化物。刚刚饱餐一顿是一个取消操作，它使得食物的强化作用较弱，并造成获取食物的行为更不可能出现。对于一个刚刚喝过大量水或者其他饮料的人来说水不太可能成为强化物。刚刚喝过大量的水使得水的强化作用降低，并造成获取水的行为更不可能出现。这些事件称为取消操作事件，因为在某一时间或某种情形下它们取消了强化物的效果，并使得由于强化物所引起的行为更不可能出现。

这些例子属于取消操作中的同一种类型：满足。**满足**发生在个体刚刚消费了大量的某种强化物（如食物和水）或已经与某种强化刺激物有了很多接触时。结果是在那个时候强化物的作用就会下降。例如，你在过去五个小时一直在听你最喜欢的音乐，那么此时这些音乐的强化作用就会削弱。同样，对于一个刚刚接受了大量一对一教师关注的孩子来说，成人关注的强化作用就会下降。虽然对强化物的大量接触或者消耗会降低其有效性，然而满足的影响会随着时间下降。距离消耗强化物的时间越长，强化物将变得越有效。

指令或者规定也可能起到建立操作或取消操作的功能，从而影响一个刺激物的强化价值（Schlinger，1993）。例如，对于大多数人来说，面值为一美分的钱币不是很有效的刺激物。然而，如果有人告诉你，现在国家正面临铜储备短缺，每个一美分的铜币价值现在是五十美分，那么一分钱币的强化价值就会增加，你就更可能去从事一些能使你得到更多铜币的行为。

★上面的情景是建立操作还是取消操作？

这一情景是建立操作，因为铜币的强化价值升高了。

再来考虑另一个例子。假设你的朋友有几张你想去的主题公园的票。如果你被告知那些票已经过期不再能用了，那些票就没有强化价值了，你也就不可能向你的朋友要那些票了。

★上面的情景是建立操作还是取消操作？

这一情景是取消操作，因为票的强化价值降低了。

再来看另一个例子。假设你为了放置计算机和打印机刚刚买了一张新桌子，当你阅读桌子的组装说明时发现组装这张桌子需要一把螺丝刀，这时螺丝刀作为一个强化刺激物的价值就被提高了。于是，你就更有可能去寻找一把螺丝刀。寻找螺丝刀的行为会被最终找到它并成功地组装桌子的结果所强化。

★上面的情景是建立操作还是取消操作？

这一情景是建立操作，因为螺丝刀的强化价值增加了。

建立操作和取消操作还会对负性强化的效果产生影响。当一个事件增加了刺激物的负性时，逃避或去除这个刺激物的行为就变得更

具强化作用（EO）。当一个事件降低了刺激物的负性时，逃避或去除这个刺激物的行为就变得有较少强化作用（AO）。例如，头疼可能使一个音量很大的音乐声更具有负性；因此，在你头疼时将声源关上就更具有强化作用（你在头疼时更有可能关掉音乐）。然而，周末和朋友们在一起时（而且不头疼）会降低大音量音乐的负性，使得关掉大音量音乐的强化作用降低。请考虑另一个例子，阳光对于大多数人来说并不讨厌，但是如果一个人有严重的晒伤，那么逃避太阳的热量就更具强化作用。因此，严重的晒伤就是一个建立操作，它使得坐在室内或者阴凉的地方更具强化作用，因为这些行为隔绝了太阳的热度（负性刺激物）。使用防晒霜是一种取消操作，因为它降低了阳光的副作用，使得逃避太阳的行为强化作用较低。（更多有关建立操作和取消操作的信息参见 Michael，1982，1993b；Laraway，Snycerski，Michael，Poling，2003。）

个体差异

行为的结果成为强化物的可能性因人而异。因此，确定哪一个结果是某一具体的人的强化物就很重要。非常重要的一点是，不能因为一个特定的刺激物是大多数人的强化物就假定它也是某一个人的强化物。例如，夸奖可能对一些人来说毫无意义，虽然它是大多数人的强化物。巧克力可能是大多数孩子的强化物，但是对于患有巧克力过敏症的孩子来说它就不是。第15章将讨论多种方法用以确定哪些结果对人们起到强化的作用。

影响行为强化效果的因素	
直接性	当刺激物在行为之后立刻（直接）发生时，它作为强化物的强化效果更大。
一致性	刺激物与行为的一致性越大，它作为强化物的强化效果越大。
激发操作	剥夺和其他的事件会使刺激物在特定时间具有更大的效果。
个体差异	强化物因人而异。
刺激强度	总的来说，强度越大的刺激物作为强化物的效果就越大。

刺激强度

与作为强化刺激的能力相关的另一个特征是刺激物的强度。总的来说，在适当的激发操作的作用下，如果一个刺激物的强度较大，那么这个刺激物作为强化物的效果也会较大。对于正性强化和负性强化都是如此。一个强度较大（或数量较多）的正性刺激要比一个与它完全相同但强度较小（或数量较小）的强化物，更能加强行为并产生更高程度的刺激。例如，一个人在大量金钱的刺激下会比在少量金钱的刺激下工作时间更长也更卖力。类似地，一个强度较大的负性刺激物，要比一个与它完全相同只是强度较小的刺激物更能加强终止这个刺激的行为。你逃出一座着火的大厦时所付出的努力肯定比避开炎热的阳光时付出的努力要大得多。

行为强化程序

某一具体行为的**行为强化程序**说明了强化

刺激是跟随每个反应出现还是只跟随部分反应出现。在**连续行为强化程序**中，每个反应都得到加强。与连续行为强化程序相反，在**间歇行为强化程序**中，不是每个反应都得到强化。或者说，反应只是有时或者间歇地被强化。例如，玛丽亚最近受雇于一家家具制造公司，她的工作内容是在柜橱的门上安装把手。玛丽亚上班的第一天，主管向她演示如何正确地安装柜橱门的把手。在玛丽亚开始工作的第一个小时里，主管观看玛丽亚的工作情况，并在她每一次正确安装了一个把手之后夸奖她。这就是连续行为强化程序，因为每一个反应（正确安装门把手）都跟随着一个具有强化作用的结果（主管的夸奖）。在这一个小时以后，主管一天中只是偶尔回来看玛丽亚的工作，并在她正确安装了门把手之后夸奖她。这就是间歇行为强化程序，因为玛丽亚正确安装门把手的行为并不是每次都被强化。

在这个例子中你可以看到，主管在玛丽亚刚开始学习安装把手时使用了连续行为强化程序。当玛丽亚已经掌握之后（她每次都能够正确地完成安装），主管转而使用间歇行为强化程序。这个例子说明了连续行为强化程序和间歇行为强化程序两种不同方法的应用。连续行为强化程序通常用于一个人刚刚开始学习一个行为或者第一次从事一个行为的时候。这称作**行为获得**：这个人正在获取一个新的行为。一旦这个人获得或学会了这个行为，就可以对其使用间歇行为强化程序，使这个人继续从事这种行为。这称作**行为保持**：行为随着时间被间歇行为强化程序的方法维持。主管不能每天都在玛丽亚身旁看她工作，并对她的每一次正确安装都进行表扬，这不仅不可能，而且也不必要。对于维持一个行为来说，间歇行为强化比连续行为强化更有效。

★请通过描述自动售货机和老虎机的特点讲述连续行为强化程序和间歇行为强化程序的原理。

将钱投进自动售货机并按选择键的行为每一次发生时都得到强化，因为售货机会给你送上你付钱后所购买的商品。而将钱投进老虎机并拉动手柄的行为只是间歇地得到强化，因为老虎机只是偶尔会吐出钱来（图4-4）。

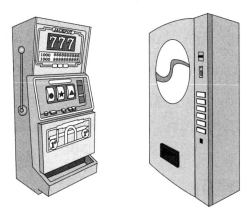

图4-4 老虎机以间歇强化程序的方式工作。你并不是每次把钱投进机器并拉动手柄时都能得到钱。自动售货机则以连续强化程序的方式工作，每次你把钱投进机器，都能得到一个商品。

费尔斯特和斯金纳（Ferster and Skinner, 1957）研究了多种类型的间歇行为强化程序。在实验中，他们将鸽子放进实验盒，在鸽子面前的盒壁上安装有经过装饰的钥匙，一个自动的装置会把鸽子啄钥匙的次数记录下来。作为啄钥匙行为的强化物，鸽子每啄一次钥匙，都会从钥匙下面盒壁上的一小孔中得到一点食物。费尔斯特和斯金纳归纳了四种基本的程序类型：固定比例、可变比例、固定间隔和可变间隔。虽然这些行为强化程序的研究最初都是使用实验室动物进行的，但是它们现在也应用于人类的行为。

固定比例

在行为强化的固定比例程序和可变比例程序中，强化物的提供是以发生反应的数量为基础的。在**固定比例**（FR）程序中，提供强化物之前必须发生一定数量的反应。换句话说，强化物是在一定数量的反应之后提供的。例如，在一个固定比例为5（FR 5）的程序中，每发生5个反应，就提供一个强化物。在固定比例程序中，提供强化物之前所需的反应数量是不变的。费尔斯特和斯金纳（1957）发现，在固定比例程序中，鸽子从事反应行为的概率很高；在提供强化物之后通常有一个短暂的停顿。费尔斯特和斯金纳研究了从FR 2到FR 400的固定比例程序情况，在FR 400中，提供强化物之前要发生400次反应。具有代表性的是，在FR程序中，提供强化物前所需的反应数量较多时，反应的概率较高。

行为强化的固定比例程序有时在教学或工作环境中被用来维持人们适当的行为。请看保罗的例子：保罗是一个26岁的有智力障碍成年人，他在一家工厂的包装车间里从事零件装运前的包装工作。当传送带上的零件经过他时，他把零件拿起来装进盒子里。每当保罗包装完20个零件，主管就向他提供一个代币（条件强化物）。这是一个FR 20的例子。在午饭时间或者下班后，保罗可以用他的代币换取后备强化物。固定比例程序可以在学校中应用，具体的方法可以是，在学生们正确地完成一定数量的题目或作业后向他们提供强化物。工厂中的计件工资，即工人们根据他们完成的数量取得报酬（例如，每组装 12 个零件得到 5 美元），也是一种固定比例强化物。

可变比例

与在固定比例程序中一样，在**可变比例**（VR）程序中，强化物的提供是以发出行为的总数为基础的。但是在这种情况下，每次提供强化物以前所需的反应数量都可能围绕着一个平均值而有所不同。换句话说，强化物是在 X 个反应之后进行的。例如，在一个可变比率为 10（VR 10）的程序中，强化物是在平均 10 个反应之后提供的。每次提供强化物之前的反应数量范围可能从 2 次或 3 次到 20 次或 25 次，但是反应的平均数为 10。费尔斯特（Ferster）和斯金纳（1957）对使用鸽子进行的可变比例程序实验进行了评估，并发现这种程序能产生高比例的稳定的反应；与 FR 程序相反，在强化物的提供之后不停顿。费尔斯特和斯金纳在研究中评估了很多种可变比例程序，包括一些在提供强化物前需要大量反应的程序实验（例如，VR 360）。

有一些可变比例程序是自然存在的，另一些则可能是人为创造的。请再来看一下保罗的例子。

★请描述如何对保罗实施一个可变比例为20（VR 20）的行为强化程序。

主管可以在保罗每包装完成 20 个零件时给他一个代币，以此强化他的工作表现。在 VR 20 中，有时提供强化物前所需的反应数量大于 20，有时则小于 20。与 FR 20 程序中每 20 次反应就提供一次强化物相反，在 VR 20 中，任何一次代币提供之前所需的反应数量是保罗无法预见的。另一个 VR 程序的常见例子是赌场中的老虎机。向机器中投币并拉动手柄的反应是以 VR 程序的方式被强化的。赌博者永远也不知道在机器吐币（强化物）之前需要多少次反应。但是，赌博者做出的反应越多，机器吐币的可能性就越大（因为 VR 程序是以反应的数量而不是时间或其他因素为基础的）。因此，老虎机的 VR 程序具有高而稳定的反应率。当然，赌场会确保可变比例的水平，以使赌博者投进机器的钱比老虎机作为强化物吐出来的钱多。可变比例程序的另一个例子是那些通过打电话向客户推销商品的推销员。在客户购买他的产品（强化物）之前，他需要打的电话数量是不确定的。他打的电话越多，就越有可能发生交易。但是，到底哪个电话会带来交易是不可预见的。

在固定比例程序和可变比例程序中，强化物的提供是基于发生反应的数量的。因此，在这两种程序中，反应出现得越频繁，强化物出现得也就越频繁。这就是比例程序和间歇程序在行为矫正程序中应用最多的原因。

固定间隔

在间隔程序（固定间隔、可变间隔）中，反应只在一定时间间隔过去后才被强化。在这种程序中，到底发生了多少个反应并不重要；只要指定的时间间隔结束了，第一个发生的反应就被强化。在**固定间隔**（FI）程序中，间隔的时间是固定的，或者每次都一样。例如，在固定间隔为 20 秒（FI 20 秒）的强化程序中，20 秒钟的间隔时间结束后发生的第一个行为会被强化。在这 20 秒之中发生的反应不被强化，这些反应对其后的强化没有影响（它们并不会使强化提早发生）。只要 20 秒钟结束了，强化物就随时可以提供，而这时第一个发生的行为就被强化。再过 20 秒钟以后，强化物又进入随时都可以提供的状态，这时发生的第一个反应会带来强化物。请再看保罗的例子。

★ **请描述如何对保罗实施一个固定间隔为 30 分钟（FI 30 分钟）的行为强化程序。**

主管每隔 30 分钟就走过来一次，对保罗的第一个回应（包装零件）给予一个代币。在这 30 分钟内保罗包装的零件数量与强化物的提供不相关。主管会为保罗在 30 分钟的间隔期之后包装的第一个零件给予一个代币（强化刺激）。这就与 FR 或 VR 程序中保罗每完成一定数量的零件就得到一个代币的情况完全不同。在 FI 程序中，强化物的提供只需要一个回应的发生，但是这个回应必须发生在间隔之后。

费尔斯特和斯金纳（1957）发现，FI 行为强化程序产生出一种确定的回应模式：鸽子在接近间隔结束时的回应数量明显增加，并一直持续到提供强化物。在此之后，回应出现一个停顿。当间隔的结束时间再次临近时，鸽子开始快速回应，直到提供强化物为止。可以预见，我们将看到保罗表现出同样的回应模式。在从主管那里接受代币然后主管走开后（为了观察其他的工人），保罗可能降低工作速度或者停止工作一段时间，然后在 30 分钟间隔快结束时再开始工作。因为他从没有在 30 分钟内的间隔期中间得到代币，所以他的行为发生频率很自然地在间隔期的初期降低。这种行为模式（在接近间隔结束时更高的回应率）是 FI 行为强化程序的特点。正因为这一点，FI 程序很少在教学或训练项目中得到应用。应用更为普遍的是固定比例程序或可变比例程序，因为它们产生出更高和更稳定的回应频率。在固定或可变比例程

序中，保罗学会包装更多的零件以得到更多的代币。在固定间隔程序中，保罗学会在接近 30 分钟间隔结束时的一段有限的时间内包装零件。

可变间隔

与在 FI 程序中一样，在可变间隔（VI）程序中，强化物是在时间间隔结束后对发生的第一个回应提供的。不同之处在于，在 VI 程序中，每个时间间隔的长度是不同的。间隔的长度在一个平均值周围变化。例如，在一个可变间隔为 20 秒（VI 20 秒）的程序中，时间间隔的长度有时大于 20 秒，有时小于 20 秒。每次的间隔长度是不可预计的，但是平均的时间长度为 20 秒。费尔斯特和斯金纳研究了多种可变间隔行为强化程序，他们发现，VI 程序中的回应模式与 FI 程序中的回应模式是不同的。在 VI 程序中，鸽子的行为（啄击钥匙）以一种稳定的频率发生，而在 FI 程序中，行为的频率先是在间隔的初期下降，而后又在间隔的末期提高。因为在 VI 程序中间隔的长度亦即强化物的提供是无法预计的，所以这种降低—升高的模式无法存在。

我们再来考虑保罗的例子。

★ **请描述主管如何向保罗实施 VI 30 分钟的行为强化程序，以及保罗的行为在 VI 30 分钟程序和在 FI 30 分钟程序中会有什么不同。**

使用 VI 30 分钟程序时，主管会按照不可预计的时间间隔（例如，5 分钟之后、22 分钟之后、45 分钟之后和 36 分钟之后）走过来，在他看到保罗完成第一个零件包装时给他一个代币。所有时间间隔的平均长度应为 30 分钟。强化物(代币)在间隔之后的第一个反应发生后给保罗。如果使

用 VI 30 程序的话，保罗可能在全天中都以更为稳定的频率包装零件。在 FI 30 分钟程序中出现的工作速度降低和升高的情况，不会在 VI 30 分钟程序中发生，因为间隔的长度是无法预计的。

对行为的不同方面给以强化

虽然强化常常被用来增加行为的概率，但强化也可以用来影响行为的其他方面，如持续时间、强度、潜伏期。如果对行为的持续时间进行强化，行为的持续就更可能发生。例如，让一个孩子放学后只有在完成 30 分钟家庭作业之后才能出去玩，她就可能做 30 分钟的家庭作业。同样，如果强化与行为的某一种强度相联系，行为就可能以那种强度出现。例如，假设门在冬天被冻住了，必须使劲推才能推开，那么，使劲推得到强化，你就更可能使劲（强度增加）推门。同样，如果强化物与缩短反应的潜伏期相联系，那么，缩短的潜伏期（速度增加）就会出现。例如，如果一个孩子在父母发出命令后立即执行命令，于是得到了强化，立即反应（短潜伏期）就被强化，这个孩子就可能在父母发出命令后立即做出反应。

同时发生的行为强化程序

在大多数情况中，个体有可能同时从事一种以上的行为。在某个时候对于每个可能发生的行为，都有一个具体的行为强化程序。这些在同一时间对个体的多种行为起作用的行为强化程序称作**同时发生的行为强化程序**。换句话说，个体同时拥有若干种行为或者反应选择。

这些选择称为**同时操作**。在某个时候对于每个可能发生的行为同时强化（或惩罚）程序影响着那一时刻某一行为出现的可能性。个体通常会根据各种反应的强化程序、强化强度、强化的直接性和反应难度选择多种反应选择中的一种（Neef, Mace, & Shade, 1993；Neef, Mace, Shea, & Shade, 1992；Neef, Shade, & Miller, 1994）。例如，如果让雷福德在以每小时 10 美元的报酬帮他的朋友清理院子，或者以每小时 8 美元的报酬帮他的表弟照管工具商店这两者中做出选择，他有可能会选择帮助他的朋友清理院子，因为这种选择的行为强化强度更大（报酬更高）。如果两个工作的报酬都是每小时 10 美元，但是其中一个工作更轻松，那么雷福德可能会选择那份轻松的工作。如果他有机会整个下午都和女朋友在一起滑冰，那么他可能两个工作都不选，因为这个选择所提供的强化物强度要比两种工作中任何一种的强化物强度都大。

对同时发生的行为强化程序的研究表明，个体更为经常地从事那些导致如下结果的行为：①更频繁的行为强化；②强度更大的行为强化；③更直接的行为强化；④反应难度较小（Friman & Poling, 1995；Hoch, McComas, Johnson, Faranda, & Guenther, 2002；Hoch, McComas, Thompson, & Paone, 2002；Neef et al., 1992, 1993, 1994；Piazza, Roane, Keeney, Boney, & Abt, 2002）。关于同时发生的行为强化程序的信息在行为矫正学中的应用非常重要，因为一个不期望行为的行为强化程序可能与一个期望行为的行为强化程序同时存在。当使用行为强化的方法增加期望行为时，你还必须同时考虑不期望行为的行为强化程序（Mace & Roberts, 1993）。

本 章 小 结

1. 强化是行为的基本原理。强化的定义是当行为发生后有一个直接结果紧随着这个行为；这导致了这个行为的加强或将来这个行为发生的可能性的增加。强化是导致操作性行为出现的过程。

2. 正性强化和负性强化都能加强行为。它们的区别只在于跟随着行为出现的结果是刺激物的增加（正强化物）还是刺激物的减少（厌恶刺激）。

3. 非条件强化物是指那些自然强化的刺激物，因为它们具有生存的价值和生物学上的重要性。条件强化物是指那些因为与非条件强化物或其他的条件强化物配对而建立起来的最初是中性的刺激激物。

4. 有若干因素能影响行为强化的效果。行为（反应）之后立即提供的强化物最为有效。与行为一致性高（即只有这个行为发生时才提供）的强化物最为有效。当存在某种剥夺状态或者其他的激发操作正在起作用时，强化物会非常有效。一般来说，强化物的强度越大，其强化效果也就越大。

5. 强化物可以在每次行为发生时都提供（连续行为强化，CRF），也可以只是间歇地提供。CRF 程序用于行为获得，即学习一种新的行为。间歇程序用于已经学会（获得）的行为的维持。间歇行为强化程序共有四种基本类型。在比例程序中，在提供强化刺激之前必须已经发生一定数量的反应。在 FR 程序中，要求的反应的数量是不变的；在 VR 程序中，强化前要求的反应数量围绕一个平均值变化。在间隔程序中，行为强化必须在一个时间间隔过后才能进行。在 FI 程序中，间隔的长度是不变的；在 VI 程序中，间隔的长度围绕一个平均值变化。虽然在 FR 程序中，强化之后通常都有一个停顿，但是比例程序产生出反应的概率最高。间隔程序较之比例程序产生出的反应概率为低。VI 程序产生出的反应概率较为稳定，而 FI 程序导致一种降低—升高的反应模式，即大多数的反应出现在间隔的末期。

练 习 测 验

1. 强化的定义是什么？

2. 桑代克的猫的强化物是什么？强化物产生的行为结果是什么？强化对猫的行为有什么影响？

3. 行为加强是什么意思?

4. 什么是操作行为? 在斯金纳的实验中, 老鼠的哪种操作行为得到了强化?

5. 画一个图, 表示强化对儿童在游戏时合作行为持续时间的影响。

6. 对正性强化进行定义。

7. 对负性强化进行定义。

8. 举一个正性强化的例子 (不要举书中的例子)。

9. 举一个负性强化的例子 (不要举书中的例子)。

10. 正性强化和负性强化在哪些方面相像? 它们的不同在什么地方?

11. 负性强化与惩罚的区别是什么?

12. 什么是厌恶刺激? 举例说明。

13. 什么是非条件强化物? 举例说明非条件强化物。

14. 什么是条件强化物? 举例说明。 例子中的刺激物怎样成为条件强化物的?

15. 说明影响强化效果的五个因素。

16. 反应与强化之间的一致性指的是什么? 如何理解一致性对强化效果的影响?

17. 什么是强化一致性? 一致性如何影响强化的效果?

18. 什么是建立操作? 什么是取消操作? 举例说明。

19. 怎样确定某一个刺激对某人来说是一个强化物?

20. 对间隔强化程序和连续强化程序进行区分。

21. CRF 程序用于行为获得, 间隔程序用于行为维护。请对此给以解释。

22. 什么是固定比例程序? 什么是可变比例程序? 举例说明。

23. 什么是固定间隔程序? 什么是可变间隔程序? 如果使用固定间隔程序, 可能得到什么样的行为反应?

24. 在教学或培训项目中可能使用间隔或比例程序吗? 为什么?

25. 什么是同时发生的行为强化程序? 举例说明。

26. 说明下面哪些是正性强化, 哪些是负性强化。

- 阿西每次打断父母时都受到他们的责备。阿西继续打断父母。

- 每次老师让迪克做数学题时, 迪克都骂人。当迪克骂人时, 老师总是让他自己在教室后面的椅子里坐 15 分钟。当老师让迪克做数学题时, 他还是骂人。

- 麦克西有一个地方很痒。她每次挠时就会感觉好一些。每次痒时麦克西就会去挠。

- 乔治按时交了作业后老师对他微笑。以后他继续按时交作业。

- 威利开着卡车在泥路上跑得很快, 结果车失去控制陷进了泥里。这以后在泥路上开车他还是开得很快。

- 如果星期六玛莎不收拾自己的房间, 她的母亲就朝她嚷嚷。结果, 以后在星期六玛莎经常待在朋友家以避免听母亲嚷嚷。

附 录 A

表 4-1 中的操作性行为和强化物。

操作性行为	强化物
1. 孩子的哭闹	父母的关注
2. 撑开雨伞	不会被雨淋
3. 打开抽油烟机	厨房没有油烟
4. 向她的朋友问习题答案	朋友提供正确的答案
5. 尊尼坐在他的座位上	老师向他微笑并表扬他
6. 帕特丽夏使用耳塞	电视噪声没有了
7. 员工组装自行车	获得报酬
8. 孩子发脾气	得到糖果
9. 妈妈给孩子糖果	孩子发脾气的行为停止

附 录 B

表 4-1 中的正性强化和负性强化的例子。

1. 正性强化。父母的关注是孩子哭闹行为的积极强化物。（停止哭闹也是父母在孩子哭闹时提供关注行为的负性强化。）

2. 负性强化。打开雨伞使雨水不会淋到这位妇女（移除某种不良刺激）。

3. 负性强化。打开抽油烟机可以吸走油烟。

4. 正性强化。朋友在她问问题时向她提供正确的答案。

5. 正性强化。老师的微笑和表扬是尊尼坐在座位上并集中注意力的积极强化物。

6. 负性强化。使用耳塞让电视节目的噪声消失。

7. 正性强化。钱是组装自行车的积极强化物。

8. 对母亲行为的负性强化，孩子发脾气行为的终止强化了妈妈给孩子糖果行为。对孩子行为的正性强化，从妈妈那儿获得糖果强化了孩子发脾气的行为。

第5章 行为消失

- 行为消失的原理是什么?
- 消失爆发时会发生什么?
- 行为消失与正性强化和负性强化有何不同?
- 对行为消失的普遍误解是什么?
- 哪些因素会影响行为消失?

我们在前面的章节中已经谈到,行为强化可以应用于操作性行为的获得和维持。本章将讨论行为消失,也就是操作性行为弱化的过程。请看下面两个例子。

每周一、三、五早上 8 点,蕾伊都步行去上行为矫正课。上课之前,她总是停在自动咖啡机前,投进 50 美分的硬币,按动按钮,取一杯咖啡去上课。有一天,她走到咖啡机前,投进硬币,按动按钮,但是什么也没发生。她又按动按钮,机器仍然没有反应。她越发使劲地按动按钮,甚至拍打按钮,但是仍然没有得到咖啡。最后,蕾伊放弃了努力去上课。这堂课前她没喝到咖啡,接下来的一个星期她都没再去使用咖啡机,之后,她又尝试使用咖啡机,但仍然是同样的结果。从那时起,她再也不去使用那台咖啡机了,而是改在上课途中在小卖部里买咖啡。

反应	后果
蕾伊将钱投进咖啡机	机器没有提供咖啡

结果:将来蕾伊不太可能再向咖啡机里投硬币了。

每天晚上克莱格下班回家时,他都从楼后的紧急出口走进自己的公寓楼,因为这个出口距离他的公寓更近,他不用绕路走到公寓前门进去。但公寓的管理员不想让人们在平时使用紧急出口,就找人在门上安了一把新锁。那天,当克莱格下班回家时,他拧动门把手,门却怎么也打不开。他又拧动把手,门还是打不开。他用的力气越来越大,而且使劲拽门,但仍然打不开。最后他停下来,绕到楼的前门进入公寓。克莱格在接下来的几天里每天下班时都去试着打开那扇门,但始终没有成功。最后他停止了努力,再也不试着从紧急出口进入公寓了。

反应　　　　　　　　　　　　　　　　　　后果

克莱格拧动紧急出口处的门把手　　　　门打不开

结果：将来克莱格不太可能再去试图打开紧急出口的门。

行为消失的定义

上面例子中阐述的一个基本行为学原理就是**行为消失**：一个经过一段时间强化的行为不再被强化，因而停止发生。蕾伊向咖啡机投进硬币和按动按钮的行为被得到咖啡的结果强化。克莱格拧动门把手并打开紧急出口门的行为是被走近路回公寓的结果强化的。这些行为都是以连续程序被强化的。一旦行为的强化停止了，蕾伊和克莱格的行为就越来越少，直到最终停止。

行为消失是行为的一个基本原理。行为消失的行为学定义是：行为消失发生在：

1. 一个曾经被强化的行为；

2. 不再导致具有强化作用的结果；

3. 因为这个原因，行为在将来不再发生。

只要行为得到强化，即使只是间歇的强化，它就会继续发生。但是如果行为不再造成具有强化作用的结果，行为人就会停止这个行为。当行为因为不再得到强化而停止发生时，我们就说这个行为正在消失或已经消失了。

斯金纳（Skinner，1938）以及费尔斯特和斯金纳（Ferster and Skinner，1957）用实验室动物对行为消失进行了论证。当试验盒中的鸽子不再因为啄击钥匙而得到作为强化物的食物时，鸽子啄击钥匙的行为就停止了。当实验鼠不再因为压动杠杆而得到小块食物时，压动杠杆的行为也逐渐减少并最终停止了。

当然，大量的研究也通过人类的行为证明行为消失的原理（见 Lerman & Iwata，1996b）。在早期一个使用行为消失原理减少个体问题行为的研究报告中，威廉姆斯（Williams，1959）阐述了行为消失对减少一个年幼儿童夜间发脾气行为的效果。因为威廉姆斯已经确定了这个儿童发脾气的行为是被父母的关注所强化的，行为消失程序要求孩子的父母在孩子夜间发脾气时克制自己，不要向孩子表示关注。

反应　　　　　　　　　　　　　　　　　　后果

孩子夜间睡觉时发脾气　　　　　　　　父母不理会孩子

结果：将来孩子不太可能在睡觉时发脾气。

大量研究证明了行为消失对于减少儿童和成人问题行为的效果（Ayllon & Michael，1959；Ducharme & Van Houten，1994；Holz，Azrin，& Ayllon 1963；Lerman & Iwata，1995；Mazaleski，Iwata，Vollmer，Zarcone. & Smith，1993；Neisworth & Moore，1972；Rincover，

1978；Wright，Brown，& Andrews，1978）。在每个研究中，问题的强化物在行为出现后被撤除或抑制，该行为因而减少了。我们来看一下哈扎西所做的一项研究（Hasazi and Hasazi，1972），使用行为消失减少一个 8 岁男孩做算术题时的错误。这个男孩只要一遇到答案是两位数的算术题，就会将个位和十位的两个数字颠倒过来（例如，他会把 7+5 的答案 12 写成 21）。研究人员发现这个孩子做错题后老师的关注（额外的帮助）是他行为的强化物。老师还为这个孩子做出正确答案而给予表扬（这是差异行为强化；请参见第 15 章）。在用行为消失的方法实施矫正之后，这个孩子颠倒数字的行为大量减少了（图5-1）。这项研究特别有趣，因为很多专业人员会认为，这种颠倒数字的行为是学习能力不足的标志，而这项研究的研究者则证明，这种行为实际上是一个被老师的关注强化了的操作性行为。

在另一个例子中，研究者（Lovaas & Simmons，1996）运用行为消失的原理减少智力障碍儿童的自我伤害行为。他们相信，一个孩子击打自己头部的行为正在被这个行为所带来的来自父母的社会结果（关注）所强化。因此，行为消失的方法就是移除父母在孩子击打自己头部时所表现出来的关注。结果显示，击打头部的行为从在一个 1.5 小时的阶段中达到 2500

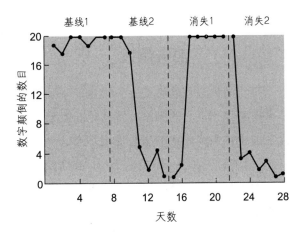

图 5-1 行为消失对一个 8 岁男孩颠倒数字的行为的效果。研究使用了 A–B–A–B 反向设计。在基线期，算术题答案中颠倒数字的行为被老师的关注强化了。当颠倒数字的行为不再被老师的关注强化时，行为的发生频率便戏剧性地减少了。

次的高频率上降低到 0。将行为频率降低到 0 共用了 10 个阶段。

正确词汇：正确谈论消失

在谈论消失或者消失的效果时：

说你让一个行为消失了是正确的；说你"消失"了一个行为是不正确的。

说你让一个行为消失了是正确的；说你让一个人消失是不正确的。

说一个行为消失了是正确的；说一个行为从此彻底消失是不正确的。

反应　　　　　　　　　　　　　　　　　　后果

孩子击打自己的头部　　　　　　　　　　家长不予理睬

结果：孩子不太可能再击打自己的头，因为这种行为不再得到父母的关注。

消失爆发

行为消失过程的特征之一就是，一旦行为不再得到强化，它的频率、持续时间或强度经常在减少和最终停止前暂时性增加（Lerman & Iwata，1995）。在上一节的例子中，当蕾伊没有得到咖啡时，她在最终放弃之前重复按动咖啡机的按钮（频率的增加），并且越来越使劲（强度的增加）。当克莱格发现公寓楼的后门打不开时，他在最终放弃前几次拧动把手并拽门（频率的增加），而且拉门的力量越来越大（强度的增加）。在行为消失的过程中出现的不再被强化的行为的频率、持续时间或强度的增加称为**消失爆发**。请再看两个例子。

当马克按动电视遥控器上的按钮却打不开电视时（因为遥控器电池没电了），他就按得时间更长（持续时间的增加）、更使劲（强度的增加），直到最后放弃。他按遥控器按钮的行为并没有被打开电视的结果所强化，因此，他放弃了努力，不过这是在他将按钮按得时间更长和更使劲（消失爆发）之后。

每天晚上，4 岁的阿曼答都在睡觉前哭10～15 分钟，她的父母就会到她的房间和她说话，直到她睡着为止。父母这样做实际上是在强化她的哭闹行为。在和阿曼答的儿科医生谈过之后，她的父母决定，当阿曼答再在睡觉前哭闹时，不再到她的房间去和她说话。第一天，阿曼答在睡着之前哭了 25 分钟。可一个星期还没过去，她就已经不再哭闹了。阿曼答的父母听到她哭闹却不再去她的房间，所使用的是行为消失的方法。第一天晚上哭闹行为持续时间

的增加就是消失爆发。图 5-2 显示了在她父母使用行为消失的方法前后阿曼答哭闹行为的持续时间。当父母施行行为消失的方法之后，哭闹行为暂时增加了，但随后开始减少，并最终完全停止。

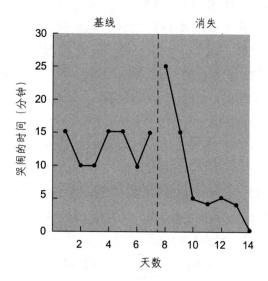

图 5-2 这张图显示了基线期和消失期的假设数据。在消失期的第一天，发生了消失爆发：行为的持续时间增加了。在随后的日子里，行为逐渐减少并最终停止。

另一个消失爆发的例子是异常行为（在特定环境下并不经常发生的行为）可能在行为不再得到强化时短暂地发生（Bijou，1958；Lalli，Zanolli，& Wohn）。例如，当阿曼答的父母不再强化她夜间哭闹的行为时，她哭的时间更长、声音更大（持续时间和强度的增加），而且她还尖叫并击打枕头（异常行为）。在第一个例子中，当咖啡机不提供咖啡时，蕾伊不仅反复按动咖啡机的按钮，还按动退币按钮并摇晃机器（异常行为，见图 5-3）。

有些时候，在消失爆发中出现的异常行为可能包括情绪反应（Chance，1988）。例如，蕾

伊可能表现出愤怒的情绪，咒骂咖啡机并用脚踢它。研究者（Azrin，Hutchinson，& Hake，1966）曾报告了在使用行为消失的方法时经常见到的侵犯行为。幼儿在他们的行为不再得到强化时表现出情绪反应并非什么不寻常的事。孩子在索要糖果的要求被拒绝时就可能尖叫和哭闹，于是父母无意中以给糖果的方式强化了孩子们的尖叫和哭闹行为。你可能还能回忆起在前面的章节中我们所提到的，父母给孩子糖果的行为得到了孩子停止哭闹和尖叫的结果的负性强化。

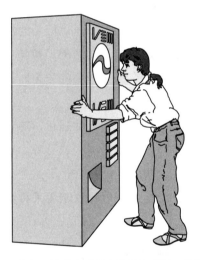

图5-3 当蕾伊无法从咖啡机中得到咖啡时，她不停地按动按钮并摇动机器。这就是一个消失爆发的例子。

包括了暂时性的未被强化行为的增加和异常行为的出现的消失爆发，是一种行为强化停止所引起的自然反应。未被强化行为的频率、持续时间或强度增加后，该行为（或者在行为消失中出现的异常行为）可能被强化，这样消失爆发就达到了一个很有价值的目的。例如，当克莱格非常用力地拉门时，如果门不是被锁上，而是卡住了，那么克莱格就有可能打开门；

当阿曼答哭闹得更厉害的时候，她的父母可能会忍不住到她的房间安慰她。

消失爆发
当行为不再得到强化时，会产生如下的结果： ■ 行为的频率、持续时间或者强度可能暂时地增加。 ■ 可能发生异常行为。 ■ 可能发生情绪反应或侵犯行为。

但是消失爆发不一定是一个有意识的过程。阿曼答可能并未想过："我要哭得大声一点，使劲打枕头，这样我的父母就会到我房间来。"消失爆发只是在行为消失过程中出现的自然特征。

扩展阅读

消失爆发

消失爆发是一个重要的现象，对于使用消失减少问题行为有着直接影响（见第14章）。很多研究者考察了消失爆发现象。例如，Lerman 和 Iwata（1995）对有关消失爆发的研究文献做了综述，发现24%的研究中存在消失爆发。他们将消失爆发定义为行为在消失过程中最初的增加。Lerman、Iwata 和 Wallace（1999）在他们自己的项目中对使用消失方式治疗的41例自我伤害行为进行了九年的考察，在39例中发现了消失爆发（行为最初增加）的现象，在22例中发现了攻击行为的增加。有意思的是，消失爆发在消失负强化行为时比在消失正强化行为时更可能出现。在这两个研究中，消失爆发在只使用消失手段时比与其他手段同时使用时更可能出现。

自发恢复

行为消失的另一个特征是，行为可能在停止发生一段时间后又再次发生，这称作**自发恢复**。自发恢复是指，在与行为消失以前发生该行为的环境类似的条件下，行为再次发生的倾向（Chance，1988；Lerman，Kelly，Van Camp，& Roane，1999；Zeiler，1971）。如果行为消失过程仍然在进行，也就是说，仍然没有强化物，那么行为的恢复就不会持续很长时间。阿曼答可能在行为消失很长时间后偶尔还会在夜里哭闹，但是，如果她没有因此而得到父母的关注，那么，这种哭闹行为就不会经常发生或者持续很长时间。但是，如果自发恢复发生时行为得到了强化，那么行为消失将失去效果。例如，克莱格可能仍然会偶尔去试着打开公寓楼的后门。如果有一天门恰好被打开了，那么他使用这扇门的行为就会被强化，他就更可能再一次使用这扇门。偶然发现门可以打开属于间歇行为强化，它会增加将来行为对行为消失的抵抗。

行为消失的各种程序

正如我们在第4章所看到的，行为强化的程序有两种类型：正性强化和负性强化。

★**定义正性强化。定义负性强化。**

不管维持行为的是正性强化还是负性强化，行为都可能经历消失的过程。行为消失的结果是一样的：行为会减少并停止。但是从程序上讲，在这两种情况中的行为消失有微小的差别。如果一个行为得到正性强化，行为会跟随有一个增加的结果。因此，正强化行为的消失就是去除行为之后这个增加的结果。换句话说，当行为不再导致具有强化作用的结果时，行为就不再发生。

如果一个行为得到负性强化，随着行为出现的是某种负性刺激的减少或移除。因此，负强化行为的消失就是消除强化了这个行为的逃避或回避。当行为不再导致避免某种负性刺激

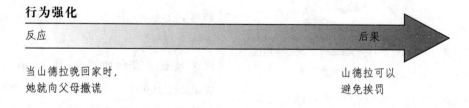

行为强化

反应		后果
当山德拉晚回家时，她就向父母撒谎		山德拉可以避免挨罚

结果：将来山德拉更可能因为晚回家而撒谎。

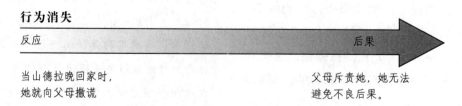

行为消失

反应		后果
当山德拉晚回家时，她就向父母撒谎		父母斥责她，她无法避免不良后果。

结果：将来山德拉不太可能在晚回家时向父母撒谎。

的结果，这个行为最终会停止。例如，假设你在工厂工作时戴耳塞以减少机器发出的噪声，戴耳塞的行为被避免噪声的结果负性强化。如果耳塞因为磨损而不能降低噪声了，你就不会再戴它，戴耳塞的行为会完全消失，因为它不再产生减少噪声的结果。这可能是一个较难掌握的概念。请参考下面几个例子。

山德拉的父母要求她每晚 11 点之前必须回家。如果她 11 点后才到家，父母就会训斥、责骂她，并让她罚站。而山德拉的父母每天 10 点就睡觉，所以他们并不知道山德拉什么时候到家。因此第二天早上她的父母会问她头一天什么时候回的家，她就会撒谎说是在 11 点以前。撒谎的行为被避免父母惩罚的结果负性强化了。如果撒谎行为不能继续避免令人不快的结果，那么撒谎行为就会消失。因此，如果山德拉的父母不再那么早入睡或者知道她什么时候回家，那么山德拉就无法用撒谎来避免不良结果。这样，即使她回家晚也不会再撒谎了。

再看另一个例子。乔是一个利用课余时间做兼职管理员的大学生。他讨厌打扫厕所，每当主管让他打扫厕所时，他就编造理由，主管就会让他下班而让别人去打扫厕所。乔编造借口的行为能够帮助他逃避工作。于是，编造理由的行为被负性强化了。

★主管如何使用行为消失的方法停止乔编造借口的行为呢？

乔每次编造借口时，主管让他无论如何都要打扫厕所。这样，乔就无法用编造借口的方式避免打扫厕所的工作，他就会停止编造理由的行为。

有研究者（Iwata, Pace, Cowdery, & Miltenberger, 1994）确认了正性强化与负性强化维持的行为在行为消失程序上的差异。他们对智力障碍的个体所表现出的自我伤害行为（如打击、咬、抓自己的身体）的研究发现，自我伤害是被成年人的关注正性强化的，于是，通过移除自我伤害行为之后成年人的关注，对其进行行为消失治疗。但是，对于有些个体来说，自我伤害行为是被负性强化的：有自我伤害行为的人可以逃避学习。换句话说，当一个孩子自我伤害，老师就不会再对他提出要求（移除学习命令）。在这些消极行为被强化的案例中，行为消失方法要求老师不要移除对自我伤害的孩

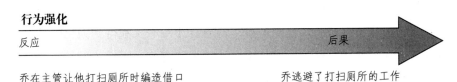

行为强化

反应 —————————————————————→ 后果

乔在主管让他打扫厕所时编造借口　　　　　乔逃避了打扫厕所的工作

结果：将来乔更有可能在主管要求他打扫厕所时编造借口。

行为消失

反应 —————————————————————→ 后果

乔在主管让他打扫厕所时编造借口　　　　　主管不让乔逃避打扫厕所的工作

结果：将来乔不太可能再编造借口逃避打扫厕所的工作。

子提出的学习命令。这样，有自我伤害行为的孩子就无法逃避学习任务。研究者清楚地阐明了：如果要实行行为消失的方法，必须辨明该行为的强化物并将其移除。如果不对行为的强化物进行辨别和移除，这个过程就不会按照行为消失的原理发挥作用。

卡尔及其同事（Carr，Newsom，& Binkoff，1980）研究了智力障碍儿童的行为障碍。他们证明了两名儿童的侵犯行为只发生在他们接受命令的情况下，为的是起到逃避行为的作用。换句话说，侵犯行为被命令的终止负性强化了。

★如何对这两名儿童使用行为消失的方法？

卡尔和他的同事们证明，当这些孩子无法通过侵犯行为逃避命令时，侵犯行为大量地减少了。因为逃避的成功对侵犯行为起到了强化作用，所以阻止逃避发生就能起到行为消失的作用。

对行为消失的常见误解

虽然行为消失根据行为强化的情况不同而有所差异，但是它的结果总是一样的：行为停止。对于行为消失的一个常见误解是：使用行为消失的方法只意味着忽略目标行为。就大多数案例而言，这种观点并不准确。行为消失意味着移除一个行为的强化物。只有当关注是强化物时，忽略问题行为才会起到行为消失的作用。例如，一个扒手入店行窃的行为是被从一家商店里得到某种商品的结果所强化的。如果商店里的售货员忽略这种扒窃的行为，那么这并不能使扒手停止行窃。还有，一个孩子一听到让他吃蔬菜的命令时就从桌边逃开。如果他的父母忽略这种行为，那么这个行为并不会停止。逃离桌子的行为是被成功逃避吃蔬菜的结果强化的，忽略这个行为并不能移除强化刺激，因而也就不能起到行为消失的作用。

★请考虑一下表4-1中的每一个例子，对它们应用行为消失。答案在本章末的附录A中。

影响行为消失的因素

两个重要的因素会影响行为消失过程：行为消失之前的行为强化程序；行为消失之后发生的行为强化。行为强化程序可以部分地决定行为消失将会导致迅速地或是逐步地行为水平降低（Bijou，1958；Kazdin & Polster，1973；Lerman，Iwata，Shore & Kahng，1996；Neisworth，Hunt，Gallop & Madle，1985）。我们可以回忆一下第4章，在连续行为强化中，每一次行为的发生都跟随着一个强化物；在间歇行为强化中，不是每一次行为的发生都会导致强化物的出现，行为只是偶尔被强化。当行为被连续强化时，一旦强化终止，行为会迅速减少。而当行为被间歇强化时，当强化终止，行为只是逐渐地减少。这个结论很有意义，因为当行为每一次都得到强化时从行为强化到行为消失的变化，比行为只是偶尔得到强化时的变化更容易分辨（有更明显的对照）。

例如，如果你将硬币投入自动售货机并按动按钮，总是可以得到你想要的商品。这是一个连续行为强化的例子，在这个例子中行为在行为消失期间的改变将相当迅速。如果你无法再从售货机中得到你花钱购买的物品，那么你就不会再向售货机中投硬币，缺乏行为强化的效果会非常明显。再对比一下你将钱投入老虎机或者赌博机时的情况。这就是一个间歇行为强化的例子：将钱投进机器的行为只是偶尔地被拉动手柄并赢得大量硬币的结果所强化。即使机器坏了而不再吐出硬币（没有行为强化），在你最终放弃之前可能仍然会向机器里投

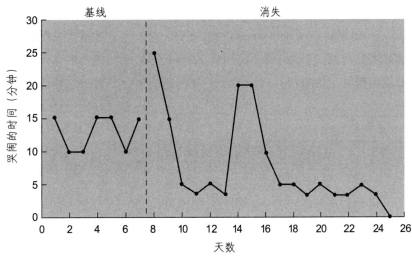

图5-4 这张图显示了哭闹行为的基线期和消失期的假设数据。在第13天行为被意外地加强了，在这一天之后，行为的持续时间增加了，行为消失所需的时间也被延长了。

进大量的硬币。赌博行为停止所需的时间更长，因为要辨别出这种行为不再有强化物更为困难。

在行为消失之前的间歇行为强化会带来**行为消失阻抗**，换句话说，实施行为消失方法之后行为还会持续。行为消失之前的连续行为强化带来的行为消失阻抗则少得多（即行为持续的情形弱得多）。因为行为消失阻抗的存在，行为消失施行以前的行为强化程序与行为矫正项目中行为消失方法使用的成功与否有很大关系（参见第14章）。

影响行为消失的第二个因素是行为消失后发生的行为强化。如果在行为消失的过程中发生了行为强化，那么行为减少所需的时间就会延长。这是因为一旦开始实行行为消失的方法，对行为的强化就会成为间歇行为强化，从而产生更大的行为消失阻抗。除此之外，如果行为在自发恢复的过程中得到强化，那么行为可能会回升到实行行为消失之前的水平。请再次考

虑阿曼答的例子。我们在图5-2中看到，她夜间的哭闹在第14天之前降低到了零，这时行为消失程序只进行了不到7天。如果在第13天保姆听到她的哭声走进房间和她说话，那么会有怎样的结果呢？这当然会强化阿曼答的哭闹行为，这种行为又会持续很多天（图5-4）。保姆的行为（图5-5）会成为间歇行为强化并导致行

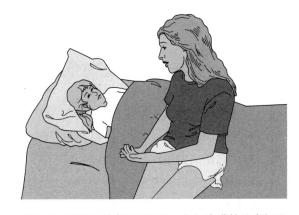

图5-5 当阿曼答夜间哭闹时，保姆走进她的房间和她说话。保姆的这种做法偶然地强化了阿曼答的哭闹行为。于是，阿曼答的父母就要花更长的时间使用行为消失的方法，最终使行为减少并停止。

为消失阻抗。

在威廉姆斯（Williams，1959）报告的儿童夜间发脾气的行为消失案例中，在孩子的父母使用行为消失方法几天以后，发脾气几乎停止了，但是有一天，当孩子的姨妈对孩子的行为给予关注后，发脾气的强度又增加了。结果，孩子的父母不得不再一次使用行为消失的方法才使这种行为完全停止。

本 章 小 结

1. 行为消失是一个基本的行为学原理。它发生在一个先前被强化的行为不再得到强化的时候，行为消失的结果是行为的减少和停止。

2. 行为消失的特征之一是消失爆发，消失爆发是指得不到强化的行为的频率、持续时间或强度暂时增加或者暂时出现异常行为。

3. 从程序上说，被正性强化的行为与被负性强化的行为有所不同。但是，不管在哪种情况下，一旦特定的强化被终止，结果必然是行为的停止。正性强化的行为消失是由于在行为出现之后，不再有正性强化物。负性强化的行为消失是由于在行为出现之后，负性强化物不再消除。

4. 对消失的一个常见误解是消失仅仅意味着对行为的忽视。对行为的忽视能够导致行为消失，但只有在注意本身是行为的强化物时才有可能。

5. 如果行为在行为消失过程中得不到强化，或者在行为消失之前得到的是连续行为强化，那么在行为消失过程中行为水平降低的速度更快。

练 习 测 验

1. 消失的行为定义是什么？

2. 举例说明消失。

3. 什么是消失爆发？

4. 举例说明消失爆发。

5. 画一个消失图。标明消失爆发。

6. 什么是负性强化？解释负性强化行为的消失。

7. 举例说明负性强化行为的消失。

8. 消失不是忽视。对此给予解释。

9. 说明对行为的强化程序（连续的或间隔的）怎样影响行为消失。

10. 在消失过程中如果行为被偶然强化了，会出现什么现象？

11. 画图说明当行为在消失过程中被偶然强化后的情形。

12. 什么是行为消失中的自发恢复？

附 录 A

对表 4-1 中的例子应用行为消失。

1. 如果孩子的父母不在孩子夜间哭闹时进入他的房间，孩子将来就会停止哭闹。

2. 如果每次这位妇女试图打开雨伞时都不成功，使这位妇女不能用雨伞遮雨，那么她将来就不会再使用这把雨伞。

3. 如果抽油烟机在厨师打开它时没有反应，或者它不能有效地将油烟从房间里抽出去，那么厨师最后会放弃打开抽油烟机的努力。

4. 如果这个学生的朋友不再向她提供问题的答案，她就不会再向朋友请教问题。

5. 如果当尊尼上课看着老师时，老师不理睬他，他将来就不太可能再看着她。

6. 如果耳塞不再能阻断电视节目传来的噪声，帕特丽夏将来就不会再重复这个行为。

7. 如果工人不能再通过组装自行车挣到钱（因为公司破产了），他们就会停止为公司组装自行车。

8. 如果孩子哭闹时妈妈不给她糖果，孩子将来就不太可能在商店里哭闹。如果孩子得到妈妈给她的糖果后仍然不停止哭闹，妈妈就不太可能在孩子再次哭闹时给她糖果，因为给孩子糖果的行为没有被哭闹停止的结果所强化。

第6章　惩罚

- ■ 惩罚的原理是什么?
- ■ 对行为矫正学中惩罚的定义的常见误解是什么?
- ■ 正性惩罚与负性惩罚的区别是什么?
- ■ 非条件惩罚物与条件惩罚物有何不同?
- ■ 哪些因素会影响惩罚的效果?
- ■ 惩罚有哪些问题?

在第4章和第5章中，我们讨论了行为强化和行为消失的基本原理。正性强化和负性强化是加强操作性行为的过程，行为消失则是削弱操作性行为的过程（Lerman & Vorndran，2002）。请看下面的例子。

凯西是一个大学四年级的学生，她刚刚搬到校园附近的一栋公寓中。在她上课的路上，有一个四周围着篱笆的大院子，院子里养着一条看上去很友善的狗。有一天，凯西看到狗离篱笆很近，就把手伸过篱笆去抚摩这只狗。结果，狗立刻向她咆哮并咬伤了她的手。从此以后，她再也不去试着抚摩这只狗了。

在母亲节这一天，奥蒂斯决定早些起床为妈妈做早餐。他把长柄铸铁平底锅放在炉子上，将炉火开到最大。然后他把几个鸡蛋打在碗里与牛奶混合，准备摊鸡蛋。过了大约5分钟，他把鸡蛋从碗里倒进平底锅。结果因为温度太高，鸡蛋立刻开始燃烧，锅里冒出大量的烟。奥蒂斯赶紧握住锅的把手，想把锅从火上移开。他的手刚一握住锅把，一阵剧痛让他尖叫着把锅扔在地上。这件事情之后，奥蒂斯再也不用手去握滚烫的铁锅锅把了，他总是使用防热垫以防被烫。

惩罚的定义

上面的两个例子显示出惩罚的行为学原理。在每个例子中，都有一个从事某种行为的人，并且行为之后都有一个直接结果使此人在将来相似的情形下不太可能再重复这个行为。凯西走近篱笆去抚摩狗，狗立刻咬了她。于是，凯西就不太可能再靠近篱笆抚摩这只狗或者是其他不熟悉的狗。

奥蒂斯握住铸铁平底锅滚烫的把手，结果他的手被烫伤，立刻导致了痛苦。于是，奥蒂斯就不太可能再去用手握滚烫的平底锅把手（即便这样做也会用防热垫）。

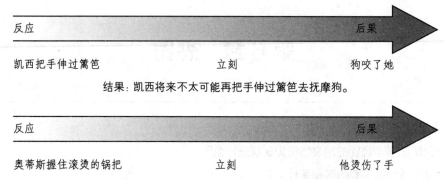

结果：凯西将来不太可能再把手伸过篱笆去抚摩狗。

结果：奥蒂斯将来不太可能再用手去握滚烫的锅把。

正如你从这些例子中看到的，**惩罚**的定义包括三个部分：

1. 发生了一个具体的行为；

2. 这个行为之后立刻跟随着一个结果；

3. 于是，将来这个行为不太可能再次发生（行为被弱化了）。

惩罚物（又称为厌恶刺激）是指使某一特定行为将来发生的可能性减小的结果。对于凯西来说，被狗咬就是她把手伸过篱笆的行为的惩罚物；对于奥蒂斯来说，疼痛刺激（烫伤手）就是他用手抓住滚烫锅把的行为的惩罚物。惩罚物是由对它之前的行为所造成的影响效果来定义的。当一个刺激事件减少了它之前的行为的频率时，这个刺激事件就是一个惩罚物。

请看一个具有侵犯行为和破坏行为的5岁儿童的案例。乔安老是把他的妹妹们弄哭，有时妹妹们玩他的玩具时他还打她们。每次乔安招惹或者打妹妹们的时候，母亲就会训斥、责打他。虽然此时他会停止招惹他的妹妹们，但是他还是日复一日地从事这些侵犯和破坏的行为。

★**妈妈的训斥和责打是不是对乔安侵犯和破坏行为的惩罚因素？为什么？**

答案是否定的。训斥和责打并没起到惩罚物的作用，它们没能使乔安的问题行为随时间而减少。这个例子实际上是正性强化。乔安的行为（招惹和打妹妹）导致了一个结果的出现（母亲责打他，妹妹被弄哭），而后果就是，乔安在将来继续从事这些行为。这实际上是正性强化定义的三个组成部分。

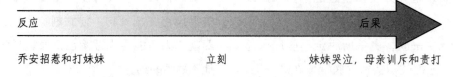

结果：乔安将来继续招惹和打他的妹妹们。

由此引出了关于惩罚定义的非常重要的一点。你不能以行为的结果是否显得令人不快或令人厌恶来对惩罚进行定义。只有将来的行为确实减少了，你才能得出某种具体结果是惩罚物的结论。在乔安的案例中，训斥和责打看上去是令人不快的结果，但是乔安继续招惹他的

表6-1 惩罚的例子

1. 艾德骑着自行车，他一边蹬车一边看着脚下的地面。突然间，他撞上了一辆停着的轿车，他从车上弹起来，脸撞在汽车的顶篷上，把门牙撞掉了。这件事情之后，艾德不太可能在骑车的时候看着地面了。

2. 阿尔玛在托儿所上日托，如果别的孩子玩她的玩具，有时她就会打他们。每次她打别的孩子时，老师就让她停止玩耍并在另一个房间的一把椅子上坐两分钟。于是，阿尔玛就不再打别的孩子了。

3. 暑假里查尔顿每周为邻居修剪草坪挣些零花钱。有一次，查尔顿在工作时推着割草机轧过花园的橡胶水管，把水管弄坏了。邻居发现了损坏的水管，要他赔偿。从那时起，查尔顿修剪草坪的时候再也不推着割草机轧过水管或者放在草地上的任何其他东西了。

4. 萨拉驾车行驶在一条州际公路上，她要开几个小时的车去看朋友。因为觉得很无聊，所以萨拉拿过旁边座位上的报纸看了起来。她读报的时候没有注意到车渐渐偏向右侧。突然间，汽车滑向路旁，侧面撞在一块限速标志牌上。在这件事之后，萨拉再也不在高速公路上边驾车边看报纸了。

5. 海伦在一个为行为障碍的孩子特设的学校中学习。老师使用扑克牌筹码作为学习成绩的条件强化物。每次她答对问题，老师就在一个容器里放进一个筹码强化她的行为。但是，每次海伦未经老师允许就离开座位时，老师就从容器中取走一个筹码。于是，海伦停止了不经允许就离开座位的行为。

6. 凯文过去经常在聚会上拿他妻子的烹饪手艺开玩笑，以博得朋友们的大笑。一开始，妻子对他的玩笑报以微笑，但最后她终于被惹恼了，只要凯文一拿她的厨艺开玩笑，她就冷眼盯着凯文。后来，凯文再也不开这样的玩笑了。

妹妹。如果训斥和责打起到惩罚物的作用，那么随着时间过去乔安就会停止欺负妹妹们。当我们根据在某种结果的作用下行为在将来是否减少（或增加）这一标准对惩罚（或行为强化）进行定义时，使用的是根据功能进行定义的方法。请参见表6-1中惩罚的例子。

需要考虑的另外一点是，当结果起作用时，行为是否只是暂时地减少或停止，或者说，将来的行为是否减少。当乔安受到母亲的责打时，停止了打妹妹的行为，但是他并没有停止将来的行为。有些家长不断地训斥或责打孩子，因为这会使问题行为立即停止，但这实际上并不能减少问题行为在将来发生的可能性。这些父母相信自己在进行惩罚。但是，如果问题行为在未来继续发生，那么训斥和责打就没起到惩罚物的作用，甚至反而可能成为问题行为的强化物。

★是什么强化了父母训斥和责打孩子的行为？

因为在训斥和责打之后孩子会暂时中止他们的问题行为，所以父母斥责孩子的行为就被负性强化了，这样，父母将来就会继续训斥和责打他们的孩子。

对惩罚的常见误解

在行为矫正学中，惩罚是一个具有特定含义的术语。当行为分析学家谈到惩罚时，他们指的是某一行为的结果导致了这个行为未来发生次数减少的过程。这与大多数人所认为的惩罚的含义是不同的。在一般的使用中，惩罚可能有许多种不同的含义，其中大多数具有消极的色彩。

很多人将惩罚定义为对某个犯了罪或者从事了其他不恰当行为的人采取的措施。在这种情况下，惩罚的含义就不仅包括对该行为停止的希望，还包括某种报偿或报复的因素；其中一部分意图是伤害那个犯有罪行的人。由于惩罚被看作做错事的人应得的，所以它包含了伦理或道德的内涵。如政府、警察、教会或父母等权威角色为了抑制不恰当的行为向人们施加惩罚，也就是说，阻止人们违反法律或规则。惩罚可能包括坐牢、死刑、罚款、下地狱的威胁、责打或训斥。通过这个简短的回顾，我们可以很清楚地看到日常生活中惩罚的定义与行为矫正学中采用的惩罚的定义相差甚远。

由于对惩罚在技术上的定义并不熟悉，外行人可能会相信行为矫正学中的惩罚的使用是错误或危险的说法。很不幸，斯金纳采用了惩罚这一已经具有了确定的意思和许多消极含义的词语。但作为一名学生，了解惩罚这个术语在行为矫正学中的定义，并认识到它在此处的意义与社会对惩罚所持有的普遍观点大不相同是很重要的。

> **正确词汇：惩罚行为，而不是人**
>
> 说你惩罚了一个行为（或反应）是正确的。你通过惩罚减弱了一个行为。说"教师用罚时出局的方法惩罚了莎拉的破坏行为"是正确的。
>
> 说你惩罚了一个人是不正确的。你不能减弱一个人，你只能减弱一个人的行为。说"教师因为破坏行为惩罚了莎拉"是不正确的。

正性惩罚与负性惩罚

惩罚从程序上可以分为两类：正性惩罚和负性惩罚。二者之间的区别是由行为的结果所决定的。

正性惩罚的定义如下：

1. 发生一个行为。

2. 行为之后跟随着一个刺激物的出现。

3. 作为结果，这个行为将来不太可能再次发生。

负性惩罚的定义如下：

1. 发生一个行为。

2. 行为之后跟随着一个刺激物的消除。

3. 作为结果，这个行为将来不太可能再次发生。

请注意，这些定义与正性强化和负性强化的定义是平行的（参见第4章）。最重要的区别在于，行为强化增强行为或者使它将来发生的可能性增大，而惩罚则削弱行为或者使它将来发生的可能性减小。

许多研究者考察了惩罚对于实验室动物行为的效果。阿金和豪兹（Azrin & Holz，1966）讨论了早期有关惩罚的动物研究，其中许多都是他们所做的研究。从那之后，研究者们考察了正性惩罚和负性惩罚对人类行为的效果（Axelrod & Apsche，1983）。例如，科尔特、沃尔夫、洛克（Corte，Wolf，& Locke，1971）使用惩罚的方法帮助治疗机构中的智力障碍青少年减少危险的自我伤害行为。其中一人总是打自己耳光。每次她这样做的时候，研究者就使用一种手持装置对她实行一次短暂的电击（虽然遭受电击的人很疼，但是不会受到伤害）。这种治疗方法使她每小时打自己耳光的次数从300～400次立刻降低到接近于零。

请注意，这项研究是在1971年进行的。今天，出于道德方面的考虑，电击极少（如果还有的话）作为惩罚物在治疗中使用。引用这个例子是为了说明正性惩罚的基本原理，而不是为了支持将电击用作惩罚物。

★为什么说这是一个正性惩罚的例子?

这是一个正性惩罚的例子，因为这个人每一次打自己的耳光时都会出现痛苦的刺激物，而问题行为也随之减少。有些研究者（Libet & Agras，1974）使用正性惩罚的方法减少了一个6个月大的婴儿威胁生命的反刍行为。婴儿的反刍行为是指反复地让食物流回嘴里然后再咽下去，这种行为会导致脱水、营养不良甚至死亡。在这项研究中，每当婴儿从事反刍的行为时，研究人员就向她的嘴里喷入少量的柠檬汁。结果，反刍的行为立刻减少了，而婴儿的体重也开始增加。

另一类的正性惩罚方法是以普利马克原理为基础的。普利马克原理的内容是，当一个人被迫从事与某种高可能性的行为相关的低可能性的行为时，高可能性的行为的频率会降低（Miltenberger & Fuqua，1981）。换句话说，如果在从事了某种问题行为之后，一个人必须做一件他不愿做的事，那么这个人将来再次从事这种问题行为的可能性会降低。卢斯等（Luce，Delquadri，& Hall，1980）使用这个原理帮助一位发育迟缓的6岁男童停止侵犯行为。每次这个孩子在教室里打别的孩子的时候，研究人员就让他重复10次坐在地板上然后站好。正如你从图6-1中看到的，这个叫作额外训练的惩罚程序使问题行为立刻减少了。

在图6-1中你可能会注意到，惩罚使目标行为迅速减少。虽然行为消失也使行为减少，但是通常都需要更长的时间，而且在行为减少之前经常出现消失爆发。使用惩罚方法时，不会出现消失爆发。但是，使用惩罚的方法时会产生一些其他的副作用，这将在后面进行讨论。

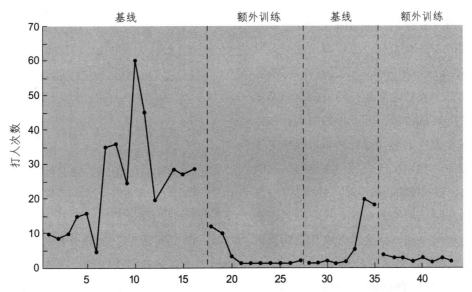

图6-1　在这张来自卢斯及其同事的研究（1980）的图中，一个叫作额外训练的积极惩罚程序减少了一个6岁男孩的侵犯行为。这是一个A-B-A-B研究设计，基线期和治疗期各出现了两次。

负性惩罚也是很多研究的主题。负性惩罚的两个例子是正性强化的罚时出局和反应代价（详情请参见第17章）。两者都包括强化刺激物的损失或者跟随着问题行为出现的活动。有一些学生可能会把负性惩罚与行为消失混淆起来。它们两者都削弱行为，但是行为消失是指移除之前对行为起到维持作用的强化物；而负性惩罚则正相反，指的是移除某些其他的随着行为出现的正性刺激。负性惩罚中移除的强化物与维持行为的强化物是不同的。例如，尊尼打断他父母的谈话，这种行为被父母的关注所强化（每次他打断父母的谈话，父母就会训斥他）。在这个案例中，行为消失是指尊尼打断父母谈话时父母的关注这一强化物的移除。负性惩罚则是指在尊尼每次打断父母谈话时他会遭受某些其他的强化物（如给他零花钱或允许他看电视）的损失。这两种方法都会降低打断父母谈话的行为的频率。

克拉克和贝尔（Clark and Baer，1973）等使用罚时出局的方法减少一个患有唐氏综合征的8岁女孩的侵犯行为和破坏行为。在出局期内，研究人员在这个女孩的问题行为发生之后将她从行为强化的环境中转移开一小段时间。每次这个女孩在教室中出现问题行为时，她就必须在一间休息室中独自坐3分钟。在使用了罚时出局的方法之后，她的问题行为立刻减少了（图6-2）。使用罚时出局的方法时，问题行为之后跟随的是老师的关注（社会行为强化）和教室里其他的强化物的损失（图6-3）。

菲利普斯等人（Phillips，Fixsen，& Wolf，1971）的一项研究是，在一个住院治疗计划中的"管教少年"们通过从事恰当的行为挣取分

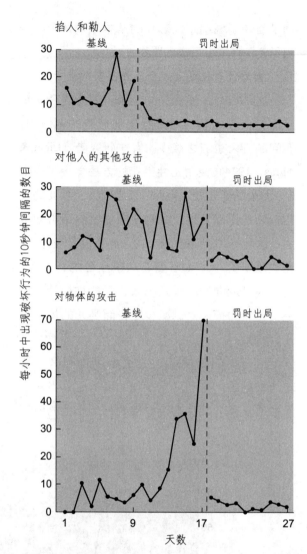

图6-2 在这张图中，你可以看到一种负性惩罚方法（罚时出局）对一位患有唐氏综合征的小女孩的侵犯行为和破坏行为的效果。这张图显示了多基线跨行为设计。罚时出局的方法在一个被试的三个行为上实施，而且罚时出局的使用随着时间分别错开。

数，然后可以使用这些分数换取后备强化物，如零食、钱和特殊待遇。这些分数就是条件强化物。然后研究者们使用称作反应代价的负性惩罚的方法减少晚餐时的迟到行为。当这些青年迟到时，他们就失去一些已经挣到的分数。

于是，迟到的现象减少了，最终所有的管教少年都在晚餐时按时出席。

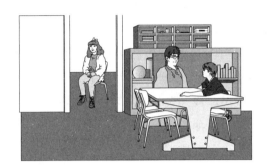

图6-3 这个8岁的女孩每次从事侵犯行为时都必须在这间休息室里坐一阵子。坐在这间屋子里的时候，她失去了得到诸如老师的关注、来自其他同学的关注和玩玩具等强化物的机会，于是，侵犯行为减少了。

正性惩罚和负性惩罚有时被赋予其他更具描述性的名称。但是，直接使用正性惩罚和负性惩罚的名称更为简单，而且这两个名称提供了与正性强化和负性强化相对应的意义。

正性惩罚的其他名称
■ 应用惩罚
■ 刺激物相关使用惩罚
■ 负性刺激物使用惩罚
■ 与反应相关的惩罚呈现

负性惩罚的其他名称
■ 撤销惩罚
■ 强化物损失惩罚
■ 惩罚一致性
■ 反应相关的积极强化物的撤销

★请看表6-1提供的惩罚案例，辨别哪些是正性惩罚，哪些是负性惩罚。答案在本章末尾的附录A中。

在所有的例子中，惩罚过程都导致了将来行为的减少。因此，在每个例子中，作为行为的结果，刺激物的出现或移除都起到了惩罚的作用。

非条件惩罚物和条件惩罚物

和行为强化一样，惩罚是影响人类行为的自然过程。有些事件或刺激物具有自然的惩罚作用，因为避免与这些刺激物的接触或者将这些接触最小化具有生存价值（Cooper et al., 1987）。痛苦的刺激物或极端水平的刺激经常带来危险。因此，产生痛苦的或极端水平的刺激的行为会自然地被削弱，而导致对这些刺激的逃避或回避的行为会自然地被增强。因此，痛苦的刺激物或者极端水平的刺激具有生物学上的重要性，这种刺激物叫作**非条件惩罚物**。通过进化，我们已经具备了在没有任何事先训练或者经验的情况下将自己的行为带来的这些自然的负性事件识别为惩罚的能力。例如，极端的炎热或寒冷，极端水平的听觉或视觉刺激，或者任何痛苦的刺激（例如，来自电击、尖锐的物体或者一记有力的重击刺激）会自然地削弱产生它的行为。如果这些刺激不是非条件惩罚物的话，那么我们就会更有可能从事那些可能导致受伤或死亡的危险行为。我们迅速地学会不把手放在火上、不直视太阳、不触摸锋利物体或者不光脚走在雪地或热沥青上，因为这些行为中的任何一种都会导致具有自然惩罚作用的结果。

另一类具有惩罚作用的刺激称作**条件惩罚物**。条件惩罚物是指，只有在与非条件惩罚物或者其他已经存在的条件惩罚物配对之后才具有惩罚作用的刺激物或事件。任何刺激物或事件在与已经存在的惩罚物配对后都可能变成条件惩罚物。

"不"这个词是一个常见的条件惩罚物。因为它经常与其他很多具有惩罚作用的刺激物搭配，结果它自己也变成了一个惩罚物。例如，如果一个孩子伸手触摸电源而父母对他说不，那么将来他就不太可能再去触摸。如果这个孩子在课堂上拼错单词而老师对他说不，那么他将来拼错这个单词的可能性就会降低。"不"这个词被认为是一个泛化的条件惩罚物，因为在一个人的一生中，这个词与其他大量的非条件惩罚物和条件惩罚物搭配在一起。研究者（Van，Houten，Nau，MacKenzie-Keating，Sameoto，& Colavecchia，1982）发现，如果对在课堂上表现出破坏行为的学生进行严厉的申斥，这些学生的破坏行为会减少。在这项研究中，申斥就是对学生们的破坏行为的条件惩罚物。威胁经常也是条件惩罚物，因为威胁经常与过去痛苦的刺激相关联，威胁可以变成条件惩罚物。

与强化物的损失相关联的刺激物可能变成条件惩罚物。违章停车罚单或超速罚单可能与金钱的损失（交罚款）相关联，因此罚单对于很多人来说是条件惩罚物。在现实生活中，超速罚单或违章停车罚单是否能够起到条件惩罚物的作用还依赖于很多因素，包括惩罚的程序和量级。这些因素和其他影响惩罚效果的因素，将在本章后面的内容中进行讨论。

来自父母的警告如果与零花钱、特殊待遇或者喜爱的活动的损失等强化物的损失搭配，就可能成为条件惩罚物。当孩子从事错误的行为时，如果父母向他提出警告，那么孩子将来再次从事错误行为的可能性就会降低。面部表情或者反对的表示也有可能成为条件惩罚物——如果将它们与来自某个很重要的人（例如父母或老师）的关注或赞同的损失联系起来的话。面部表情也可以与诸如训斥或责打等负性事件建立联系，从而起到条件惩罚物的作用（Doleys，Welle，Hobbs，Roberts，& Cartelli，1976；Jones & Miller，1974）。这里必须再次强调，条件惩罚物是根据功能定义的。只有它对其后发生的行为起到削弱的作用，才能被定义为惩罚物。如果一个人因为超速驾车而接到了罚单，并且作为结果，这个人将来不太可能再次超速驾车，那么罚单就起到了惩罚物的作用。但是，如果这个人在被罚款之后仍然继续超速驾驶，那么罚单就不是惩罚物。请看下面的例子。

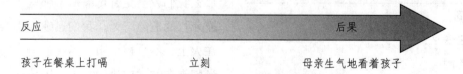

反应		后果
孩子在餐桌上打嗝	立刻	母亲生气地看着孩子

结果：孩子将来继续在餐桌上打嗝。

★**在这个例子中母亲对孩子的怒视是条件惩罚物吗？为什么？**

母亲对孩子的怒视不是条件惩罚物，因为孩子的打嗝行为并没有被削弱或停止。母亲的怒视可能起到了正性强化物的作用，或者也可能在孩子打嗝时桌旁其他家庭成员的大笑强化了这种打嗝的行为。从另一个角度来说，打嗝的行为也可能是自然强化的，因为它能够减轻胃部不舒适的感觉。

强化和惩罚的对比

正性强化和负性强化之间具有很重要的相似性和不同点，而正性惩罚和负性惩罚也是如此。这两类过程都有以下两个定义特征：①在行为之后跟随着一个后果；②这个后果对将来该行为的发生产生影响。两种行为强化和两种惩罚之间的联系和区别可以做如下的归纳：

行为的后果

结果	刺激物出现	移除刺激物
行为被加强 （在将来增加）	正性强化	负性强化
行为被削弱 （在将来减少）	正性惩罚	负性惩罚

请注意，当刺激物跟随着行为出现的时候，这个过程可能是正性强化或者正性惩罚，这要根据将来行为是被加强（强化）还是被削弱（惩罚）来确定。当刺激物跟随着行为移除的时候，这个过程可能是负性强化或者负性惩罚。如果行为被加强了就是负性行为强化，如果行为被削弱了就是负性惩罚。

相同环境中不同行为的强化和惩罚的方法可能涉及相同的刺激物，这要根据刺激物是否跟随着行为出现或移除来确定。请回想凯西和狗的例子。当凯西把手伸过篱笆的时候，这个行为立刻跟随着一个负性刺激的出现（狗咬了她）。狗咬她就是一个惩罚物：凯西将来不太可能再次把手伸过篱笆。但是，当凯西迅速把手缩回来的时候，终止了狗咬她所带来的疼痛。因为将手缩回来可以移除被狗咬所带来的疼痛，所以这个行为得到了加强。这就成了一个负性强化的例子。正如你看到的，当狗咬她的结果跟随着行为出现时，这个行为削弱了；当狗咬她的结果跟随着行为移除时，这个行为增强了。

在奥蒂斯和热铁锅的例子中，手握锅把的直接后果就是一个痛苦刺激。结果是奥蒂斯将来再用手握锅把的可能性降低了。这就是正性惩罚。

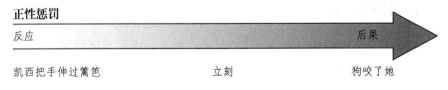

正性惩罚

反应 ———————————————————————→ 后果

凯西把手伸过篱笆　　　　　　　立刻　　　　　　　狗咬了她

结果：凯西将来再次把手伸过篱笆的可能性降低了。

负性强化

反应 ———————————————————————→ 后果

凯西把手缩回来　　　　　　　　立刻　　　　　　终止了狗咬她的情况

结果：将来在相似的痛苦刺激出现时，凯西更有可能把手缩回来。

★ **请描述这个例子中的负性强化。**

当奥蒂斯使用防热垫时，他就避免了痛苦刺激。于是，他更有可能在将来握住锅把的时候使用防热垫（负性强化）。接触热铁锅的行为受到了痛苦刺激的出现带来的惩罚；使用防热垫得到了痛苦刺激的移除（回避）造成的强化。

现在请考虑一下，相同的刺激是如何被包括在一个行为的负性惩罚和另一个行为的正性强化中的。如果一个具有强化作用的刺激随着行为被移除，这个行为会在将来减少（负性惩罚），但是如果一个具有强化作用的刺激随着行为出现，那么这个行为会在将来增加（正性强化）。我们知道，当一个刺激跟随着行为出现能够使行为增加，跟随着行为移除能够使行为减少时，这个刺激起到了正性强化物的作用。例如，弗莱德一旦被发现在天黑以后还骑自行车，他的父母就会把自行车拿走一个星期。这就使弗莱德在天黑以后骑车的可能性降低了（负性惩罚）。但是，几天后当弗莱德乞求父母让他骑车并许诺不在天黑后骑车时，父母把他的自行车还给了他。于是，将来弗莱德的自行车再被父母拿走时他就更有可能向父母求情（正性强化）。

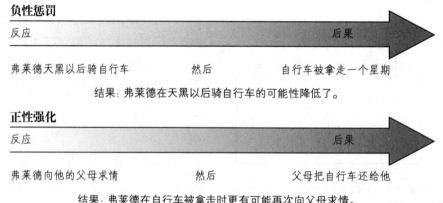

负性惩罚

反应 —————————————————————————————→ 后果

弗莱德天黑以后骑自行车　　　然后　　　自行车被拿走一个星期

结果：弗莱德在天黑以后骑自行车的可能性降低了。

正性强化

反应 —————————————————————————————→ 后果

弗莱德向他的父母求情　　　然后　　　父母把自行车还给他

结果：弗莱德在自行车被拿走时更有可能再次向父母求情。

影响惩罚效果的因素

影响惩罚效果的因素与影响行为强化效果的因素相似，包括直接性、一致性、激发操作、个体差异和惩罚物的强度。

直接性

当一个具有惩罚作用的刺激紧随行为出现，或者当某种强化物的损失紧随行为出现时，行为更有可能被削弱。换句话说，要使惩罚的方法最有效，结果必须紧随行为出现。随着行为和后果之间时间的延长，后果作为惩罚因素的效果不断地降低。

如果一个具有惩罚作用的刺激在行为发生一段时间之后才出现会是什么情况？课堂上一个学生对老师的教学进行讽刺，老师立刻生气地看着她。于是，这个学生在课堂上进行讽刺的可能性就降低了。如果老师在这个学生做出讽刺性评论30分钟之后才向她投去愤怒的目光，这种举动就不会对做出讽刺评论这一行为起到惩罚的作用。事实上，老师的怒视可能会成为这个举动之前刚刚发生的任何一个行为的惩罚物。

一致性

要使惩罚有最佳效果，具有惩罚作用的刺激必须在行为每次发生时都出现。如果每次行为发生时惩罚物都出现，而行为不发生时惩罚物都不出现，我们就说，具有惩罚作用的结果与行为是一致的。当惩罚物与行为一致时，它最有可能削弱目标行为。也就是说，当惩罚方法的应用与行为不完全一致时，即只有一部分行为的出现之后跟随着惩罚物，或者惩罚物出现在行为没有发生时，惩罚方法的效果就会减弱。如果行为强化程序继续对行为起作用，而惩罚方法的应用又与行为不完全相关，那么有一些行为可能跟随着惩罚物，有一些行为则跟随着强化物。在这种情况下，目标行为就在受到间歇惩罚程序影响的同时，受到间歇行为强化程序的影响。当行为强化程序与惩罚方法同时出现时，惩罚的效果可能被抵消。

如果一只饥饿的老鼠在实验盒中压动一根横杆并得到小块食物，这只老鼠就会继续压动横杆。但是，如果实施惩罚的方法，在老鼠压动横杆时就对它实行电击，那么压动横杆的行为就会停止。现在假设老鼠可以继续通过压动横杆获取食物，而只是偶尔在压动横杆时遭到电击。在这种情况下，惩罚刺激就不会非常有效，因为它的实行是间歇的，而且与行为一致性不大。在这种情况下，惩罚刺激的效果将取决于刺激的强度（电击有多强）、它跟随行为出现的频率和对于食物的确定作用时间的量级（这只老鼠有多饿）。

激发操作

正如激发操作可以影响强化物的效果一样，它也可以影响惩罚因素的效果。激发操作是指能够使某种结果作为惩罚物（或强化物）更为有效的事件或者条件。在负性惩罚的情况下，满足会使某些强化物（如食物）的损失的惩罚作用减弱，而剥夺则可以使某些强化物的惩罚作用增强。例如，父母告诉孩子，如果他在餐桌上表现不好就不让他吃甜点，但是如果孩子已经吃掉了一些甜点的话，这种警告就不是一种有效的惩罚物。如果孩子已经从其他渠道得到零花钱，那么告诉孩子如果做错事就不给他零花钱也不能构成惩罚物。但是，如果孩子没有来自其他渠道的零花钱而又计划买一个玩具的话，告诉孩子他可能失去零花钱就可以称为惩罚物。

在正性惩罚的情况下，任何增强刺激事件厌恶程度的事件或条件都会使这个事件成为一个更有效的惩罚物（EO），而使刺激事件厌恶程度降低的事件则会使它作为惩罚物的有效性降低（AO）。例如，有些药物（例如吗啡）会降低痛苦刺激作为惩罚物的效果。另一些药物（如酒精）可以减少社会刺激物（例如同伴的反对）作为惩罚物的效果。

★ 以上例子是 AO 还是 EO？

以上例子是 AO，因为在这些例子中，药物使得惩罚物的效果下降。

指导和规章制度可以加强某些刺激物作为惩罚物的效果。例如，木匠告诉徒弟，电锯颤动时可能会损伤锯齿。作为这个指导的结果，电锯的颤动就成为惩罚物。让电锯颤动的行为（例如，采取不正确的角度或用力过大等）就被削弱了。

影响惩罚效果的因素	
直接性	如果一个刺激在行为之后立刻出现，那么它作为惩罚物的效果会更好。
一致性	如果刺激的出现与行为相一致，那么它作为惩罚物的效果会更好。
激发操作	有些先行事件会在某个具体时间内使一个刺激作为惩罚物的效果更好。
个体差异和惩罚物的强度	总的说来，强度越大的负性物作为惩罚物的效果越好。

★以上例子 EO 是还是 AO？

这些例子是 EO，因为指导使得颤动的出现更加不好，或者说使得将不正确使用电锯作为惩罚物更加有效。同时，正确地使用电锯可以避免颤动，这个行为通过负性强化被加强了。

个体差异和惩罚物的强度

另一个影响惩罚效果的因素是具有惩罚作用的后果的性质。起惩罚作用的事件因人而异，某些事件对于有些人来说可能作为条件惩罚物，而对于其他人来说则不是，因为不同的人有着不同的经历和条件反射历史。相似地，一个刺激是否能起到惩罚物的作用取决于它的强度。总的来说，强度更大的刺激物更有可能成为惩罚物，但也因人而异。例如，蚊子的叮咬对大多数人来说是一种温和的负性刺激。在森林里穿短裤的行为可能会因为蚊子在腿上的叮咬受到惩罚，而穿长裤的行为则可能因为避免了蚊子的叮咬而得到负性强化。但是，有些人在有可能受到叮咬时根本就不愿意到室外活动，而另一些人则不把蚊子的威胁当回事。这就说明蚊子的叮咬对于一部分人是惩罚刺激而对另一些人来说则不是。相反，蜜蜂刺蜇造成的疼痛强度更大，它更有可能成为大多数人的惩罚因素。人们会停止从事可能导致蜜蜂刺蜇的行为，而且会从事其他一些可以避免受到刺蜇的行为。因为蜜蜂刺蜇的强度比蚊子叮咬的强度大得多，它更有可能成为一个有效的惩罚因素。

扩展阅读

影响惩罚的因素

研究者对行为矫正中的惩罚原则进行了多年研究。对于使用惩罚的一个重要建议是，与强化程序同时使用惩罚。例如，Thompson、Iwata、Conners 和 Roscoe（1999）发现，对于自我伤害行为惩罚与区分强化程序同时进行更有效（他们在使用惩罚的同时强化了一个希望的行为）。同样，Hanley、Piazza、Fisher 和 Maglieri（2005）发现在惩罚之上再加上区分强化程序，使得强化程序更有效。有意思的是，相比于只使用强化程序，这一研究中的儿童更喜欢既有强化又有惩罚的程序。这两个研究表明了将强化和惩罚结合起来的重要性。在一个考察不同惩罚强度的研究中，Vorndan 和 Lerman（2006）发现一个不明显的惩罚程序不太有效，而当它与一个明显的惩罚程序同时进行时则有效。Lerman、Iwata、Shore 和 DeLeon（1997）发现，间断惩罚不如连续惩罚有效，但是对部分被试，在运用连续惩罚之后再使用间断惩罚也是有效的。这两个研究表明，惩罚的结果和强度是影响惩罚有效性的重要因素。

使用惩罚方法要考虑的问题

使用惩罚的方法时必须考虑到一些问题，尤其是在使用包括痛苦刺激或其他负性刺激的正性惩罚时。

1. 惩罚可能产生侵犯行为或者其他情绪上的副作用。
2. 惩罚的使用可能导致受惩罚个体的逃避或回避行为。
3. 惩罚的使用可能对使用惩罚方法的人产生负性强化作用，从而可能导致惩罚的错误使用或者过度使用。
4. 使用惩罚的方法时，行为受到惩罚的观察者或者个体可能会模仿惩罚的方法，并且他们自己更有可能在将来使用这些惩罚方法。
5. 惩罚与很多伦理问题和可接受性的问题相关联。这些问题将在第18章中论及。

对惩罚的情绪反应

使用非人类的被试进行的行为学研究证明，将痛苦刺激作为惩罚物使用的时候，可能发生侵犯行为和其他情绪反应。例如，阿兹林（Azrin，Hutchinson，and Hake，1963）等人发现，痛苦刺激（电击）的使用会导致实验室动物的侵犯行为。在这项研究中，一只猴子受到电击后立刻向它身边的猴子发出攻击。当这种侵犯行为或者其他情绪回应导致了痛苦刺激或负性刺激的终止时，这些行为就得到了负性强化。这样，从事侵犯行为的倾向（尤其是当这种倾向被直接导向负性刺激的来源时）可能对接受实验的个体具有生存价值。

逃避和回避

只要在惩罚程序中使用负性刺激，就会为逃避和回避行为的出现创造机会。我们知道，任何能够起到逃避或回避负性刺激的行为都会通过负性强化得到加强。因此，虽然负性刺激可能在目标行为之后实施，从而达到减少目标行为的作用，但是个体从事的任何可以终止或避免负性刺激的行为都可能会被强化（Azrin，Hake，Holz，& Hutchinson，1965）。例如，一个孩子可能从父母身边跑开以逃避父母对他进行的责打。有时人们学会撒谎以逃避惩罚，或者学会逃避可能施加惩罚刺激的个体。当实施惩罚程序时，你必须非常小心地避免不恰当的回避或者逃避行为出现。

使用惩罚时的负性强化

有些学者争论说，由于惩罚的使用对于使用者有负性强化作用，所以惩罚很容易被错误地使用或者过度地使用（Sulzer，Azaroff，& Mayer，1991）。

★请描述惩罚的使用是如何被负性强化的。

使用惩罚的方法会立刻导致问题行为的减少。如果通过惩罚方法所减少的行为是令惩罚方法使用者厌恶的，那么惩罚的使用就会被令人厌恶的行为的终止所强化。这样，这个人将来就更有可能在相似的环境下使用惩罚。例如，霍普金斯女士非常憎恨她教的三年级学生在课上讲话的行为。只要课堂上一有人讲话，霍普金斯女士就立刻停止讲课并用最刻薄的表情盯着讲话的学生。当她这样做的时候，这个学生就会立刻停止讲话。于是，霍普金斯女士盯着学生的行为就被学生终止讲话的结果所强化了。霍普金斯女士频繁地使用盯着学生的方法，她也因此在学校里出了名。

惩罚和模仿

观察到别人频繁使用惩罚方法的个体更有可能在相似的情况下使用惩罚的方法。儿童尤其如此，对他们来说，观察学习在他们恰当和不恰当行为的发展中均起到了主要作用（图6-4）。例如，经历过频繁责打或者观察到侵犯行为的儿童更有可能从事侵犯行为（Bandura，1969；Bandura，Ross，& Ross，1963）。

道德问题

专业人员中存在着关于使用惩罚（尤其是痛苦刺激或者负性刺激）来改变其他人的行为的做法是否符合道德的争论（Repp & Singh，1990）。有些人说，很难证明使用惩罚是正当的（Meyer & Evans，1989），另一些人则认为，如果行为相当有害或者非常严重，而使用惩罚来矫正目标行为对个体的潜在好处非常大，那么就可以证明惩罚是正当的（Linscheid，

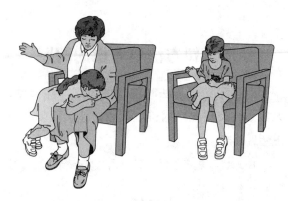

图6-4 使用惩罚时有可能发生的问题之一是观察学习，如图所示，为了惩罚女儿的错误行为，母亲使用了责打的方式。观察到母亲的做法之后，孩子也对她的布娃娃使用同样的方法。

Iwata，Ricketts，Williams，& Griffin，1990）。总之，把惩罚作为一种行为矫正方法使用之前，必须先考虑道德风险。调查显示，使用惩罚不如使用行为强化或者其他原理的行为矫正程序那么容易被专业人员接受（Kazdin，1980；Miltenberger，Lennox，& Erfanian，1989）。专业人员必须在决定使用基于惩罚的行为矫正程序之前考虑许多问题。除此以外，惩罚程序总是与正性强化程序一起使用，以加强人们希望的行为（参见第18章中关于这些问题的进一步讨论）。

本 章 小 结

1. 惩罚是一个基本的行为学原理。它的定义包括三个基本组成部分。一个具体的行为发生之后紧随着一个结果，于是，将来这个行为不太可能再次发生。

2. 对惩罚的常见误解是：惩罚是对一个人的伤害，或对一个人错误行为的报复。

实际上，行为矫正学中的惩罚是一个行为原理的名称，与通常法律或道德上的意思无关。

3. 根据程序的不同可以将惩罚分为两类。在正性惩罚中，行为之后跟随的是一个刺激物的出现。在负性惩罚中，行

为之后跟随的是一个刺激物的移除。在这两种情况下，行为再发生的可能性都降低了。

4. 两种惩罚刺激是非条件惩罚物和条件惩罚物。非条件惩罚物具有自然的惩罚作用。条件惩罚物是通过将一个中性刺激物与一个非条件惩罚物或者另外一个条件惩罚物搭配形成的。

5. 影响惩罚效果的因素包括直接性、一致性、激发操作、个体差异和惩罚物强度。

6. 与惩罚的使用相关的问题包括：对惩罚的情绪反应，逃避和回避行为的形成，使用惩罚时出现的负性强化，对使用惩罚的模仿，道德问题。

练 习 测 验

1. 定义惩罚。

2. 在日常用语中，惩罚的意思是什么？它与行为矫正中关于惩罚的定义有什么不同？

3. 举一个生活中惩罚的例子。说说这个例子是正性惩罚还是负性惩罚？为什么？这个例子中的惩罚物是非条件惩罚物还是条件惩罚物？为什么？

4. 行为矫正中的惩罚是功能定义。什么是功能定义？

5. 定义正性惩罚并举一个例子。

6. 定义负性惩罚并举一个例子。

7. 什么是非条件惩罚物？惩罚刺激具有生物重要性是什么意思？举几个非条件惩罚物的例子。

8. 什么是条件惩罚物？一个中性刺激物怎样成为条件惩罚物？举几个生活中条件惩罚物的例子。

9. 说明疼痛刺激怎样成为正性惩罚或负性惩罚，并举例。

10. 说明强化物怎样成为正性惩罚或负性惩罚，并举例。

11. 说说直接性如何影响惩罚的效果。

12. 说说一致性或惩罚程序如何影响惩罚的效果。

13. 什么是激发操作？举例说明激发操作对惩罚效果的影响。

14. 惩罚刺激的强度与惩罚的效果有什么关系？

15. 说明与惩罚的使用有关的五个问题。

16. 说出下面哪些是正性惩罚，哪些是负性惩罚，哪些是行为消失。在分析每个例子时，请回答三个问题：①例子中的行为是什么？②行为之后立即发生了什么？（增加了刺激还是消除了刺激？还是行为的强化物停止了？）③今后行为会发生什么？（行为减弱了？它不可能发生了？）

◆ 芮秋每天早晨起得很早，然后吃很多饼干。她母亲知道以后，就不往罐子里放饼干了。从此以后，芮秋就不再吃很多饼干了。

◆ 海泽在学校乱扔鸡蛋。校长抓住了她，让她擦干净学校所有的玻璃。海泽再也不在学校里扔鸡蛋了。

◆ 道格朝邻居家扔鸡蛋。他的家长抓住了他，让他赔邻居 50 美元以把房子弄干净。道格再也不朝邻居家扔鸡蛋了。

◆ 洛甫在课堂上做怪样，老师狠狠地瞪了他。以后洛甫再也不在课堂上做怪样了。

◆ 苏希很爱看电视，她用遥控器来开关电视和换频道。有一天遥控器坏了。她试了几次，以后就不用它了。

◆ 比尔打了妹妹后，妈妈没收了他一周的零花钱。以后他不再打妹妹了。

◆ 阿曼达试图翻过篱笆进入一个苹果园。篱笆是带电的，电了她一下。以后，她不再爬篱笆了。

附 录 A

表 6-1 正性惩罚和负性惩罚的例子。

1. 正性惩罚：当艾德骑车时撞了汽车，就会受到一个疼痛的刺激作为惩罚。

2. 负性惩罚：阿尔玛做出攻击的不良行为时，将受到失去玩具或与朋友一起玩耍机会的惩罚。

3. 负性惩罚：查尔顿剪草时撞坏了水管，这一行为要受到失去钱的惩罚。

4. 正性惩罚：萨拉开车时读报，这一行为受到车祸的惩罚。

5. 负性惩罚：每次当海伦离开了椅子，结果是扑克牌筹码被拿走作为惩罚。

6. 正性惩罚：凯文当着妻子的面，调侃妻子厨艺糟糕的行为，受到妻子冷眼凝视的惩罚。

第7章 刺激控制：刺激辨别和刺激泛化

- 什么是前提？它在操作性行为的刺激控制中如何起作用？
- 刺激控制的作用如何通过刺激辨别训练的方法确立？
- 什么是三段一致性？
- 什么是刺激泛化？它与刺激辨别有何区别？

在对行为强化、行为消失和惩罚的讨论中，我们看到后果对于控制操作性行为是十分重要的。操作性行为之后如果跟随的是具有强化作用的后果，行为就会被加强；如果具有强化作用的后果不再跟随着操作性行为出现，行为就被削弱（消失）。具有惩罚作用的结果也能削弱行为。行为强化、惩罚和行为消失这些基本的行为原理，可以解释行为为什么会增加并持续抑或减少并停止。因为操作性行为被它的后果所控制，所以行为分析学家们通过分析跟随着行为的事件，以了解发生的原因，并操纵行为的结果以改变行为。

本章将扩展对操作性行为的分析，并讨论**前提**（即在操作性行为之前发生的刺激事件）的重要性。行为的前提是指在行为发生时就已经存在的刺激事件、情形或者环境。为了了解并矫正操作性行为，对前提进行分析与对行为的结果进行分析同等重要。因此，本章将集中讨论前提（antecedents）、行为（behavior）和后果（consequences），也就是操作性行为的 ABC。

★ 为什么说了解操作性行为的前提很重要？

当我们了解了操作性行为的前提后，就具备了有关行为得到强化的环境、行为没有得到强化的环境以及行为受到惩罚的环境的信息。如果行为过去在某些情形下得到了强化，那么它在这些情形下就会继续发生；如果行为过去在某些情形下没有得到强化或者受到了惩罚，那么在这些情形下它就会停止发生。正如你看到的，行为强化、行为消失和惩罚的效果与它们所处的具体环境有相当重要的关系。请考虑下面的几个例子。

刺激控制的例子

杰克缺钱的时候就向妈妈要，妈妈通常都会给他一些钱。如果杰克向爸爸要钱，爸爸通常都会拒绝并让他自己去找份工作。于是，杰克通常都是向他妈妈要钱。

前提	行为	后果
妈妈在场	杰克向她要钱	妈妈给他钱
爸爸在场	杰克向他要钱	爸爸不给他钱

结果：杰克将来只向他妈妈要钱而不会再向爸爸要钱了。

正如你所看到的，要钱的行为得到了一个环境的强化（妈妈在场），而没有得到另一个环境的强化（爸爸在场）。因此，行为会继续在得到了强化的环境里发生，而不会在没有得到强化的环境里发生：杰克只会向妈妈要钱。妈妈在场是杰克要钱行为的前提。我们可以说，妈妈的出现对杰克要钱的行为具有刺激控制的作用。

请考虑另一个例子。金妮决定到后院摘几个草莓吃。她把一个红得发亮的草莓放进嘴里，草莓很甜而且多汁，味道很好。而另一个看上去还有些发青的草莓则又硬又酸，味道很差。当她继续摘草莓吃的时候，就只选择红颜色的草莓。在这个例子中，红草莓就是前提，当她摘下并吃掉红颜色的草莓时，她的行为得到了强化。因此她就更有可能摘红色的草莓来吃。当她吃掉发青的草莓时，她的行为没有得到强化，于是她不再去摘发青的草莓了。只吃红色的草莓而不吃青色的草莓就是一个刺激控制的例子。我们可以说，红草莓的出现，对金妮摘下并吃掉草莓的行为具有刺激控制的作用。

前提	行为	后果
红草莓	金妮摘下并吃掉它	味道很好
青草莓	金妮摘下并吃掉它	味道很差

结果：金妮可能再次摘红草莓吃，而不再摘青草莓吃了。

刺激控制的定义

上面的两个例子描述了**刺激控制**的原理。在每个例子中，当某个具体的刺激出现时，行为都更有可能发生。在杰克的例子里，他要钱的行为前提是妈妈的出现。在金妮的例子中，摘吃草莓的行为前提是红草莓的出现。如果由于某个特定的前提或者某个刺激群体中的一个刺激的出现（红草莓组成了一个刺激群体，任何红草莓都是这个刺激群体中的一个刺激），行为发生的可能性增加了，那么我们就说这个行为得到了刺激控制。

★请说出几个你自己受到刺激控制的行为。

要回答这个问题，先问问自己有哪些行为只有在某个特别的情形下或者特定的环境中才会发生（即出现的前提）。通过回答这个问题所找到的行为，几乎就是你所有的受到刺激控制的行为。任何行为都不是随意发生的，它们只在曾经受到过强化的具体情境中发生。表7-1

表 7-1 刺激控制的例子

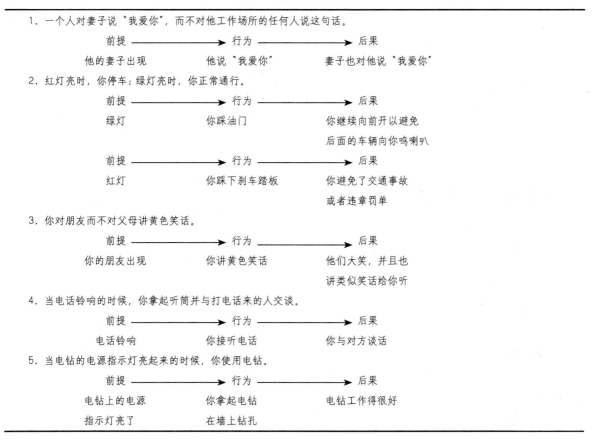

1. 一个人对妻子说"我爱你"，而不对他工作场所的任何人说这句话。

前提 ——————→ 行为 ——————→ 后果

他的妻子出现　　　　他说"我爱你"　　　妻子也对他说"我爱你"

2. 红灯亮时，你停车；绿灯亮时，你正常通行。

前提 ——————→ 行为 ——————→ 后果

绿灯　　　　　　　你踩油门　　　　　你继续向前开以避免
　　　　　　　　　　　　　　　　　　后面的车辆向你鸣喇叭

前提 ——————→ 行为 ——————→ 后果

红灯　　　　　　　你踩下刹车踏板　　你避免了交通事故
　　　　　　　　　　　　　　　　　　或者违章罚单

3. 你对朋友而不对父母讲黄色笑话。

前提 ——————→ 行为 ——————→ 后果

你的朋友出现　　　你讲黄色笑话　　　他们大笑，并且也
　　　　　　　　　　　　　　　　　　讲类似笑话给你听

4. 当电话铃响的时候，你拿起听筒并与打电话来的人交谈。

前提 ——————→ 行为 ——————→ 后果

电话铃响　　　　　你接听电话　　　　你与对方谈话

5. 当电钻的电源指示灯亮起来的时候，你使用电钻。

前提 ——————→ 行为 ——————→ 后果

电钻上的电源　　　你拿起电钻　　　　电钻工作得很好
指示灯亮了　　　　在墙上钻孔

提供了受到刺激控制的行为的例子。

表 7-1 中的每个例子都包括一个前提、一个行为和一个结果。在每个例子中，行为在前提出现的时候都更有可能发生。为什么呢？因为只有在前提出现时，行为才得到强化。请考虑下面的例子：

1. 这个人说"我爱你"的行为是被妻子强化的。如果他在工作时对别人说"我爱你"，听到这句话的人不会强化这个行为（他们可能会用奇怪的眼光看着他，也许更糟糕）。于是，他只对他的妻子说"我爱你"。

2. 见到红灯就停车的行为是被避免交通事故或者违章罚单所强化的（负性强化）。但是，在绿灯时停车会造成别人对你鸣喇叭或者做出愤怒手势的结果（正性惩罚）。因此，你在红灯而不是绿灯时停车。

3. 给朋友们讲黄色笑话的行为会被笑声和关注所强化。但是，对父母讲这样的笑话则不会得到强化，而且可能受到惩罚。因此，你只对你的朋友讲这样的笑话。

4. 电话铃响时拿起听筒的行为得到了与打电话的人谈话这一结果的强化；电话铃没响的时候拿起话筒的行为则得不到强化，因为电话的另一端没有人。因此，你只在电

话铃响的时候才拿起听筒（除非你要给别人打电话）。

5. 当电源指示灯亮起来的时候，使用电钻的行为得到强化，因为这时电钻可以顺利地工作。当灯没有亮的时候，使用电钻的行为得不到强化，因为它无法转动。所以，你只在电源指示灯亮的时候才使用电钻。

刺激控制的形成：刺激辨别训练

正如你从上面的例子中所看到的，刺激控制之所以能够形成是因为行为只有在特定的前提出现时才得到强化。因此，只有当前提出现时行为才会在将来继续发生。这个在行为得到强化时出现的前提就称作**可辨别刺激**（discriminative stimulus，S^D）。特定的前提（辨别刺激）出现时行为得到强化的过程称作**刺激辨别训练**。

刺激辨别训练包括两个步骤：

1. 当可辨别刺激（S^D）出现时，行为得到强化。

2. 当任何 S^D 以外的前提出现时，行为得不到强化。在辨别训练中，任何在行为得不到强化时出现的先行刺激都称为 S-delta（S^Δ）。

在刺激辨别训练中，S^D 出现时行为更有可能在将来发生，而 S^Δ 出现时行为发生的可能性则降低，这是刺激控制的定义。请一定记住，

S^D 的出现并不导致行为的发生，它只是标志着行为将会得到强化。行为强化才是使行为发生的可能性增加的原因。

实验室中的辨别训练

在霍兰和斯金纳（Holland & Skinner，1961）的实验中，一只饥饿的鸽子被放进一个实验箱中，鸽子前面的箱壁上有一个圆形的碟子（称作钥匙）和一红一绿两盏灯。鸽子具有啄击物体的自然倾向。当它啄击钥匙时，研究人员就通过盒壁上的一个小孔给它一点食物。食物强化了啄击钥匙的行为。

★霍兰和斯金纳是如何使用红灯对鸽子啄击钥匙的行为进行刺激控制的？

他们打开红灯（S^D），只要鸽子啄击钥匙，就向它提供食物（强化）。而有时他们打开绿灯（S^Δ），鸽子啄击钥匙时，他们就不给它食物（行为消失）。由于辨别训练的作用，鸽子在红灯亮的时候啄击钥匙的可能性更大，而在绿灯亮时啄击钥匙的可能性更小。红灯标志着啄击钥匙的行为会得到强化，而绿灯标志着啄击钥匙的行为得不到强化。

在相似的实验中，一只老鼠在压动杠杆的行为得到食物的强化时学会压动实验盒中的杠杆。通过辨别训练，老鼠学会了在听到一个特定的声音时压动杠杆，而在其他声音出现时不

前提	行为	后果
红灯（S^D）	鸽子啄击钥匙	得到食物
绿灯（S^Δ）	鸽子啄击钥匙	得不到食物

结果：鸽子只在红灯亮的时候啄击钥匙。

前提	行为	后果
音调较高的声音（S^D）	压动杠杆	得到食物
音调较低的声音（S^Δ）	压动杠杆	得不到食物

结果：老鼠只在音调较高的声音出现时压动杠杆。

去压动杠杆（Skinner，1938）。

相似地，小学里的下课铃对孩子们的行为形成刺激控制。只要下课铃声一响，学生们就离开座位到室外休息。这个行为得到了玩耍和快乐的强化。如果在铃响以前学生们就离开教室，那么这个行为不会得到强化（老师不会让他们到室外玩耍）。下课铃是离开教室行为的S^D，因为离开教室的行为唯一得到强化的时间是在铃响以后。

★**请辨别表7-1中每个例子的S^D和S^Δ。**

答案在表7-2中列出。

表7-2 可辨别刺激（S^D）和S-Delta（S^Δ）

例子	行为	S^D	S^Δ
1	说"我爱你"	妻子	一起工作的人
2	停车	红灯	绿灯
3	讲黄色笑话	朋友	父母、老师
4	接听电话	电话铃响	没有铃响
5	使用电钻	指示灯亮	指示灯灭

使用辨别训练发展阅读和拼写

阅读是一种通过刺激辨别训练过程发展而来的行为。我们的阅读行为受读到的字母和单词的刺激控制。如果我们看到 DOG 三个字母，就读"dog"（意为"狗"）。如果我们看到其他的字母组合也将其读作"dog"，那么我们的反应就是不正确的。我们通过辨别训练学会正确的阅读行为，在儿童时代尤其如此。

请注意，在这个例子中，成年人的回应"错了"是一个条件惩罚因素。

在我们学习阅读的过程中，逐渐能够辨别字母表中每个字母的发音，而且我们学会阅读成千上万的单词。阅读时，词语中的每个字母都与一个发音发生联系，而每一个字母组合都与一个词语相联系。当我们看到一个字母或者一个词语并将其正确地读出时，我们的行为被来自老师或父母的赞扬所强化。这样，这些字母或单词就在我们的阅读行为中形成了刺激

前提	行为	后果
DOG（S^D）	孩子读作"dog"	得到父母或老师的表扬
其他字母组合（S^Δ）	孩子读作"dog"	父母或老师说"错了！"

结果：当字母组合 DOG 出现时，孩子会读作"dog"，
而当其他的字母组合出现时，孩子不会将其读作"dog"。

控制。

★**请描述我们的拼写行为是如何通过刺激辨别训练发展的。**

在拼写的例子里，需要拼写的词是 S^D，我们的反应包括写出或说出构成这个词的字母。当我们正确地写出或说出字母的时候，拼写的行为就得到了强化。

前提	行为	后果
老师说"请拼写'树'这个词"(S^D)	你拼写出"tree"	老师表扬你
老师说"请拼写'鱼'这个词"(S^Δ)	你拼写出"tree"	老师说"错了！"

结果：当老师说"树"的时候，你更有可能拼写出"tree"，
当老师说其他词的时候，你就不会这么做。

由于辨别训练的作用，我们拼写行为中的刺激控制得到发展。我们所听到的每个具体的词语（和我们经历的每一个物体或事件）都与得到强化的一个正确拼写相对应。不正确的拼写行为得不到强化或者受到惩罚，这样，它就不再发生了。

刺激辨别训练和惩罚

刺激辨别训练也可以与惩罚一起发生。如果行为在一个前提出现时受到惩罚，那么将来当这个刺激再次出现时，行为会减少并停止发生。当其他的刺激出现时，行为可能会继续发生。例如，假设你做的汤开锅了，你舀了一勺放进嘴里品尝，结果把嘴烫伤了，于是，将来你不太可能再把一勺滚烫的汤放进嘴里了。但是，在汤开锅以前你仍然可能舀一些放进嘴里品尝，而不会烫伤自己。

沸腾的汤就是一个可辨别刺激，它标志着品尝汤就会受到惩罚。你不再试着在汤沸腾的时候去品尝，这时刺激控制就形成了。请考虑另一个例子。当你在图书馆里大声说话并大笑的时候，图书管理员可能会让你安静下来或者让你离开。但是，大声谈笑在其他许多情形下（例如在聚会上或者在球赛上）却不会受到惩罚。因此，大声谈笑的行为不太可能在图书馆里再次发生，但是会继续在其他不会受到惩罚的场合发生。

前提	行为	后果
汤已经沸腾	你尝了一勺汤	痛苦刺激（你把嘴烫伤了）
汤还没有沸腾	你尝了一勺汤	没有痛苦刺激

结果：将来你不太可能再去品尝沸腾的汤了。

前提　　　　　　　　　　行为　　　　　　　　后果

在图书馆里	你大声谈笑	遭到训斥
在聚会上	你大声谈笑	不会遭到训斥

结果：你在图书馆里不太可能大声谈笑。

图书馆就是一个可辨别刺激，它标志着大声谈笑会受到惩罚。如果你不再在图书馆里大声谈笑，你的行为就处在刺激控制的作用之下。

三段一致性

根据斯金纳（1969）的学说，刺激分辨训练具有三段一致性，它是指后果（强化物或者惩罚物）与只有叫作 S^D 的特定前提出现的情况下才发生的行为具有一致性。正如你所看到的，三段一致性包括前提、行为、后果三者之间的关系。行为分析学家经常把它称作行为的 ABC（Arndorfer & Miltenberger，1993；Bijou, Peterson, & Ault，1968）。用以描述三段一致性的符号如下：

$$S^D \longrightarrow R \longrightarrow S^R$$

S^D= 可辨别刺激，R= 回应（行为的出现），S^R= 强化物（或者具有强化作用的刺激物）。包括惩罚在内的三段一致性表达式如下：

$$S^D \longrightarrow R \longrightarrow S^P$$

在这种情况下，S^P = 惩罚物（或者具有惩罚作用的刺激物）。

正如你从前面的讨论中看到的，前提之所以能够对行为产生刺激控制作用，是因为行为在只有特定前提出现的情况下才得到强化或惩罚。当行为不再得到特定情形的强化（特定的前提出现），它就会在将来再次出现这种情形时减少。

刺激控制研究

大量的研究确立了刺激控制的原理并探讨了它在帮助人们改变自身行为中的应用。例如，阿兹林等（Azrin & Powell，1968）进行了一项研究，帮助大量吸烟者减少每天吸烟的数量。研究者制作了一种特别的香烟盒，这个烟盒可以在吸烟者拿出一支烟之后自动锁上一段时间（比如 1 小时）。在这段时间之后，烟盒会发出一个声音告诉吸烟者它又打开了。这个声音（听觉信号）就是一个试图从烟盒中拿出一支烟的行为会得到强化的 S^D 标志。最后，刺激控制形成了，因为吸烟者唯一可以从烟盒中拿出香烟的时间就是声音信号出现的时候。当这个信号没有出现时，试图从烟盒中取烟的行为就得不到强化，因为烟盒是锁着的。

谢夫（Schaefer，1970）通过使恒河猴击打头部的行为证明了该行为可以在刺激控制的作用下形成。谢夫之所以对击打头部的行为感兴趣，是因为这种自我伤害行为有时会出现在智力障碍的个体身上。通过一种称为塑造的方法（见第 9 章），谢夫使恒河猴发出击打头部的行为并且用食物强化这种行为。辨别训练是以下面的方法进行的。谢夫站在笼子前，有时说几句话（S^D），有时则什么都不说（S^Δ）。当谢夫向猴子说："可怜的孩子！别这么做！你会伤着自己的！"而猴子开始击打头部时，他就给猴子一小块食物。当他什么都没有说（S^Δ），而猴子却开始击打自己的头部时，他就不给猴子食物。于是，刺激控制形成了，猴子只在谢夫说话的时候（S^D出现的时候）才击打头部。在这个案例中，谢夫对猴子说的话与某些时候治疗人员对从事自我伤害行为的智力障碍个体所说的话非常相似。因此，这项使用猴子进行的研究对于使用刺激控制矫正人类的自我伤害行为有很重要的意义。其他一些研究人员也评估了刺激控制对于自我伤害行为以及智力障碍个体的其他行为的作用（Lalli, Mace, Livezey, & Kates, 1998；Pace, Iwata, Edwards, & McCosh, 1986）。研究人员还对大量其他人群和目标行为进行了刺激控制的研究（Conners et al., 2000；Dixon, 1981；Halle, 1989；Halle & Holt, 1991；Kennedy, 1994；Oliver, Oxener, Hearn & Hall, 2001；Striefel, Bryan, & Aikens, 1974）。第16章将讨论刺激控制在帮助人们改变自身行为方面的应用。

扩展阅读

刺激控制和规则

当某一行为在S^D出现时得到强化，因而在S^D出现时该行为更可能出现，就是建立了刺激控制。通常，该行为需要S^D多次出现并得到强化，刺激控制才能建立。有些时候，如果提供规则，刺激控制可以更迅速地建立起来。规则是说明行为要求和结果的语言表述，即告诉参与者什么时候（在什么情况下）

该行为将得到强化。Tiger 和 Hanley（2004）考察了规则如何影响学前儿童对关注的要求。在这个研究中，当老师在脖子上戴一个有颜色的花环时孩子们才能得到老师的关注，当老师不戴花环时就得不到关注。这个花环就是一个S^D，要求得到关注是行为，得到关注是强化物。Tiger 和 Hanley 发现当给予这些学前儿童规则时（"当我戴上红色的花环时……我可以回答你的问题……"），比不给予规则时建立了更大程度的刺激控制。这就是说，当给予规则时，孩子们只有在老师戴着花环时更可能要求关注。

刺激泛化

在有些情况下，使行为得到加强（通过行为强化）或者削弱（通过行为消失或惩罚）的前提是相当具体的。但是在另一些情况下，前提则范围很广，各式各样。当行为的刺激控制范围较大，也就是说，当行为可能发生在多种刺激情况下的时候，我们称其为刺激泛化。

刺激泛化是指当与S^D在某些方面相似的刺激出现在辨别训练期间时导致了行为的发生（Stokes & Osnes, 1989）。斯金纳（Skinner, 1953a, p.134）在他的著作中说："刺激泛化是……描述刺激所要求的控制被其他具有共同特性的刺激分享这一事实的术语。"其他的刺激与S^D越相似，行为就越有可能在这种刺激出现时发生，这称作泛化梯度（Skinner, 1957）。图7-1展示了研究刺激泛化梯度的例子（Guttman & Kalish, 1956）。研究者强化了鸽子在某种波长的灯光照亮钥匙时啄击钥匙的行为。于是，灯光就对行为产生了刺激控制，只要灯一亮，鸽子就会啄击钥匙。这张图显示出，鸽子在波长相似的灯亮的时候也会啄击钥匙。当灯的波长与原来灯的波长相差越来越大时，鸽子啄击钥匙的行为就减少了。泛化梯度表现了与 S^D 相似的刺激对行为造成的泛化。

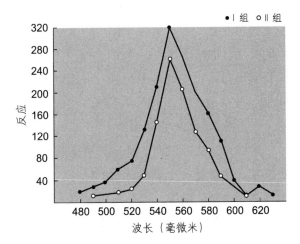

图7-1 本图显示了两个刺激泛化梯度的例子：当550纳米的灯光（S^D）亮时，鸽子啄钥匙行为被强化。以后，当相似波长的灯光亮起时，它们也会啄钥匙。灯光与最初的 S^D 越相似，鸽子就越有可能啄钥匙。

莱利等人（Lalli et al., 1998）介绍了另一种类型的泛化梯度。他们证明了一个10岁智力障碍女孩的撞头行为是被成人的注意所强化的。成人在场是该行为的 S^D。在这个例子中，泛化梯度是成年人与孩子的距离。当成年人在孩子旁边时，她更可能出现撞头行为；成年人离孩子越远，孩子就越不可能出现这个行为。图7-2呈现了莱利研究（1998）中的泛化梯度。奥利佛等人（Oliver et al., 2001）的研究则表明一位智力障碍女孩攻击行为的增加与她和治疗师的接近程度相关。

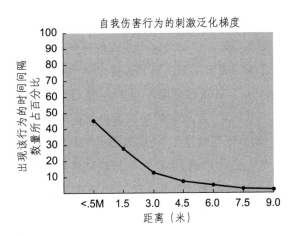

图7-2 在一定距离下被试出现撞头行为的时间间隔数量所占的百分比。孩子越接近对问题行为给予强化的成年人，越可能做出该行为。（Lalli, Mace, Livezey, & Kates, 1998）

泛化的例子

一个名叫艾琳的一年级学生正在使用速认卡片学习阅读。当她看到写着 MEN 的卡片时，就会读"men"并得到夸奖。这张写着 MEN 的卡片就是读"men"的行为的 S^D。有一天在和父母逛街的时候，艾琳看到男洗手间的门上有 MEN 的标志，就读出"men"。因为在洗手间门上的 MEN 标志和速认卡上的 MEN（S^D）相似，我们可以说发生了泛化的现象：在一个与原始的 S^D 有相同特征的刺激出现时，反应发生了。现在如果艾琳在看到任何 MEN 标记的时候（例如在书中、在门上、黑体字、手写体）都读"men"，我们就可以说泛化现象发生在所有有关的刺激物出现的时候。这个例子中的刺激泛化是训练带来的人们想要的结果。艾琳学会了辨认各种不同的 MEN 的书写方法。

当行为在不同环境下发生时，也会发生刺激泛化现象。例如，父母可能教导孩子听从他们的指导或者要求。当父母提出一个要求（S^D）时，孩子服从这个要求（R），父母于是夸奖孩子（S^R）。当孩子顺从父母提出的新的要求时，刺激泛化就发生了。父母提出的具体要求可能与以前的不同，但是它与辨别训练中出现的 S^D 有共同的特点：都是父母提出的要求或指导。父母提出的要求是刺激群体（具有相似特征的前提）的一部分。刺激泛化也发生在孩子处于其他情况下或者在其他时间服从其他成年人的要求或指导的时候。父母可以通过进行刺激辨别训练，防止他们不希望出现的刺激泛化。

正如你所看到的，刺激控制可能是非常具体的，也可能是多种多样的。如果一个行为只在某种特定的前提出现时才得到强化，那么刺激控制将很有力；将来行为只有在这个前提出现时才会发生。如果行为在若干具有相同特征的刺激物（属于同一个刺激群体）出现的情况下得到强化，刺激控制将更为广泛，而将来行为会在这个刺激群体中的任何一个刺激出现时发生。

请看一个叫米丽的 4 岁女孩的例子。米丽患有重度智力障碍并表现出自我伤害行为。具体地说，当她的母亲在房间里时，她就跪在地板上撞击自己的头部。当米丽撞击头部的时候，母亲就会走向她并把她抱起来和她说话，以使她停止这种行为。

★请描述米丽撞击头部的行为中包括的三段一致性。

前提（S^D）是她母亲的出现，行为是在地板上撞击头部，而具有强化作用的结果是她母亲的关注（抱起她并和她说话）。撞击头部的行为受到她母亲出现的刺激控制。当她姐姐在房间里而母亲不在时，米丽并不撞击头部，因为这个行为得不到她姐姐的强化。

米丽最近去医院时，她当着护士的面也撞击头部。这就是一个刺激泛化的例子。护士的出现是一个新的前提，但是她与 S^D（米丽的母亲，一位成年女性）相似。当米丽当着护士的面撞击头部时，护士抱起她并和她说话，就像她妈妈那样。这样，护士强化了她的行为。在医院里，只要其他成年人进入她的房间，米丽就撞击头部，而其他的成年人也强化她的行为。但是，当米丽在医院的游戏室里与其他孩子在一起而没有成年人在场时，她就不会撞击自己的头部。

前提	行为	后果
成年人在房间里	撞击头部	得到关注
孩子在房间里（没有成年人）	撞击头部	得不到关注

结果：米丽只有当成年人在房间里时才撞击头部。

表7-3 刺激泛化的例子

1. 艾米正在学习辨认红颜色。当老师向她出示一个红颜色的石块时，她能够说出"红"。当老师向她出示红色的球、红色的书，或其他红颜色的物品时，刺激泛化就会发生。

2. 斯科特在他的妻子向他大喊大叫之后再也不把脚放在咖啡桌上了。当他的妻子不在家，他也不把脚放在咖啡桌上的时候，泛化就发生了。

3. 沙朗的狗巴德从不向她乞求食物，因为她从来不在巴德乞求时给它食物。但是，当沙朗带着巴德拜访亲戚的时候，她的亲戚通过给巴德食物强化了巴德摇尾乞食的行为。在这之后，巴德也向沙朗和沙朗的朋友摇尾乞食。刺激泛化发生了。

4. 沙朗使用惩罚的方法训练她的狗巴德不要跑到她家周围的马路上。她用绳子拴着巴德在马路边上散步，每次巴德走到马路上时，沙朗都抽打它的脖子。最后，巴德即便在没有拴着绳子时也不会走到马路上了。刺激泛化发生了。

5. 你哥哥在场的时候，你学着驾驶他的汽车（手动挡）。这个行为随后泛化到每一辆手动挡的汽车。

★**为什么当房间里的另一个人是孩子时，米丽不会撞击自己的头部？**

当只有一个孩子和米丽在一起时，她不会撞击自己的头部，这是因为这个孩子不会强化她的行为。当米丽当着孩子撞击自己的头部时，孩子不会理睬她。因此，孩子是这个行为的S△。撞击头部的行为受到成年人的刺激控制，因为只有成年人才会强化这个行为。

表7-3中是一些刺激泛化的例子。

★**请辨别表7-3中每个例子的三段一致性，并说出在刺激泛化发生后控制行为的刺激群体。**

答案见附录A。

行为矫正的研究人员和从业人员对刺激泛化非常感兴趣。当他们使用行为矫正程序帮助人们增加不足行为或者减少过度行为，他们希望这种行为改变能够泛化到所有相似的刺激情况中。很多研究者都讨论了促进行为改变中的泛化问题。我们将在第19章中进行讨论。

本 章 小 结

1. 前提刺激是行为发生之前的刺激。如果操作性行为更有可能在某个特定前提或者某个刺激群体中的一个刺激出现时发生，那么这个行为就是受到了刺激控制的作用。

2. 刺激控制通过刺激辨别训练过程形成。刺激辨别训练过程是指行为在一个刺激（或刺激群体）出现时得到强化，而在其他刺激出现时不被强化。行为得到强化时出现的前提称作可辨别刺激（S^D）；行为不被强化时出现的刺激称作S-Delta（$S^\triangle$）。刺激辨别训练可以与行为强化、惩罚或行为消失一同发生，因此，行为发生与否可以被置于刺激控制之下。但是，并不是S^D导致了行为的发生与否。行为强化、行为消失或者惩罚才是导致行为在某个具体的前提存在的情况下发生或者不发生的过程。

3. 三段一致性包括可辨别刺激（S^D）、可辨别刺激出现后的反应、反应之后的强化结果。（S^D → R → S^R）

4. 当刺激控制非常广泛或者当行为发生在与最初的 S^D 相似的新的前提出现的时候，即发生了刺激泛化。刺激控制可以推广到具有相同的一个或多个特征的刺激群体。

练 习 测 验

1. 什么是前提刺激？举例说明。

2. 强化效果与具体情景有关是什么意思？

3. 什么是刺激控制？

4. 举例说明刺激控制。

5. 什么是 S^D？什么是 S[△]？

6. 介绍刺激辨别训练。刺激辨别训练的结果是什么？

7. 就以强化进行的刺激辨别训练和以惩罚进行的刺激辨别训练各举一个例子。

8. S^D 会引起行为发生吗？请给予解释。

9. 什么是三段一致性？举例说明。

10. 一只饥饿的老鼠只有当绿灯亮时压一下杠杆才能得到食物。这只老鼠今后压杠杆的行为会是什么样的？

11. 什么是刺激泛化？

12. 举一个刺激泛化的例子。

13. 什么是刺激群体？举一个例子。

14. 举一个刺激泛化有积极作用的例子。举一个刺激泛化有消极作用的例子。

15. 说说怎样用刺激辨别训练使泛化更容易或更不容易发生。

附 录 A

表 7-3 中各例子的三段一致性和泛化结果。

1. 前提 ──────────→ 行为 ──────────→ 后果

红色石块　　　　　　　艾米辨别出红颜色　　　　　　　得到老师的夸奖

结果：

红色石块　　　　　　　艾米辨认出红颜色

刺激泛化之后：

任何红色的物品　　　　艾米辨认出红颜色

2. 前提 ──────────→ 行为 ──────────→ 后果

妻子出现　　　　　　　斯科特将脚放在咖啡桌上　　　　妻子向他大喊大叫

结果：

妻子出现　　　　　　　斯科特不再把脚放在咖啡桌上

刺激泛化之后：

妻子不出现　　　　　　斯科特不再把脚放在咖啡桌上

3. 前提 ───────────────→ 行为 ───────────────→ 后果

在沙朗的亲戚家　　　　巴德摇尾乞食　　　　　　亲戚给巴德食物

结果：

在沙朗的亲戚家　　　　巴德摇尾乞食

刺激泛化之后：

在沙朗和她的朋友旁边　巴德摇尾乞食

4. 前提 ───────────────→ 行为 ───────────────→ 后果

拴着绳子时　　　　　　巴德走上马路　　　　　　沙朗抽打巴德的脖子

结果：

拴着绳子时　　　　　　巴德不再走上马路

刺激泛化之后：

没拴绳子时　　　　　　巴德不再走上马路

5. 前提 ───────────────→ 行为 ───────────────→ 后果

你哥哥在场时，　　　　你正确地驾驶　　　　　　赞扬

你在他的车上（手动挡）

结果：

你哥哥在场时，　　　　你正确地驾驶

你在他的车上

刺激泛化之后：

你哥哥不在场时，你在　你正确地驾驶

另一辆手动挡的车上

第8章　反应性条件反射

■ 什么是反应性条件反射?

■ 什么是条件情绪反应?

■ 反射行为是怎样终止的?

■ 影响反应性条件反射的因素是什么?

■ 反应性条件反射与操作性条件反射有何不同?

在第4章至第7章中我们已经讲述了操作性条件反射，即强化、行为消失、惩罚和刺激控制。本章我们要探讨的是另一种反射：反应性条件反射。操作性行为是由行为结果控制的，操作性条件反射同时也包含了对结果的操纵。而反应性行为是由前提因素控制（或引起）的，反应性条件反射中包含了对前提的操纵。请看下面的例子。

反应性条件反射举例

卡拉就职于一家儿童玩具厂，她的工作是操纵一台玩具塑料部件铸模机。塑料板通过传送带送入机器，当一片塑料板送入机器时，机器就会"咔嗒"一声，接着冲床把塑料板压制成型。每次压模的时候，机器上的水压管中会有一小股气流冲到卡拉的脸上。这股气流并不构成什么危险，却使卡拉在机器每压一张模时就眨一下眼睛。后来，卡拉发现，即使气流还

没喷到她脸上，只要机器"咔嗒"一响，她就会眨一下眼。数天后，维修人员对机器进行了修理，水压管不会再喷气流了。然而，卡拉注意到每次机器"咔嗒"一响时，她还是会眨一下眼睛。不过，几天以后这种现象就消失了。卡拉的眨眼就是一种反应性反射行为，是由前提因素即喷到脸上的那一小股气流引起的。因为每次"咔嗒"声一响过，气流就喷出，所以"咔嗒"声决定了卡拉即使在没有气流喷出时也会眨眼。这就是一个反应性条件反射的例子。

胡里奥的末堂课在晚上9:30下课，他9:40乘车，10点钟到家。下车后，他还要穿过铁路下的一条隧道才能回到家里。由于隧道里大部分的灯都坏了，那里通常都是黑漆漆的。自从这个学期以来，隧道里发生的一些事使胡里奥感到害怕。例如一只硕鼠突然蹿过他的面前，一些十几岁的孩子在墙壁上留下恐吓他的涂鸦，一个看似熟睡的流浪汉突然跳起来对着走过的胡里奥连声咒骂。每一次，胡里奥都觉得自己

心跳变快、肌肉发僵、呼吸加速，哪怕自己已经走出了隧道，这种身体上的反应还是会持续。发生这些事情以后，胡里奥发现，他一走向隧道，心跳变快、呼吸加速、肌肉紧张等身体反应就会随之而来，一直到走出隧道，这些反应都没有消除。一置身于该隧道内，他就会加快步伐甚至跑步出隧道。这也是反应性条件反射的一个例子。发生在隧道里的恐吓性事件最初引起了我们称之为惊恐的身体反应，由于这些事件是发生在隧道里的，因此接近隧道就引起了胡里奥产生相同的反应。接近隧道成了引起惊恐这种条件反射的前提因素。

反应性条件反射的定义

特定的刺激因素会引起特定的身体反射。婴儿对于乳头之类的东西触碰他们的嘴唇会做出吮吸反应；瞳孔接触到光亮就会收缩；有气流吹向眼睛时人会眨眼；喉咙里有异物时人就会干呕或咳嗽。这些及其他的一些反应（见表 8-1）就叫作**非条件反射**（unconditioned responses，简称 UR）。这些反射是由前提引起的，即使是在没有条件作用或学习的情况下也会发生。当**非条件刺激**（unconditioned stimulus，简称 US）出现时，健康的个体都会有非条件反射。人类之所以进化到对非条件刺激产生反射，是因为这些反射对于人类个体生存来说是有价值的。

★**请看表 8-1 中列明的非条件反射对生存具有怎样的价值。**

- 天生的吮吸倾向使婴儿在乳头放进嘴里时能够进食。
- 唾液分泌有助于咀嚼和消化食物。
- 喉咙中有异物时呕吐出来使人不至于窒息。
- 咳嗽能清除喉咙中的异物。
- 气体或其他物质接触眼睛时自然地眨眼倾向可以防止异物落入眼中，避免失明。
- 强光下瞳孔收缩有助于保护眼睛，防止失明。
- 遭到疼痛刺激时迅速后退使个体免受伤害（如烧伤、划伤等）。
- 自主神经系统唤起能让身体机制对个体的行动（出击或逃跑）做准备，使个体能够逃离危险境地或采取保护措施（Asterita，1985），

表 8-1　人类非条件反射举例

非条件刺激	非条件反射
触碰婴儿嘴唇	吮吸反射
嘴里的食物	分泌唾液
喉咙中的异物	干呕反应
对喉咙的刺激	咳嗽
吹向眼睛的气流	眨眼
射向眼睛的强光	瞳孔收缩
引起身体疼痛的刺激	快速缩回（例如把手从火炉上抽回）或自主唤起（战斗或逃跑反应）
突发的、强烈的刺激（如巨响）	惊跳反射（心跳、呼吸加速，肌肉紧绷）
性刺激（青春期后期）	阴茎勃起或阴道湿润
对膝盖软骨的敲击	膝跳反射

自发唤起的身体反应列在表 8-2 中。

- 惊跳反射包括了在一个可能的危险环境中为躯体动作做准备的自主神经系统唤起的各种因素。
- 性刺激引起的反射对个体没有什么生存价值，但它有助于性行为的进行，而性行为对于人类的繁衍是必要的。
- 膝跳反射对生存没有直接的意义，但它是包括姿势控制和肌肉协调等在内的一系列保证肌体正常运转的反射之一。

表 8-2 自主神经系统唤起所涉及的身体反应

心跳加速
呼吸变快
肌肉紧张
主要肌肉的血管中血液流量增加
流向皮肤的血液减少
分泌肾上腺素进入血液
出汗增多
嘴巴发干
瞳孔放大
肠的蠕动放慢

非条件反射（UR）是身体遇到非条件刺激（US）时的自然反应，这对于个体而言，是很普遍的。当原先属于中性的刺激伴随着非条件刺激共同作用时，就产生了反射作用。这种共同作用的结果就是中性刺激变成了**条件刺激**（CS）并引起了与非条件反射（UR）相似的**条件反射**（CR）。这两种反射都被称作反射行为。

反应性条件反射作用亦称为经典条件反射（Rachlin，1976）或巴甫洛夫条件反射（Chance，1988），正是俄国科学家巴甫洛夫（Ivan Pavlov，1927）首次对该作用进行了论证。在实验中，巴甫洛夫发现当狗嘴里放进了肉末，狗便会分泌唾液，这就证明了非条件刺激会引起非条件反射。接着，巴甫洛夫在给狗喂肉末之前，又增加了一种中性刺激，即节拍器发出的声音，这样做了几次以后，停止喂肉末而只让节拍器打节拍。他发现，即使嘴里没有肉末，狗听到节拍声也会分泌唾液。由于节拍声伴随着肉末出现了好几次，对狗而言，它就成了条件刺激。

如果多次与非条件刺激同时出现，任何刺激都会变成条件刺激。我们再来看看胡里奥的例子。走近隧道之所以成为条件刺激，是因为它伴随着非条件刺激，即隧道中的各种可怕事件。结果走近隧道同先前的各种可怕事件一样使胡里奥产生条件反射（我们通常称这种反射为恐惧或是焦虑）。

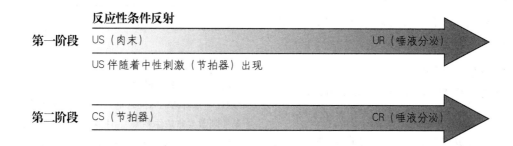

反应性条件反射

第一阶段　US（肉末）　　　　　　　　　　　　　　　　　　　UR（唾液分泌）
　　　　　US 伴随着中性刺激（节拍器）出现

第二阶段　CS（节拍器）　　　　　　　　　　　　　　　　　　CR（唾液分泌）

注意：第一阶段中要有多次的 US 和中性刺激的共同作用。第二阶段则是这一共同作用的结果。

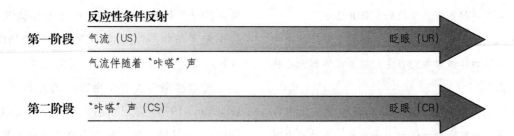

反应性条件反射

第一阶段　气流（US）　　　　　　　　　　　　　　　　　眨眼（UR）

气流伴随着"咔嗒"声

第二阶段　"咔嗒"声（CS）　　　　　　　　　　　　　　眨眼（CR）

★分析一下卡拉的例子，找出其中的非条件刺激(US)、非条件反射(UR)、条件刺激(CS)及条件反射（CR）。

喷到卡拉脸上的气流即为 US，它引起了眨眼，即 UR。由于每次机器的"咔嗒"声都伴随着气流喷出，"咔嗒"声就成了 CS，"咔嗒"声引起的眨眼就是 CR。注意，先前 US 引起的 UR 后来成了由 CS 引起的 CR。

中性刺激和非条件刺激的时间顺序

要产生条件反射，中性刺激（NS）和非条件刺激之间的时间顺序是很重要的，最好是非条件刺激紧接在中性刺激之后出现（Pavlov，1927）。在巴甫洛夫的实验中，节拍器响后半秒钟之内，肉末就喂进狗的嘴里，这种时间上的安排增加了节拍器成为条件刺激的可能性。如果巴甫洛夫在将肉末喂进狗嘴后才弄响节拍器，反射作用是不太可能出现的。图 8-1 描述了中性刺激和非条件刺激的几种可能的时间关系（Pierce & Epling，1995）。

在回溯条件反射（trace conditioning）中，中性刺激先于非条件刺激发生，非条件刺激开始时，中性刺激已经结束。以眨眼反射为例，"咔嗒"声响过之后，才有气流喷出。

在滞后条件反射（delay conditioning）中，中性刺激尚未结束，非条件刺激就开始了。在眨眼反射这个例子中，如果在"咔嗒"声结束之前，气流喷出，就会发生滞后条件反射。

在同步条件反射（simultaneous conditioning）中，中性刺激和非条件刺激同时发生，即"咔嗒"声和气流同时出现。

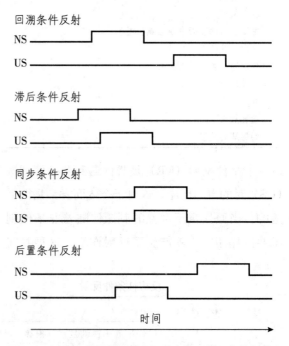

图 8-1　以上这些线段反映了四种条件反射下条件刺激和非条件刺激之间的时间关系。线的凸起部分表示给出刺激（条件刺激或非条件刺激）。注意，只有在非条件刺激的共同作用下某种刺激才成为条件刺激，而在作用之前，它只是一种中性刺激。

在后置条件反射（backward conditioning）中，非条件刺激先于中性刺激产生，也就是说，气流喷向眼睛之后，"咔嗒"声才响起。在这种情况下，"咔嗒"声不可能引起眨眼反射。

总的来说，在以上四种条件反射中，滞后反射和回溯反射是最有效的，它们的共同点都是中性刺激先发生。而后置反射是最不见效的一种，但味觉厌恶也许是其中的特例。请看下面的例子。

墨菲喝了一杯变了质的牛奶，虽然牛奶尝起来并没变味儿，但15分钟后，他感到极度的恶心并呕吐得很厉害。有了这一小段经历后，墨菲再喝到牛奶，就总觉得不是味儿。变质的牛奶就是非条件刺激，非条件反射则是恶心和呕吐。由于非条件刺激是伴随着品尝牛奶这个动作的，因此品尝牛奶就成了条件刺激，并引起了与先前相似的恶心感，这种恶心感就是条件反射。墨菲再次喝牛奶时不一定会真的呕吐，但会觉得牛奶不那么好喝了，并可能会有轻微的恶心症状。这种类型的反应性条件反射就叫

作味觉厌恶（Garcia，Kimeldorf，& Koelling，1955）。

高级条件反射

现在你已知道，中性刺激如果伴随着非条件刺激，就有可能转化成条件刺激，而条件刺激会引起条件反射，这是反应性条件反射的基本过程。中性刺激如果伴随着已然形成的条件刺激共同作用，就会出现高级条件反射，而中性刺激也会成为条件刺激。我们再来看看卡拉眨眼反射的例子。气流喷出伴随着"咔嗒"声出现多次后，"咔嗒"声成为引起卡拉眨眼的条件刺激。如果有另一种中性刺激伴随着"咔嗒"声，那么该刺激也会变成条件刺激。譬如有一盏灯，伴随着每次"咔嗒"声，它都会闪一次。结果这盏灯就成了条件刺激，即使在没有"咔嗒"声的情况下，它也会引起卡拉眨眼。高级条件反射能否建立取决于在中性刺激的伴随下，条件刺激的作用程度有多深。

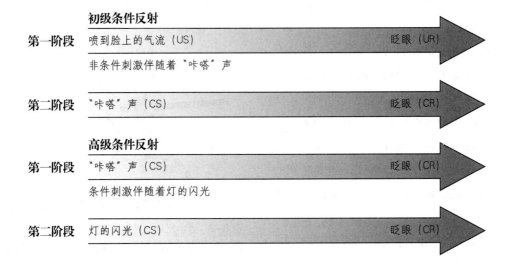

初级条件反射

第一阶段　喷到脸上的气流（US）　　　　眨眼（UR）

　　　　　非条件刺激伴随着"咔嗒"声

第二阶段　"咔嗒"声（CS）　　　　眨眼（CR）

高级条件反射

第一阶段　"咔嗒"声（CS）　　　　眨眼（CR）

　　　　　条件刺激伴随着灯的闪光

第二阶段　灯的闪光（CS）　　　　眨眼（CR）

条件情绪反应

通过反应性条件反射产生的某些条件反应被称为**条件情绪反应**（conditioned emotional responses，简称CERs），这个术语是由华生和雷纳（Watson & Rayner, 1920）首次提出的。他们遵循反应性条件反射的程序，使一个叫阿尔伯特的一岁男孩对白鼠产生了恐惧反应。小阿尔伯特起初并不害怕实验白鼠，看到白鼠时他没有哭，也没想走开，这时小白鼠只是一个中性刺激。华生和雷纳将小白鼠拿给阿尔伯特看，并且马上在他脑后用锤子敲击一根金属条（见图8-2）。锤击金属发出的出其不意的响声，就是引起阿尔伯特惊恐反应（UR）的非条件刺激。惊恐反射牵涉到的自主神经系统唤起，与害怕或焦虑所牵涉到的条件反应是一种类型。他们在相隔一周的两个时间段内，将白鼠和锤敲金属声总共演示了7次之后，小白鼠就成了条件刺激。一看到小白鼠，阿尔伯特就产生了我们称之为恐惧的条件情绪反应（例如，哭泣、自主神经系统唤起等）。

应注意，华生和雷纳的实验很有可能涉及了操作性条件反射。一开始，阿尔伯特要碰小白鼠时，实验者弄出很大的、吓人的响声，结果，小白鼠就成为条件性惩罚因素。伸手拿小白鼠的行为由于惩罚被削弱了，而逃离小白鼠的行为则被负性强化作用增强了。还要注意的是，像这样有意引发恐惧反应的研究，如今被认为是不道德的。

反应性条件反射的过程中可能会发展出正性（需要的）或负性（不需要的）条件情绪反应的条件刺激（Watson, 1924），华生和雷纳在阿尔伯特身上引起的害怕反应就是负性条件情绪反应的一个例子，其他的类似反应包括愤怒、厌恶和偏激。同样，条件刺激也会引起正性的条件情绪反应（如高兴、爱慕等）。起初，情绪反应是一种非条件刺激引起的非条件反射，譬如婴儿对母亲生理接触的反应。当母亲抚摩婴儿的脸蛋时，婴儿会微笑，发出"咕咕"的声音，或是做出其他表达其正性情绪的反应。渐渐地，这些条件情绪反应就变为以听到母亲的声音或看到母亲的面庞为条件。再如，一位小伙子闻到了女友惯用的香水味儿便会产生正性的条件情绪反应。与女友之间正性的交流及生理接触是引起正性情绪反应的非条件刺激，而香水则是伴随着非条件刺激出现的条件刺激。因此，即使女友不在身边，闻到这种香水味儿仍会使这位年轻人产生与女友在一起时所体会到的感觉（正性的条件情绪反应）。

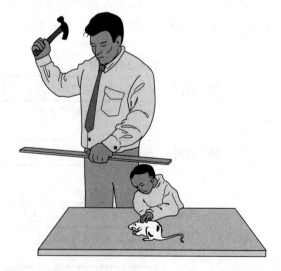

图8-2 当小阿尔伯特触摸那只白鼠时，华生就敲击金属使之发出很大的声响，这样重复几次后，小阿尔伯特再看到白鼠，就会产生恐惧反应。

★想一想你自己生活中正性的和负性的条件情绪反应，以及引起这些情绪反应的条件刺激。

虽然条件情绪反应的说法有一种直觉上的吸引力，但要估测或是使其具有可操作性都有一定的困难。有些情绪反应是显而易见的，很容易观察到，如哭泣、微笑、其他面部表情，以及沉默或是表示自主神经系统反应的身体姿势。同样地，自主神经系统唤起所涉及的生理反应（心跳、肌肉紧张、皮肤的导电性等），虽然是看不见的，但能用某些设备检测出来。例如，将电极连在被观察者的手臂上，利用肌电仪就能对肌肉紧张度进行测量。皮肤的导电性记录了皮电活动的变化，皮电活动是由于汗腺活动的增加伴随着自主神经系统的唤起产生的。自主神经系统的唤起还可以通过指尖的皮肤温度来测定，因为在自主神经系统唤起时，血液是从皮肤表层减少的，手掌和手指的温度都会降低。

然而，其他被报告出的情绪反应却是观察不到或是不可测量的，如高兴、爱慕等。毫无疑问，人们体验着这些不能被直接观察到的正性的或负性的情绪。但是困难就在于我们无法单独观测出它们的存在，很难说清楚人们的情绪中到底包括了哪些反射。而且，人们在情绪反射的报告中所述的感觉是实际条件情绪反应的综合作用，包括条件情绪反应产生的背景，还包括人们对于事件的解释，以及他们已经学到的界定明显的和隐秘的事件的方式。

条件反射的消失

条件反射的消失，又叫作**反射消失**，只有在条件刺激反复出现同时非条件刺激不出现的情况下才产生。如果在没有非条件刺激的情况下条件刺激连续出现，那么条件反射作用会减弱并最终停止。如果巴甫洛夫只是不停地呈现节拍器的声音（CS）而不再随之提供肉末（US），狗听到节拍器的声音时所分泌的唾液会越来越少，直至最后根本不分泌唾液。

在小阿尔伯特的例子中，白鼠是引起恐惧反应（CR）的条件刺激，因为它的每次出现总是伴随着一声很大的、吓人的声响。如果在没有 US 的情况下，光是把白鼠几次展示给小阿尔伯特，就会出现反射消失。最终，白鼠的出现就不会再引起害怕的反应了。

★试着描述一下发生在卡拉身上的反射消失。

维修人员修好了水压管，机器压模时"咔嗒"声响过后不会再有气流喷出，由于 CS（"咔嗒"声）还在继续出现，而 US（气流喷出）已经没有了，最终 CS 出现时 CR（眨眼）就不再出现了。

★如何运用反射消失原理来帮助胡里奥消除晚上走过隧道的恐惧感？

应该展示 CS 而阻止 US 的出现。换句话说，既然走近隧道是 CS，那么必须在他穿过隧道时不再有恐吓或惊吓性事件发生。如果在隧道里不再发生什么倒霉事，隧道就不会再引起自主唤起（害怕反应）了。做到这一点并不容易，因为你无法决定谁会在隧道里或那要发生什么事。当然，说服相关部门更换隧道里所有的路灯是一条解决的途径，如果隧道里灯火通明，惊吓性事件就有可能减少，游荡在隧道周围的恐吓者也会减少。

自发恢复

经过一段时间的反射消失，即不展示非条

件刺激而只是不断展示条件刺激，条件刺激就不会再引起条件反射。而如果稍后再次展示该条件刺激，条件反射有可能再次出现。譬如巴甫洛夫只让狗听到节拍器的声音而不喂它肉末，最终狗听到节拍器声音时就不会分泌唾液。然而，要是过些时候巴甫洛夫再次开启节拍器，狗又会重新分泌唾液，虽然这时分泌的唾液要比反射消失之前少。反射消失发生后，条件刺激能再次引起条件反射，这就是**自发恢复**。这时条件反射的程度通常会较小，而且在自发恢复阶段，如果不将非条件刺激与条件刺激共同展示，条件反射有可能再次消失。

反应性条件反射行为的
分化与泛化

反应性条件反射的分化是指条件反射由单个或一组狭窄范围内的条件刺激引起的情况；而泛化则指一些相似的条件刺激或一系列大范围内的条件刺激引起相同的条件反射。打个比方，一个人只是害怕某一只狗或某一种狗，这就是反射的分化；如果不管什么样的狗他都怕，这就是反射的泛化。

我们来看看反应性条件反射的分化是如何培养起来的吧。当一个特定刺激（S1）伴随着非条件刺激发生，而类似刺激（S2、S3、S4 等）在没有非条件刺激的情况下展示，只有 S1 会引起条件反射，这就是分化训练。例如玛德琳曾经被一只德国牧羊犬袭击过，从那以后，每当她经过庭院，看到这只德国牧羊犬（CS）就会引起她的自主唤起反应或恐惧反应（CR）。如果她和别的狗一起走过别的房子，就没有害怕的感觉。看到那只德国牧羊犬会成为条件刺激，因为它伴随着袭击（US），看到其他的狗不会成为条件刺激，是因为它们从没袭击过她。就是说，只有看到德国牧羊犬才会引起她的恐惧反应（CR）。

现在来看一下泛化是怎样培养起来的。泛化就是，与在反应性条件反射中，最初伴随着非条件刺激出现的条件刺激相类似的刺激引起条件反射的趋势。如果 S1（特定刺激）伴随着 US 出现，在没有 US 的情况下，相类似的刺激（S2、S3、S4 等）从没出现，条件反射也有可能会推及这些刺激。要是玛德琳曾被德国牧羊犬袭击过，而且从未遇上友善的狗，她的害怕反应很有可能推及其他一些在某种程度上与德国牧羊犬相似的狗（如与德国牧羊犬大小差不多、颜色相近或是外形相似的狗）。这种情况就不属于分化训练，因为类似刺激（其他狗）并未在缺少 US 时出现。

在反应性条件反射中，如果最初非条件刺激是伴随着若干个相类似刺激发生的，泛化就会加强。要是玛德琳真那么倒霉，不仅被德国牧羊犬袭击过，还被诸如金毛猎犬袭击过，她有可能看见所有的狗都害怕。这是因为非条件刺激（被袭击）伴随着一系列相似的条件刺激（各种不同的狗），泛化被加强了。

影响反应性条件反射的因素

反应性条件反射的强度取决于多种因素（Pavlov，1927），包括：

1. US 和 CS 的性质
2. US 和 CS 之间的时间关系

3. US 和 CS 之间的一致性

4. 共同作用的次数

5. 以前对 CS 的体验

非条件刺激和条件刺激的性质

刺激的强度将影响该刺激作为条件刺激或非条件刺激的效果，总的来说，一种刺激强度越大，它作为非条件刺激就越有效（Polenchar，Romano，Steinmetz，& Patterson，1984）。例如，同是非条件刺激，一股强气流要比弱气流吹进眼睛更能使人产生眨眼反射。同样地，一种痛苦的刺激要比相对温和的刺激更能激起人的自主唤起。而作为条件刺激，刺激强度越大，刺激效果也就越明显，因此我们认为，越强的刺激其效果就越显著。

条件刺激和非条件刺激之间的时间关系

为了使反射作用更加有效，CS 必须先于 US 发生，因此，滞后反射和回溯反射是最有效的。要具体给出 US 和 CS 之间的最佳时间间隔是不可能的，但这个间隔必须很短（例如，不到一秒）。当然，味觉厌恶是个特例。在该反射中，CS（品尝食物）出现后好几分钟，才有可能出现由变质食物（US）引起的恶心和呕吐（UR）。

条件刺激和非条件刺激之间的一致性

CS 和 US 之间的一致性指在每一次试验中 CS 和 US 均应出现，这样，条件反射建立的可能性要比只有 CS 没有 US 或只有 US 而没有 CS 大得多。每次气流喷到卡拉脸上之前，机器都会"咔嗒"一响，这时"咔嗒"声要比在气流只是偶尔伴随着"咔嗒"声的情况下（如每 10 响才喷一次）更有可能成为 CS。同样，如果机器压制模板时，气流喷出之前只是偶然发出"咔嗒"声，那么这种响声也不太可能成为 CS。

共同作用的次数

虽然非条件刺激和中性刺激共同作用一次通常就足以使中性刺激变成条件刺激，但总的来说，非条件刺激和条件刺激共同配合的次数越多，条件反射就越强。我们来看这个以某学生为被试的实验。实验中，蜂鸣器每响过一次（CS），学生的手臂就被电击一下（US）。电击是很痛的，但正如其他的行为学实验一样，还不至于对学生造成伤害。做过一次以后，蜂鸣器可能会引起自主唤起（CR），但蜂鸣器和电击共同出现几次后，自主唤起会更强烈，且反射消失需要更长时间才会出现。也就是说，当 US 不再出现，CS 依然会引起更多次 CR，然后才消失。虽然多次共同作用会导致更强烈的条件反射，但雷斯克拉和瓦格纳（1972）证明，第一次共同作用引起的条件反射最强烈，之后的条件反射强度的增量则随着共同作用发生次数的增多而减弱。比如，一只乌鸦在飞过一个小孩头顶时俯冲并尖声鸣叫，结果小孩每次看到乌鸦时都会有害怕反应。乌鸦（CS）和袭击（US）的第一次共同出现，使乌鸦成为引起小孩害怕反应（CR）的 CS。如果乌鸦再一次向小孩俯冲过来并尖声鸣叫，就有可能加强这种害怕反射，但这时的害怕反应增加的强度不会像第一次遭到袭击时那样强烈。随着被袭击次数的递增，害怕反应强烈程度的增量会递减。

以前对条件刺激的体验

如果个体以前在没有非条件刺激的情况下已受过某种刺激，那么，当这种刺激与一个非条件刺激共同作用时，就不太可能成为条件刺激。举个例子，两岁的格蕾斯经常和家里的狗克努特一起玩儿，其间并未发生什么令人不愉快的事。由于有了与克努特在一起的经历，即使克努特不小心撞倒了格蕾斯，它也不太可能成为引起格蕾斯害怕反应的条件刺激。然而，想象一下，格蕾斯的朋友宝拉来她家玩儿，而且第一次见到克努特，如果克努特突然将宝拉撞倒在地，它就很有可能成为引起宝拉害怕反应的条件刺激，因为宝拉原来没有和克努特相处过。

★ 在克努特与宝拉的例子中，US、CS、UR 和 CR 各是什么。

被克努特撞倒是引起宝拉自主唤起（害怕反应）即 UR 的 US，而 US 又是伴随着克努特发生的，克努特就是 CS。结果，当宝拉再次看到克努特时，这只小狗就引起了她的害怕反应。

> **扩展阅读**
>
> ### 反应性条件反射和条件惩罚物
>
> 建立反应性条件反射是让一个中性刺激（NS）与一个非条件刺激同时出现的过程。条件强化物和条件惩罚物通过反应性条件反射过程而形成。一个 NS 与一个强化物同时出现形成一个条件强化物，或者一个 NS 与一个惩罚物同时出现形成一个条件惩罚物。20 世纪 60 年代进行的研究表明，几个因素与条件惩罚物的形成有关。例如，Evens（1962）发现当一个声音与电击同时出现时，声音可以成为实验鼠按压杠杆的条件惩罚物。Evens 表明，声音出现在电击之前形成的惩罚物（回溯条件反射）比声音出现在电击之后（后置条件反射）更有效。在另一个研究中，Hake 和 Azrin（1965）表明当一个滴答声与电击同时出现时，滴答声可以成为实验鸽子按压键的条件惩罚物；当滴答声与更强的电击同时出现时，可以成为更有效的条件惩罚物。

反应性条件反射和
操作性条件反射的区别

通过以上论述，我们清楚地知道了反应性反射和操作性反射是两种不同的过程（Michael，1993a）。反应性反射行为是一种由前提刺激引起的条件或非条件反射，它是以生物性为基础的身体反射。操作性反射行为是由其结果决定的，虽然这种行为可能受到 S^D 的刺激控制，但它并不是由前提刺激引起的。操作性反射是个体在特定前提情境中发生的，发生的原因是由于个体在相同或相似情境中受到过强化。

当某一非条件刺激伴随着某一中性刺激共同作用时，该中性刺激就能够引起条件反射，这就是反应性条件反射。反应性条件反射只涉及 CS 和 US 两种刺激的共同作用，其结果就是某一中性刺激变成了条件刺激。而在一个特定的刺激情境中，如果某一特定的反射作用之后总是一个不断强化的结果，就会出现操作性条件反射。换句话说，操作性条件反射包含反应和强化物之间的一致性。操作性反射建立后，在将来的某个时候，如果出现了与反射行为被不断强化时相类似的环境，该反射行为就很有可能会再次出现。可以说，反射行为被强化的环境对反射行为施加了刺激控制。

当非条件刺激不再伴随着条件刺激出现时，就出现了反射消失，其结果是 CS 不会再引起 CR 了。而操作性反射行为的消失出现在反射行为不再获得强化结果的情况下，结果是反射行为在将来不再出现。

操作性和反应性反射行为有可能出现在同一情境中。当乌鸦向后院中的小孩俯冲下来并大声鸣叫时，反应性和操作性反射行为就可能同时发生。乌鸦的袭击引起了自主唤起，小孩尖叫着跑向正坐在院中读报的父亲（见图8-3）。虽然自主唤起是乌鸦的威胁引起的反应性反射行为，但尖叫和跑向父亲则是操作性反射行为，其结果是获得安抚和关注（正性强化作用）并逃离乌鸦（负性强化作用）。

再来看看卡拉的例子，气流喷出前，机器发出的"咔嗒"声是引起眨眼反应（CR）的 CS，因为气流是伴随着"咔嗒"声喷出的，这

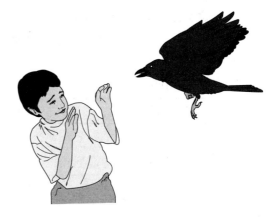

图8-3 当乌鸦向小孩俯冲时，小孩产生了两种反射行为。害怕反应是反应性条件反射，跑向他的父亲则是一种操作性条件反射。

就是反应性条件反射。过了一会儿，卡拉学乖了，一听到"咔嗒"声就把头转向一边，这样就可以避免气流喷到脸上。把头转向一边是一种操作性反射，因其可以避开气流这一结果而得以强化。"咔嗒"声对转头这一动作施加了刺激控制，是一种可辨别刺激，只有当"咔嗒"声出现时，这一行为才会得以加强。在其他没有气流喷出的时候，卡拉转头的行为就不会得到强化。

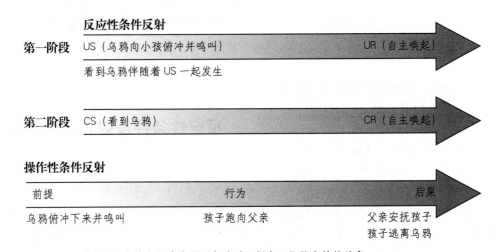

反应性条件反射

第一阶段 US（乌鸦向小孩俯冲并鸣叫） UR（自主唤起）

看到乌鸦伴随着 US 一起发生

第二阶段 CS（看到乌鸦） CR（自主唤起）

操作性条件反射

前提	行为	后果
乌鸦俯冲下来并鸣叫	孩子跑向父亲	父亲安抚孩子 孩子逃离乌鸦

结果：当小孩在后院中看到乌鸦时，很有可能跑向他的父亲。

一旦卡拉学会了每次听到"咔嗒"声就转过头去，反射消失就发生了。她仍会听到"咔嗒"声，但是气流再也喷不到她的脸上。结果，当"咔嗒"声(CR)再响起时，她就停止眨眼(CS)了。

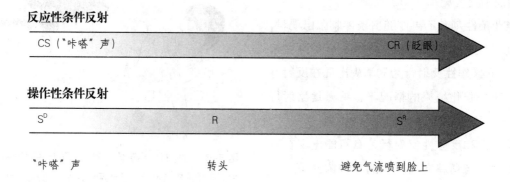

反应性条件反射

CS（"咔嗒"声）　　　　　　　　　　CR（眨眼）

操作性条件反射

S^D　　　　　R　　　　　S^R

"咔嗒"声　　　　　　转头　　　　　　避免气流喷到脸上

★**在胡里奥和黑暗隧道这个例子中的反应性反射行为和操作性反射行为各是什么。**

接近隧道引起的自主唤起是反应性反射行为，因为隧道中出现了可怕的事情（US），接近隧道就成为CS。操作性反射行为是快速走过隧道或跑出隧道，这一行为随着每一次奔离隧道而加强。换言之，这是一种负性强化作用。一旦跑出隧道，胡里奥的自主唤起就会平息。因此，该行为也随着自主唤起那种令人不适的生理感觉的终止而强化，这种强化是一种负性强化。

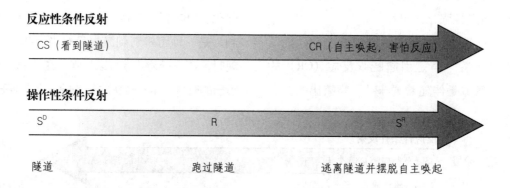

反应性条件反射

CS（看到隧道）　　　　　　　　CR（自主唤起，害怕反应）

操作性条件反射

S^D　　　　　R　　　　　S^R

隧道　　　　　　跑过隧道　　　　　　逃离隧道并摆脱自主唤起

正确词汇: 引起和促发的区分

反应性行为由一个前置刺激引起意味着：一个US作为非条件反射引起UR；由于CS与US同时出现，一个CS引起了一个CR。

操作性行为由前置刺激或事件促发意味着：一个S^D促发一个行为，因为由于它的出现该行为被强化；一个EO促发一个行为，因为它增加了由该行为形成的强化物的价值。

反应性条件反射和行为矫正

大部分的行为矫正程序是为改变操作性反射行为而设计的，因为人们希望改变的目标行为大部分都是操作性反射行为。然而，某些反应性反射行为对于个体而言也是很麻烦的，因而也是改变的对象。在大多数情况下，这些行为是指妨碍人体机能正常运作的条件情绪反应。有些人因为焦虑，例如害怕在公开场合说话的焦虑或对于性行为的焦虑等产生了非常不愉快的感觉。某些时候，惧怕刺激引起的自主唤起严重到个体为了逃避该刺激而不得不改变生活，比如，一个怕高的人可能会拒绝通过一座高桥。第24章将阐述帮助人们改变包括恐惧和焦虑在内的反应性反射行为的行为矫正程序。

本 章 小 结

1. 反应性条件反射中，原有的中性刺激与一个非条件刺激相伴发生时，该中性刺激会变成条件刺激（CS）。条件刺激引起的条件反应（CR）类似于由非条件刺激（US）引起的非条件反应（UR）。US紧接着CS发生，这时的反应性条件反射最有效。当一个中性刺激之后紧接着一个已然形成的条件刺激时，就会有高级条件反射。反应性行为所包含的身体反应对个体而言具有生存意义。

2. 条件情绪反应（CER）是反应性条件反射的一种。CER有可能是正性的（如高兴），也有可能是负性的（如害怕和焦虑）。

3. 在没有US的情况下展示CS，就会出现反射消失的现象。结果，CS再也不会导致CR了。

4. 影响反应性条件反射的因素包括：US和CS的强度、US和CS之间的时间关系，US和CS之间的一致性，共同作用的次数，和以前对CS的体验。

5. 当一个中性刺激与一个非条件刺激相伴发生时，该中性刺激会变成引起CR的条件刺激（CS），这时就建立了反应性条件反射。当 S^D 出现时行为得到强化，以后当 S^D 出现时，行为就更可能出现，这时就建立了操作性条件反射。

练 习 测 验

1. 解释下列短语：US，UR，CS，CR。

2. 什么是非条件刺激？举例说明。

3. 什么是非条件反应？举例说明。

4. 中性刺激怎样成为条件刺激？这一过程叫作什么？

5. 反应性条件反射的结果是什么？

6. 在反应性条件反射中，中性刺激（NS）与US伴随出现的时间很重要。NS与US的时间关系有四种：回溯条件反射、滞后条件反射、同步条件反射、后置条件反射。对每一种给予描述。

7. 上面四种条件反射中哪种是最有效的，哪种是最无效的？

8. 介绍高级条件反射，并举例说明。

9. 什么是 CER？举例说明正性和负性的 CER。

10. 介绍反射消失，并举例说明。

11. 什么是自发恢复？举例说明。

12. 味觉厌恶与其他类型的反应性条件反射有什么不同？

13. 反应性条件反射的行为分化是怎样建立的？举例说明。

14. 反应性条件反射的行为泛化是怎样建立的？举例说明。

15. 影响反应性条件反射的五个因素是什么？

16. 某学生对当众演讲感到恐惧。在这一案例中，反应性条件反射和操作性条件反射如何同时发生？

17. 怎样运用反射消失帮助一个儿童克服对狗的恐惧？在这个案例中怎样运用正性强化？

第三部分

建立新行为的方法

第9章　塑造

正如我们在第4章所看到的,强化是提高积极行为发生频率的一种手段。要运用它来进行行为矫正,积极行为至少要偶尔出现过。但是如果个体根本不曾有过这种行为,我们就需要用别的方法来使这种行为发生,塑造就是这样一种方法。

塑造的运用实例:
教一个儿童说话

塑造对于所有的小孩来说都是很自然的事儿。还没学会说话的小宝宝会含混不清地发出声音,那是他在模仿父母的语言发音。起初,父母对此很兴奋,并开始关注咿呀学语的宝宝,他们对着宝宝微笑,跟他说话,学他发音并温柔地抚摩他。这种关注强化了宝宝咿呀学语的行为,结果,宝宝就不断地学说话。最终,宝宝发出了诸如"大""妈"或是"爸"等与常用单字相似的音。父母激动起来,对这些可以辨认的声音更为注意。同时,小宝宝发出常用单字的读音时,爸爸妈妈对某些简单的咿呀语不再有那么多回应了。随着该过程的推进,宝宝逐渐将各音素连在一起说出词语,如"爸爸"或"妈妈"。这时父母又激动起来,对此给予了切实的关注,同时对宝宝先前发出的那些断断续续的音节减少了关注。结果呢,宝宝就更常说词语而更少断续发音了。在整个培养语感的过程中,父母不断推动着宝宝一步一步向着真正说话迈进。当父母开始强化宝宝的咿呀语时,塑造的过程也就开始了,从呢喃儿语中随意发出的音节到逐渐接近真正说话。每次宝宝发出了与真实的字词更为接近的音节时,他就会得到父母更多的关注(强化作用),而对于相对逊色的近似发音,受到的关注就会较少。

还有很重要的一点就是,父母不只是使孩子的语言成形,还能够对这种塑造实施合理的刺激控制。当父母拿给孩子一个球时,他们就会鼓励宝宝发"qú"或"qiú"的音;而当宝宝看着或指着父亲的时候，他们就会鼓励他发"bà"或"bàba"的音。塑造的过程使孩子学会说字词，而通过同时进行辨别训练，孩子学会在特定的环境下说特定的词。

塑造的定义

塑造是用来培养一个人目前尚未做出的目标行为的手段，它可以定义为使个体行为不断接近目标行为直至最终做出这种目标行为的**差别强化**过程。差别强化涉及强化和消失的基本原则。当一个情景中某个行为被强化而所有其他行为都没有被强化时，就出现了差别强化。得到强化的行为会增加，没有得到强化的行为通过消失而减少。（见第15章对差别强化程序的详细介绍。）

使用塑造来培养语言能力时，其连续接近目标的步骤是这样的：咿呀语、字音、字、词、词组，然后是句子。塑造一开始，你要找出个体已经表现出来的一种接近目标行为的行为，这叫作初始行为或初级接近。你要强化该行为，使个体更经常地做出这些行为。而后停止强化，这时典型的情况是，个体开始出现新的行为，这些行为是消失爆发之后个体表现出诸多行为的一部分。现在，你就可以开始强化与目标行为更接近的一种新行为。结果自然是个体开始更常做出新行为，而更少做出先前的行为。这样的差别强化（对更趋近目标行为的行为进行强化并对先前趋近行为的消失这两个过程）不断地进行，直至个体最终做出目标行为。

斯金纳（Skinner，1938）利用塑造，使一只实验用小白鼠在一个实验箱内压动杠杆的一端。这根杠杆看上去就像是从箱壁上伸出的一根小棒子，小白鼠很容易就可以把爪子搁在上面并推动它。箱壁上还有一个小开口，从那儿可以投放食物。当小白鼠第一次被放进这个实验箱时，它不断地四处搜寻摸索。

★**试述你会怎样运用塑造使小白鼠压动杠杆。**

首先要选择初始行为或者说初级接近。你可以在每次小白鼠走到装有杠杆的那面箱壁边时就喂它一小团食物，结果，小白鼠大部分时间都待在这面箱壁边。这样，你就可以开始强化更接近的行为而使先前的接近行为终止，即只有当小白鼠面朝杠杆时才喂它食物，结果就使小白鼠经常面朝杠杆。现在，只有当小白鼠接近杠杆时你才喂它食物。接着，只有当小白鼠在杠杆旁边并用后腿站立时才喂食。一旦小白鼠持续这一动作，你就可以运用行为消失方法，代之以只有当它的爪子伸向杠杆时才喂食。而当小白鼠频繁地做出该举动时，就可以采取下一个步骤，即只有当小白鼠用爪子触碰杠杆时才喂它食物吃。由于这种强化作用，小白鼠就会经常地触碰杠杆。这样你就可以采取最后一步行动了，当小白鼠压动杠杆时才喂食物给它。现在，不管什么时候将这只饥饿的小白鼠放进实验箱，它都会跑过去用爪子按动杠杆，因为这种行为是被强化了的。塑造作用使你能够以强化小白鼠常做出的举动（站在一面箱壁边）为开始，而最终使之做出它从未做过的举动。

虽然我们大致总结出了7个塑造步骤（连续接近），但在培养小白鼠压动杠杆反应的过程中还有很多别的步骤，如步骤3（使小白鼠接近杠杆）就可以细分成2～3个步骤。最重要的一点是，每一个步骤必须使个体的行为较之先前的行为朝目标行为迈进了一步。

塑造小白鼠压动杠杆的步骤
1. 白鼠移向装有杠杆的那一面箱壁边。
2. 白鼠面朝杠杆。
3. 白鼠接近杠杆。
4. 白鼠用后腿站立。
5. 白鼠的爪子伸向杠杆。
6. 白鼠触碰杠杆。
7. 白鼠压动杠杆。

你有没有想过海洋公园里那些海豚和其他的海洋哺乳动物是如何学会做那么多复杂的动作的？是的，驯养员正是运用塑造教会它们做出这些动作（Pryor，1985）。海豚驯养员用鱼作为非条件强化物，用手控秒表的"咔嗒"声作为条件强化物，从强化海豚最常做的自然动作开始训练它做出复杂的动作。然后通过强化一系列的不断趋近目标行为的动作，训练海豚表演出了它们从未做过的动作（如跳出水面用嘴接住游戏圈）。

★驯养员怎样使"咔嗒"声成为条件强化物？为什么他们需要利用强化物？

每次驯养员将作为强化物的小鱼儿喂给海豚吃之前，就使秒表"咔嗒"响一声，因为"咔嗒"声伴随着非条件强化物，所以它就成了条件强化物。之所以用条件强化物是因为驯养员可以快速轻易地弄出"咔嗒"声，而且不用让海豚留下来吃小鱼就可以使它的行为得到强化。当然，运用塑造时，时间安排是十分重要的。必须在正确的趋近动作出现的时间点上才可以用强化物，否则，可能会在不经意中强化了与目标行为不同的行为。用鱼做强化物，海豚最终会吃饱，这时鱼就不能够再作为强化物了，除非等到第二天海豚又饿了的时候。想要更深地了解对动物行为的塑造，请参看普莱尔1984年的研究及斯金纳1938年、1951年、1958年的研究。

塑造的应用

奥尼尔和加德纳（O'Neill & Gardner，1983）讲述了两例人类行为塑造的有趣个案，两个案例都发生在一个医疗康复机构中。

让F女士重新走路

第一个案例的主角是一位75岁的老太太F女士，她做过髋关节置换手术。为了能够恢复独立行走，她需要进行物理治疗。尤其是F女士必须要学会走过两条平行栏杆之间的空道（当然她可以将胳膊扶在栏杆上帮助行走）。但是，F女士拒绝进行物理治疗。由于F女士目前没有做出过目标行为，奥尼尔和加德纳决定用塑造来帮助她，目标行为是使用拐杖独立行走。起先，他们让F女士来到放有平行栏杆的物理治疗室。当F女士坐着轮椅来到物理治疗室时，临床医疗人员向她热情地打招呼并为她按摩（这是F女士很喜欢的）。于是，去物理治疗室这个行为被强化了，F女士每天都很乐意去那儿。过了几天，医疗人员要求F女士在接受按摩之前先在平行栏杆之间站1秒钟（一种趋向行走的行为），于是，F女士站起来1秒钟后又接受了按摩。第二天，治疗人员将站立的时间延长至15秒钟，这样F女士在平行栏杆间站了15秒钟

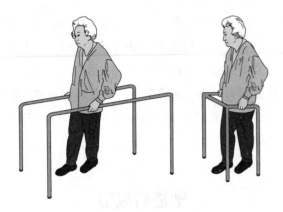

图9-1 F女士站在两条平行栏杆之间，这是为培养她能够用拐杖独立行走的目标行为的塑造步骤之一。

才接受按摩（见图9-1）。当F女士能够成功地站在平行栏杆之间后，治疗人员又让她第一天走上几步，第二天再多走几步，直至最后她能走过栏杆之间的全部路程。最终，F女士能够挂着拐杖独立行走，她出院了。由于塑造是以个体已有的简单行为为起始点，一小步一小步向

目标行为迈进（连续接近），所以运用塑造可以使个体做出新的目标行为或个体曾经拒绝做出的行为。

让S女士延长如厕的间隔时间

另一个案例的当事人是S女士，32岁，患有多种硬化症。在医院里，她经常因为去盥洗室而中断疗程。因为有一次她在公众场合小便失禁，所以她非常担心这种事会再发生，经常在1小时之内上几次厕所。为了协助S女士治好病症，奥尼尔和加德纳决定运用塑造来延长她如厕的时间间隔。目标行为是两次上厕所之间相隔2个小时。他们认为初始行为可以是两次上厕所之间相隔1小时，因为在实施塑造过程之前，S女士有时就是隔1小时去一趟厕所。S女士只花了几天时间就成功地达到了这一目标，她得到了治疗人员的赞赏和表扬，而这就

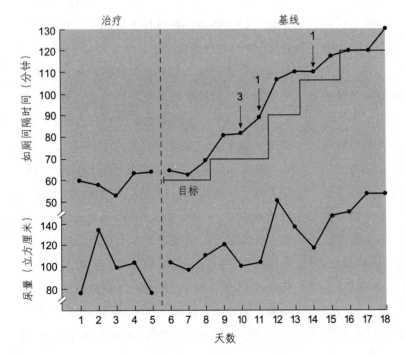

图9-2 该图（来自O'Neill & Gardner，1983）表明S女士每天两次如厕之间的平均时间间隔（上面的数据）和尿量（下面的数据）。台阶线是为S女士设立的每天的目标（渐进）。可以看到在塑造过程中两次排尿之间的时间增加了，而且总是高于设定的目标。还可以看到随着两次排尿之间的时间延长，每次排尿的量也增加了。数据点上的数字指S女士小便失禁的次数。

是作用于 S 女士的强化物。下一步则将两次上厕所的时间间隔拉长为 70 分钟，几天后，S 女士也做到了。之后，间隔时间又拉长为 90 分钟、105 分钟，一直到最后的 120 分钟。S 女士达到每 2 小时才去一次厕所这个目标总共用了 12 天时间（见图 9-2）。当 S 女士离开医院时，她两次上厕所之间的平均时间间隔为 130 分钟。离开医院几个月后，S 女士反馈说她的努力成果一直得以保持，这使她的生活质量得到了改善。

从这些例子中可以看到，塑造可以用于：

1. 产生一个新的行为（幼儿的语言、实验室小白鼠压动杠杆的行为、海豚的戏法）

2. 重新做出以前有的行为（F 女士拒绝进行的走路练习）

3. 改变现在行为的某一方面（S 女士如厕的间隔时间）

每一种情况中，目标行为都是新的，个体目前没有做这一行为。

对塑造的研究

研究表明塑造在各类人群中被用以形成各种目标行为，包括高水平的运动表现（Scott, Scott, & Goldwater, 1997），头疼控制治疗练习（Fitterling, Martin, Gramling, Cole, & Milan, 1988），婴儿如厕训练（Smeets, Lancioni, Ball, & Oliva, 1985），智力障碍个体服从医嘱干预（Hagopian & Thompson, 1999 ; Slifer, Koontz, & Cataldo, 2002），儿童使用隐形眼镜（Mathews, Hodson, Crist, & LaRoche, 1992）等情形。

杰克逊和华莱士（Jackson & Wallace, 1974）以及豪威和伍兹（Howie & Woods, 1982）的研究介绍了运用塑造来矫正一个既成行为的某个方面的案例。杰克逊和华莱士的研究对象是一个患有重度智力障碍的 15 岁女孩。女孩的性格十分孤僻，说话声音小得几乎听不见。研究设定的目标行为就是使女孩用正常的音量说话。杰克逊和华莱士使用一台分贝计测器来测量女孩的音量，并用代币来不断刺激其趋近行为（音量不断增大），直到最后女孩用正常的音量说话。他们把治疗的成功部分地归因于那台分贝计测器，它使他们能够探测到音量极其微小的上升（连续趋近），因此能对每一次上升给予鼓励（图 9-3）。其他研究者也使用塑造来提升两个智力障碍儿童的说话音量。图 9-4 是这个跨被试多基线研究的图（Fleece et al., 1981），可以看出，两个被试的音量都增加了。

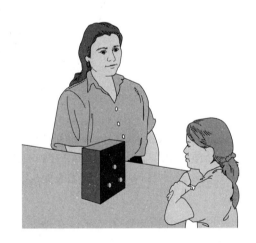

图 9-3 心理学家在塑造过程中使用分贝计测器增加孩子说话的音量（大声说话）。分贝计测器测量表明塑造步骤使声音逐渐增大。

豪威和伍兹 1982 年运用塑造提高了患口吃的成人的吐字频率。作为治疗的一部分，患者在学习正常说话时要先放慢说话速度。当患者说话时不口吃了，实验者才用塑造来提高患者

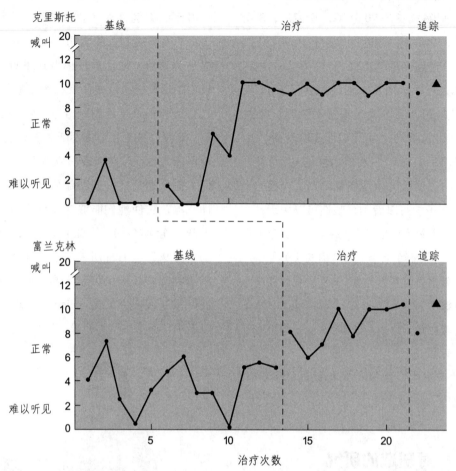

图 9-4　该图（来自 Fleece et al., 1981）表明对两个智力障碍儿童进行塑造治疗后，其音量都增
加到正常水平，并且在塑造结束后 1 个月和 4 个月时保持了治疗效果。这是一个多基线跨被试实
验设计，对每个被试的治疗（ 塑造 ）是从不同时间开始的，被试的行为只在治疗开始后才出现改变。

的说话速度，使其达到正常水平。在他们的研究中，塑造的步骤是每分钟增加 5 个音节。运用塑造之后，所有患者经过 40～50 个疗程都恢复了正常说话速度。

许多研究还报告了各种不同形态的行为塑造（Horner，1971；Isaacs，Thomas，& Goldiamond，1960；Lovaas，Berberich，Perdoff，& Schaeffer，1966；Wolf，Risley，& Mees，1964）。在早期

的研究中，实验者运用塑造使一位有残疾的学龄前儿童学会了戴眼镜（Wolf et al., 1964）。在使用塑造之前，这个孩子拒绝戴眼镜，如果有谁想让他戴，他就会把眼镜扔到地上。研究人员用食物作为强化物，逐渐使他做到了目标行为（戴上眼镜）。整个趋近行为过程包括了接触眼镜、拿起眼镜、将眼镜凑近脸部以及最后戴上眼镜几个步骤。到研究结束时，孩子已经能

够经常戴眼镜。

霍纳（Horner，1971）治疗过一个患有智力发育迟滞的5岁儿童丹尼斯。丹尼斯先天就有脊柱方面的问题，因此双腿运动时受到限制，他会爬却从没走过。霍纳为丹尼斯设计了两套塑造计划。在第一套计划中，丹尼斯要达到的目标行为是，在两条平行栏杆之间借助栏杆走10步。该塑造计划包括了六个步骤。初始行为是丹尼斯坐在一张椅子上，用手扶住两边的平行栏杆。霍纳利用饮料作为强化物，使丹尼斯成功地完成了计划的每一个步骤。当丹尼斯能够借助平行栏杆走路时，霍纳开始了第二套塑造计划。该计划定下的目标行为是丹尼斯使用前臂支撑拐杖走12步。初始行为是丹尼斯以正确姿势拿住拐杖，第二步则是在研究人员的帮助下撑着拐杖站起来，第三步、第四步照此类推。经过10个步骤、120次训练后，丹尼斯达到了目标。学会使用拐杖后，丹尼斯便拄着拐杖在他居住的州立学院校园里走来走去。霍纳塑造计划的成果就是丹尼斯学会了一种行为（走路），学会走路使丹尼斯的生活更加独立，生活质量有所提高。霍纳在这两个塑造计划中所采取的所有步骤都列在表9-1中。

表 9-1　霍纳所用的两套塑造计划中不断接近的步骤

让患者使用平行栏杆的步骤如下：

步骤一	坐在板凳上用左手扶住左边的栏杆，用右手扶住右边的栏杆。
步骤二	在步骤一的基础上扶着栏杆站起并保持该姿势直到喝完一勺饮料。
步骤三	在前两步的基础上，在得到奖励之前必须借助栏杆走一步。
步骤四	与前三步相同，只是必须走3步才能得到奖励。
步骤五	与前三步相同，只是必须走5步才能得到奖励。
步骤六	与前三步相同，只是必须走10步才能得到奖励。

让患者使用拐杖的步骤如下：

步骤一	将拐杖用弹性绷带固定在患者的手上，实验人员站在患者后面。有一条中线穿过患者所站的位置，中线上患者前方45厘米的地方以及患者左右各45厘米的地方都有一个圆点，只有患者照着示范用拐杖触这些圆点时，他才可以得到奖励。
步骤二	同步骤一，实验人员在后面从患者的腋下撑住他，让他将站立姿势调整到能够撑住拐杖，患者保持支撑姿势15秒才能得到奖励。
步骤三	同步骤二，但实验人员只在调整姿势的开始阶段帮助患者。
步骤四	拆除拐杖上的绷带，实验人员也不再提供帮助。患者自己调整站姿以撑住拐杖，做完这些才能得到奖励。
步骤五	同步骤四，实验人员扶着患者的后背使其保持平衡，患者将拐杖撑在向前的位置才能得到奖励。
步骤六	同步骤五，实验人员扶着患者的后背使其保持平衡，但患者要将脚调整到对着假想中的连接两条拐杖的线，并将拐杖撑在向前的位置才能得到奖励。
步骤七	同步骤六，实验人员扶着患者的后背使其保持平衡，但患者要用拐杖向前画一个圆圈，并将拐杖撑在向前的位置才能得到奖励。
步骤八	用拐杖向前画4个圆圈才能得到奖励，同时实验人员也逐渐减少对患者的帮助。
步骤九	用拐杖向前画8个圆圈，并在没有实验人员的帮助下保持平衡。
步骤十	上述动作做12次并保持平衡，要用前臂夹紧拐杖代替原来将拐杖撑于腋下的姿势。

扩展阅读

塑造与服从医疗程序

医疗程序经常需要患者忍受较长时间的诊断检测或医学干预（如磁共振成像）。另外，正在进行的医学治疗通常要求患者做出某些特定行为，有些行为需要每天进行（例如，糖尿病的血糖检测）。研究表明塑造有助于成功完成医疗程序所需的行为。例如，Slifer，Koontz，和 Cataldo（2002）运用塑造帮助儿童获得完成磁共振成像程序所需的行为。在这个研究中，研究者运用塑造强化安静地躺在磁共振成像机器上的行为，并逐渐增长时间。Hagopian 和 Thompson（1999）运用塑造帮助患智力障碍和孤独症的儿童参加一个囊胞性纤维症的治疗项目。这些儿童在治疗时需要通过一个与呼吸机连接的面罩吸气 20 秒钟来得到药物，但他们往往会拒绝这样做。在塑造程序中，儿童最初如果能够通过面罩吸气 5 秒钟可以得到一个强化物（表扬、糖果、小玩具），然后吸气时间逐渐延长。

怎样运用塑造

从前面的例子可以看出，许多塑造的运用实例出现在研究性质的著述中。如果你的治疗目标是培养某一个体做出他原来没有做过的动作，那么用塑造是很合适的，塑造是达到这一目标的诸多手段之一（见第 10 章至第 12 章）。

以下要点能够确保塑造的正确运用（见 Cooper，Heron，& Heward，1987，2007；Martin & Pear，1992；Sulzer-Azaroff & Mayer，

定义目标行为。定义了目标行为后，你就能判定塑造计划是否会成功，何时会成功。

判断塑造对于治疗对象是否是最合适的方法。如果治疗对象至少偶尔有过目标行为，就不需要运用塑造，而只要用差别强化来提高目标行为的发生频率即可。塑造是用来使治疗对象习得新的举动或是已有行为中的一个新的方面，或者是使治疗对象恢复做出以前做过但目前未做的动作。当然，其他的行为学上的习得方法（例如提示、示范或是说明）也可能会更好。如果你只要简单地告诉治疗对象怎样做到目标行为或可以给他示范要做的正确行为，就不需要运用塑造。在第 10 章至第 12 章中有关于这些方法的探讨。

确认初始行为。初始行为或是初级接近必须是个体已经做出的行为，至少是偶尔做过。另外，初始行为必须和目标行为有关。本章中的所有例子，其初始行为的选定都是出于：①该行为已经出现过；②它和目标行为有些接近，可以以它为基础一步步达到目标行为。

选择塑造步骤。在塑造过程中，个体在进行下一个步骤前，一定要掌握好前一步。每一个步骤必须比前一个步骤更靠近目标行为。当然，每个步骤所体现出的改变不能够太大，否则个体难以进步。但如果塑造的每一次改变都太小，那么其进展就会过慢、过于费时。这其中没有什么捷径可走，每次所选择的塑造步骤必须包含着合理的预期，即该步骤一旦被掌握，将有助于下一步的行为。

选定强化物。必须为塑造计划的治疗对象选好强化物。治疗对象一做出正确的举动，训

练人员要马上提供强化物。强化物的量要适度，以免治疗对象很容易就得到满足。条件强化物（例如小纪念品或是赞扬）对于避免轻易满足就很有用。

对各个连续的接近行为实施差别强化。从初始行为开始，要对行为的每次出现都加以强化，直到确保该行为稳定出现。然后再强化下一个步骤的行为，并对前一步骤的行为停止强化。一旦该步骤的行为能够稳定出现，就可以停止对它的强化而继续下一个步骤了。按照这样的程序进行下去，直到目标行为出现并得到强化为止。

按照合适的速度完成塑造的各个步骤。记住每一步骤的接近行为都是下一步骤的铺路石。一旦治疗对象掌握了某一步行为（至少好几次成功地做出该行为），就可以进入下一个步骤。对某一步骤强化得过多会造成下一步骤进行的困难，作用对象可能仍会做出先前的行为。同时，如果作用对象尚未掌握某一行为，要进行下一步的强化是不可能的，至少是相当困难的。可以通过告诉作用对象要让他做什么或是暗示他怎样才正确来成功地从一个步骤转入另一个步骤（O'Neill & Gardner，1983；Sulzer-Azaroff & Mayer，1991）。比如，奥尼尔和加德纳告诉F女士说，她必须利用平行栏杆站立1秒钟才能够得到按摩；为了在特定的塑造步骤中得到强化效果，他们就要告诉F女士到底要她做什么。

塑 造 要 点

1. 定义目标行为。
2. 判断塑造对于治疗对象是否是最合适的方法。
3. 确认初始行为。
4. 选择塑造步骤。
5. 选定强化物。
6. 对各个连续的接近行为实施差别强化。
7. 按照合适的速度完成塑造的各个步骤。

问题行为的塑造

在某些环境下，塑造会无意间培养出问题行为。在这样的案例中，人们不小心就强化了对个体没有益处的接近行为。

看看下面的例子。史密斯太太对她4岁的儿子汤米十分头疼，汤米总爱打扰别人做事。史密斯太太在家中开办了一种邮购业务，当她正忙着的时候，汤米常常打断她，要她和他一起玩。由于汤米坚持，史密斯太太经常要停下工作来陪他玩。该情况的三段一致性是这样的。

史密斯太太向汤米的儿科医生请教应该怎么做，儿科医生建议，当汤米要求她陪自己玩的时候，她应该说："汤米，我过一会儿再陪你玩。"她应该继续做自己的事，对汤米想进一步打扰她的企图置之不理。

前提	行为	后果
妈妈在工作	汤米打断工作并要求妈妈和他一起玩	妈妈陪汤米玩

结果：当妈妈在工作时汤米的打扰行为被强化。

★这一案例中涉及的行为学原理是什么？

儿科医生建议史密斯太太应该运用行为消失，学会对汤米的频繁要求不予强化。史密斯太太第一次运用行为消失时，汤米很不高兴，他跑到另一个房间大声地吵闹（消失爆发）。为儿子着想，史密斯太太跟了进去，安慰他使他平静下来，又和他玩了几分钟。第二次汤米要她一起玩的时候，史密斯太太又尝试了行为消失，然而，汤米又一次大哭大闹，跑进另一个房间。史密斯太太只好又跟着他进去，安慰他，和他玩，使他停止了哭闹。

★当汤米哭闹时，是什么强化了史密斯太太陪儿子一起玩的行为？

史密斯太太的行为是被负性强化的，因为这样做汤米会停止哭闹。

史密斯太太开始注意到汤米为了让她和自己一起玩越来越频繁地哭闹，于是她决定采用儿科医生的建议，试着不去理会汤米这个新行为。下一次汤米吵闹的时候，史密斯太太端坐在桌前，不理不睬。汤米就这样一直哭闹了3分钟，然后史密斯太太听到了一声响。她跑进屋子，看到汤米把他的玩具卡车摔到了墙上（消失爆发），而且他仍在哭闹。史密斯太太让汤米坐下，并告诉他不许这样摔玩具，又说她过一会儿再和他玩。史密斯太太帮汤米拾起玩具部件，将卡车重新装好，并和汤米说话，直到他平静下来。图9-5中也是一个类似的例子。

史密斯太太回到房间继续工作，然而，过不了多久，汤米又开始大哭大闹。史密斯太太没跟进屋子，他就又把玩具摔到墙上。史密斯太太感到决不能无视这种行为，于是她冲进屋子教训了汤米一顿。她让汤米坐在沙发上，然后对他的恶劣行为进行批评。从史密斯太太第一次拜访儿科医生到两个星期后她再一次拜访，汤米哭闹、摔玩具的问题行为比原来更为严重。史密斯太太不知道正是塑造作用让她培养出了汤米新的、更糟糕的问题行为。

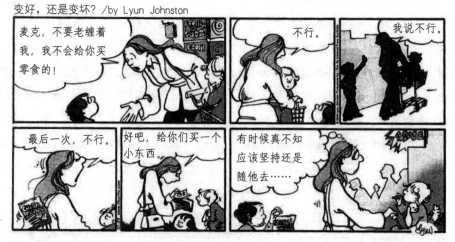

图9-5 这幅漫画显示了在塑造时最可能出现的问题。这个孩子需要向母亲多次提出吃零食的要求才能使母亲让步给他买。以后孩子在商店就会提出更多次要求以使母亲让步。这样，母亲用塑造强化了孩子越来越频繁的要求。

★试述塑造怎样使汤米又出现了新的问题行为。

史密斯太太运用的是连续接近的差别强化。汤米的初始行为（打断妈妈工作并提出要求）是被母亲和他一起玩时给予他的关注强化的，然后母亲对他的打断行为和要求置之不理（行为消失），但强化了他跑到另一个房间大声哭闹的行为。而后母亲又不理睬他的哭闹（行为消失），却又强化了他继续哭闹和摔玩具的行为。无意中，史密斯太太的注意强化了汤米一个又一个新的问题行为。人们（特别是孩子）的许多问题行为很有可能就是通过一个相类似的塑造过程培养出来的。

★请列举还有哪些问题行为可能会通过塑造作用培养出来。

一种可能的行为就是炫耀。这种情况下，个体为了博得别人的注意，一直不断地炫耀（如做出越来越出格的行为）以获取别人的注意（Martin & Pear，1992）。另一种可能就是自伤行为。例如用手拍头的行为，这种行为一开始只是一种轻微的动作，但通过塑造作用它会越来越严重。开始，当孩子不高兴拍自己的脑袋时，家长的反应就是关心（关注），这种关心强化了孩子的行为。当孩子继续做出同样动作时，家长试着不去理睬，但这样一来孩子就会更用力地拍头，家长不得不再次关心，这种关心又再次地强化了孩子更用力的拍头行为。这样往复几次以后，拍头不断地被强化，力度也越来越大，直至最后对孩子造成伤害。在配偶之间的争吵中，塑造也扮演着这样的角色。许多争执过程中，一方总是吵得更长、更凶、声音更高以使对方让步，但这样又使争执变得更为激烈。

塑造也许能够说明很多问题行为产生的原因，在这些案例中，涉及的个体根本不知道正是他们自己的不当应对促成了种种问题行为。

一个幼儿在夜里的哭闹可能会由于塑造变得时间更长。哭闹的行为可能会被父母常常进屋安慰所强化。最终，父母可能会试图忽视哭闹，但是，当哭闹持续时，他们又进了孩子的房间，于是对长时间的哭闹给予了强化。经过几次试图忽视哭闹失败后，这一行为持续越来越长的时间并得到了强化，最后，孩子可能在夜里会哭一个小时左右。

有很多实例都说明塑造会培养出人们的问题行为。但是，尚未有研究对此进行论证。因为有意地推动人们做出他们原先没有做过的问题行为是不道德的。不过一些研究的确证明了塑造可用来使实验动物产生问题行为。

例如，谢夫（Schaefer，1970）以两只恒河猴为对象，利用塑造使它们做出重捶头部的行为，即猴子会举起爪子重拍自己的头部。谢夫以食物作为强化物，通过对三个连续接近动作的强化，使猴子做出重捶自己头部的动作。在初始行为中，只要猴子举起爪子，谢夫就喂它一小团食物。等猴子不断地举起爪子后，谢夫就停止强化，转而强化第二个接近动作：将爪子举到头上。当猴子不断将爪子举到头上后，谢夫也不再强化，开始只强化目标行为，即将爪子放到头顶上。谢夫花了12分钟的时间，使其中一只猴子做出了重捶头部的动作，而另一只猴子则花了20分钟。这个行为与那些有发育障碍的人类个体有时做出的自伤行为相当类似。该研究表明，塑造有可能会导致这样的行为，至少对于那两只实验猴是这样的。塑造有可能使一些心智发育不健全的人类个体做出自伤行为。

该项研究及其他的研究（Rasey & Iversen, 1993）从实验角度证明，在实验中，塑造可以导致负性行为。临床观察也认为，在日常生活中，塑造有时会导致问题行为。例如，一位母亲总是对自己的儿子大声说话，以使他遵从自己的意志。当她想让儿子在家里做点儿事情时，总是把要求提上5～10遍，并提高她的嗓门儿，直到最后几乎是对着儿子喊。研究者认为，她的这种行为是通过塑造作用发展起来的。

★想想这位母亲不断地对儿子重复要求并对他高声喊叫的行为是怎样通过塑造作用发展起来的。

起初，当她让儿子做事时，他马上就照办了。可是过了一会儿，儿子就不管她提出的第一次要求了，只有当她重复要求时才照办。不久以后，儿子对她的第二次、第三次要求又不理不睬了，只有她将要求说上四五遍才会去做。渐渐地，儿子对她的多次要求也置若罔闻，除非她提高嗓门不断地重复。最后，在儿子照她的话去办事之前，这位母亲总要对他大喊大叫好几遍。儿子的态度一步步强化了母亲渐渐提高嗓门、重复要求的行为，并最终变为大声喊叫。认识到塑造的影响力是十分重要的，这样人们就可以正确地运用塑造作用培养出有益的目标行为，而避免无意中塑造出问题行为。

本 章 小 结

1. 塑造是一种行为学手段，它是对目标行为的一系列连续接近动作进行强化，直至个体最终经常做出目标行为。塑造用于培养个体目前没有出现的行为。

2. 连续接近（或塑造步骤）是趋近目标行为的一些行为。

3. 塑造包括强化和消失。和目标行为更为接近的行为被强化，先前的接近行为消失。

4. 塑造也有可能起到反作用，培养出问题行为。当让较轻的问题行为消失时，问题行为在消失爆发时更加严重。这时父母可能会强化更严重的行为。如果这一过程重复几次，由于对越来越坏的行为给予了差别强化，问题行为可能逐渐会变得更糟（更强、更频繁、持续时间更长）。

5. 有效运用塑造包括以下几点纲要：

   ◆ 定义目标行为。
   ◆ 判断塑造是否是最合适的手段。
   ◆ 确认初始行为。
   ◆ 选择塑造步骤。
   ◆ 选定强化物。
   ◆ 对各个连续的接近行为实施差别强化。
   ◆ 以合适的速度完成塑造的各个步骤。

练 习 测 验

1. 什么是塑造?

2. 什么时候适合使用塑造? 什么时候不适用?

3. 塑造中包含哪两个行为原则? 请说明。

4. 什么是连续接近?

5. 举例说明对连续接近的差别强化。

6. 举出日常生活中（不是书中）两个塑造的例子。

7. 举一个由于塑造引起问题行为的例子（不是书中的例子）。

8. 在塑造过程中使用的初始行为（或初级接近）的两个基本特点是什么?

9. 进行塑造时使用条件强化物为什么有效?

10. 在儿童语言发展中，塑造和辨别训练是怎样使用的?

11. 塑造被用来习得一种新的行为或行为中的一个新方面。请对此给予解释。举例说明对行为的新方面进行塑造。

12. 介绍消失爆发在塑造中的作用，并举例说明。

应 用 练 习

1. 假设你住在一栋带有后院的房子里，通往后院的门就开在你的起居室里。每天你都要把狗菲力克斯放到后院好几次，你决定要教菲力克斯学会在你让它出去之前用鼻子撞后门的把手。目前，当菲力克斯想要出去时，它就会在起居室里四处走而频繁地经过后门。试述你会怎样使用塑造来教会菲力克斯用鼻子撞击后门的把手。

   ◆ 你确定的初始行为是什么?

   ◆ 目标行为又是什么?

   ◆ 塑造过程中拿什么做强化物?

   ◆ 连续接近动作是哪些?

   ◆ 对每一个接近动作，你会怎样使用差别强化?

   ◆ 一旦你使狗做到了目标行为，会用什么作为该目标行为的自然强化物?

2. 这是一个被讲滥了的故事，说的是斯金纳所教的一个班的学生运用塑造使斯金纳一到班上开讲座，就会站到教室前方的墙角里。假设斯金纳教授在开讲座时，不时地在教室前方踱来踱去，又假设教室里学生的注意力是作用于教授的强化物，你会怎样使用塑造使教授在开讲座时站到教室的墙角里呢?

3. 这道应用题是一个好玩的游戏。请选出一个人作为训练员，另一个人作为塑造的作用对象，我们把他叫作学生。训练员应该有一个手控秒表，秒表发出的"咔嗒"声是强化物。在整个塑造游戏中，训练员和学生都不许说一句话。训练员要确定一个目标行为，但不能告诉学生。游戏以学生做出任意行为开始，训练要努力强化每一步接近行为，直至最后目标行为的形成。学生必须遵照强化的原理进行反应，即学生应该经常做有"咔嗒"声提示的动作。训练员的成功取决于当接近行为出现时，他是否能很好地确认并强化。这个游戏和孩子们玩的冷热游戏有些相似，冷热游戏中，当你移向目标地点时，孩子就喊一声"热了"，当你远离目标地点时他就喊一声"冷了"。

误 用 练 习

1. 琼笛让父亲教她开车。父亲最近刚上过行为矫正学的课，因此就推测开车对琼笛来说是一种新行为，可以通过塑造计划来让琼笛学会开车。这里的塑造运用有什么问题吗？

2. 每天，马克尔太太都会发给她所教的二年级学生一份练习让他们完成，练习中有五道加法或减法题。马克尔太太注意到，杰克一个星期只有一两次完成了练习。为了让杰克每天都完成五道练习题，马克尔太太运用塑造来帮助他达到这一目标。这个案例中有什么问题？

3. 威廉姆斯博士是学校的一位心理学家，正在治疗一位极端不爱社交的年轻人珍妮。他决定用塑造帮助珍妮培养适当的社交技巧，所确定的目标行为是用眼睛接触、微笑、挺身站起、用正常的音量说话以及当别人对她说话时不时地点头或插话。威廉姆斯博士将强化目标行为的接近动作分为几个疗程，在治疗中，他自己扮演珍妮的同班同学，与珍妮说话。每个疗程中，博士都与珍妮进行4～5次谈话。每次谈话之前，他都会提醒珍妮应该怎样做。对于珍妮做出正确社交行为的强化物，威廉姆斯博士每星期去学校的咖啡馆为她买一支冰激凌。这样运用塑造会出现什么问题呢？

第 10 章　刺激控制的促进和转移

- **什么是促进？为什么要用促进？**
- **什么是渐消？为什么要用渐消？**
- **怎样区分反应促进和刺激促进？**
- **反应促进有哪些不同类型？**
- **刺激控制转移是什么？怎样做？**

你已经学会了建立期望行为的方法：行为塑造。本章将讨论刺激控制的促进和转移，它们用于建立特定行为，并施加合适的刺激控制（Billingsley & Romer，1983）。

一个促进和渐消的例子：教队员打球

教练麦克考正在教一年级的学生击投垒手扔过来的棒球。以前，这些球员只击过放在球座上的球。路克是个不错的棒球运动员而且学得很快。麦克考教练告诉他站在击球手的位置，把球棒往后拿，在球到达投手板之前开始挥棒，水平击球，在击球的过程中要始终注视着球。于是，麦克考教练站在一边，助理教练戴维给路克投了几个球。每当路克击中球时麦克考教练就赞扬他，并且在他需要改善的时候继续给予指导。当路克能够正确击球时，教练就不再给予指导，但每当他击中的时候仍继续给

予赞扬。

下一个是汤姆。教练给他和路克一样的指导，但他就是不会击球。麦克考教练给他提供了更多帮助。他指导汤姆应该站哪里，用姿势演示球怎样投过来，球棒应该挥到什么位置。在这些额外的帮助下，汤姆学会击球了，麦克考教练也每次都表扬他。最终，汤姆学会了在没有额外帮助或指导的情况下击球。

麦特观看并聆听了麦克考教练所做的一切，却仍不会击球。戴维投给麦克考教练几个球，麦克考教练边击球边解释击球动作的几个方面。麦特听过这些指导并看过教练击球后，自己也能击球了。当麦特开始自己击球时麦克考教练就不再给他进一步的帮助了（指导和示范），但对麦特每次正确的击球都会给予赞扬。

最后是特沃。特沃同样接受了麦克考教练的上述帮助，但还是不会击球。由于特沃是最需要帮助的一个，麦克考教练在他击球的时候站在他的身后，用手握住他握球棒的手，帮助

他挥棒和击球（见图10-1）。这样几次以后，麦克考教练就退后一些：让特沃站在适当的位置，和他一起挥棒，之后再让特沃自己挥棒。然后，教练让特沃站好，该击球的时候辅助他，但让他自己完成挥棒击球的动作。几分钟之后，特沃就可以独立击球了，教练只要每次提供称赞即可。

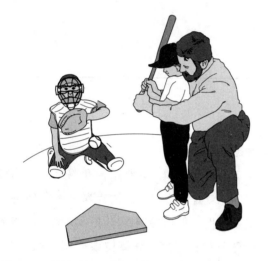

图10-1　教练手把手地帮助特沃击球就是在使用躯体促进的方法。此后教练让躯体促进渐消，逐渐停止帮助，直到特沃可以在没有任何帮助的情况下击球为止。

到现在为止，戴维一直在给球员投容易击的球，球速较慢且恰好投在投手板上。一旦球员们击中容易的球时，他就开始增加难度。首先，他将球投得更快些，然后将球投到更难击中的位置。在接下来的4～5次投球中，他渐

渐增加击球的难度，但球员们都能够正确地击中球。

这个例子说明了一种叫作促进和渐消的行为矫正的方法。麦克考教练在帮助球员击球时所做的一切都是促进。麦克考教练对路克提供了言语性促进：他告诉路克怎样正确地击球。对汤姆他给的是言语性和姿势性促进：他提供指导并用动作说明怎样挥棒击球。麦克考教练对麦特提供的是言语促进和示范性促进：告诉麦特怎样击球并击球给他看。最后，麦克考教练给特沃的是言语性和躯体性促进：他用身体引导特沃做出正确的动作，直到特沃可以独立完成为止。

什么是促进

正如你所看到的，**促进**用来增加在适宜的时间里完成正确行为的可能性。在帮助人们在一定的时间内根据可辨别刺激（S^D）完成正确的行为进行辨别训练的时候会用到它们。库伯说："促进是在行为进行之前或进行之中给予的刺激：它们有助于行为发生，使老师能够提供强化"（Cooper, Heron, & Heward, 1987, p.312）。

在这个例子中，S^D是向击球手飞来的球，正确的反应是挥棒击球，强化因素是击中球并得到教练的赞扬。

然而，如果正确行为没有发生（如果球员

前提	行为	后果
投球手投球	击球手正确击球	击球手击到球并得到教练赞扬

结果：击球手正确挥棒和击到投球手扔来的球的次数变多了。

没有正确地挥棒击球），行为就得不到强化。促进的功能就是使一个正确行为出现，使它得到强化。这就是训练时要做的：教师在 S^D 出现的时候提供附加刺激（促进），使学生表现出正确行为。教师进一步强化正确行为，最后，只要 S^D 出现就会有正确行为（Skinner，1968）。

前提	行为	后果
投球手投球（S^D）得到指导（促进）	路克正确地击球	路克击到球并得到教练赞扬

结果：击球手正确挥棒和击到投球手扔来的球的次数变多了。

促进可提高教学或训练的效率。麦克考教练可以不给任何促进只是等待球员们去击球，并且在他们击到球的时候称赞他们，但是这种尝试—错误的过程会很慢，有的球员可能永远也不会有正确的反应。当教练麦克考运用促进的时候，他就提高了球员获得正确反应的机会。对不同的球员他使用了不同的促进方法（言语、姿势、示范和躯体帮助），使他们在 S^D 出现（投球手发球）的时候做出正确的反应。

什么是渐消

一旦球员能正确击球，麦克考教练就逐渐减少他的促进。**渐消**是将刺激控制转移到 S^D 的一种方法，即逐渐地去掉促进，直到 S^D 一出现行为就会发生为止。换句话说，麦克考教练不再进行言语指导，不再提供行为示范和躯体帮助。一旦去除促进，行为就在 S^D 的刺激控制之下。当麦克考教练对特沃进行躯体促进时，特沃的正确行为处在躯体促进的刺激控制之下，也就是说，他之所以能击中球是因为教练在帮助他。但是，特沃在比赛时不可能有教练帮助他，他必须自己击球。因此，只有促进完全消失（去掉帮助因素），而且击球行为可以在自然的 S^D 控制下完成时，教学过程才可以结束。

前提	行为	后果
投球手投球（S^D）不再有促进存在	特沃正确地挥棒击球	特沃击到球并得到教练赞扬

结果：将来再有球投过来时特沃也会击球。

我们再来看看另一个促进和渐消的例子。娜塔莎是个新移民，她在一个成人教育班学英语。课程是学习认读简单的单词。老师举起一个写有 CAR 的卡片，当娜塔莎没有反应时，老师就说"轿车"，娜塔莎便跟着说"轿车"。当老师再举起这个卡片而娜塔莎说"轿车"时，老师就说"很好！"老师对 10 张卡片都重复这 个过程。

前提	行为	后果
写有 CAR 的卡片（S^D） 老师说"轿车"（促进）	娜塔莎说"轿车"	老师称赞她

★老师用的是什么促进方式？

当老师读卡片上的单词时，这是一种言语促进。卡片上的单词是 S^D，娜塔莎能读出这个单词就是正确反应。言语促进帮助娜塔莎在 S^D 出现时做出正确反应。但是娜塔莎必须在没有促进帮助的情况下对单词做出正确反应。为了达到这个目的，老师开始减少言语的促进。在第二次认读的时候，她出示给娜塔莎一张卡片，如果娜塔莎没有做出反应，她就说出单词的一部分，娜塔莎则说出整个单词。当老师再次出示卡片的时候，娜塔莎就能在没有促进帮助的情况下读出单词。老师则对每次正确的反应都表示赞扬。当再一次出示卡片时，如果娜塔莎不能读出某个单词，老师就发出这个单词的第一个音作为言语促进，那么娜塔莎能读出整个单词。最后，娜塔莎能读出这些单词且不需任何促进了。这时候她认读单词的行为就处于卡片上所写单词的刺激控制之下，而不是在言语促进的控制之下了（图 10-2）。

促进和渐消的目的是在没有促进帮助的情况下使正确行为发生，最终要让 S^D 对行为产生刺激控制。促进和渐消共同帮助建立适当的刺激控制。促进是使正确行为

发生；渐消则是将刺激控制转移到自然的 S^D。

在这个例子中，老师分三步使促进渐消。第一步，她出示卡片并说出整个单词；第二步，她出示卡片并说出单词的前半部分；第三步，她出示卡片并发出单词的第一个音。最后，她出示卡片但不再说什么。每一步都是在逐渐地去除促进的帮助。通过逐渐地去除促进，刺激控制就从促进转移到 S^D（卡片上的单词）。刺激控制的转移发生在渐消的过程中，因为在正确反应的出现和强化过程中 S^D 始终存在，而推动帮助则渐渐消失。就像我们看到的那样，促进和渐消对刺激辨别训练起着推动作用：它们使得在 S^D（卡片上的单词）存在时正确的认读反应成为可能，并且受到强化。

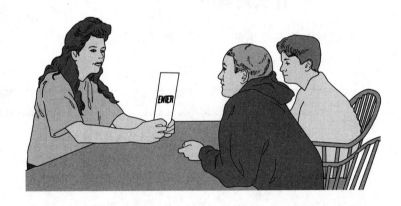

图 10-2 老师出示给学生写有单词的卡片（S^D）。如果学生不能做出正确的反应（读这个单词），她就提供言语促进帮助（读这个单词）。然后她逐渐减少促进帮助，最终学生将在没有任何帮助的情况下认读卡片上的单词。

前提	行为	后果
写有 CAR 的卡片（S^D）没有促进	娜塔莎说"轿车"	老师称赞她

结果：只要娜塔莎一看到 CAR 这个词就能读出"轿车"。

促进的类型

就像我们所看到的，促进是在特殊的情境下激发适宜行为的前提刺激或条件。在行为矫正中使用多种促进，可以分成两大类：反应促进和刺激促进（Alberto & Troutman，1986；Cooper et al.，1987）。

反应促进

与期望反应相联系的促进就是**反应促进**。反应促进是另一个人在 S^D 存在时激发出期望反应的一种行为。言语促进、姿势促进、示范促进和躯体促进都是反应促进。

言语促进　当 S^D 出现时，另一个人的言语行为引起了正确反应就是一种**言语促进**。当因为你说了什么而使别人从事了正确的行为，就是一次言语促进。娜塔莎学习英语的时候，老师出示给她写有 CAR 的卡片并说"轿车"（言语促进）。通过说"轿车"，她促进娜塔莎做出正确的反应。当麦克考教练告诉路克怎样击球的时候也是在提供言语促进（言语指导）。言语促进在 S^D（投球手扔过来的球）出现时引起希望行为的发生（正确地挥棒击球）。另一个人说的任何语言，只要能提高正确行为在适宜的时间发生的可能性，都可能是言语促进。言语促进可以包括言语指导、规则、提示、暗示、提问或任何其他的言语性帮助。

姿势促进　当 S^D 出现时，另一个人的任何躯体运动或姿势如果能引起正确行为出现都可能是**姿势促进**。但是如果这个人做出或示范了整个行为就被认为是示范促进（下面介绍）。当麦克考教练指给汤姆应该站的位置时，就是一种姿势促进。当麦克考教练给汤姆演示球的运动和应该将球棒挥到什么位置时也是应用姿势促进帮助汤姆击球。再看另一个例子，一个进行特殊教育的老师出示给学生两个写有"出口"和"入口"的卡片，要求学生指出"出口"这个词。由于学生不认识"出口"这个词（还没有进行正确的分化），老师做出一个促进学生指出"出口"这个卡片的姿势：老师转过头看"出口"这个卡片。如果这个动作能增加学生指出"出口"这个卡片的可能性，就被认为是一次姿势促进。

示范促进　另一个人对任何正确行为的演示，如果使得正确行为在适宜时间出现的可能性增加，就是一次**示范促进**（这种演示也叫作示范）。在 S^D 出现时，个体观察并模仿这种示范行为。麦克考教练亲自击球给麦特看时就是在示范正确的行为（提供示范促进）。麦特则模仿教练的行为并成功地击中了球。要使示范促进取得成效，个体必须有模仿示范行为的能力（Baer，Peterson，& Sherman，1967）。因为模仿是大多数人早年的一种学习行为类型，多数人可通过观察模仿而获益（Bandura，1969）。示范可以起到有效的促进作用，因为人们有着模仿示范而被强化的历史，因而建立了泛化的模仿技能。因此，示范促进对于模仿行为是一种刺激控制。

躯体促进 躯体促进指另一个人通过躯体上的帮助使某一个体能在适宜的时间做出正确的行为反应。麦克考教练和特沃一起握住球棒，从躯体上帮助他挥棒击球。进行躯体促进的人和个体会一起进行部分或全部的动作。躯体促进通常是手把手地指导，训练者手把手地指引个体完成该行为。例如，一个美术教师可能会手把手地教学生如何将黏土压入铸模；投球教练可能会将投球手的手指移到棒球的正确位置上，以投出特定类型的球；在教患智力障碍的孩子刷牙时，训练者可能会握住孩子拿牙刷的手，并来回移动做出刷牙的动作。在每个例子中，当应用言语、姿势、示范促进的方法不能使受训者做出正确的行为时，就要用躯体促进的方式指引他完成。苏尔泽－阿萨罗夫和迈耶认为（Sulzer-Azaroff & Mayer，1991），当言语和示范促进等没有效果的时候（即言语、姿势和示范促进不能激发出正确行为），躯体促进就是适宜的。除非受训者拒绝，多数行为都可使用躯体促进的方法（语言是例外，你很难用躯体的方法促进一个人说什么）。躯体促进也叫作躯体引导。

当一个人试图影响另一个人的行为时，这四种促进方式都可以应用（通过言语指导、示范等）。因此，反应促进是具有强制性的，它尽力使一个人受另一个人的控制。在教学的时候，这是必需的和可以接受的，但你应尽可能使用强制性最小的反应促进方式，只在必要时才采用强制性较大的促进方式。如表 10-1 所示，言语促进的强制性最小，躯体促进的强制性最大。

表 10-1　反应促进强制程度的等级

反应促进类型	强制程度
言语	最小
姿势	较小
示范	较大
躯体	最大

刺激促进

刺激促进包括通过刺激的变化或者增加一个刺激或去除一个刺激使得正确反应更可能发生。一个刺激促进可能包括 S^D 的变化，使得 S^D 变得更为突出（更显著或更引人注目），或使 S^Δ 更不引人注意，从而使人更容易对 S^D 做出反应（做出正确的分化）。同样，其他刺激可以和 S^D 或 S^Δ 同时应用，以使 S^D 更为突出，个体更容易做出正确的辨别反应。S^D 的变化叫作**刺激内促进**；增加另一个刺激或给 S^D 提供暗示叫作**刺激外促进**（Schreibman，1975）。

刺激内促进 你可以用好几种方法改变 S^D 或 S^Δ 的显著性。你可以改变 S^D 的位置及 S^D（或 S^Δ）的某些维度，如大小、形状、色彩或强度。麦克考教练在教队员打棒球的时候也运用了一种刺激促进。S^D 是棒球以正常的速度向击球手扔过来，反应是正确地挥棒击球，对结果的强化是击中球和获得教练的赞扬。

★**麦克考教练怎样变换 S^D 使得孩子们更容易击中球的？**

让戴维在开始的时候投容易的球，就是麦克考教练应用的一种刺激促进。容易球就是一种刺激促进：它对 S^D 做出了强度变化，使得孩子们更容易做出正确反应并击中球。当老师希望学生指出"出口"标志的时候，可以用将"出口"标志比"入口"标志放得更靠近学生（位置变化）或者将"出口"标志写得比"入口"标志更大一些（大小变化）等刺激促进的方式。改变大小或位置会使学生更容易指出正确的标志。音响系统连线上的银色条纹是一种刺激促进，这可使人们更容易连接音响和话筒。在这些例子中，S^D 都以某种方式发生了改变，使得正确反应更容易出现（刺激内促进）。

促进的类型

反应促进：另一个人的行为激发出正确反应的行为。

- ■言语促进
- ■姿势促进
- ■示范促进
- ■躯体促进

刺激促进：通过 S^D 或 $S^\triangle$ 某些方面的改变或者刺激的增加或去除使得正确反应更可能出现。

- ■刺激内促进
- ■刺激外促进

刺激外促进　有时刺激促进是用增加一个刺激的方法帮助个体做出正确的识别反应，这就是刺激外促进。大人用塑料盖盖住电源插座以防止孩子将手指伸进插座。瓦克尔和伯格（Wacker & Berg，1983）用图画帮助智力发育迟滞的青少年正确完成复杂的职业任务。这些职业任务包括装配或包装物品。图画帮助这些青少年在规定的时间内完成包装或装配任务。阿尔伯特和多德曼（Alberto & Troutman，1986）

详细描述了一位教师用刺激促进的方法帮助孩子识别左右的有趣的例子。这位老师在每个孩子的手背上写一个 X 以帮助孩子正确识别右手。过一段时间 X 褪色消失了，孩子们仍然能正确地识别。X 的逐渐消失就相当于刺激促进的渐消和刺激控制转移到自然的 S^D（右手）了。当一个学生用卡片学习乘法的时候，卡片上的问题（例如 8×2）就是 S^D，卡片背面的答案就是刺激促进。这一附加刺激帮助学生在 S^D 存在时做出正确反应。

刺激控制的转移

正确反应一旦出现，促进就必须消失以便刺激控制转移到自然状态下的 S^D（Billingsley & Romer，1983）。当特沃能够在没有任何帮助的情况下正确地击球，当娜塔莎能够在没有言语促进的时候认读卡片上的单词，当孩子在手上没有 X 的时候仍能识别右手，这时候训练才算结束。正如这些例子所说明的，**刺激控制转移**的结果就是，在没有任何帮助（促进）的情况下，正确反应能在适宜的时间出现。

刺激控制转移的方式有：促进渐消、促进延迟和刺激渐消。这些方法的目的，都将促进这种人为的刺激控制，转移到与 S^D 有关的自然的刺激控制。

刺激控制的转移

- ■**促进渐消**：反应促进逐渐被去除。
- ■**促进延迟**：当 S^D 出现时，促进延迟出现，为非促进反应的发生提供机会。
- ■**刺激渐消**：刺激促进逐渐被去除。

促进渐消

促进渐消是刺激控制转移最常用的方法。促进渐消运用指的是，在学习尝试时反应促进被逐渐去除，直到不再提供促进为止（Martin & Pear，1992）。当麦克考教练在路克击球时越来越少地给予言语指导时，就是在渐消言语促进；当教练在特沃能够击球后越来越少地提供躯体引导时，则是在渐消躯体促进。

★**当老师教娜塔莎读卡片上的单词时，是怎样渐消言语促进的？**

当 S^D 出现的时候，起初老师说整个词，然后说词的一部分，接下来只说词的第一个音，最后她什么都不说。在一定时间内逐渐减少发音就是在渐消言语促进。在这些例子中，如果只有一种促进被渐消了，这叫作**促进内渐消**。由谢丽和戴维斯（Sherry & Davis，1971）做的一项研究，介绍了应用躯体促进和促进内渐消教会具有明显智力障碍的男孩用勺子吃饭的例子。开始，研究者握着孩子拿勺的手，用躯体促进的方法帮助孩子完成舀饭和将饭送到嘴里的全过程。然后，他们分七步渐消这种躯体促进，使躯体帮助越来越少，直至躯体促进消失。

有时可以一下子就消除促进。在个体能够做出正确的行为之前，你可能只需要对该个体说明一次怎样做出行为。同样，在正确行为出现之前，可能只需要做一次示范，不用更多的示范。也有可能在一次躯体促进之后，个体就能够做出正确的行为。

另一种促进渐消的方法包括几种促进方式的交叉性渐消，又叫作**交叉促进渐消**。想一想下面这个例子：露西是一个严重智力发育迟滞的妇女，在一个大型折扣鞋店的贮藏室工作。她的工作是将鞋内的填充纸取出来，使鞋子能够被陈列在货架上。她坐在一个放满鞋的大桌子前（另一个工人将这些鞋放到桌子上）。她将一双鞋里的纸抽出来后，另一个工人就将这双鞋放到鞋架上。领班必须教会露西怎样做。其三段一致性如下：

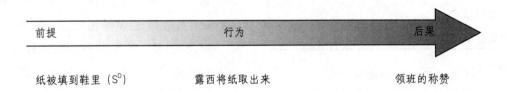

前提	行为	后果
纸被填到鞋里（S^D）	露西将纸取出来	领班的称赞

由于露西不能正确地做出以上行为，领班就采用行为促进的方法，然后再逐渐去除这种促进。其中一种方法是由小至大的促进和渐消。

促进渐消
■促进内渐消
■交叉促进渐消：由小至大促进；由大至小促进

领班起初只提供最小的指导，只在必要的时候才给予更多的指导。领班首先说："露西，把纸从鞋里拿出来。"这是最起码的言语促进。如果露西在 5 秒内没有反应，领班就重复这种言语促进，同时指着鞋里的纸（姿势促进）。如果露西在 5 秒内还是没有反应，领班在提供言语促进的同时会示范正确的行为。如果露西仍然

没有反应,领班就会在进行言语促进的同时提供躯体促进,她拿着露西的手将纸取出来并称赞她。下一次尝试时,领班会重复这个过程直到露西做出正确反应。通过不断尝试,露西逐渐可以在躯体促进之前、示范促进之前、姿势促进之前做出正确反应,直到最后她可以不需任何促进就从鞋里取出纸来。你可以看到,当露西需要的促进帮助越来越少的时候,促进就被逐渐去除了。由小至大促进用于训练者认为学习者可能不需要躯体促进也可以学会正确行为的情况,同时训练者也希望能为学习者提供一个机会,可以使学习者在最少的帮助下完成任务。

另一种促进渐消的方法叫作由大至小促进和渐消。运用这种方法的时候,首先使用最具强制性的促进方法,然后再逐渐渐消至强制性较小的促进方法。由大至小促进用于训练者认为学习者需要躯体促进方可学会正确行为的情况下。应用由大至小促进,领班会从提供躯体促进加言语促进开始。当露西能够成功地进行这种行为后,就会渐消这种躯体促进。去除躯体促进后,要提供言语和姿势促进。然后,如果露西能够继续成功地完成要求的行为,就会渐消姿势促进而只提供言语促进。最后,当露西不用任何帮助也可以从鞋里取出纸来的时候,言语促进也可以被渐消掉。渐消发生在交叉促

进内还是发生在交叉促进过程中,其最终目的都是将刺激控制转移到自然的 S^D,并不再需要促进的帮助。

促进延迟

将刺激控制从反应促进转移到自然 S^D 的另一种方法叫作促进延迟。在这个程序中,呈现 S^D,等待几秒钟的时间,如果正确反应没有出现,再提供促进。呈现 S^D 和提供促进之间的间隔时间可以是固定的或逐渐增加的(Handen & Zane,1987;Snell & Gast,1981)。

研究者(Cuvo & Klatt,1992)教残疾青少年认读日常生活中的常见字(如男、女、停、入口)。他们使用的是固定的促进延迟方式:用卡片出示一个词,如果学生在 4 秒内没有反应,就教他们读一遍(言语促进)。他们的目标是学生在促进提供之前的 4 秒内认出单词。最终,所有的学生都能在 4 秒内认出这些词,就不再运用促进帮助了。刺激控制从言语刺激转移到了卡片上的单词。

麦森等研究者(Matson,Sevin,Fridley & Love,1990)应用渐进性的促进延迟程序训练孤独症孩子进行适当的社会性反应(说"请""谢谢"和"不客气")。教孩子说"谢谢"的时候,先递给孩子一个玩具(S^D),如果孩子说"谢谢",实验者就给孩子一份好吃的食物并称

前提	行为	后果
给孩子一个玩具(S^D)	孩子说"谢谢"	孩子得到好吃的食物和赞扬

结果:当孩子从其他人那儿得到玩具的时候说"谢谢"的可能性就增加了。

赞他，以作为强化物。

但是，因为孤独症的孩子不说"谢谢"，训练者就在给孩子玩具2秒钟后给予言语促进（训练者说"谢谢"），孩子就模仿这一言语促进。之前这些孩子已经被证明具有模仿语言的能力，所以麦森认为言语促进可以激发正确的行为。当孩子在2秒钟的促进延迟条件下可以说"谢谢"后，促进延迟逐渐从2秒增加到10秒。最终，当促进延迟从2秒变为10秒，孩子都可以在促进出现之前说"谢谢"了。这种情况一旦能够稳定出现，训练者就不再给予促进帮助，因为刺激控制已经转移到自然的 S^D 上（图10-3）。

无论促进延迟是固定的还是渐进的，其目的都是让个体在促进给予之前做出正确的反应。如果个体不能做出正确反应，就要在呈现 S^D 后给予促进以激发反应。当正确反应被促进并被强化几次后，最终反应会在 S^D 呈现之后、促进给予之前出现。一旦这种情况持续地出现，刺激控制就从促进转移到 S^D 了。

刺激渐消

无论什么时候，用刺激控制来促进正确行为的出现，S^D 的某些方面或刺激情境都会被改变，以使个体做出正确的辨别反应。最终，刺

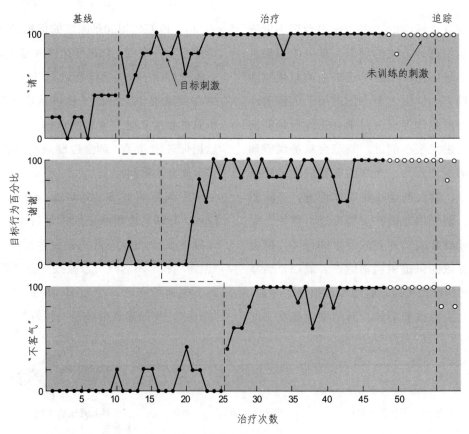

图10-3 该图说明一个孤独症儿童运用渐进性促进延迟的方法习得三种社会性行为的过程。这是个多基线跨行为研究设计的例子。

激促进必须通过**刺激渐消**使刺激控制转移到自然的 S^D。如果为使正确反应出现进行刺激促进时应用了一个附加刺激（刺激外促进），当 S^D 呈现时个体能够做出可靠的反应时，刺激渐消就应逐渐去除这个附加刺激。一旦这个附加刺激已经完全去除而 S^D 呈现时反应仍可继续出现，就说明刺激控制转移到了 S^D。当学生学习乘法的时候，卡片背面的答案是刺激促进。当卡片呈现时学生越来越少地看答案的时候，就是在进行刺激渐消。当他们不看答案也能完全正确地回答问题的时候，刺激控制就从答案（刺激促进）转移到了问题（S^D）。当小孩子的手背上写着 X 的时候，刺激促进帮助他们识别右手。几天后手背上的 X 消失后，刺激渐消就发生了。当小孩手背上没有 X 也能识别右手的时候，刺激控制就从促进转移到了自然的 S^D。

刺激渐消也适用于以 S^D 本身的某些方面变化作为刺激促进之时（刺激内促进）。这种情况下，刺激促进意味着逐渐地将 S^D 从它的变化型转移到自然型。麦克考教练让戴维投容易球的时候就用了刺激促进。这时，刺激渐消就包括逐渐增大投球速度直至达到正常速度为止。逐渐增大投球速度而孩子们仍能击中球，就是刺激渐消和刺激控制转移到自然的 S^D（正常速度的投球）的过程。

教学生认识出口标志的老师将标志写得比入口大，用的也是刺激促进。

★老师怎样运用刺激渐消呢？

老师在进行刺激渐消的时候可以逐渐减小出口标志的大小，直到和入口标志一样大。一旦它们的大小相同，刺激促进就不存在了，刺激控制也从词的大小变化转移到词本身（S^D）。

请注意，有些作者将刺激渐消和刺激塑造区分开（Cooper et al., 1987；Etzel, LeBlanc, Schil-moelle, & Stella, 1981）。尽管二者有一些技术上的差别，但它们是非常相似的（Deitz & Malone, 1985），而且都包括为了刺激控制的转移和逐渐去除刺激促进。因为这个原因，也为了避免将塑造（第9章）和刺激塑造相混淆，本书中的刺激渐消包括所有逐渐去除刺激促进的方法。（如果需要详细了解刺激渐消和刺激塑造的区分，见 Cooper et al., 1987；Etzel & LeBlanc, 1979；或 Etzel et al., 1981。）

扩展阅读

促进和渐消的不同运用

促进和渐消在应用行为分析中被广泛运用于各种人群以教授各种技能。广泛使用促进和渐消的一个领域是教给孤独症儿童技能。例如，很多研究表明，文字说明可以用作促进，帮助孤独症儿童开始社会交往。当儿童可以表现出适当的社会行为后文字说明可以渐消（Krantz & McClannahan, 1993, 1998；Sarokoff, Taylor, & Poulson, 2001）。使用促进和渐消的另一个领域是员工管理。在 Petscher 和 Bailey（2006）的一个研究中，促进被用来帮助为患智力障碍的学生工作的员工参与教学活动。如果员工没有在适当的时间进行教学活动，他们身上的传呼机就会振动以促进他们去做。当他们开始在正确的时间做出正确的行为后会继续进行下去，即使促进已经移除。使用促进和渐消的另一个领域是运动技能。例如，Osborne，Rudrud 和 Zezoney（1990）运用刺激促进提高垒球运动员击打曲线球的能力。在另一个研究中，Luyben，Funk，Morgan，Clark，和Delulio（1986）运用促进和渐消来改进重度智力障碍个体的足球传球能力。

怎样运用促进和刺激控制的转移

当你要对一种行为建立适当的刺激控制时（使一个业已存在的或者是新的行为在适当的情境和时间发生），就要应用促进和刺激控制的转移。在应用这些方法之前，应首先弄清楚你是在解决刺激控制的问题还是不服从的问题是很重要的（"不能做"还是"不愿做"）。如果一个人还没有学会某种行为或还没有学会在适当的情况下进行某种行为（"不能做"），应用促进和刺激控制转移的方法是恰当的；如果一个人过去已经学会在适当的情况下进行某种行为但拒绝去做（"不愿做"），这是个不服从问题，这时促进和转移刺激控制就不是最好的方法了。请参阅第13章至第19章应对不服从和其他行为问题的方法。下面这些指导方针在进行促进和刺激控制的转移时应当加以注意（见 Alberto & Troutman，1986；Martin & Pear，1992；Rusch，Rose，& Greenwood，1988；Sulzer-Azaroff & Mayer，1991）。

选择最恰当的促进方法。有好几种反应促进和刺激促进的方法可供选择，你需要选择一种最适合学习者和学习任务的促进方法。如果你要教的是一种新行为，反应促进是最适宜的，因为反应促进可以在适当的情境下产生一种新的行为。如果学习者的能力有限（例如具有发育性残疾的人或小孩子），强制性较强的促进方式如躯体促进是最适宜的。强制性较弱的促进方式如言语促进，如果学习者能从中得到益处也可以应用。如果你无法确定所需的促进水平，你可以用渐进性促进的策略，如由小至大的促进方法，首先应用强制性最小的方法，必要时再使用强制性较大的促进方法。当你要帮助一个人做出正确的辨别反应时，刺激促进的方法最为适宜。因为刺激促进强调 S^D（使其更显著突出），增加学习者在 S^D 呈现时做出反应的可能性。

抓住学习者的注意力。在你呈现指导性刺激（S^D 或促进）前，要确定学习者注意力集中，如必要，需在呈现指导性尝试之前设法减弱或消除注意力分散的情形和环境中的竞争性刺激。例如，麦克考教练在对麦特进行示范促进之前先提示说："麦特，看我是怎样挥棒的。"

呈现 S^D。学习性尝试总是从 S^D 的呈现开始。S^D 是训练完成后能够激发正确反应的刺激。如果学习者在 S^D 呈现时能够出现正确反应就不再需要促进了。

促进正确反应。如果 S^D 不能激发正确反应，就需要提供促进。如果运用刺激促进，就要在呈现 S^D 时改变刺激出现的情境或对 S^D 的某些方面加以变化。如果运用反应促进，就要呈现 S^D 并立即给予适当的促进。

强化正确行为。当学习者在 S^D 呈现后产生正确行为时（无论是否提供了促进），要立即给予强化。由于学习的目的是在没有促进的时候能对呈现的 S^D 产生正确行为，因此你应当加强非促进反应的强化力度，比如，更热情的赞扬或提供更多的强化物。

转移刺激控制。只要可能，就应去除促进，将刺激控制从促进转移到自然的 S^D。如果用的是反应促进，就应使用渐消或促进延迟等措施进行刺激控制的转移。如果用的是刺激促进，则可用刺激渐消的方法。对反应促进或刺激促进进行渐消时，渐消的步骤要小（即应采取渐进的过程），这样才能使学习者在促进消失的时候仍然能够维持正确行为。如果渐消的步骤太大，正确行为就会出问题（可能出现错误）。一旦发生这种情况，你应回到前面的步骤并提供更多或更强（更具强制性）的促进。在运用促进延迟时，如果你对在促进延迟期间出现的反应加大强化的力度，会促进刺激控制的转移。

促进和刺激控制转移要点

1. 选择最合适的促进方法。
2. 抓住学习者的注意力。
3. 呈现 S^D。
4. 促进正确反应。
5. 强化正确行为。
6. 转移刺激控制。
7. 继续强化非促进的反应。

继续强化非促进的反应。如果在促进消除后正确的行为能够继续，应当继续对这些反应进行强化。当学习者继续做出正确行为时，强化程序可以从连续强化转变为间歇强化。最终目标是将行为置于自然发生的强化之下。例如，路克学习击球，击中一个球就是一次自然发生的强化事件。

孤独症治疗中的促进和刺激控制转移

促进和刺激控制转移的一个常用的领域是教给孤独症儿童技能。孤独症儿童经常接受早期的强化行为干预，在干预中行为分析员或者其他经过行为训练的专家教给儿童重要的学习技能，以使孤独症儿童和没有孤独症的同龄人一样发展同样的技能，并在上学后获得学业成功。在进行早期强化行为干预之前，行为分析员先进行评估，找出需要训练的各种技能，然后运用促进和渐消（刺激控制转移）程序来训练每一种技能。例如，对一个孤独症儿童的最初系列技能训练包括：①目光接触；②模仿大动作；③模仿针对目标物体的动作；④遵循简单指导等（关于孤独症儿童的课程实例见 Taylor & McDonough，1996）。这些技能中每一种对于学习其他技能都很重要，更高水平的技能建立在这些基本的技能上。

让我们看看促进和渐消怎样用来教孩子们模仿大动作技能。开始时让孩子专心地与你对坐在一个小桌子旁。在获得孩子注意后，呈现 S^D（一边拍手一边说"这样做"），促进正确的反应（用手拿着孩子的手促进他做出拍手动作），然后立即给予强化物，如表扬或者一个小食品。这一呈现 S^D、促进反应、给予强化物的系列活动叫作学习练习。学习练习多次重复，每次练习成功后，躯体促进越来越少（渐消），直到你在拍手时说"这样做"孩子就可以独立做出拍手动作。当孩子不用促进就可以模仿这个动作时，再教新的动作（如敲桌子、摆手、伸胳膊等）。运用同样的呈现 S^D、促进反应、给予强化物，然后渐消的系列活动，多次练习直到在没有促进的情况下出现模仿反应。你通过说"这样做"然后做出动作，教会孩子模仿一系列不同的身体动作。最终，当你说"这样做"时孩子会模仿你做出的任何动作。这时可以说孩子已学会了模仿大的动作，可以进行下一步训练。根据孩子的能力水平，他可能需要几天或几个星期才能掌握模仿动作的技能，然后进行下一个技能的训练。在练习过程中记录正确反应的比例可以让训练者得知孩子在什么时候掌握了技能。

本 章 小 结

1. 促进指在 S^D 出现后，另一个人施加的行为或刺激。促进用于增加正确反应在正确情境中（S^D 出现）发生的可能性。

2. 渐消指逐渐去除促进的过程。渐消用于在 S^D 出现时使行为的发生不再需要促进。

3. 当学习者的行为受到另一个人的行为激发时，反应促进就发生了。刺激促进则是指为了使正确的辨别更易出现，S^D 某些方面发生改变或情境中其他刺激发生改变。

4. 反应促进包括言语促进、姿势促进、示范促进和躯体促进。

5. 刺激控制转移指消除促进，使行为处于 S^D 的刺激控制之下。刺激控制转移包括促进渐消和促进延迟。促进渐消指逐渐去除反应促进或刺激促进，使反应在呈现 S^D 但没有任何促进的情况下也能出现。促进延迟指在呈现 S^D 和提供反应促进之间延迟一段时间。

练 习 测 验

1. 什么是促进？在行为矫正中什么时候使用促进？

2. 什么是反应促进？介绍四种类型的反应促进。

3. 举出四种类型的反应促进例子。

4. 什么是刺激促进？介绍两种类型的刺激促进。

5. 举出两种类型的刺激促进例子。

6. 什么是由小至大促进？举例说明。

7. 什么是由大至小促进？举例说明。

8. 广告牌上闪烁的灯能够吸引人的注意，这是一种什么样的促进？

9. 什么是刺激控制转移？它为什么重要？

10. 介绍反应促进的渐消，并举例说明。

11. 分别描述由小至大促进和由大至小促进的渐消。

12. 描述刺激促进的渐消。举例说明刺激内促进的渐消和刺激外促进的渐消。

13. 描述促进延迟。举一个固定促进延迟的例子和一个渐进性促进延迟的例子。

14. 假设你在与一个孤独症的学生进行一个学习实验。你怎样使用言语促进和躯体促进来使这个学生注意你？

15. 说说怎样使用刺激促进和渐消来学习本章中所学的各种行为矫正定义。

应 用 练 习

1. 试述你将怎样应用促进和渐消的方法教6个月大的小狗当你命令它"过来"的时候就向你跑来。假设训练时你有一根6米长的狗链和一口袋狗粮可以利用。

2. 你对打高尔夫球很感兴趣，但是你击球实在很糟糕，你很不好意思跟朋友打球，所以你决定用刺激促进和渐消的方法改善你的击球。假设你已经来到一片球场绿地，试述三种你可以用来改进球艺的刺激促进和渐消的方法。尽量发挥创造性，假设你可以随意操纵球杆、草地、高尔夫球和球洞。

3. 你18岁的侄女爱迪要你教她开车，你带她到一个购物中心的空置停车场上第一课。试述你将怎样应用由大至小促进和渐消法来教她开车。

误 用 练 习

1. 小格劳瑞亚刚刚开始咿呀学语，能发出几个可辨别的音节。她的父母非常兴奋。父亲学过行为矫正课程，于是决定用促进和渐消的方法教格劳瑞亚学说"妈妈"和"爸爸"。这里促进和渐消的应用有什么不对呢？对格劳瑞亚有什么更好的行为训练方法吗？

2. 每天布置晚餐的餐桌都是罗杰斯的任务。虽然罗杰斯布置餐桌已经好几个星期了，但他最近对电视节目"危难"很感兴趣，这个节目恰好在布置餐桌的时间播出。他父亲每天都提醒他，但他都置之不理。于是父亲决定用促进和渐消的方法使罗杰斯布置餐桌。这里促进和渐消的应用有何不妥？对罗杰斯有什么更好的方法？

3. 米琪儿是个患孤独症的孩子，她的老师用躯体促进的方法教她打字，她打字的时候，老师握着她的手。米琪儿用打字的方法进行交流已经一年多了，但她的老师还在提供躯体促进。如果老师不握她的手，米琪儿就不打字。所以，老师继续给予躯体促进，而米琪儿继续用打字进行交流。这里促进和刺激控制转移的应用有什么不对？

第11章 链接

就像我们所看到的，促进用来激发行为，刺激控制的转移则用来去除促进，使行为在 S^D 呈现时发生。这些措施经常用于简单的辨别反应，即当 S^D 出现时就出现某种反应。例如，一个棒球运动员挥棒击球；一个学生正确地朗读单词；将话筒连线插到正确的插孔位置；当别人递给你东西时说"谢谢"。所有这些例子都是在适宜的情境里出现的一种反应。但是很多情况下则需要具有很多反应组成的复杂行为。按照顺序发生的，由很多部分组成的一组行为叫作**行为链**。

行为链接举例

当你想吃一片口香糖的时候，就会进行一系列行为：①将手伸进口袋；②掏出一包口香糖；③从这包口香糖里抽出一片；④剥开口香糖包装；⑤将口香糖放入嘴里。吃一片口香糖至少包括这五步行为，而且这五个行为必须按照正确

的顺序发生。你必须在前面的行为完成以后才能进行后面的行为。你在没有剥开之前不能将口香糖放入嘴里。（实际上你可以，但为什么要那样对待自己呢？）除非你已经将那片口香糖抽出来，否则你不能将它剥开；你也不能将那片口香糖抽出来，除非你已经将那包口香糖从口袋里掏出来。

再来看看另一个例子。芭比在一个工业洗涤公司上班，她的工作是将毛巾折好放进箱子，以便运送到客户那里（宾馆、健康俱乐部、医院等）。当毛巾从烘干机里拿出来后，另一个工人将毛巾放到一个大盆里递给芭比。芭比的工作包括以下行为链：①从大盆里拿出一条毛巾；②将毛巾放到桌子上展平；③拿住一端将其对折；④将对折过的毛巾再对折一次；⑤将对折两次的毛巾再对折一次；⑥拿起叠好的毛巾；⑦把毛巾放入箱子。箱子装满后，另一个工人将箱子装上卡车。芭比折叠毛巾的工作是一个包括7个步骤的行为链，链中的每一个行为都必须

依次在前一个行为完成后才能完成。链中的每一个行为都必须依赖前一个行为的出现。

本章将介绍怎样分析行为链中的各个部分以及怎样应用各种方法教给一个个体进行行为链中的行为。

刺激－反应链的分析

每个行为链都包括若干独立的、依次发生的刺激－反应部分，因此，一个行为链通常又称为**刺激－反应链**。链中的每一个行为或反应都产生一种刺激改变，这种刺激改变构成链中下一个反应行为的 S^D。第一个反应构成第二个反应的 S^D，第二个反应构成第三个反应的 S^D，照此类推，直到链中的所有反应都按顺序发生。当然，这整个的刺激－反应链都在刺激控制之下，链中第一个反应是在一个特殊的 S^D 呈现时发生的。你口袋中的口香糖是链中第一个反应（手伸进口袋抓住口香糖）的 S^D；芭比身旁装满毛巾的大盆是芭比第一个反应（从大盆里拿一条毛巾）的 S^D。当然，一个反应链只有在链中的最后一个反应产生强化效果时才能继续发生。嚼口香糖是将口香糖放入嘴里这个行为链的强化物；放在箱子里的叠好的毛巾是折叠毛巾这个行为链的条件性强化物。折叠好的毛巾之所以是条件性强化物，是因为它和其他的强化因素（得到报酬和老板的赞扬）有关。

拿口香糖这个行为链所依次包括的刺激和反应部分如下：

1. S^D1（你口袋中的一包口香糖）$\longrightarrow$ R1（手放入口袋）

2. S^D2（你的手在口袋里）$\longrightarrow$ R2（拿出这包口香糖）

3. S^D3（你手里拿着一包口香糖）$\longrightarrow$ R3（抽出一片口香糖）

4. S^D4（你手里拿着一片口香糖）$\longrightarrow$ R4（剥开口香糖）

5. S^D5（你手里拿着一片剥开的口香糖）$\longrightarrow$ R5（将这片口香糖放入嘴里）$\longrightarrow$ 强化物（嚼口香糖）

正如你看到的，每个反应都成了下一个反应 S^D 的刺激情境。因此，链中下一个反应要依赖前一个反应的出现。

一个由 5 部分组成的刺激－反应链可以用以下这种方式来说明：

$$S^D1 \longrightarrow R1$$
$$S^D2 \longrightarrow R2$$
$$S^D3 \longrightarrow R3$$
$$S^D4 \longrightarrow R4$$
$$S^D5 \longrightarrow R5 \longrightarrow 强化物$$

★试分析芭比折叠毛巾并将毛巾放入箱子这个由 7 个刺激－反应部分组成的行为链。

1. S^D1（一个盛满毛巾的大盆）$\longrightarrow$ R1（从大盆中拿起一条毛巾）

2. S^D2（拿在手中的毛巾）$\longrightarrow$ R2（把毛巾放在桌子上展平）

3. S^D3（桌子上展平的毛巾）$\longrightarrow$ R3（将毛巾对折）

4. S^D4（对折后的毛巾放在桌子上）$\longrightarrow$ R4（再将毛巾对折）

5. S^D5（两次对折后的毛巾放在桌子上）$\longrightarrow$ R5（再次将毛巾对折）

6. S^D6（折叠好的毛巾放在桌子上）$\longrightarrow$ R6（拿起折叠好的毛巾）

7. S^D7（折叠好的毛巾拿在手中）$\longrightarrow$ R7（将毛巾放在箱子里）$\longrightarrow$ 强化物（放在箱子里的折叠好的毛巾）

一旦另一个工人将一盆毛巾递给芭比，这盆毛巾就成了第一个 S^D，它对刺激—反应链的第一个反应具有刺激控制作用。接下来反应链中每一个反应的出现都是由于前一个反应对它构成了 S^D。

在继续学习之前，让我们再仔细地看看刺激—反应链的起始。我们可以利用激发操作使反应链的结果更具强化作用。比如第一个例子，在某些情况下可以使口香糖更具强化效果，增大你将手插入口袋拿口香糖的可能性。激发操作可以是嘴里洋葱的怪味，可以是嘴里有一块吃了很长时间的口香糖，可以是刚吸了一支烟，或者任何希望口里有清新气味的情况（如面对你的女朋友或男朋友时）。这时候你可能会吃口香糖，但这种说法并不能帮助我们理解为什么在这特定的时候口香糖更具强化作用。因此，最好还是看看那些具有激发操作作用的刺激或事件。

任务分析

将一个行为链区分成一个个单一的刺激—反应进行分析的过程叫作**任务分析**。任何时候当你要教会别人完成一个由两个以上步骤组成的复杂任务时，第一步就是要将完成任务所要进行的所有行为都区分开，并将它们写下来。下一步就是要区分出任务中每个行为的 S^D。因为教给别人任务包括对行为链中每个刺激—反应部分的辨别训练，你必须进行详细的任务分析，使你对每个刺激—反应步骤都有正确的理解。

进行任务分析的不同方法
■ 观察一个胜任这项工作的人如何进行该工作。
■ 向一个擅长这项工作的人请教。
■ 亲自进行这项工作并记录下每个反应步骤。

进行任务分析时，有好几种方法可以区分行为链中各行为发生的正确顺序（Cooper, Heron, & Heward, 1987；Rusch, Rose, & Greenwood, 1988），方法之一就是观察别人进行这项工作，并记录下每个刺激—反应步骤。例如，霍纳等人（Horner & Keilitz, 1975）进行了一项研究，要教智力障碍青少年如何刷牙，他们通过观察同事刷牙进行了任务分析。方法之二，可以请教一个擅长这项活动的人（专家），让他解释这项活动的每一个步骤。最后，你可以自己从事这项活动并记录每个反应的顺序。研究者（Bellamy, Horner, & Inman, 1979）还认为，进行任务分析时，如果亲自从事要分析的任务，其优点是可以得到关于活动中每个反应及与其相关的刺激的最准确信息。换句话说，根据自己对任务的体验可以得到最丰富的信息。

完成了最初的任务分析，训练开始后还要对其进行修正。你可能会发现，可以将某些行为分成几个行为成分，或者可以将两个或更多行为合并成一个行为。是否对任务分析进行修正取决于训练的进展。如果学习者对某些行为的学习有困难，将行为分解成几个步骤可能会有帮助；相反，如果学习者有能力掌握较大的行为组合，就可以将两个或两个以上的行为合并成一个步骤。请看下面这个例子。

你想教一个患重度智力障碍的孩子用勺子吃饭，初步建立起下面的任务分析：

1. S^{D}1（盛饭的碗和勺子在桌子上）$\longrightarrow$ R1（拿起勺子）

2. S^{D}2（勺子拿在手里）$\longrightarrow$ R2（将勺子放进碗里的饭中）

3. S^{D}3（勺子放在饭里）$\longrightarrow$ R3（将饭盛到勺子里）

4. S^{D}4（饭在勺子上）$\longrightarrow$ R4（将一勺饭从碗里举起来）

5. S^{D}5（拿着一勺饭）$\longrightarrow$ R5（将饭放入嘴里）$\longrightarrow$ 强化物（吃到饭）

这个任务分析有 5 个步骤，每个步骤包括一个刺激（S^D）和一个反应。这个任务分析对某些学习用勺子吃饭的孩子可能是理想的，但是对于那些能够较容易地掌握大步骤的孩子，则可以将一些步骤合并起来。合并后的任务分析如下：

1. S^{D}1（盛饭的碗和勺子在桌子上）$\longrightarrow$ R1（拿起勺子将它放进碗里的饭中）

2. S^{D}2（勺子放在饭里）$\longrightarrow$ R2（将饭盛到勺子里）

3. S^{D}3（饭在勺子里）$\longrightarrow$ R3（将饭举起来并

将饭放到嘴里）$\longrightarrow$ 强化物（吃到饭）

正如你看到的，3 步任务分析和 5 步任务分析的区别在于 5 步任务分析将行为分成更小的单位。每步的特征仍然是一个刺激（S^D）和一个反应，但反应的大小不同。对有些学习者可能 5 步任务分析较合适，对另一些学习者则 3 步比较合适。进行任务分析时，分成几步无所谓对错，唯一确定任务分析对错的在于它是否适合特定的学习者。

有研究者对一些复杂任务进行了任务分析并训练被试从事这些活动。例如，有研究者（Cuvo，Leaf，& Borakove，1978）对 6 种看门技能进行了任务分析，并将这些技能教给智力障碍患者。对这 6 项技能的分析包括 13～56 个步骤不等。还有研究者（Alavosius，& Sulzer-Azeroff，1986）教某治疗机构的工作人员怎样安全地将残疾人从轮椅上扶起来移到别处。他们将这项任务分解成 18 个步骤。其他进行过任务分析研究的复杂技巧有：处理月经技能（Richman，Reiss，Bauman，& Bailey，1984）、维护公寓技能（Williams & Cuvo，1986）、安全步行过马路技能（Page，Iwata，& Neef，1976）、娱乐技能（Schleien，Wehman. & Kiernan，1981）和大学生为社区志愿者书写指导手册所需要的技能（Fawcett & Fletcher，1977）。图 11-1 是一个进行复杂任务分析的数据单示例。

对一个复杂技术的任务分析完成后，下一步就是要选择教授这个技术的策略。教复杂任务（行为链）的策略叫作**链接方法**。链接方法包括对行为链中每个刺激—反应步骤系统地应用促进和消退技术。下面介绍三个不同的链接方法：逆向链接、前进链接和完全任务呈现。

	S^D	反应	连续练习
1	零件在桶里	拿起轴承放在桌子上	1 1 1 1 1 1 1 1 1 1 1 1 1 1 1 1 1 1 1 1 1 1 1 1 1
2	轴承放在桌子上	将六角螺帽装在轴承的一个角上	2 2 2 2 2 2 2 2 2 2 2 2 2 2 2 2 2 2 2 2 2 2 2 2 2
3	六角螺帽在轴承的一个角上	将六角螺帽装在轴承的第二个角上	3 3 3 3 3 3 3 3 3 3 3 3 3 3 3 3 3 3 3 3 3 3 3 3 3
4	六角螺帽在轴承的两个角上	将六角螺帽装在轴承的第三个角上	4 4 4 4 4 4 4 4 4 4 4 4 4 4 4 4 4 4 4 4 4 4 4 4 4
5	六角螺帽在轴承的三个角上	将凸轮装在轴承的底部	5 5 5 5 5 5 5 5 5 5 5 5 5 5 5 5 5 5 5 5 5 5 5 5 5
6	凸轮在轴承的底部	将滚筒装在轴承上	6 6 6 6 6 6 6 6 6 6 6 6 6 6 6 6 6 6 6 6 6 6 6 6 6
7	滚筒在轴承上	将红色的弹簧装在轴承上	7 7 7 7 7 7 7 7 7 7 7 7 7 7 7 7 7 7 7 7 7 7 7 7 7
8	红色的弹簧在轴承上	将轴承和凸轮转动180°	8 8 8 8 8 8 8 8 8 8 8 8 8 8 8 8 8 8 8 8 8 8 8 8 8
9	轴承旋转了	将滚筒装在轴承上	9 9 9 9 9 9 9 9 9 9 9 9 9 9 9 9 9 9 9 9 9 9 9 9 9
10	滚筒在轴承上	将绿色的弹簧装在轴承上	10 10 10 10 10 10 10 10 10 10 10 10 10 10 10 10 10 10 10 10 10 10 10 10 10
11	绿色的弹簧装上了	用布擦轴承	11 11 11 11 11 11 11 11 11 11 11 11 11 11 11 11 11 11 11 11 11 11 11 11 11
12	轴承擦干净了	将轴承放在袋子里	12 12 12 12 12 12 12 12 12 12 12 12 12 12 12 12 12 12 12 12 12 12 12 12 12
13	轴承在袋子里	将袋子放进盒子里	13 13 13 13 13 13 13 13 13 13 13 13 13 13 13 13 13 13 13 13 13 13 13 13 13
14			14 14 14 14 14 14 14 14 14 14 14 14 14 14 14 14 14 14 14 14 14 14 14 14 14
15			15 15 15 15 15 15 15 15 15 15 15 15 15 15 15 15 15 15 15 15 15 15 15 15 15
16			16 16 16 16 16 16 16 16 16 16 16 16 16 16 16 16 16 16 16 16 16 16 16 16 16
17			17 17 17 17 17 17 17 17 17 17 17 17 17 17 17 17 17 17 17 17 17 17 17 17 17
18			18 18 18 18 18 18 18 18 18 18 18 18 18 18 18 18 18 18 18 18 18 18 18 18 18
19			19 19 19 19 19 19 19 19 19 19 19 19 19 19 19 19 19 19 19 19 19 19 19 19 19
20			20 20 20 20 20 20 20 20 20 20 20 20 20 20 20 20 20 20 20 20 20 20 20 20 20
21			21 21 21 21 21 21 21 21 21 21 21 21 21 21 21 21 21 21 21 21 21 21 21 21 21
22			22 22 22 22 22 22 22 22 22 22 22 22 22 22 22 22 22 22 22 22 22 22 22 22 22
23			23 23 23 23 23 23 23 23 23 23 23 23 23 23 23 23 23 23 23 23 23 23 23 23 23
24			24 24 24 24 24 24 24 24 24 24 24 24 24 24 24 24 24 24 24 24 24 24 24 24 24
25			25 25 25 25 25 25 25 25 25 25 25 25 25 25 25 25 25 25 25 25 25 25 25 25 25

图 11-1　这个任务分析数据单用两列列出了行为链中每个步骤的 S^D 和反应。研究者使用这种数据单记录运用链接方法对别人进行复杂任务训练时的进展情况。

逆向链接

逆向链接是一种强有力的训练方法，主要应用于学习者的学习能力非常有限的情况下。在进行逆向链接时，你要运用促进和渐消的方法首先教行为链中的最后一个行为。从最后一个行为开始，可以让学习者每次尝试都能完成行为链。一旦掌握了最后一个行为（学习者在 S^D 呈现且不用促进时就可以做出这种行为），就可以教上一个行为。行为链中的最后两个行为不用促进就可完成后，则可进行再上一个行为

的教学。依此类推，直到学习者在第一个 S^D 呈现且不需任何促进的情况下就可以完成行为链的所有行为。现在请看逆向链接的例子。这个例子是教一个智力发育迟滞的青年杰瑞往镖板上投镖，其任务分析包括下面这些步骤：

1. S^{D}1（工作人员说："杰瑞，我们来玩投镖吧。"）━━▶R1（杰瑞走向镖板）

2. S^{D}2（站在离镖板很远的一条线附近）━━▶R2（杰瑞走到线跟前，面向镖板站着，脚趾正好在线的前面）

3. S^{D}3（站在线前，邻近的桌子上放着一支镖）━━▶R3（杰瑞用拇指和食指拿起镖，

镖头指向镖板）

　　4. S^D4（站在线前，用拇指和食指拿着一支镖）——→ R4（杰瑞曲前臂使肘部成90°）

　　5. S^D5（站在线前，手里拿着一支镖，曲臂）——→ R5（杰瑞的前臂和手向镖板方向运动，当胳膊伸直时将镖松开）——→ 强化物（镖射中镖板）

　　开始进行逆向链接训练时，你先呈现最后一个 S^D（S^D5），对正确反应加以促进并提供强化。

$$S^D5 + 促进 \longrightarrow R5 \longrightarrow 强化物$$

　　在这个例子里，你要把杰瑞带到那条线前，让他的脚趾放在线的前面，把一支镖放在他的手里，使他的前臂弯曲成90°。这个状态是行为链中的最后一个 S^D（S^D5）。现在你要对正确反应进行躯体促进。你拿着杰瑞的手，使他的手向前移动，当杰瑞的胳膊伸直的时候将镖松开。当镖击中镖板的时候，你要称赞杰瑞（赞扬是

对杰瑞的一种强化）。在学习过程中，你不断地对杰瑞进行躯体促进，当杰瑞能够独立完成的时候，你开始渐消促进。你给他的帮助越来越少，直到你一把镖放到他的手里弯起他的肘部，他就能够自己投镖为止。如果姿势促进和示范促进能够对杰瑞具有刺激控制作用，也可以使用姿势或示范促进。你应当使用能起作用且强制性最小的促进方式。一旦杰瑞掌握了行为链的第五部分（一旦你将镖放到他的手里弯起他的肘部，他就能够独立地投镖），你就要开始第四部分的训练。

　　进行第四步的教学时，你呈现 S^D4，促进正确反应（R4），并用赞扬作为强化。呈现 S^D4 的时候，你让杰瑞站在线前，把一支镖放在他的手里。把镖放到他的手里后，你就提供躯体促进，使他的肘部弯起。肘部一弯起（S^D5），杰瑞就会投镖（R5），因为他已经学会手里拿着镖弯起肘部的时候就要投镖。换句话说，投镖（R5）已经在 S^D5 的刺激控制之下。

$$S^D4 + 促进 \longrightarrow R4 \longrightarrow 赞扬$$
$$S^D5 \longrightarrow R5 \longrightarrow 强化物$$

　　然后你渐消使杰瑞弯起肘部的促进，直到 S^D4 一呈现（不用任何促进）他就能独立地弯起肘部为止。现在他已经掌握了行为链的第四和第五部分，该是学习第三部分的时候了。

　　进行行为链第三部分的教学时，你呈现 S^D3，促进正确反应（R3），并给予赞扬。呈现

S^D3 的时候，你让杰瑞站在那条线前，脚趾正好碰着线，然后给予躯体促进，使他用拇指和食指从桌上拿起一支镖（R3）。一旦杰瑞手里拿着镖（S^D4），他就会弯起肘部（R4）并投镖 R5，因为他已经学会这些行为了（它们已经在 S^D4 的刺激控制之下）。

$$S^D3 + 促进 \longrightarrow R3 \longrightarrow 赞扬$$
$$S^D4 \longrightarrow R4$$
$$S^D5 \longrightarrow R5 \longrightarrow 强化物$$

然后你逐渐减少躯体促进，杰瑞需要的帮助越来越少，他开始自己从桌子上拿镖了。当杰瑞一被带到那条线前不需任何促进就能拿起镖的时候，他就掌握了这一步骤（R3 在 S^D3 的刺激控制之下）。现在可以教给他行为链中的第二步了。

进行第二步的教学时，你呈现 S^D2，对正确

$$S^D2 + 促进 \longrightarrow R2 \longrightarrow 赞扬$$
$$S^D3 \longrightarrow R3$$
$$S^D4 \longrightarrow R4$$
$$S^D5 \longrightarrow R5 \longrightarrow 强化物$$

当你对促进进行渐消后，杰瑞就会在 S^D2 呈现的时候无须任何帮助地向那条线走去。现在该教给他行为链的第一步了。

进行第一步的教学时，你呈现 S^D1（你说："杰瑞，我们来玩投镖吧。"），对反应 R1 进行促进（走向房间有镖板的那一边），并给予赞扬。

$$S^D1 + 促进 \longrightarrow R1 \longrightarrow 赞扬$$
$$S^D2 \longrightarrow R2$$
$$S^D3 \longrightarrow R3$$
$$S^D4 \longrightarrow R4$$
$$S^D5 \longrightarrow R5 \longrightarrow 强化物$$

当这一步的促进渐消后，只要你说："杰瑞，我们来玩投镖吧。"（S^D1）杰瑞就会自己向镖板走去。现在整个行为链都在 S^D1 的刺激控制之下。只要你说："杰瑞，我们来玩投镖吧。"他就会走向镖板，站到那条线前，拿起一支镖，曲臂弯肘，然后投镖。

在对杰瑞进行逆向链接的过程中，每次尝试都以镖投到镖板上为结束。由于每次镖投到

反应加以促进（R2），并给予赞扬。呈现 S^D2 的时候，你将杰瑞带到房间有镖板的那一边，然后用躯体促进的方法使他向那条线走过去（R2）。一旦杰瑞站到线前（S^D3），他就会拿起镖（R3），弯起肘部（R4），并且将镖向镖板投去（R5）。后面的 3 个行为杰瑞已经学会了，因此只要相关的 S^D 呈现，他就会执行。

当然，一旦杰瑞走到房间镖板所在的那一边，他就会走向那条线，拿起一支镖，弯起肘部，进行投镖，因为这 4 个行为在 S^D2（走到镖板附近）的刺激控制之下，而 S^D2 是 R1 的结果，R1 则是你在促进的行为。

镖板的行为你都给予赞扬，那么，镖投到镖板上已成为条件强化物了。而且，由于你对他的每个训练步骤都给予赞扬，由每个 S^D 触发的行为也成了条件强化物。例如，杰瑞向那条线走去时你称赞他，那么站在那条线前就与赞扬相联系，就成了条件强化物；你对他拿起一支镖的行为给予称赞，那么手里拿一支镖就成了条件强化物。就像你所看到的，进行逆向链接训练

时，对每一步都进行强化非常重要，因为它使得每一步的结果都成为条件强化物，以及下一个反应的 S^D。

当杰瑞能够独立投镖后，你应当开始给予间歇性的称赞，以帮助他保持这个行为。而且，你可以开始在他投的环数较高时给予称赞，以强化他的准确性。最终，更好地投镖和与朋友一起玩投镖就成为自然强化物，工作人员就不必再给予赞扬了。这才是娱乐技能训练的最终目的。

前进链接

前进链接和逆向链接的相似之处有：①每次只教授行为链的一个步骤，然后再将它们链接起来；②应用促进和渐消的技术对行为链中的每个步骤中与 S^D 相关的行为进行训练。前进链接和逆向链接的不同之处在于你从哪里开始。就像前面学过的，逆向链接首先教最后一个步骤，然后依次向前推进，即从行为链的末尾向行为链的开头进行训练。而在前进链接中，首先教第一个步骤，然后是第二个步骤，照此类推，即从行为链的开头向末尾进行训练。

在进行前进链接的时候，你首先呈现第一个 S^D，促进正确反应，并对这个反应进行强化。

$$S^D1 + 促进 \longrightarrow R1 \longrightarrow 强化物$$

然后，你渐消促进，直到学习者在第一个 S^D 呈现的时候不需促进即可进行第一个反应。

进行第二步训练时，你呈现第一个 S^D，学习者就会进行第一个反应。由于第一个反应产生了第二个 S^D，然后你再促进第二个反应，并且当第二个反应出现时给予强化。

$$S^D1 \longrightarrow R1$$
$$S^D2 + 促进 \longrightarrow R2 \longrightarrow 强化物$$

接着，你渐消促进直到学习者不需促进即可进行第二个反应。现在，每当呈现第一个 S^D 时，学习者就会做出行为链中的头两个反应。

当你准备进行行为链中第三个反应的训练时，你呈现第一个 S^D，那么学习者就会做出头两个反应。第二个反应产生了第三个 S^D。这第三个 S^D 一出现，你就要促进第三个反应，并给予强化。

$$S^D1 \longrightarrow R1$$
$$S^D2 \longrightarrow R2$$
$$S^D3 + 促进 \longrightarrow R3 \longrightarrow 强化物$$

同样，当第三个 S^D 呈现，学习者不需任何促进就可以做出第三个反应的时候，即可渐消促进。现在，每次呈现第一个 S^D 的时候，学习者就会做出头三个反应，因为这三个反应通过训练已经被链接到一起了。

这个过程持续下去直到你教会行为链中的最后一个步骤，并且将任务分析中的所有步骤都按照适当顺序链接起来。

★ *试述你怎样用前进链接的方法进行本章前面所述的用勺子吃饭的三步技术。*

你首先把一碗苹果酱和一个勺子放在学习者前面的桌子上，这是第一个 S^D。然后对第一个反应进行促进：握着学习者的手，拿起桌子上的勺子，把勺子放到苹果酱里，给一次强化（称赞，或偶尔给一点食物）。当你感到学习者开始和你一起进行这个行为时，就可以渐消促进，直到学习者不用给予帮助也能进行这一步。

现在要加上第二步。从呈现第一个 S^D 开始，一旦学习者进行了第一个反应，把勺子放在碗里（第二个 S^D）后，就对第二个反应进行躯体促进——使之用勺子舀取食物——并在反应过后给予强化。然后渐消促进直到学习者不用帮助也可用勺子舀取食物。

最后，再加上第三步。还是从呈现第一个 S^D 开始，一旦学习者进行了头两个反应，食物已经被舀取到勺子里（第三个 S^D），就促进学习者举起勺子将食物放到嘴里（第三个反应）。食物的味道就是对第三个反应的自然强化物。然后将促进渐消。现在学习者可以进行所有的三个反应，无须任何帮助就可以用勺子吃苹果酱了。

由于你在训练中对每个反应都给予了强化，每个反应的结果（也即下一个反应的 S^D）都成了条件强化物。这对前进链接特别重要，因为除非到了训练最后一个步骤的时候，否则你无法得到行为链最后的自然强化。和逆向链接一样，一旦学习者已经可以进行行为链中所有的行为，你就要将连续强化改为间歇强化以使行为得到保持。而最终目的是要通过自然强化物使行为得到保持。

前进链接和逆向链接的相似之处

- 二者都用于行为链的训练。
- 应用这两种方法的时候，都需首先进行任务分析，将行为链分成数个刺激－反应步骤。
- 二者都是每次只教一个行为（行为链的一个步骤），然后再将它们链接起来。
- 在教每个步骤的时候，二者都需使用促进和渐消的方法。

前进链接和逆向链接的不同之处

- 前进链接首先教第一个步骤，而逆向链接首先教最后一个步骤。
- 进行逆向链接的时候，由于首先教最后一个步骤，学习者在每次学习尝试的时候都能够完成行为链的最后一个行为，并得到自然强化。进行前进链接的时候，学习者在每次学习尝试的时候不能完成行为链的最后一个行为，因此直到教完最后一个步骤前都要进行人工强化。自然强化直到行为链的最后一个行为完成才出现。

完全任务呈现

前进链接和逆向链接都要将行为链分解为数个刺激－反应步骤，每次只教一个步骤，再将所有的步骤链接起来。与此相反，**完全任务呈现**是将复杂的行为链作为一整个单元进行训练。就像它的名称所提示的，每次学习练习都要完成全部任务。

在应用完全任务呈现的方法时，要用促进的方法使学习者从头至尾完成整个行为链。用什么促进方法都可以，只要能让学习者完成整个任务即可。在指导学习者完成行为链的时候，躯体促进更为常用。一旦在促进的情况下能够成功地完成全部任务，就要在学习练习的时候逐渐减少促进，直到学习者不需促进也可以完成这项任务。当然，无论是否使用促进，每次完成任务后都要给学习者进行强化。

最常用的应用躯体促进和渐消的方法进行完全任务呈现训练的过程叫作**渐进性指导**（Demchak，1990；Foxx & Azrin，1972；Sulzer-Azaroff & Mayer，1991）。进行渐进性指导的时候，你用手把手的方法引导学习者完成任务。经过数次尝试后，逐渐减少给学习者的帮助，但在学习者完成任务的过程中你要跟随着学习者的手。跟随即把你的手放在学习者的手附近，以便学习者不能完成行为链时可以立即给予躯体指导。跟随可以防止错误发生，而且在学习者不用你的帮助也可以完成任务后还要跟随一段时间。举个例子，想一想用完全任务呈现的方法教一个叫亚历克斯的孩子用勺子吃饭，前进链接中也用此作为例子。

应用完全任务呈现的渐进性指导的方法，要从呈现第一个 S^D 开始。你将一碗食物和一个勺子放在亚历克斯前面的桌子上，然后用渐进性指导和躯体促进的方法帮助亚历克斯完成整个行为链。你站在亚历克斯的身后，用你的手握着他的右手，使他用手指握住勺柄，举起拿勺子的手，将勺子放到苹果酱里，引导他的手用勺子舀取苹果酱，并帮助他举起盛满食物的勺子放到嘴里。你从头至尾用躯体引导他完成整个行为链，而每次学习尝试的强化物就是亚历克斯从勺子里吃到的食物，这是行为的自然结果。

你引导他的手使他吃到一些食物，经过数次以后，他将会开始自己尝试动作。当你感到他开始自己进行这种行为时，你就放开他的手并跟随他的手移动。如果他做得对，你就继续跟随他的手；如果他哪里做得不对，你再开始躯体引导。但是如果你感到他又做对了，就再开始跟随他的动作。

例如，当你引导亚历克斯的手从桌子上拿起勺子时，如果你感到他开始将勺子放到苹果酱里，你就停止引导他的手，开始跟随他。当勺子放到碗里后，如果他不能用勺子舀取食物，你就再次引导他。当食物盛到勺子里后，如果他开始将勺子从碗里举起来，你就停止引导他的手，再次跟随他。随着训练的进展，你的跟

何时应用完全任务呈现

- 完全任务呈现需要你指导学习者完成整个行为链，因此当任务不是很长或很复杂的时候可以用它。如果任务很长或很难，最好用前进或逆向链接的方法，因为它们在一次训练中只注重一个步骤，然后才将一个一个的步骤链接起来。

- 必须考虑到学习者的能力。当学习者的能力有限时，逆向或前进链接可能比较适宜。

- 最后，教师的能力也必须考虑。虽然要成功地进行前进链接和逆向链接培训也需要专业训练，但完全任务呈现则是最难施行的。这是因为完全任务呈现通常会用到渐进性指导，要求教师给予个别指导，并适时准确地跟随学习者完成行为链。如果做得不正确，渐进性指导就可能成为强迫学习者完成行为，而不是教给学习者独立地完成这个行为。

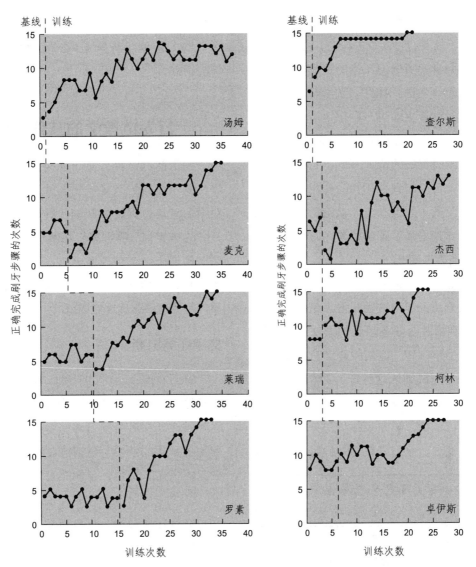

图 11-2 该图表示 8 个智力障碍儿童和青少年正确完成刷牙步骤的次数。完全任务呈现被用于这次教学。这属于多基线跨行为的研究设计。每个被试的治疗时间是相互交错的，但正确完成刷牙的次数都在治疗后才开始增加。

随越来越多，躯体引导越来越少。最后，你完全不用躯体引导他了。你渐消躯体引导为跟随，然后渐消跟随直到亚历克斯吃饭时不用任何帮助。

要正确地运用渐进性指导的方法，你必须

非常细心地跟随亚历克斯的手的运动并在需要时或多或少地给予引导。如果你进行躯体引导的时间过长，没有及时地将引导渐消为跟随，亚历克斯就会变得依赖你的引导而难以学会自己完成这个行为。换句话说，如果你替他做了这件事，他就不会自己做。任何促进方法的目的都是一旦不需要的时候就去掉它。另一方面，只有当你感到学习者做出正确的反应时，你才要渐消你的躯体促进。并且，当学习者不能做出正确反应时就要立即再开始躯体引导。当你停止躯体引导开始跟随的时候，赞扬非常重要。当学习者在没有促进的情况下做出正确反应的时候，赞扬就可以起到强化物的作用，这样一来，相对于促进下的运动，你就差别强化了独立运动。这样就增强了正确行为，同时让你可以更快地渐消躯体促进。

在某些情况下，完全任务呈现也可以用一些其他促进方法而非渐进性指导。例如，霍纳等（1975）利用完全任务呈现的方法教智力障碍儿童和青少年刷牙。他们将刷牙分成 15 步，并用三种促进方式训练这种行为：躯体引导加言语指导、示范加言语指导、只有言语指导。在每次学习尝试中，研究者都对任务分析中的每一步加以促进。他们只在必需的时候才用强

前进和逆向链接与完全任务呈现之间的相似之处

- 它们都用于进行复杂任务或行为链的教学。
- 在进行任务之前都需要进行任务分析。
- 三者都要应用促进和渐消技术。

前进和逆向链接与完全任务呈现之间的不同之处

- 完全任务呈现时，学习者每次进行学习都要完成整个任务；而两种链接方法中，训练者每次只教行为链中的一个步骤，然后再将这些步骤链接起来。

制性较强的促进方法，并渐消促进直至不用任何帮助。图 11-2 说明了霍纳等研究中的 8 个被试的情况。

行为链教学的其他措施

利用前进链接、逆向链接或完全任务呈现进行复杂任务的教学需要训练者花费大量时间对学习者进行促进和渐消。其他进行复杂任务教学的措施则只需训练者花费较少的时间参与。这些措施——文字任务分析、图像促进、视频演示和自我指导——运用不同的促进方法以指导行为链能够正确地完成。

文字任务分析

对于有阅读能力的个体，**文字任务分析**可以指导行为链行为的适当表现。应用这种方法的时候，训练者给学习者一个按照行为顺序排列的各步骤的清单，学习者就按照清单的指示来完成任务。例如，当你买立体音响系统的时候，说明书可以指导你怎样安装它，安装步骤就是文字任务分析。只有当你能够读懂说明书的时候，文字任务分析才能起作用，才能按照它的指示进行安装。要达到最佳效果，文字任务分析必须清晰明白，行为链中的每个步骤都应写清楚。

研究者（Cuvo，Davis，O'Reilly，Mooney，& Crowley，1992）用文字任务分析（又叫文本促进）教具有轻度精神障碍和学习能力缺陷的青年整理房间物品，如清洁烤箱和冰箱等。他们给学习者一份详细的包括所有步骤的说明书（文字任务分析）。学习者用这份详细说明指导

行为。等完成任务后，做对的会受到表扬，做错的会收到如何改进的反馈信息（进一步的指导）。研究者发现，所有的学习者都能利用文字任务分析正确地完成任务，并使正确表现得到强化。

图像促进

另一种指导学习者更好地完成行为链的方法叫作**图像促进**。进行图像促进时，要将每个行为或任务中的每个步骤绘成图，用这些图像帮助学习者按照正确顺序完成任务。要起到较好的作用，学习者必须会按顺序看图，而且每个图像都要对所示的行为具有刺激控制作用。我们看看下面这个例子。

苏尔是个有精神障碍的工人，在某公司做促销信息邮寄工作。苏尔的任务是将小册子放入信封。这个公司有 20 种不同的小册子，每天苏尔必须将其中的 3～6 种小册子放进大信封里。对他进行工作训练的人有所有这 20 种小册子的图片。每天开始工作的时候，训练者都将当天要放进信封的小册子的图片放到苏尔工作台前面的板子上。苏尔看着这些图片，将正确的小册子放到信封里（图 11-3）。图像促进对选择小册子这个行为具有刺激控制作用。图像促进建立后，训练者就不必再花时间进行图像促进和渐消了。

威克和他的同事们（Wacker，Berg，Berrie，& Swatta，1985）用图像促进的方法教会严重残疾的青少年完成复杂的职业和日常生活技能，如叠衣服或安装工业配件。研究者将要完成的任务的每一步的图片放到笔记本里，教他们翻动笔记本的每一页并参照图片工作，进行图像

促进。参加研究的 3 个青少年都学会了用图像促进的方法指导他们的行为。他们一旦学会图像促进的方法，就不需要进一步的促进了。

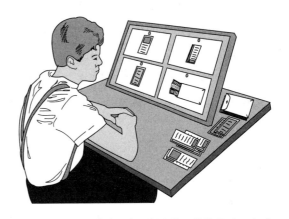

图 11-3 苏尔在他前面告示板上的图像的帮助下完成一项工作任务。每张图像都对要完成的那个步骤起到促进作用。

视频演示

教给学生行为链的另一种策略是**视频演示**，或视频促进。在这一教学策略中，学习者在进行一项任务前观看视频中他人进行同样的行为链。通过在视频中看到他人完成任务，学习者也能完成行为链。视频演示被用来教智力障碍个体学习者学会各种技能，如洗衣服（Horn，et al.，2008）、做饭（Rehfeldt，Dahman，Young，Cherry，& Davis，2003）、洗碗（Sigafoos et al.，2007）以及使用微波炉（Sigafoos et al.，2005）。

视频演示可以用两种方式进行：一种方式是，在学习者完成某项任务之前观看整个视频（例如，Rehfeldt，et al.）；另一种方式是，学习者在视频中观看完成任务的一个步骤，然后完成自己的任务，之后再看一个步骤，然后再完成自己的任务，这样一直下去直到任务完成。

在一次研究中，三位智力障碍患者在观看任务视频后完成了 10 个步骤的洗衣工作。然而，对每个人视频中需要将任务分为不同的步骤。例如，某位患者只能一次看一个步骤，然后完成任务，然后再看下一个步骤；另一位患者则可以一次看行为链上的前五个步骤，完成这五个步骤，然后再看余下的五个步骤并完成。这项研究表明，学习者可能需要以不同的进度观看视频中的任务。

自我指导

学习者可以自己通过语言来帮助复杂任务的完成，即**自我指导**。用这种方法的时候，要教给学习者怎样在按照顺序完成行为链的时候给自己进行言语促进或指导。在使用这一方法时，学习者首先要能够记住自我指导，在适当的时间里说出指导语，并正确地按照指导语做出行为（自我指导必须对行为具有刺激控制的作用）。学习者首先要学会高声说出自我指导语，将其作为正确行为的促进。掌握自我指导语之后，学习者就可以不出声地给予自我指导了。你可能会想，能够学习自我指导的人也一定能够学会行为链，所以自我指导没有必要。尽管对很多人来说可能是这样，但那些完成复杂任务有困难的学习者还是可以通过自我指导获益。此外，通常用于自我指导的语言都是非常容易背诵和记住的，因此在很多情况下对促进行为都很有帮助。

想想下面这些每天都要碰到的例子。你每次开保险柜的时候都要默诵开锁的密码，是在用自我指导；你打电话时要背诵电话号码，是在用自我指导；当你烹调时告诉自己烹调步骤时

链 接 方 法

■ 逆向链接：首先教行为链中的最后一个行为，然后再依次教前一个行为。

■ 前进链接：首先教行为链中的第一个行为，然后再依次教后一个行为。

■ 完全任务呈现：每次学习都对整个刺激—反应链进行促进。

■ 文字任务分析：写下每步行为的文字描述以指导行为。

■ 图像促进：用任务分析中每一个步骤的图像作为促进方式。

■ 视频演示：用任务视频（或分步骤视频）作为促进方式。

■ 自我指导：进行行为链中每一步行为时都进行自我言语促进。

（"我需要加两杯面粉、一杯燕麦、一杯葡萄干、一勺苏打粉……"），也是在应用自我指导的方法促进行为链的每个行为。

一些研究已经证明，学习者可以用自我指导的方法指导自己完成复杂的职业性或教育性任务。例如赛兰德等（Salend, Ellis, & Reynolds, 1989）让患有严重精神障碍的成人用背诵自我指导的方法按顺序完成一项职业性任务（包装塑料梳子）。他们总结出四句简单的指导语："翻过来，掉过去，装袋里，装箱里。"每说一句指导语，就完成一个相应的动作，用这种自我指导的方法正确地完成任务。惠特曼等人（Whitman, Spence, & Maxwell, 1987）用自我指导的方法教会有精神障碍的成人往箱子里分拣信件。另有研究者（Albion & Salzburg, 1982）教有精神障碍的学生解决数

学问题。这些例子中，自我指导都能促进学习者按正确顺序完成行为链行为。

虽然文字任务分析、图像促进、视频演示、自我指导是常用的教授系列行为的方法，但它们也可以用来教授单个的反应。本章介绍的是它们在教授系列行为中的运用。

扩展阅读

链接程序的各种运用

许多日常活动和任务中都包括行为链，研究表明了链接程序用以教授各种行为活动的有效性。例如，Thompson、Braam 和 Fuqua（1982）运用前进链接教会智力障碍个体洗衣技能。他们对操作洗衣机和烘干机的行为进行了任务分析，帮助三位学习者学会进行包括了74个反应的复杂行为链。在另一个研究中，MacDuff、Krantz 和 McClannahan（1993）使用图像促进帮助四名孤独症儿童完成复杂的休闲活动和作业。这些孩子学会使用一个夹有完成任务的图片的文件夹。每个孩子都看这些图片然后完成图片中描述的任务。虽然这些孩子在使用图像促进之前也能完成那些活动，但是完成的效果不是很好，而使用了图像促进后就能够每次都很好地完成这些活动。Vintere、Hemmes、Brown 和 Poulson（2004）的研究则表明了用完全任务呈现法教给学前儿童复杂舞蹈步骤的有效性。在这个研究中，研究者运用指导和示范促进帮助儿童完成行为链，对正确的表现给予表扬。对于有些儿童除了指导和表扬外还运用了自我指导。研究者表明两种方式都有效，但是增加自我指导使儿童学习舞步更快。

怎样运用链接技术

如果你的目标是要教给某人一种复杂任务，就要应用本章所介绍的方法。这里介绍的所有方法都可被认为是链接，因为它们都是用于对行为链的训练。因此，链接这个词在这里是广义的，包括逆向链接、前进链接、完全任务呈现、文字任务分析、图像促进、视频演示和自我指导。下面是一些有效运用链接技术的指导原则（Cooper et al.，1987，2007；Martin & Pear，1992；Sulzer-Azaroff & Mayer，1991）。

确定用链接技术是否合适。 是行为习得有问题还是不服从的问题？如果个体没有完成一个复杂任务是因为他没有能力完成，链接技术是适用的。反之，如果一个个体有能力完成这个任务但拒绝去做，则需用其他应对不服从的方法。

进行任务分析。 即将行为链分解为数个刺激—反应步骤。

对学习能力进行基础评估。 库珀（Cooper，1987）介绍了两种评估学习者熟练水平的方法。单机会法，给学习者一个完成任务的机会，记录学习者在没有别人帮助的情况下正确完成了哪些步骤。换言之，你呈现出第一个 S^D，然后评估学习者的反应。多机会法，评估学习者完成每个步骤的能力（e.g.，Horn et al.，2008）。你呈现第一个 S^D，等待学习者的反应。如果学习者没能做出正确反应，你就呈现第二个 S^D，并评估学习者的反应。如果没有正确反应，就呈现第三个 S^D。依此类推，直到学习者有机会对行为链中的每个 S^D 做出反应。

选择要使用的链接方法。 对能力非常有限的学习者，前进链接或逆向链接更合适。如果任务不太复杂或者学习者的能力比较强，完全任务呈现比较合适。其他方法如文字任务分析、图像促进、视频演示或自我指导也应根据学习者的能力或任务的复杂程度而定。

链接的实施。无论用哪种方法，最终目的都是使学习者在不需任何帮助的情况下按照正确顺序完成某种行为。因此，在所有链接技术中，准确运用促进和渐消是很重要的。在实施链接的过程中，需要密切注意学习者的进展情况。

行为掌握以后继续进行强化。如果在学习者无须帮助能够完成任务后继续给予强化——至少给予间歇性的强化——学习者就能较长时间地保持这种行为。

本 章 小 结

1. 一个行为链，又叫刺激—反应链，是由两个以上的刺激—反应步骤组成的行为。

2. 任务分析是对行为链的各个刺激和反应步骤进行区分。进行任务分析是很重要的，这样能够清楚地找出行为链中所有的成分（S^D 和反应）。

3. 链接用来教会个体完成行为链。链接需要用促进和渐消技术对行为链的各部分进行训练。在逆向链接中，首先教最后一个刺激—反应成分，然后再教倒数第二个，直到整个行为链都被学会。在前进链接中，首先教第一个刺激—反应成分，然后再教第二个，直到整个行为链都被学会。

4. 在完全任务呈现中，每次学习练习都对整个行为链进行促进。在完全任务呈现中常常使用渐进性指导。

5. 在文字任务分析程序中，学习者用文本促进的方法对行为链的每个步骤进行促进。在图像促进中，学习者用图片对行为链的每个步骤进行促进。在视频演示程序中，学习者观看任务视频对行为链的每个步骤进行促进。自我指导是学习者背诵自我指导语（言语促进）来促进行为链中的每个步骤。

练 习 测 验

1. 什么是刺激—反应链？举两个书中没有的刺激—反应链的例子。

2. 说出你所举例子中的每一个刺激和反应。

3. 什么是任务分析？为什么进行任务分析很重要？

4. 对从水壶向杯子中倒水的行为进行任务分析。假设水壶和杯子都在桌子上。

5. 说说逆向链接。

6. 怎样使用逆向链接来教第4题中的任务？

7. 说说前进链接。

8. 怎样使用前进链接来教第4题中的任务？

9. 逆向链接和前进链接的相同之处和不同之处分别是什么？

10. 描述完全任务呈现程序。

11. 描述渐进性指导。

12. 怎样使用完全任务呈现来教第4题中的任务？

13. 完全任务呈现与逆向链接和前进链接的相同之处及不同之处分别是什么？

14. 怎样用文字任务分析让一个人从事一个复杂的任务？文字任务分析的另一个名称是什么？

15. 介绍图像促进的使用。

16. 介绍自我指导的使用。自我指导的另一个名称是什么？

17. 什么时候适合用链接程序，什么时候不适合？

18. 简要介绍使用链接来教授复杂任务的注意事项。

应 用 练 习

1. 你受雇于某机构对脑外伤后大脑损伤的病人进行康复训练。这些人通常要重新学习一些基本技能，其中之一就是铺床。因此首先要对铺床这个行为进行任务分析。请你对此做出任务分析，注意要包括所有的刺激反应步骤。

2. 对铺床做出任务分析后，就要选择一种链接方法。你选择了前进链接，试述怎样用前进链接的方法进行铺床的教学。

3. 其中一个脑损伤病人记忆损害严重，每天学习后都无法记住学过的行为。你决定用图像促进或文字促进（文字任务分析）的方法帮助他学习铺床。试述你怎样应用图像促进和文字促进。

误 用 练 习

1. 你的侄女马上要被她父母送去上学前班，去之前你要教她背诵字母表。因为背诵字母表是个行为链，你决定用渐进性指导方法来教她。在这种情况下，用渐进性指导错在哪里？什么方法更合适？

2. 托比是个严重智力障碍的青年，最近找到一个安装自行车刹车的工作。这个工作可分七步完成。工作人员用图像促进的方法帮助托比，并用代币强化他的行为。每月月末，根据安装刹车的数量，托比会收到一张支票。当托比学会这个任务后，工作人员就去掉图像促进并停止给他代币。现在他们只让他工作，希望每月的支票能使他保持这种行为。他们的方法有何不妥？什么方法更合适？

3. 伟隆是个大学生，暑假期间在一个购物中心的零售商店找到一份工作。他上晚班，下班后要负责打烊。打烊要做的事情分 26 个步骤。经理决定用前进链接的方法教伟隆做。他的方法有何不妥？什么方法更合适？

第 12 章　行为技能训练方法

- ■ 行为技能训练方法的四个部分是什么?
- ■ 什么时候适宜用行为技能训练方法?
- ■ 如何运用集体行为技能训练方法?
- ■ 与行为技能训练方法有关的三段一致性是什么?

你已经学习了用于教授个体在适宜的时候从事正确行为的促进和渐消的方法(对行为建立刺激控制),也学习了教授个体复杂任务的链接方法。在本章里,你将学习教授行为技能的其他方法。有四种**行为技能训练方法**(behavioral skills training procedures, 简称 BST):示范、指导、演习和反馈,在训练过程中往往结合使用,帮助个体熟悉有用的行为技能(如社会技能或与工作相关的技能)。BST 程序常常被用于教授可以通过角色扮演来训练的技能。

行为技能训练方法举例

教玛西亚对教授说"不"

玛西亚是大学里的一位秘书。她认为所属部门的人员对她有一些不合理的要求(例如让她在午餐时间工作或为他们办一些私事),但她无法拒绝这些要求。她去找心理学家米尔斯博士,博士用行为技能训练方法帮助她进行果断性技能训练:在他的办公室里,他们对玛西亚在工作中遇到的困难情境进行角色扮演。博士据此对玛西亚的果断性技能进行评估,并教她怎样才能表现得更有果断性。首先,米尔斯博士模拟一个工作情境,让玛西亚扮演她自己,他扮演她的一个同事,对玛西亚提出无理要求。例如:"玛西亚,今天下午我有个会议,请你在午餐时到洗衣店为我把衣服取回来。"然后,博士对玛西亚的反应进行评估,包括她都说了什么、怎么说的(她的言语及非言语行为)。接下来,米尔斯博士对她进行指导和示范,他首先说明在这种情况下应该怎样反应才更有果断性,并在另一次角色扮演中演示果断性行为。这一次,玛西亚扮演同事对米尔斯博士提出无理要求,而博士则做出果断性的反应。在角色扮演中,米尔斯博士说:"对不起,我不能为你办私事。"在观察过米尔斯博士的果断行为后,玛西亚得到一个实践的机会(演习):他们再次交换角色,让玛西亚在角色扮演中做出同样的果断行为。然后米尔斯博士对她的表现做出反馈，好的地方给予表扬，对不足之处提出改进建议。接受反馈后，玛西亚在又一次角色扮演中再次实践，米尔斯博士再次给予表扬和建议。等玛西亚学会这种果断性行为后，再对工作中出现的其他情境进行角色扮演。通过不断指导、示范、演习和反馈，玛西亚将学会一系列的果断性技能。

教育儿童保护自己不受诱拐

再看另一个例子。波切等人用示范、指导、演习和反馈的方法教给学龄前儿童防诱拐技能（Poche，Brouwer，& Swearingen，1981），教他们怎样对付企图诱拐他们离开的成年人。波切创造了一个真实的角色扮演情境：一个成人向一个正在游乐场玩的孩子走去，要孩子和他一起走，这个成人会说："你好，我车上有个玩具，你一定喜欢，跟我来，我拿给你玩。"孩子要学习的技能是说："不，我要去问问老师。"并向学校跑去。波切首先用角色扮演评估孩子在学习前所具有的技能，然后再进行行为技能训练。孩子先观看两个成人的表演：一个成人扮演可疑者，向另一个扮演孩子的成人走去，要求扮演孩子的成人和他一起离开。扮演孩子的成人则做出面对诱拐的正确反应。看过示范后，就让孩子参加角色扮演，实践这种防诱拐技巧。一个训练者向孩子走去，给孩子这样的诱拐表示，而孩子面对诱拐要说："不，我要去问问老师。"并向学校跑去（见图12-1）。然后，训练者对孩子正确的表现给予表扬，如果只有部分正确，就给予进一步的指导和示范，接着让孩子再次重复角色扮演，直到表现正确为止。然后，这个孩子再接受其他不同类型的防诱拐训练，直到他对一系列诱拐情境都能做出正确反应。这项研究的结果见图12-2。

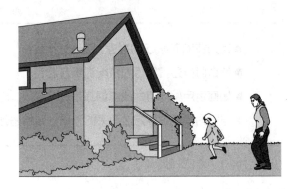

图12-1　孩子受到成人的引诱后说："不，我要去问问老师。"并向学校跑去。训练者对孩子的正确表现给予表扬。

行为技能训练方法的步骤

从上面的例子可以看出，行为技能训练方法可分为四个步骤。那么，让我们更详细地看看这些步骤。

示范

训练者首先向学习者**示范**正确的行为。学习者观察示范行为然后进行模仿。要进行有效的模仿，学习者必须有模仿的能力，换句话说，学习者必须能够对示范集中注意力，并能做出所示范的行为。

大多数人都有模仿的能力，因为模仿他人的行为已经在各种情境中受到了强化（Baer，Peterson，& Sherman，1967）。对模仿的强化通常开始于儿童早期发展阶段。在此阶段，对示范（由父母、教师、兄弟姐妹、同伴提供）的模仿由各种人对各种行为进行了多次强化。因

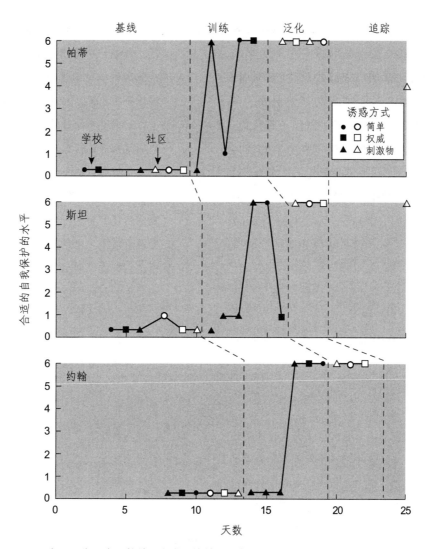

图12-2　图中所示为3个学龄前儿童在训练前后的自我保护技能水平。自我保护技能水平从0到6分分成7级。当一个孩子面对诱拐情景说："不，我要问问老师。"并向学校跑去时，得分为6。得分为0意味着这个孩子当成人实施诱拐时跟着成人离去。孩子接受评估的地点有时在游乐场，有时在社区内。使用的诱拐方法有三种：简单诱惑，成人只是简单地要求孩子跟他走；权威诱惑，诱惑者对孩子说"老师说了你可以跟我走"；奖励诱惑，诱惑者答应如果跟他走会给孩子某种东西，如玩具。本图所示为多基线跨被试设计，3个孩子在不同的时间接受训练。

此，示范行为成为模仿的 S^D，模仿成为泛化的行为群，这意味着当学习者得到行为的示范时，将来就可能发生模仿（Baer & Sherman，1964；Bijou，1976；Steinman，1970）。

示范可以是现场的，也可以是象征性的。进行现场的示范时，另一个人在适当的情境中表现出正确的行为。进行象征性示范时，正确行为通过录像带、录音、卡通片或电影的形式表现出来。例如，波切等人（Poche，Yoder，& Miltenberger，1988）在另一项研究中，让学龄儿童观看一个由儿童演员表演的反映防诱拐技能的录像。录像中，一个成人向孩子走去，对孩子进行某种引诱，这个孩子则做出正确反应。录像中的示范情境与波切早期研究所用的情境相同。在研究中，让一个班的学生同时看录像，录像中还有对行为的指导。其中一组学生看过录像后，让他们演习同样的行为，并给予表扬；另一组学生光看录像，但不做行为演习。研究发现，接受示范、指导、演习和反馈的孩子比那些只看录像指导和示范但没有机会演习和接受反馈的孩子的学习效果好。

下面一些因素会影响示范的效果（Bandura，1977）：

1. 当示范正确行为时，应示范出一个成功的结果（作为强化）。

2. 示范者应和观看者地位相似或具有较高的地位。例如波切录像中的模特和看录像的学生年龄是接近的。通常可由老师来示范正确行为，因为老师具有较高的地位，孩子们愿意向老师学习。电视节目中，有代表性的是那些由体育明星或名人（通常地位较高）所做的产品广告，其目的是希望人们会模仿这种行为或购买产品。

3. 示范行为的复杂程度要和学习者的神经发育水平或能力相当。若是示范行为太复杂，学习者可能无法学会这种行为；但若太简单，学习者可能不会去注意它。

4. 要想使学习者学会示范行为，必须使学习者将注意力集中到示范者身上。通常，老师要设法使学习者的注意力集中到所示范行为

的重要方面。当米尔斯博士示范果断性技能时，他说：“现在请注意我是怎样进行目光接触和用坚定的语调说话的。”以此来引导玛西亚的注意力。波切的录像中，在每次要进行示范行为的时候，画外音都会告诉孩子们应留意哪些行为。

5. 示范行为要在适当的情境下发生（与相关的 S^D 反应）。应在真实的情境中示范或者在对真实情境的角色扮演中示范。例如，让孩子们观看面对一个成人诱拐所应做出的反应的示范，即在真实的情境下的示范；让玛西亚在角色扮演的情境下，观看米尔斯示范她在工作中遇到难以处理的人际关系时如何运用果断性技能。

6. 为了使学习者能够正确模仿，应尽可能多地重复示范行为。

7. 为了促进行为的泛化，应当用各种方法，示范在各种情况下如何运用该行为。

8. 看过示范后，应尽快给学习者一个演习（模仿）的机会。对示范行为的正确模仿要立即予以强化。

指导

指导指向学习者恰当地描述某种行为。要达到最好的效果，指导应是具体性的，即应当对你希望学习者表现出的行为进行准确地描述。对行为链行为，要按照顺序对行为链的每一步都进行具体描述。指导时还应对产生行为的情境给予具体描述，例如，在教孩子防诱拐技巧时，老师要给孩子这样的指导：“无论什么时候，任何一个成年人要求你跟他离开或者要你跟他去什么地方时你都应当说：‘不，我要问问老师。’

并要跑回学校。你跑回来并立即告诉我，我会为你感到非常骄傲。"这个指导不但对前提情境和正确行为都进行了具体的解释，还对行为结果（老师的表扬）进行了具体描述。下列因素可能会影响指导的效果：

1. 指导所用语言要符合学习者的理解水平。如果太复杂，学习者不能理解；如果太简单，学习者会感到丢脸或感到受了冒犯。

2. 指导者应当是学习者所信任的人（如父母、老师、雇主或心理医生）。

3. 接受指导后，应尽快地给他们实践这种行为的机会。

4. 如果观察别人的行为能促进学习者的学习，指导就应和示范结合使用。

5. 只有当学习者注意力集中的时候才能给予指导。

6. 学习者应当重复指导语，以保证已准确地听到了指导语。训练时重复指导语还能增加学习者将来自我促进行为的可能性。

演习

演习指在接受指导或观察行为示范后对这种行为进行实践。演习是行为技能训练的一个重要部分，因为：①只有看到学习者表现出正确的行为，老师才能确定学习者已经学会这种行为；②它提供了一个对行为进行强化的机会；③它提供了一个对行为表现进行评估并改正错误的机会。作为行为技能训练的一部分，下列因素可能会影响演习的效果。

1. 应当在适当的时候对行为进行演习，或者在一个真实的情境下，或者在一个可以激发类似情境的角色扮演中。在适当的时候演习行

为，可以促进训练完成后行为的泛化。

2. 设计演习时，应当使演习容易成功。为了获得成功，学习者应当首先演习简单的行为。简单行为成功后，就可以实践较难或较复杂的行为。这样参加行为演习就是一种强化，学习者就会坚持参与演习。

3. 正确的演习应当立即给予强化。

4. 对不完全正确或错误的演习，应当给予更正性反馈。

5. 直到行为表现正确或至少能有几次正确表现的时候，才能停止演习。

反馈

学习者进行行为演习后，训练者应当立即给予**反馈**。反馈应当包括对正确行为的表扬或其他强化物，必要时还应包括对错误的更正，以及如何进行改善的进一步指导。反馈相当于对行为的某些方面进行差别强化而对另一些方面进行更正。在行为技能训练中，反馈特指对正确的行为表现进行表扬，对不正确的表现进行进一步的指导。下列因素可能会影响反馈的效果：

1. 应当在行为完成后立即给予反馈。

2. 反馈时，应当有对行为某些方面的表扬（或其他强化物）。如果行为完全没有正确的地方，至少应表扬学习者的努力参与。这主要是为了使演习成为学习者的一种强化体验。

3. 表扬应当是描述性的，应对学习者说得好或做得好的地方进行描述。要注意行为的所有方面，包括言语的和非言语的，即学习者说了什么或做了什么，以及怎样说的或怎样做的。

4. 进行更正性反馈时，不要用否定的方式，不要把学习者的表现说成坏的或错误的，而应当是怎样才能做得更好或怎样才能改善行为表现的指导。

5. 进行更正性反馈前，要首先对做得好的方面进行表扬。

6. 一次只对行为的一个方面进行更正性反馈。如果不正确的地方不止一个，要一个一个来。这样学习者就不会感到压力太大或有挫折感。一步步地建立正确表现，学习者会在随后的演习中越来越成功。

行为技能训练后加强泛化

行为技能训练的目标是让学习者获得新的技能，并在训练环境之外在合适的环境中使用这些技能。有几种方法在行为技能训练之后可以用来促进在合适的环境中进行泛化。

1. 训练应该包括多种角色扮演，角色扮演要模拟学习者在生活中可能遇到的真实情景。训练时的情景越接近真实生活，所训练的技能就越可能泛化到真实的情景中（Miltenberger，Roberts，et al.，1999）。

2. 将真实生活情景结合进训练中。学习者可以与真实的伙伴或在真实情景中（如在学校或游乐场）用角色扮演的方法演习技能。例如，奥森—伍兹（Olsen-Woods，Miltenberger，& Forman，1998）等教给儿童防诱拐技能，他们进行的一些角色扮演是在可能发生诱拐的游乐场里进行的。

3. 给学习者留一些作业，让学习者可以在行为技能训练场所之外的真实生活中进行练习。

在训练场所之外对技能进行练习之后，学习者回到行为技能训练中对练习的体验进行讨论，接受关于自己的表现的反馈。在有些情况下，在训练场所之外对技能进行练习可以由父母或教师进行督导，以便得到即时反馈。

4. 训练者可以为在训练场所之外进行练习时安排强化。例如，训练者可以告诉教师或家长，让他们在学习者表现出正确的技能时提供强化。

现场评估

行为技能训练通常在需要使用技能之外的地方进行。例如，防诱拐训练通常在教室中进行，而该技能需要用在儿童单独在公共场合面对诱拐者时。因此，在技能需要出现的地方对所教授的技能进行评估十分重要。另外，在进行评估时不让个体知道也是很重要的。当技能评估出现在需要技能的自然环境中，且个体并不知道评估在进行时，称为**现场评估**。进行现场评估可以准确了解个体在需要该技能时是否会使用它。研究表明，如果个体知道技能评估在进行就更有可能使用该技能（Gatheridge et al.，2004；Himle，Miltenberger，Gatheridge，& Flessner，2004；Lumley，Miltenberger，Long，Rapp，& Roberts，1998）。

例如，有研究者（Gatheridge et al.，2004）教给 6 岁和 7 岁儿童当没有成年人在场时见到枪后的安全技能：不去摸枪，离开它，告诉父母。训练之后，当问到看到枪后应该怎么做时，这些孩子都给出了正确回答。当让他们做给研究者看到枪后应该怎么办时，他们做出了正确的行为。然而，当他们看到一支枪（由警察局为研究提供的一支报废的枪）并且不知道有人在看他们（现场评估）时，他们就没有表现出正确的反应。这些孩子学会了技能但不会用，除非研究者在场；说明技能没有泛化，它仍然处于研究者在场的刺激控制中。

★为什么该技能处于研究者的刺激控制中（为什么研究者是使用该技能的 S^D）？

研究者是使用该技能的 S^D 是因为，在训练时该技能只有在研究者在场时才得到强化。要使该技能得到泛化，需要在自然环境中当研究者不在场时强化该技能。这一程序称为现场训练。

现场训练

近期，对运用 BST 对智力障碍儿童和个体进行安全技能训练的评估研究表明，需要一种称为现场训练的方式在训练之后用以泛化的促进（Egemo Helm et al.，2007；Himle，Miltenberger，Flessner，& Gatheridge，2004；Miltenberger，et al.，2005；Miltenberger，Roberts et al.，1999）。在**现场训练**中，儿童不知道自己在被评估（现场评估），训练者在自然情境中对其进行评估。如果儿童在现场评估中未表现出应有的技能，训练者立即进入情境将评估变为一次训练。然后，训练者让儿童在评估情景中重练一次该技能，以使这一技能在今后类似情景中更可能出现。

让我们看一下约翰逊及其同事在 2005 年的一个研究。该研究评估了使用 BST 对 4～5 岁儿童进行防诱拐技能训练的情况。在一个 5 岁儿童在 BST 训练中表现出具有诱拐防御技能之后，约翰逊做了一次现场评估。在评估中，当操场上儿童独自一人时，一位助教（儿童不认识）接近她，问她愿不愿意一起走走。当这个儿童没有使用安全技能时（没有说"不"并且跑开并告诉成年人），一位训练者就会走过来并问这位儿童："当一个陌生人要求你跟他走时你应该做什么？"当这位儿童做出正确回答后，训练者会说："可是你刚才没有这样做呀。我们来练一下，这样如果再次发生这种事情你就能做对了"。然后训练者让这位儿童在进行评估的实际情景中练习说"不"、跑开、告诉成年人。下一次对这位儿童在其不知情的情况下进行评估时，她就做出了正确的行为。多个研究都表明，对于 BST 训练之后没有运用所学技能的儿童，进行这种方式的现场训练是有效的（Gatheridge，2004；Himle，Miltenberger，Flessner，& Gatheridge，2004；Johnson et al.，2005，2006；Jostad et al.，2008；Miltenberger et al.，2004，2005）。

行为技能训练和三段一致性

通过示范、指导、演习和反馈的结合，行为技能训练包括了三段一致性的所有三个方面。三段一致性包括前提、行为和后果，应当运用于所有的教学情境之中。示范和指导是引起正确行为的前提条件，因为大部分人以前都成功地接受过指导或模仿过他人的行为。指导和示范是正确行为有效的可辨别刺激。演习是对示范过的行为或在指导中描述过的行为的实践。如果演习时学习者行为表现正确，反馈应当强化对行为有促进作用的正确结果；如果演习时学习者行为表现不完全正确，应以指导的方式给予更正性反馈以改善行为表现。更正性反馈在下一次演习时会成为激发正确行为的前提，因此，它具有促进和强化作用。

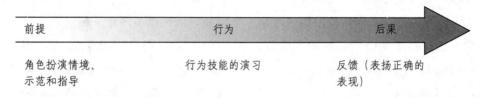

前提	行为	后果
角色扮演情境、示范和指导	行为技能的演习	反馈（表扬正确的表现）

结果：学习者在角色扮演中更愿意实践这种行为技巧。

行为技能教学的最好方法是首先进行示范和指导，并要求学习者演习这种行为，以便进行强化。虽然示范或指导本身在适当的情况下就可以激发正确行为，但如果不对正确行为进行强化，这种行为可能就不会继续发生。例如，我妻子告诉我，经过购物中心的时候要走内侧车道，因为要进入购物中心的车辆会在外侧车道减慢速度。因此，我经过购物中心时就比较愿意从内侧车道走。但是，如果我按照妻子的建议从内侧车道走，而内侧车道的速度并不比外侧车道快，我的行为就不会得到强化。所以，尽管妻子的指导最初激发（促进）了正确行为，但这种行为却不会持续下去，因为行为发生后没有得到强化。进行某种行为技能的教学时，通过简单的示范或指导就可以激发出正确的行为，但是，要想保证学会这种行为技能，还要让学习者在模拟训练情境中演习这种行为。如果学习者在训练时能成功地完成这种行为，那么就更可能在真实的情境中有同样表现。

集体行为技能训练

有时候，可以对一组需要学习类似行为技能的人进行**集体行为技能训练**。例如，对一组教育孩子碰到困难的父母进行集体训练，就可以简化训练工作；对果断性行为技能不足的人也可以进行集体训练。在每个人都有机会参与的小组中进行行为技能训练的效果最好（Himle & Miltenberger，2004）。进行集体行为技能训练时，示范和指导以集体的方式进行，但每个小组成员都要进行角色扮演，然后接受训练者和其他小组成员的反馈（Poche et al.，1988）。和单独的行为技能训练一样，每个人都要对行为技能进行演习，直到在各种模拟情境中都能表现出正确的行为。

集体行为技能训练的好处在于：①比单独训练的效率高，因为指导和示范都是集体进行的；②每个小组成员都能从观看其他成员的演习及其他成员接受的反馈中学到东西；③小组成员可以从对其他人的表现进行评估及对其他人提出反馈意见中学到东西；④由于小组成员都参加角色扮演，可以促进行为的泛化；⑤当小组成员和训练者都表扬一个成员时，对其演习成功的强化作用也增强了。

集体行为技能训练的缺点在于：每个成员无法得到训练者全部的注意力；另一种可能的情形是，有些成员或者不能积极参与，或者支配训练，或者限制其他成员的参与。但训练者可以通过在训练中以积极主动的角色出现和促使所有的小组成员都积极参与的方式来避免这种问题的出现。

行为技能训练方法的应用

大量研究论文表明，行为技能训练方法是教授各种行为技能的一种有效途径（Rosenthal & Steffek，1991）。

这种方法已被广泛地应用于对儿童的训练。我们已经讨论过波切及其同事的研究，还有其他一些研究者也用行为技能训练方法教给儿童防诱拐和防性虐待技能（Carroll-Rowan & Miltenberger，1994；Johnson et al.，2005，2006；Miltenberger & Thiesse-Duffy，1988；Miltenberger，Thiesse-Duffy，Suda，Kozak，& Bruellman，1990；Olsen-Woods et al.，1998；Wurtele，Marrs，& Miller-Perrin，1987；Wurtele，Saslawsky，Miller，Marrs，& Britcher，1986）。在这些研究中，孩子们都接受示范、指导，用角色扮演的方法演习危险情境中的自我保护技能，并吸取反馈，学会了做出正确反应。这些研究者发现，在教给孩子自我保护技能时，如果只用示范和指导的方法而没有演习和给予反馈，效果就不够好。如果让孩子观看示范和接受指导后进行演习并提供反馈，学习效果就会有明显地提高。同样的行为技能训练方法也被用来教授有智力障碍的成年人防诱拐和防性虐待技能（Johnson et al.，2005，2006）。

另有一些研究是对儿童进行火警应急技能的训练。詹姆斯等人（Jones & Kazdin，1980）用行为技能训练的方法教给幼儿给消防部门打电话。后另有研究者（Jones，Kazdin，& Haney，1981）用行为技能训练的方法教给儿童家中失火时所需的必要技能。他们将家中失火时的情况分成 9 类，并确定了每种情况的正确的安全防火反应。训练时，假装卧室失火，并用示范、指导、演习和反馈等方法教给儿童正确的反应。训练者首先告诉儿童什么是正确的反应，并示范给儿童看。当儿童做对时，训练者就给予表扬和其他强化；如果有做得不对的地方，训练者也给予反馈，告诉孩子怎样才能做得更好，并让孩子再度尝试，直到做对为止（图12-3）。如果孩子有什么地方做得不对，训练者在进行更正之前一定要先表扬做得对的地方。研究结果见图 12-4。

行为技能训练方法也广泛应用于具有社会技能缺陷的个体。例如，埃尔德等人（Elder，Edelstein，& Narick，1979）用该方法教具有攻击性的青少年减少攻击行为和改善社会技能。马特森（Matson & Stephens，1978）教慢性精

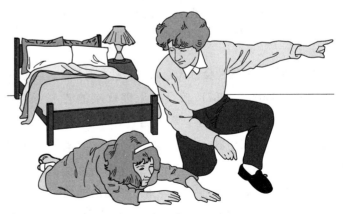

图 12-3 孩子接受训练者的示范和指导后，正在演习失火时所需要的安全技能。演习后，训练者给予反馈。

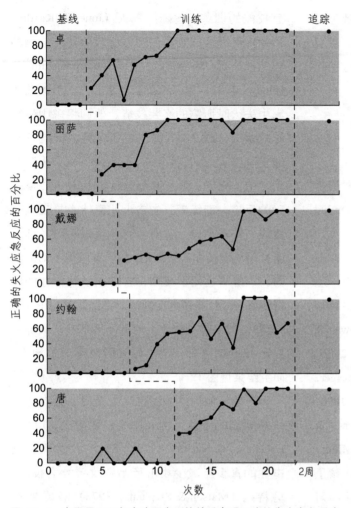

图 12-4 本图显示了每个孩子在训练前后出现正确的失火应急反应的百分比。本图是一个多基线跨被试设计。5 个孩子都接受了训练，每个孩子都是在接受训练后才有所改善。

神病人增加适宜的社会行为，减少争吵与冲突。斯塔克（Starke，1987）教具有生理残疾的青年改善社会技能。沃在克和佩吉（Warzak and Page，1990）教性活跃的青春期女孩如何拒绝同龄男孩的性要求。在每项研究中，学习者都通过接受指导、观看示范、进行角色扮演演习所学技能、积极接受对自己表现的反馈（强化和更正）等方法学习社会技能。斯塔克发现，在

提高社会技能方面，行为技能训练方法比小组讨论效果更好。这也正说明，演习和反馈是行为技能训练的重要组成部分，也就是说，只告诉学习者什么技巧重要和看别人怎么做是不够的，学习技能的最好方法就是要有实践和接受反馈的机会，才能在假定或真实的情境中使行为得到强化。

类似的结果表明仅有指导和示范还不够，学习者必须在有反馈的情况下对技能进行练习才能成功掌握该技能（Beck & Miltenberger，2009；Gatheridge et al.，2004；Himle，Miltenberger，Gatheridge，et al.，2004；Poche et al.，1988）。例如，在一项研究中，儿童观看了从网上购买的教给儿童预防诱拐技能的录像（当陌生人接近自己时，说"不"，跑开，并告诉家长）。虽然那个录像得到很高的评价并由于其高质量得到几个奖项，但是儿童看完录像之后，在现场评估中并没有做出防诱拐技能（在商店里被陌生人引诱，儿童并不知道自己在被评估）。然而在接受了现场防诱拐技能训练并得到反馈后，在后来的评估中，他们就成功运用了该技能。研究的结果是一致的，告诉儿童并让他们观看是不够的，他们需要练习并得到反馈（强化和更正）才能在需要应用该技能的实际情景中运用它。

最后，研究还表明，BST 对成人也很有效。弗汉得及其同事（Forehand et al.，1979）用这种方法教给不听话儿童的父母管教孩子的技能。父母们要学习的技能有：奖励孩子、用适当的方

式提要求、正确使用罚时出局。当父母学会这些技巧后，孩子的表现有了改善。其他研究也表明，使用行为技能训练方法可以有效将行为矫正技能教给从事儿童工作的教师和职工、养老院的老人及智力障碍个体（如，Engelman，Altus，Mosier & Mathews，2003；Lavie & Sturmey，2002；Moore et al.，2002；Sarokof & Sturmey，2004）。米尔腾伯格尔等（Miltenberger & Fuqua，1985b）用 BST 教大学生如何进行临床访谈。学生们学习如何对假装有行为问题的研究助理提出恰当的问题。丹瑟及其同事（Dancer et al.，1978）教那些对行为不良的青少年进行集体管理的人们进行行为观察和描述的技能，他们需要这些技能有效地对待各种行为问题。

这里援引的只是一些行为技能训练的应用实例。这些方法适用于那些在假设情境中通过指导和示范就可以学会行为技能，而不需要第11章所介绍的那些强化和链接方法的个体。链接一般用于因能力有限而需要强力促进的个体。相反，行为技能训练方法通常用于能力正常的个体。但是，行为技能训练方法也可用于有残疾的个体。例如，霍尔（Hall，Sheldon-Wildgen，& Sherman，1980）用 BST 教轻度或中度残疾者工作面试技巧。先对面试过程中重要的言语或非言语技巧进行描述和示范，然后让这些人在模拟情境中进行演习。

★进行模拟面试后，你认为霍尔该做什么？

模拟面试结束后，霍尔应当表扬学习者做得好的地方，并用描述性的方法指出其需要改进的地方。

贝肯等（Bakken，Miltenberger，& Schauss，1993）用行为技能训练的方法教给父母与智力发育迟滞的孩子进行交流的重要技巧，要求父母学会表扬孩子，以适当的方式关注孩子，以促进其正常的发育。一个有趣的发现是，在训练过程中，通过指导、示范、演习和反馈等方法，父母可以学会这些技巧，却不能将这些技巧泛化到日常的家庭情境中去。但当贝肯在他们的家里进行训练时，父母就能运用学会的技巧了。这说明，将训练时学会的技能泛化到所需要的自然情境中去是很重要的。如果泛化不能发生，则要进行进一步的训练（第19章将对泛化进行深入讨论）。

扩展阅读

应用 BST 教授安全技能以预防玩耍枪支

当儿童发现一支没有成年人照管的枪时，通常都会玩这支枪（Himle, et al., 2004）。结果是孩子会不小心受伤甚至造成自己或他人死亡。由于这样的问题，研究者应用 BST 教授安全技能以预防玩耍枪支（Himle, Miltenberger, Flessner, & Gatheridge, 2004；Miltenberger, et al., 2004, 2005）。研究者教给儿童当发现枪支时应使用的安全技能是：不碰枪，立即离开，告诉一位成年人。研究表明 BST 可以成功教授4~7岁儿童这些技能，但在有些情况下，还需要现场训练。研究者在基线时和训练后进行现场评估——他们设计了一个现场让儿童发现一支枪（一支真的但是报废的手枪），且儿童不知道自己在被评估。在进行现场训练时，研究者在不让儿童看见的情况下观察和评估，如果孩子在看见枪后未运用安全技能，研究者就走进房间问孩子发现枪时他应该怎么做。孩子描述了正确行为后，研究者就让孩子在发现枪的地方将安全技能练习五次。研究者发现，通过BST和现场训练，所有儿童都学会了运用该技能。

怎样应用行为技能训练方法

下述指导原则可以保证行为技能训练方法的效果。

1. 对你所教的技能进行区分和定义。一个好的行为定义应当对一个技能中所包含的所有行为进行清楚的描述。应当对各种情境中所需要的技能进行定义，并对复杂技能(行为链)进行任务分析。

2. 区分出需要这些技能的所有相关的刺激情境。例如，在进行防诱拐技巧教学时，你应当找出一个人可能运用的所有诱惑方式，孩子们才能够对各种诱拐做出正确的反应。教授果断性技能时，你应找出需要一个人做出果断反应的所有可能情况，此人才能在各种情况下都做出果断反应。

3. 首先在刺激情境中对学习者的技能进行评估，以确定学习者的基线。要评估学习者的技能，你应当呈现每个刺激情境(真实的或模拟的)，并记录学习者对每个情境的反应。

4. 要从最简单的技巧或最容易的刺激情境开始训练。这样学习者更容易取得成功并更可能坚持进行行为技能训练。如果从比较难的技巧或情境开始，学习者在训练开始时可能不会成功，并会感到气馁。

5. 要从行为示范和描述行为的重点开始进行训练。要保证适当的示范情境(对相关的S^D进行反应)，可以通过角色扮演的方式模拟创造出适当的情境。对学习者来说，模拟应尽可能逼真。有时训练可以在真实的环境中进行，如波切及其同事就在游乐场里示范防诱拐技巧。游乐场是孩子们在现实中可能碰到诱拐者的地方。

6. 指导和示范后，要给学习者演习的机会，模拟行为出现的情境并实践学过的行为。有时模拟或角色扮演可在自然情境中进行，波切及其同事就让孩子们在游乐场演习防诱拐技巧。

7. 演习后要立即给予反馈。一定要首先对学习者表现较好的方面进行描述性表扬，然后对需要纠正的地方给予指导。

8. 反复进行演习和反馈，直到学习者出现几次正确行为。

9. 当一种情境下的训练完成后，再继续另一种情境下的训练，并继续示范、指导、演习和反馈，直到学习者掌握了各种情境下的各种技能。

10. 一旦学习者掌握了各种模拟情境下的所有技能，就要设法将这些技能泛化到所需要的自然情境中去。如果训练情境与自然情境很相似或者训练是在自然情境下进行的，泛化就容易发生。另一种促进泛化的方式是，让学习者在越来越难的情境中实践学习技巧。例如，进行社会技能训练后，当你让他在真实的生活情境中对真实的人应用所学的社会技能时，要从容易的开始。如果学习者完成了作业，再布置较难的。关键是要保证成功，使学习者的努力得到强化。泛化的其他方法见第19章。

本 章 小 结

1. 行为技能训练（BST）方法包括四个部分：示范、指导、演习和反馈。这四部分同时运用可教给残疾人群、其他成人和儿童各种重要技能。首先，为了让学习者看到什么是正确的行为，训练者要进行具体的或象征性的示范。训练者还要进行指导，向学习者描述行为重点。然后，让学习者在模拟情境中演习行为，模拟情境要与自然情境相似。演习后，训练者要给予反馈，对正确的地方进行强化，并给予如何改进行为的指导。然后进一步演习并给予反馈，直到学习者在各种相关情境中都能表现出正确的行为。

2. 使用 BST 方法的合适情景是：学习者可以从示范和指导中获益，并且不需要强度较高的训练（如链接）来学会技能。

3. 可以在小组中进行 BST，给所有人示范和指导，然后，让群体的每个成员都在角色扮演中进行演练，并给予反馈。反馈可以由训练者和其他成员给予。

4. BST 程序包含了所要学习的技能的三段一致性。示范和指导是让正确行为出现的前提，正确行为在演习中出现，提供的反馈是演习中的行为结果。反馈中包含的进一步指导还可以作为下次演习中的行为前提。

练 习 测 验

1. BST 方法中的四种程序是什么？介绍每一种程序。

2. 描述对 BST 方法的应用。

3. 举两个能够用 BST 方法教会的技能的例子（不要举书中的例子）。

4. 介绍在上一题的两个例子中，怎样使用 BST 方法。

5. 为什么从长远来说只使用指导或示范是无效的？

6. 说说增强示范有效性的因素。减少示范有效性的因素是什么？

7. 说说影响指导有效性的因素。

8. 为什么演习应该从简单的行为或情境开始？如果从最困难的情境开始训练会发生什么情况？

9. 介绍影响演习有效性的因素。

10. 介绍演习后可能提供的两种反馈。

11. 在提供反馈时，为什么首先应该给予表扬？如果演习中的行为不正确，你应该做什么？

12. 说说影响反馈有效性的因素。

13. 描述 BST 方法中的三段一致性。

14. 介绍有效使用 BST 方法的注意事项。

15. BST 方法与第 11 章中介绍的链接程序的不同之处和相同之处是什么？

16. 在什么情况下使用链接最合适？在什么情况下使用 BST 方法最合适？

应 用 练 习

1. 你是一名学校咨询员，要教会一组八年级学生抗拒同伴吸烟压力的技巧。试述你将怎样用行为技能训练方法教给他们这些重要技巧。假设每班学生人数为 20～25 人。

 ◆ 定义你要教的技能。

 ◆ 找出学生们需要运用这些技能的情境。

 ◆ 创造训练所需要的角色扮演方式。

 ◆ 试述你将怎样进行示范和指导。

 ◆ 试述你将怎样应用演习和反馈。

 ◆ 试述你将怎样增加学生们泛化技巧的机会。

2. 你的小女儿上一年级，她想每天和朋友一起走路去学校。你认为在允许她没有成人陪伴上学前，应先让她学会一些个人安全技能。你想教给她如何应对成人主动让她搭车的情况。你不想让她在没有你许可的情况下搭任何人的车。试述你怎样应用行为技能训练方法教她所需要的应对技巧，包括上一题中所列举的各项重点，并说明你怎样评估她训练后的技能掌握情况，并保证学习技能泛化到自然情境中去。

3. 现在有 10 位家长，他们都有一个总想寻求父母注意的孩子，常常哀叫、哭闹或者打断父母的工作。你要教给父母如何差别强化孩子的适宜行为，如玩游戏或做家务。试述你将怎样用行为技能训练方法教父母们强化孩子好的行为。

误 用 练 习

1. 一位小学校长认为，应该教给学生一些毒品知识，以及当有人提供毒品让他们尝试吸食或贩卖时该怎么办。校长找到一部电影，讲述了毒品的危害并告诉孩子不要吸毒或贩毒。电影中重复这样一个信息：孩子们应该说"不"，并从有毒品的人身边走开。校长让每个班级放映这部电影，并问孩子是否还有什么问题。校长教孩子对毒品说"不"的计划有什么问题？你会怎样改进这个计划？

2. 每天晚饭后，某智力障碍青少年之家都要进行刷牙、整理仪容、收拾家务及其他技能训练。管理者每天下午 5 点回家后，其他工作人员就不进行工作，而是坐在一起聊天。当管理者回来的时候他们就起来工作，管理者一离开就又停止工作了。于是管理者决定对工作人员进行行为技能训练，他用示范、指导、演习和反馈的方法教给工作人员训练这些特殊青少年所需的技能。他相信，等训练完成后工作人员就可以在他不在的时候运用这些技能了。管理者对行为技能训练的运用错在哪里？什么方法更为合适？

3. 在一份新的宣传计划中，某体育明星在电视广告中告诉孩子们要去上学，要努力学习并取得好成绩。广告的对象是城市里的初中生。体育明星告诉孩子们为什么要去上学，上学会改变他们未来的生活。广告中有一些孩子正在学习，另一些较大的孩子则称赞他们努力学习是多么明智的行为；还有一些孩子因为晚上要学习而拒绝和别的孩子一起出去玩。这些孩子示范过这些行为后，体育明星就来称赞他们努力学习并坚持上学。广告的最后，这些孩子从学校毕业并找到了好工作，体育明星又一次出现，指出上学和学习的益处。这一鼓励孩子学习的策略好在哪里？不足之处有哪些？你可以做哪些改进？

第四部分

增加期望的行为和
减少不期望的行为的方法

第13章 通过功能评估理解问题行为

■ 什么是问题行为的功能评估?

■ 进行功能评估的三种方法各是什么?

■ 怎样使用间接法进行功能评估?

■ 怎样使用直接观察法进行功能评估?

■ 什么是问题行为的功能分析? 怎样进行功能分析?

本书的第三部分,介绍了如何建立期待行为的程序。现在本书的这一部分将介绍了解问题行为的程序,以及如何增加或减少已经存在的行为。当我们应用行为矫正程序来帮助某人增加期待的行为或减少(消除)令人讨厌的行为(问题行为)时,首先要了解为什么会出现问题。要做到这一点,必须对行为的前提事件以及维持此行为的强化后果进行三段一致性评估,这种在制定治疗方案前找出问题行为各种变量的过程就是**功能评估**。

功能评估的实例

雅各布

2岁男孩雅各布和母亲及4岁的姐姐住在一起。他的妈妈办了一间托儿所,共照顾10~15名儿童。雅各布的问题行为包括扔东西、在地上撞头和哭泣。他妈妈对此非常担心,参加了

一个由心理学研究生瑞查实施的行为治疗实验,希望能减少雅各布的异常行为(Arndorfer, Miltenberger, Woster, Rortvedt, & Gaffaney, 1994)。首先,瑞查通过功能评估来探索雅各布出现问题行为的原因。

瑞查会见了雅各布的母亲,问她一些如托儿所的日常作息、雅各布出现问题行为的前提和后果、其他人的行为及以前的治疗等问题。会谈后,瑞查观察了雅各布在托儿所中的位置,并收集到每次雅各布出现问题行为的前提、行为和后果的信息。他观察了几天,直到能够肯定哪些前提与后果是和问题行为紧密联系在一起的。

在此基础上,瑞查建立了一个关于问题行为的功能假设。他认为,每当别的孩子拿走雅各布的玩具时,雅各布就很可能出现撞头、哭泣、扔玩具等行为。这时候别的孩子多半会把玩具还给他,瑞查推测,这是对问题行为的强化。

为了验证这一假设，瑞查做了一个小实验。他让其他的孩子在一段时间内不要去拿雅各布的玩具，而在另一段时间允许孩子们拿他的玩具玩，但是一旦雅各布出现问题行为时就把玩具还给他。瑞查发现，在这段时间里，雅各布很容易出现问题行为，而在别的孩子不动他的玩具时，几乎不出现问题行为。这个实验证明，别的孩子玩雅各布的玩具是其问题行为的前提，而别的孩子把玩具还给雅各布是对这些行为的强化。

前提	行为	后果
其他的孩子玩 雅各布的玩具	撞头、哭泣、 扔东西	孩子们还给 雅各布玩具

结果：当别的孩子拿雅各布的玩具时，他容易出现撞头、哭泣、扔东西的行为。

对雅各布的治疗方案包括教他如何向别的孩子要回自己的东西。这个行为的功能与问题行为相同，也就是说两者达到了同一目的：孩子们归还玩具。而当雅各布采取敌对性的行为时，他不能要回玩具。

前提	行为	后果
其他的孩子玩 雅各布的玩具	雅各布请求 他们归还	孩子们还给 雅各布玩具

结果：当别的孩子拿雅各布的玩具时，他很可能请求他们归还。

这一治疗帮助雅各布用恰当的行为（提出请求）替代原有的不期望的行为（撞头、哭泣、扔东西）。这种治疗措施使用辨别强化增加适宜行为并减少不适宜行为，将在第 15 章介绍。瑞查对雅各布的功能评估帮助他选择了有效的治疗方案，在使用行为矫正程序减少问题行为时，进行功能评估是首当其冲、必不可少的。

安娜

3 岁女孩安娜和母亲、妹妹住在一起，她最近出现了一些问题行为，包括摔东西和尖叫（Arndorfer et al., 1994）。为了弄清这些行为的作用，瑞查又做了一次功能评估。他会见了安娜的母亲，然后直接观察了与问题行为有关的三段一致性。在此基础上，瑞查假设安娜的问题行为是由她母亲的注意强化的。当她的母亲没有注意她时（比如她的母亲在屋外工作），安娜更可能出现问题行为。而且，这通常会引起妈妈的注意并使她立刻停下工作。瑞查做了一个小实验来验证他的假设。

★ **你认为瑞查会怎么做这个小实验？**

瑞查让安娜的妈妈控制对安娜的关注水平，以便测定她的注意是否成了安娜问题行为的强化。在一种条件下，安娜的母亲专心陪安娜玩，如果安娜出现问题行为，她的母亲就采取忽视的态度；在另一种条件下，安娜的妈妈专心工作，如果安娜出现问题行为，就立刻停止工作，对她给予短时的注意。瑞查发现，安娜在第二种条件下出现的问题行为较多。这就证明，瑞查假设母亲的注意是安娜问题行为的强化物，是正确的。

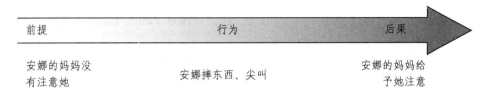

前提	行为	后果
安娜的妈妈没有注意她	安娜摔东西、尖叫	安娜的妈妈给予她注意

结果：当妈妈没有注意自己时，安娜很可能会摔东西和尖叫。

瑞查给安娜实施了与雅各布相同的治疗方案。他教安娜如何在需要的时候让妈妈注意自己。也就是说，当安娜提出请求时，妈妈会立刻给予注意；但是，当安娜出现问题行为时妈妈则不予理睬。

前提	行为	后果
安娜的妈妈没有注意她	安娜请求妈妈注意她	安娜的妈妈给予她注意

结果：当妈妈没有注意自己时，安娜很可能请求妈妈注意她。

此前，当安娜出现问题行为时，妈妈唯一的反应是带安娜的妹妹到另一个房间去，防止妹妹受伤（因为安娜会摔、砸东西）。瑞查发现使用差别强化可以减少问题行为并增加适宜行为。另外，专门为安娜实施的治疗方案是根据功能评估得到的信息制定的，评估是治疗的第一步。

心理学家们注意到：有时候孩子会发现请求注意可以替代问题行为，就会频繁地提出请求，那么"请求"本身又成了问题。对此，卡尔及其同事（Carr et al.，1994）已经找到了一个解决办法。当孩子连续要求注意时，家长可以在做出反应之前逐渐延长孩子的等候时间；孩子的要求就会自然而然地减少了。

功能评估的定义

行为分析的一个基本原理就是行为必然有其规律。不管这种行为恰当与否，它的出现是受不同的情境控制的，或者说是情境变量的作用。反射性行为是由触发刺激引起的，操作性行为是由包含了前提和后果在内的三段一致性的强化和惩罚控制的。功能评估就是收集与问题行为的发生有关的前提和后果的过程。这些前提和后果与问题行为的发生有着功能上的联系。评估结果有助于推断问题行为发生的原因（Drasgow, Yell, Bradley, & Shiner, 1999；Ellis & Magee, 1999；Horner & Carr, 1997；Iwata, Vollmer, & Zarcone, 1990；Iwata, Vollmer, Zarcone, & Rodgers, 1993；Larson & Maag, 1999；Lennox & Miltenberger, 1989；Neef, 1994）。

除了目标行为的强化后果（功能）以外，功能评估还能提供关于前提刺激的详细信息，包括行为发生的时间、地点、有哪些人在场，及其他任何与行为的维持直接相关的环境事件，还有目标行为发生的频率（或其他维度）。这些三段一致性信息有助于识别具有刺激作用并控制行为的前提和维持行为的强化后果。

功能评估还能提供其他有助于制定适当治疗方案的重要信息，包括已经存在的与问题行为有相同功能的替代行为，动机变量（影响强化物和惩罚物刺激效果的建立操作和取消操作），可以作为强化物的刺激，以及以前的治疗史和结果（见表 13-1）。

表 13-1　功能评估得到的信息种类

问题行为。对造成问题行为的客观描述。

前提。行为之前环境事件的客观描述，包括物理环境和其他人的行为等方面。

后果。行为之后环境事件的客观描述，包括物理环境和其他人的行为等方面。

替代行为。可以替代问题行为的期待行为的相关信息。

动机变量。影响问题行为和替代行为中强化物和惩罚物有效性的环境事件的信息。

潜在强化物。具有强化物的功能并将在治疗计划中使用的环境事件（包括物理刺激和其他人的行为）的信息。

以前的干预。过去使用的干预措施和它们对问题行为的效果。

问题行为的功能

功能评估的首要目标是确定问题行为的功能。问题行为有四种强化类型或者说功能（Iwata et al., 1993；Miltenberger, 1998, 1999）。

社会正性强化

一类强化结果是由他人给予的积极强化。如果出现目标行为之后他人给予了积极的强化后果，就称为**社会正性强化**。社会正性强化可能包括注意、活动或来自他人的物质刺激。例如，安娜的问题行为得到了妈妈的注意作为强化物，雅各布在他的问题行为之后从其他孩子的手中拿回了玩具作为强化物（具体的物质）。两个案例中的强化后果都使得行为发生的可能性增大了。

社会负性强化

有些情况下，目标行为是由他人负性强化的。如果其他人在目标行为出现后停止消极的交往、任务或活动，这一行为就是被**社会负性强化**所维持的。例如，当父母要求孩子做事时，孩子抱怨，结果父母就不让他做了。与此相同，当一个学生被要求做作业时，这个学生撞自己的头，结果就不用做作业了。两种情况下，被允许不做事或不做作业都强化了问题行为。比如，请求朋友不要在你车里吸烟这一行为，就受到了避免烟味的负性强化，因为朋友熄灭了烟或不点烟。

自动正性强化

在有些情况下，对目标行为强化的结果不是由另一个人做出的，而是由于行为本身的结果自动出现的。当行为自动产生强化结果时，我们就说这个行为是被**自动正性强化**所维持。例如，有些行为可以带来感官刺激，因此对行为产生强化。孤独症儿童做出转东西、摇椅子、在自己的脸前拍手等行为，是因为这些行为带来有强化的感官刺激。在这种情况下，对行为的强化后果不是由另一个人提供的。比如，走到厨房里拿饮料被拿到饮料的结果自动正性强化，而请别人给你拿饮料则因能从他人手里得到饮料获得社会正性强化。

自动负性强化

自动负性强化发生在目标行为自动减少或消除了消极刺激时。在**自动负性强化**中，对消极刺激的成功躲避不是由另一个人的行动实现的。关上窗户挡住冷风就是自动强化，请别人关上窗户以挡住冷风是社会负性强化。一个由自动负性强化维持的问题行为的例子是暴饮暴食。在有些情况下，暴饮暴食的维持来自不愉快情绪的减少（Miltenberger，2005；Stickney & Miltenberger，1999；Stickney，Miltenberger，& Wolff，1999）。这种情绪发生在暴饮暴食之前。换句话说，当个体体验到强烈的不愉快情绪时，暴饮暴食可以暂时减少不愉快的情绪，因而负性强化了暴饮暴食。

功能评估方法

各种用来进行功能评估的方法可以分成三类。间接法，通过晤谈和问卷搜集信息；直接观察法，观察者即时记录前提、行为和后果；实验法（又称为功能分析），在控制条件下观察前提和后果的影响及作用（Iwata，Vollmer，& Zarcone，1990；Lennox & Miltenberger，1989）。让我们依次看一下它们。

功能评估方法

- 间接法
- 直接观察法
- 实验法（功能分析）

间接法

间接功能评估法使用行为晤谈问卷来获得信息。这些信息来自出现问题行为的个人（当事者）或其他的知情者（比如家庭成员、教师、领导）。间接法也称调查评估法，因为被调查者（当事者或别的人）直接提供与评估问题对应的信息（Lennox & Miltenberger，1989）。这种方法的好处是易于操作和不需要太多时间。另外，评估时有大量现成的晤谈计划和问卷可用（Bailey & Pyles，1989；Durand & Crimmins，1988；Iwata，Wong，Riordan，Dorsey，& Lau，1982；Lewis，Scott，& Sugai，1994；Miltenberger & Fuqua，1985b；O'Neill，Horner，Albin，Storey，& Sprague，1990；O'Neill et al.，1997）。但间接法的缺点在于，被调查者必须依靠自己对往事的记忆。因此，通过晤谈和问卷得来的信息可能由于遗忘

前提

- 什么时候常出现这些问题行为？
- 这些问题常发生在什么地方？
- 问题发生时谁在场？
- 在问题出现前发生了什么事？
- 问题即将发生时别人说了什么或做了什么？
- 在做出问题行为之前，当事人还有什么别的行为吗？
- 什么时候、在哪儿、和谁以及什么情况下问题行为最不可能出现？

后果

- 出现问题后又发生了什么事？
- 问题出现时你做了什么？
- 问题出现后其他人做了什么？
- 问题出现后发生了什么变化？
- 问题出现后当事人得到了什么？
- 问题出现后当事人免除或逃避了什么事？

或偏见而欠准确。

间接法由于其简便易行而被广泛使用。实际上，晤谈是心理学家们最常使用的评估方法（Elliott, Miltenberger, Bundgaard. & Lumley, 1996；Swan & MacDonald, 1978）。从高质量的行为晤谈中获得的信息是清晰而客观的。关于问题行为、前提和后果的信息必须能描述环境事件（包括其他人的行为）而不包含推测和解释。举个例子，我们来考虑一下对晤谈问题的两个回答之间的不同（假设是由当事者父母描述的）。如果父母说"强尼在不让他看电视、让他赶快来吃饭的时候就会发脾气。"那么所提供的信息是客观的，是有关问题行为即将发生之前的环境事件的。如果父母说"强尼如果不能做他想做的事就会发脾气"，就是对情景做了解释。这种回答没有提供客观的信息，它没有描述具体的环境事件。

行为晤谈的目的就是获得关于问题行为、前提、后果以及其他变量的信息，以便形成关于控制问题变量的假说。同时，有效的晤谈会使当事者或知情者懂得：应该认定和具体描述事件和行为，并把推测减到最少；把焦点集中于前提和后果，对于理解和改变行为是十分重要的。

晤谈问的都是紧随孩子问题行为前后发生的事情。主试提这些问题的目的是希望家长能提供客观的信息。如果家长对其中某个或某些问题不能提供具体信息，主试就需要反复质询以搞清事情的来龙去脉，并据此形成假说：哪些是触发问题行为的前提，哪些是维持问题行为的强化物。

不同研究者提供了不同的晤谈问题清单以获得清晰、详尽的信息。表 13-2 展示了评估信息的类别和晤谈问题样本。内容来自供行政人员、教师和医护人员使用的功能分析晤谈表（O'Neill et al., 1990, 1997），这些问题可用于晤谈和问卷设计中（Ellingson, Miltenberger, Stricker, Galensky, & Garlinghouse, 2000；Galensky, Miltenberger, Stricker, & Garlinghouse, 2001）。在晤谈中，主试将询问知情者每一个问题并记录其回答。在问卷方式中，知情者须阅读每个问题并写下答案。如果使用问卷，治疗师会在浏览答案后进行晤谈，以澄清任何不完整或不客观的地方。

表 13-2 评估信息的类别和功能分析晤谈表中的问题样本

A. 描述行为。

- 引起你担忧的行为是什么？

- 对每种行为，准确说明其表现、频率和持续时间。

B. 界定可能影响行为的潜在生态事件。

- 当事者正服用何种药物，你认为这对其行为有何影响？

- 现场（工作／学校／家庭）有多少人？你认为人群密集度和其他人的相互作用对目标行为有何影响？

- 工作人员的情形如何？你认为工作人员的数量、培训和当事者与工作人员的社会接触如何影响着目标行为？

C. 界定预示行为发生的事件和情势（前提）。

- 何时、何地、和谁在一起时，问题行为最不容易发生？

- 什么活动最可能造成问题行为发生？什么活动最不可能使其发生？

D. 识别问题行为的功能，维持此行为的后果是什么？

- 作为行为的后果，当事者得到或避免了什么？

E. 界定问题行为的效率。

- 采取问题行为要付出的努力是多少？

- 每次采取问题行为都会得到利益吗？

F. 确定当事者使用的主要交流方法。

- 当事者通常使用的表达、交流方式是什么？

G. 识别潜在的强化物。

- 一般来说，哪些因素（事件／活动／物品／人）可能会强化行为或使当事者乐于接受？

H. 问题行为已知功能的替代行为是什么？

- 当事者做的哪种社会性适宜的行为或技能可以取得与目标行为相同的作用？

I. 陈述问题行为的历史演变和过去尝试应用的治疗计划。

- 确认治疗计划及其有效性。

由于间接法依赖知情者记忆的缺点，研究者建议使用多重评估法以获得最准确的信息（所需的关于前提、结果和其他变量的信息列于表13-1）。研究者建议，合并使用晤谈法和观察法有助于提出更准确的问题行为功能的假说。

直接观察法

当使用观察法进行功能评估时，观察者应在行为发生的同时观察和记录每一件事。进行评估的人（观察者）可以是当事者本人，也可以是与其有密切联系的其他人，如家长、老师、领导、护士或心理学家。对前提和结果的观察和记录应在行为发生的自然环境中同时进行，除非被观察者是处于治疗环境中（如医院、诊所）。直接观察法又叫 **ABC 观察**，其目的是在一般状况下，问题行为发生时随时记下与之相关联的前提和结果（Anderson & Long，2002；Bijou，Peterson，& Ault，1968；Lalli，Browder，Mace，& Brown，1993；Repp & Karsh，1994；Vollmer，Borrero，Wright，VanCamp，& Lalli，2001）。

ABC 观察作为一种问题行为功能评估的方

法既有优点也有缺点。它最主要的专长在于观察者可以随时记录有关情况而不依靠记忆获取信息，这使得信息的准确度大为提高。但它比晤谈法和问卷法要花费更多的时间和精力。另外，尽管 ABC 观察可以提供与问题行为有固定联系的前提和后果的客观信息，但它不能证明存在功能关系，只能说明相关关系。为了证明功能关系的存在，还必须应用实验法，这将在下一部分说明。然而，即使 ABC 观察只能证明前提、后果和问题行为相关，但也可以据此构成行为假设，找出哪些是引起问题行为的触发事件，哪些则起了强化作用。令人信服的假说足以作为制定有效治疗方案的依据，尤其是当间接评估法得到的信息与直接观察一致时。

为了进行 ABC 观察，观察者必须亲身经历问题行为最可能发生的真实处境。比方说，如果某个学生的问题行为只发生在某一课堂上，而在其他课上不出现，那么观察者必须到这一课堂上观察记录 ABC。因而要想使观察更有成效，预先知道何时最可能出现问题行为是非常有益的。来自访谈的信息可能告诉我们问题行为在什么时候最可能发生。另外，有研究者（Touchette，MacDonald，& Langer，1985）描述了对问题行为高发时段的评估方法，即散点图。这种方法从行为出现半小时之前开始，不管问题行为是否出现，观察者必须就来访者所处情境记录一次。第 2 章中已经提到，散点记录是间隔记录法。记录几天后，我们就可以看出一天中最容易出现问题行为的时间段（见

Kahng et al.，1998），可以在这期间进行观察。如果散点图没有表明问题行为发生的时间，那么就需要更长时间或更多时间来进行 ABC 观察。图 13-1 就是一个散点图。

进行 ABC 评估的观察者必须经过训练，能正确地观察和记录问题行为发生时的前提和结

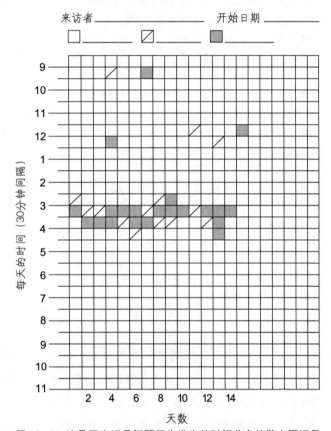

图 13-1　这是用来记录问题行为发生的时间分布的散点图记录纸。每个方格代表某一天中的半个小时。要完成散点图，观察者每半个小时记录在此期间有无问题行为出现。如果半小时内行为出现一次，观察者沿方框对角画一条直线。如果行为出现两次或更多，就涂黑方格。如果行为未出现，就留空此格。这样记录了 1～2 周后，你就能确定行为最常出现的时间。在已完成的示例图中，可以看到行为最常出现在下午 3 点前后。根据这一信息，行为分析者可以在这个时间进行 ABC 观察，以记录前提和后果。

观察记录

① 描述行为 ————————————————————————————

② 描述行为出现之前发生了什么（你做了什么，他们做了什么，等）。

③ 描述行为出现之后发生了什么（你做了什么，他们做了什么，等）。

日期时间	行为出现之前发生了什么？	行为：做了什么或说了什么？要具体。	行为出现之后发生了什么？

图 13-2 这是 ABC 观察数据表，包括前提、行为和后果等栏目。每次问题行为发生时，观察者立刻写下对前提、行为和后果的描述。这种 ABC 观察法，需要观察者在事件发生时有时间做记录。

果。这就是说，他必须能区别每一种问题行为，才能记下行为前后所发生的事情。另外他的描述必须客观，尤其是其他人的具体行为和环境中物理刺激的变化。这些记录必须当场记下，以便减少对记忆的依赖。

进行 ABC 观察有三种方法。

描述法，每次问题行为出现时，观察者即简单描述此行为以及每一个问题行为的前提和后果。描述法经常使用与图 13-2 相似的三栏数据表。这种方法是开放式的，是对与问题行为相关的所有事件进行描述。正因如此，这种方法常在间接评估和形成问题行为功能假说前使用。

清单法，使用一个包括有可能的前提、行为后果栏的清单。各栏的内容一般是通过晤谈（或其他的间接评估法）或观察而确定的。使用清单法进行 ABC 观察，观察者记下每次的具体

问题行为、伴随的前提和后果，在对应的栏目中打钩。图 13-3 示范了 ABC 观察清单的例子。

第三种进行 ABC 观察的方法是间时记录法（实时记录法），记录前提、行为和后果。你一定还记得这种方法是将观察期分成较短的时段，每一个时段末在数据表上做一个标记，表示此时段中是否有问题行为发生和行为具体发生的时间。你也可以用同样的方法识别和界定某些作为前提和结果的具体事件，以及行为。你可以使用访谈等间接法、直接观察法来找出哪些具体行为需要被记录。

直接观察法
■描述法
■清单法
■间时记录法

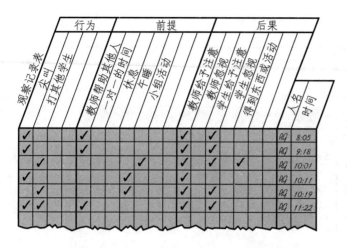

图13-3 这份ABC观察清单包括的栏目为：行为发生的时间和具体的前提、行为和后果。每次行为出现时，观察者记下时间并在相应的方格中做记号标明哪种问题行为发生，有哪种前提和后果事件出现。观察者迅速记录所有的ABC，对正在进行的活动也没有太多的干扰。具体的目标行为、前提后果在记录前写在各栏目顶端。在这份完成的ABC观察清单中，前提、行为、后果都已经填入，并记录了一些观察。

罗特瓦德与米尔腾伯格尔（Rortvedt & Miltenberger，1994）使用间时记录法进行ABC观察，探查两名儿童不顺从行为的功能。"不顺从"被定义为拒绝完成父母布置的任务和要求。他们首先同孩子的父母面谈，对不顺从行为的功能进行评估。两家的家长都报告他们对孩子不听话的反应是给予关注。他们说，当孩子拒绝听从要求时，他们就再三嘱咐、训斥，或威胁要给予惩罚，或恳求孩子。了解到这一情况后，研究者们假设是家长的注意强化了孩子不听话的行为，于是在孩子的家里进行了ABC观察。他们让孩子的家长提出许多要求，随后以10秒为间隔记录孩子的不顺从行为和紧随其后的家长关注。他们的观察表明孩子没有听从50%～80%的要求，而且每次家长对此都报以注意。观察结果与面谈所得信息一致。这为假说提供了有力的支持。后来设计的治疗方案包括对顺从行为的积极强化和一套叫作罚时出局的方法（第17章），让家长逐渐消除对不顺从行为的注意。这个方案的成功是建立在功能评估的基础上的。

间接评估法和直接评估法都属于描述性评估，因为前提和后果都是被描述出来的——无论是通过记忆还是通过观察（Arndorfer et al.，1994；Iwata，Vollmer，& Zarcone，1990；Mace & Lalli，1991；Sasso et al.，1992）。描述性功能评估能使你形成关于前提、后果等问题行为控制变量的假设，但不能证明这些变量同问题行为存在功能关系。要证明这点，还必须操纵前提和后果以说明它们对问题行为的影响。

实验法（功能分析）

用实验方法进行功能评估要对前提和后果进行控制以证明它们对问题行为的影响。实验法也被称作**实验分析**或**功能分析**。这些名词反映了一个事实，即这些方法要通过实验证明前提、后果和问题行为的功能联系。

有些研究者对前提和结果都进行控制，以评估问题行为可能存在的功能。例如，依娃塔等研究者1982年所做的实验对精神障碍者表现出来的自我伤害行为进行功能评估。在实验中，依娃塔安排了一个建立操作作为前提，以及对自我伤害行为可能的强化结果。例如为了考察注意作为自我伤害行为强化后果的可能性，依娃塔安排了一种儿童没有得到在场的成人注意的实验条件（建立操作），当自我伤害行为出现

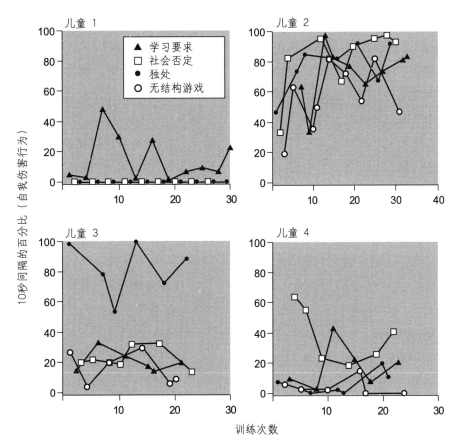

图 13-4 这是一个交叉治疗设计研究中四组被试的数据图。儿童的自我伤害行为的水平分别记录在四个组中：学习要求、社会否定、独处、无结构游戏。

来源："Toward a Functional Analysis of Self-injury,"by B.A.lwata,M.F.Dorsey,K.I.Slifer, K.E. Bauman，G.S.Richman，1994，Journal of Applied Behavior Analysis，27，p.205. Copyright ©1994 by Society for the Experimental Analysis of Behavior. Reprinted by permission

时，成人以社会否定的方式提供注意。依娃塔等研究者在实验设计中考察了四种条件（图13-4），证明儿童有些自我伤害行为是由注意维持的，另一些自我伤害行为是由逃避、自动强化维持的。

有些研究者进行功能分析时对前提进行控制，以确定它们对问题行为的影响。这样问题行为的功能可以从得到的与所控制的前提相联系的行为推断出来。例如，卡尔和杜兰1985年进行的研究中对问题行为儿童给予减少注意和增加任务难度的实验处理。当问题行为在注意减少时最严重，研究者就推断行为是由注意维持的；当问题行为在任务难度增加时最严重，研究者就推断行为是由任务逃避维持的。卡尔和杜兰证明有些儿童的问题行为在注意减少时最严重，有些儿童的问题行为在任务难度增加时最严重。

有时，功能分析用来评价问题行为所可能

具有的一系列功能（Iwata，Dorsey，et al.，1982）。在这种情况下，行为分析者对维持问题行为的强化后果可能没有假设，只是探索所有的可能性。这种功能分析又叫作**探索性功能分析**。通常，其中涉及三种或四种实验条件。在各实验条件下，你为问题行为设置一项建立操作，或提供一种可能的强化物。而在控制条件下，你则设置一项取消操作或不提供可能的强化物。例如，如果你对一个问题行为的功能没有明确的假设，可以设计几种不同的条件来考察注意、物质强化、逃避、感官刺激中哪一个对问题行为构成强化物（Iwata，Dorsey，et al.，1982；Ellingson，Miltenberger，Stricker，Galensky，& Garlinghouse，et al.，2000；Rapp，Miltenberger，Galensky，Ellingson，& Long，et al.，1999）。探索性功能分析可以找出问题行为的准确功能，排除其他功能。

在有些情况下，因为对于行为分析是基于对问题行为功能的具体假设，所以功能分析中实验条件较少（Arndorfer et al.，1994）。在这样的情况下，功能分析的目标不是考察所有的可能性，而是对假设给予肯定或否定。这种功能分析叫作**假设检验功能分析**，其中实验条件下设置假设中的建立操作，或在问题行为出现后

功能分析类型

■ 探索性功能分析：若干可能的强化物（如，关注，逃避，触碰）与问题行为没有 EO 或强化物出现的控制条件一道被评估。

■ 假设检验功能分析：用一个实验组和一个控制组来检验某一强化物是否维持了问题行为的假设。

提供假设中的强化物。而在控制条件下则设置假设中的取消操作，或在问题行为出现后不提供假设中的强化物。例如，假设你认为目标行为是被注意所强化，在功能分析中可以设置两种情景：一种是原本没有任何注意（建立操作），出现目标行为后获得足够注意；另一种是原本已有足够注意（取消操作），出现目标行为后则没有任何注意。如果目标行为在第一个实验情景下发生得更多，在第二个控制情景下发生得更少，就可以肯定注意是目标行为的强化物的假设。

★ 在本章开头的案例中，瑞查是如何对雅各布的问题行为做功能分析的？

瑞查控制的是托儿所中其他孩子与雅各布相互作用的方式。瑞查假设雅各布撞头、哭泣和扔玩具的前提是别的孩子拿他的玩具玩。为弄清这一前提是否与他的问题行为功能相关，瑞查设计了这一前提出现或缺失的不同环境。而且，瑞查假设归还玩具是雅各布的问题行为的强化。为证明这一点，他设计了这一后果出现或缺失的不同环境。结果表明，当前提和后果都出现时，问题行为的发生概率增高；当两者都缺失时，雅各布几乎不出现问题行为（见图13-5）。因此，瑞查证明了这些特定的前提和后果事件与雅各布的问题行为有功能关系。这一结果也支持通过晤谈和观察评估得到的假设。对雅各布采取的治疗成功正因为它建立在准确的功能评估结果之上。当瑞查明白了雅各布出现问题行为的原因，才能制定出一个适当的治疗方案以减少其问题行为。

与之类似，瑞查对安娜的问题行为也进行了功能分析。他因此形成了一个假说，认为安

娜的问题行为在受到妈妈冷落的时候最可能出现，而她妈妈随后给予的注意是对问题行为的强化。瑞查操纵这些前提和后果进行实验后，发现他的假说是成立的。而且，基于功能评估的治疗方案有效也支持了他的假说。对安娜的功能分析结果见图13-5。

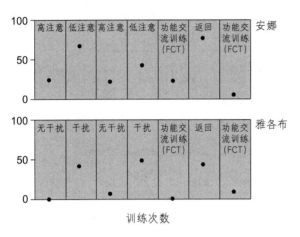

图13-5 图中数据来自对安娜和雅各布进行的功能分析。对于安娜，问题行为在低注意水平条件（LA）下增加而在高注意水平条件（HA）下减少，这证明她母亲的注意强化了问题行为。FCT指功能性交流训练，是一种治疗程序（第15章）。每次实施治疗后，问题行为均有所减少。对于雅各布，当别的孩子干扰他玩耍并在此后还给他玩具时，他的问题行为最频繁。这证明归还玩具是雅各布问题行为的强化物。当实施FCT后，问题行为减少到低水平。返回即不用FCT。在返回结束后，FCT重新实施。

功能分析研究

有大量研究使用功能分析去探索影响着有发育缺陷的成人和儿童所具有的问题行为的变量（Arndorfer & Miltenberger，1993；Asmus et al.，2004；Hanley，Iwata，& McCord，2003；Iwata，Pace，et al.，1994；Kurtz et al.，2003；

Lane，Umbreit，& Beebe-Frankenberger，1999；Mace，Lalli，& Shea，1993；Repp & Horner，1999；Sprague & Horner，1995）。卡尔等人对两个神经发育障碍男孩的攻击行为进行了功能分析，他们假设攻击行为的前提是学习任务，其强化物是逃避学习。为了验证这一假说，他们设计了两种实验条件。第一种条件，对两个孩子下达教学指令；第二种条件，没有指令下达。卡尔发现在第一种条件下问题行为出现的频率很高，而在第二种条件下问题行为则明显减少。孩子在高指令条件下采取攻击行为，表明逃避学习是攻击行为的强化物。他们（Carr & Durand，1985；Durand & Carr，1987，1991，1992）所做的其他研究显示，患有孤独症和神经发育迟滞的学生上课时出现的问题行为，可能也是由老师的注意或逃避学习强化的。在这些研究中，研究者们通过操纵教学任务的难度和教师的注意水平等前提变量，来挖掘这些变量同问题行为的功能关系，并针对各个孩子问题行为的功能实施了有效的治疗方案。图13-6显示了卡尔等功能分析的数据（Durand & Carr，1987）。

依娃塔和同事进行的研究说明了如何使用功能分析测定自伤行为的控制变量，并对因严重自伤（SIB）而住院的患有发育缺陷的儿童和青少年进行治疗（Iwata，Dorsey，et al.，1982）。研究者设计了几种不同的实验条件以检验SIB的强化物是成人的注意、逃避任务或是自伤行为本身产生感官刺激。在注意条件下，家长要完成一定的工作任务而只在孩子出现自伤行为时才给予注意，包括关心地询问、阻止孩子自伤、和他一起玩玩具或其他活动。设计

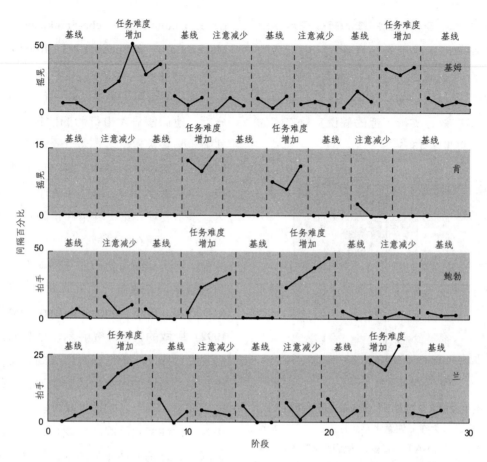

图 13-6　本图表示对 4 个残疾儿童的两种问题行为（摇晃和拍手）进行的功能分析。Durand 和 Carr 设计了 3 种条件：基本条件，学生们完成简单工作并得到固定的注意；减少注意条件，完成简单工作但得到很少的注意；加大工作难度条件，得到固定的注意但要完成较难的工作。本图显示在增加工作难度条件下问题行为最频繁，这表明问题行为是由逃避困难的工作所强化的。

这种条件是模仿成人通常对 SIB 的反应。在逃避条件下，成人对孩子提出明确的学习任务，而 SIB 发生后的短时间内则暂时停止任务要求。这种条件是模仿在教学环境中发生自伤时的情景而设计的。最后，在独处条件下，孩子被送进一个房间单独待一段时间，并且没有任何玩具和有刺激的活动。

依娃塔比较了三种实验条件下自伤行为的

水平。如果在注意条件下自伤的次数多，其他的条件下较少，就证明是注意维持自伤；如果在逃避条件下自伤的次数多，其他的条件下较少，就证明是逃避任务维持自伤；如果在独处条件下自伤的次数多，其他的条件下较少，就证明是行为自身产生的感官刺激维持其存在。因为这时孩子单独待在房间里，没有与大人的相互作用，也没有环境刺激。在这种条件下，自伤不能被注意或逃避学习强化，只可能是自我激发的。依娃塔称之为自动强化，因为行为自动产生强化后果，没有与环境中的其他人产生反应。

依娃塔等证实，不同孩子的自伤行为具有不同的功能。有些孩子的自伤是由注意强化的，另一些是由逃避任务强化的，还有一些是由感官刺激强化的（自动强化）。这个结果具有很重要的意义。在随后的研究中，依娃塔和他的同事们对更多有自伤行为的残疾人进行了功能分析并给予了有效的治疗（Iwata, Pace, Kalsher, Cowdery, & Cataldo, 1990；Iwata, Pace, Cowdery, & Miltenberger, 1994；Lerman & Iwata, 1993；Pace, Iwata, Cowdery, Andree, & McIntyre, 1993；Smith, Iwata, Vollmer, & Zarcone, 1993；Vollmer, Iwata, Zarcone, Smith, & Mazaleski, 1993；Zarcone, Iwata, Hughes, & Vollmer, 1993）。依娃塔及卡尔等人的发现表明：为了弄清问题行为的功能和进行有效的治疗，功能评估是首要而必需的。

研究者们持续进行研究以改善功能评估方法，确认其在选择功能干预方案以应对问题行为影响因素的用途。近期研究涉及各类人群表现出的各种问题行为（McKerchar & Thompson, 2004；Moore & Edwards, 2003；Ndoro, Hanley, Tiger, & Heal, 2006；Wallace & Knights, 2003；Wilder, Chen, Atwell, Pritchard, & Weinstein, 2006）。

使用实验法（功能分析）进行功能评估既有优点也有缺点。优点主要是可以确切地证实控制变量和问题行为间的功能关系。功能分析提供了科学依据的标准：某种特定的前提引起行为产生，某种特定的强化后果维持行为存在。尽管根据描述法也能形成假设、评定控制变量，但这种方法所提供的确定性较小。功能分析的主要缺点在于需花费很多时间、精力和专业技能来处理前提、后果以及行为的最终改变。功能分析实际上是一套实验，因此施行者必须经过培训。大多数已发表的对问题行为的功能评估和治疗的研究常依赖功能分析法，而使用行为矫正程序的治疗师则常采用描述性功能评估法（Arndorfer & Miltenberger, 1993）。

扩展阅读

功能分析方法的研究

研究者证明了功能分析的用处后，便开始考察各种不同的功能分析方法，以更好地了解问题行为的强化过程。例如，有些研究者考察了建立操作在功能分析结果中的作用（Call, Wacker, Ringdahl, & Boelter, 2005；McComas, Thompson, & Johnson, 2003；O'Reily et al., 2006）。有些研究者考察了分析时长的影响（Wallace & Iwata, 1999）或短时和长时功能分析（Kahng & Iwata, 1999）对功能分析结果的不同影响。还有研究者考察了其他因素，如指导（Northup, Kodak, Grow, Lee, & Coyne, 2005）、服药（Dicesare, McCadam, Toner, & Varell, 2005）对功能分析结果的影响。在一个有趣的调查中，研究者考察了运用"电子药物"对农村儿童的问题行为进行功能分析的方法。他们发现父母或教师可以通过互动视频网络在研究者的指导下进行功能分析（Barretto, Wacker, Harding, Lee, & Berg, 2006）。

功能评估的实施

必须在进行某种形式的功能评估之后，才能制定方案纠正某种问题行为。为了制定合适的治疗方案，应先弄清控制行为的环境事件（前提和后果），这些信息非常重要，因为治疗方案将涉及对前提和后果的处理以使行为发生改变（第 14 章至第 16 章）。你必须知道引起行为的前提才能使用前提控制程序；必须知道行为的强化后果才能使用消退和分化程序。

1. 从行为晤谈开始。对问题行为的功能评估首先应从与当事者或其他知情者的晤谈开始。

2. 形成关于问题行为前提和后果的假设。晤谈的结果应当可以清楚地界定问题行为，形成关于问题行为前提和强化物的假设。本章的重点是得到有关控制变量的核心信息，但通过晤谈还可以获得有关替代行为、环境或生态变量、其他强化物和既往治疗史的重要信息（见表 13-2）。

3. 进行直接观察评估。一旦根据晤谈信息形成了关于控制变量的假设，功能评估的下一步就是在真实情境中进行 ABC 观察。这项工作可以由当事者自己、职业咨询师，或是其他经过培训的与当事者朝夕相处的人进行。比方说，学校心理学家可以在教室里观察有问题行为的儿童，也可以训练老师或其他助手来进行 ABC 观察。采取措施减少儿童对观察的反应是很重要的，这样得到的信息才能反映行为发生的典型水平以及典型的前提和后果。这些措施包括不暴露的观察、参与者观察，或给实际情境

中的人一段时间来适应观察者的存在。如果观察结果与晤谈得到的信息一致，关于前提和后果的最初假设也就得到了支持。

4. 证实最初对于问题行为 ABC 的假设。有了经多重评估得到的严谨假设（晤谈和直接观察），就可以根据功能评估中确定的前提和后果建立一套功能治疗方案。

5. 如有需要就进行进一步评估。如果 ABC 观察得到的信息与晤谈结果不一致，就必须再次晤谈和进一步观察，以澄清不一致的地方。如果进一步的评估能达成一致并形成有关控制前提和后果的严谨假设，就可以认定功能评估完成并开始功能干预。

6. 如有需要就进行功能分析。如果进一步评估后 ABC 观察得到的信息与晤谈结果仍不能达成一致，就需要进行功能分析。功能分析也适用于当描述性评估的结果一致但不能形成严谨的假设时。

让我们来看一个例子。克莱德是位患有唐氏综合征的年轻人，作为三人工作小组中的一员，他开始从事一份旅馆客房清洁工作，由一位职业指导员对其进行培训和管理。当被要求打扫房间的桌子和梳妆台时，他坐在地板上低着头拒绝工作。指导员反复要求、解释他为什么应该工作，并许以报酬，但克莱德就是不听。一周后，这一行为竟成了他的"日常工作"。职业指导员只好请咨询师帮忙。通过与指导员的会谈和 ABC 观察，咨询师发现克莱德每次都是在让他工作时出现这一问题行为，而且每次他的指导员都一直劝他工作。

★基于以上信息，强化这一问题行为的可能是什么？

强化克莱德行为的可能是职业指导员的注意，也可能是对清洁工作的逃避。只有通过操纵两种可能的强化因素，进行功能分析，才能确定哪一个是真正的强化物。

★对克莱德的问题行为你怎样进行功能分析？

你想要处理的两个变量是注意和逃避，因此必须安排两种条件：①注意无逃避；②逃避无注意。在第一种条件下，可以教给职业指导员，当克莱德拒绝工作并坐到地板上时，就好言安慰他，把他扶起来，手把手地教他工作。这种条件下，他即使拒绝工作也不能逃避任务，但可以得到持续的关注。在第二种条件下，则让指导员对克莱德的问题行为不做出任何反应。这种条件下，克莱德逃避了任务但不能得到注意。指导员在不同的日子里交替安排两种条件，看在哪种条件下问题行为发生的次数较多，就能找出问题行为的强化物。如果在两种条件下，问题行为的次数同样多，就说明注意和逃避都是强化物。

功能分析的结果显示，第二种条件下克莱德拒绝工作的次数更多，因此逃避是其拒绝工作的强化物。根据分析结果制定针对性治疗方案，由行政人员提供对工作的强化（加餐、短休）并帮助克莱德完成任务，消除对拒绝工作行为的强化。

从这个例子中可以看出，功能分析的实施并不一定很复杂，进行功能分析的必要条件是：①有可靠的数据收集方法，能在不同的实验条件下记录行为；②操纵前提和后果的同时保持其他变量不变；③使用反向设计（或其他的实验设计），重复实验以证明实验条件对行为的控制作用。

功能干预

进行了功能评估过程后，就可以运用关于问题行为的前提和后果的信息进行干预。干预的设计在于改变问题行为的前提和后果，增加期望的替代行为。功能干预方法包括消失、差别强化、前提调整。这些干预被认为是功能性的是因为它们针对功能评估中确认的前提和后果（它们针对行为的功能）。另外，它们不是令人厌恶的，因为这些干预不运用惩罚。第14、15、16章将介绍对问题行为的功能干预。

本 章 小 结

1. 制定治疗方案的第一步就是进行功能评估。功能评估可以帮助识别引发行为的前提和维持行为的强化后果。

2. 可以通过三种方法进行功能评估：间接法、直接观察法、实验法或功能分析。

3. 在间接评估中，从知情人处（与当事者较亲近的人，且对其问题行为较熟悉）用晤谈或问卷收集有关目标行为前提和后果的信息。

4. 在直接观察评估（ABC观察）中，对自然情景下出现的前提、行为和后果进行观察和记录。ABC观察可以使用描述法、清单法或间时记录法。

5. 实验法对前提或后果进行操纵，以确定它们对行为的影响。实验法也叫作功能分析，可以帮助研究者找出前提、后果和问题行为之间的功能关系。

练 习 测 验

1. 什么是对问题行为的功能评估？功能评估为什么重要？

2. 说出问题行为的四种功能。

3. 介绍对问题行为进行功能评估的三种主要方法。

4. 介绍进行间接评估的两种方式。

5. 说出几个在访谈中寻找问题行为的前提和后果时可能问的问题。

6. 介绍进行 ABC 观察的三种方法。

7. 什么是描述性功能评估方法？

8. 描述性评估方法不能说明问题行为的前提和后果之间的功能关系。请解释这一点。

9. 描述性功能评估的结果是什么？

10. 功能分析如何表明前提、后果和问题行为之间的关系？

11. 功能评估和功能分析的区别是什么？

12. 功能评估的第一步是什么？

13. 什么时候你会认为你对一个问题行为的功能评估是完整的？举例说明。

14. 在什么情况下需要对问题行为进行功能分析？举例说明。

15. 介绍功能分析的三个基本特点。

16. 依娃塔及其同事发现有发育障碍的儿童和青少年的自伤行为的强化物有三种，分别是什么？

17. 说出依娃塔及其同事对自伤行为进行的功能分析中的三个实验条件。

应 用 练 习

1. 如果你的自我管理计划目的是减少不期望的行为，描述一下你将如何对此进行功能评估，以及你将用什么方法确定目标行为的控制变量。

2. 路德是一位 80 岁的老人，最近因患阿尔茨海默病，而且妻子无法在家照料他，于是住入疗养院。路德当了一辈子农民，这是他第一次住在不能自由活动的地方。他不能自己做主离开疗养院，还得适应疗养院的生活常规。尽管阿尔茨海默病损害了路德的记忆，但他的身体还不错，他喜欢绕着大楼散步，同医护人员和病友聊天。但住院后不久，他出现了一些问题行为，经常独自走出疗养院的大门。出于安全考虑，这样做是不被允许的，但他每天都要出去好几次。即便天气很冷，他出去也不穿外套，每次都需要医护人员把他送回病房。疗养院的正门在护士站旁边，另一个门在住院部边上，楼后还有三个消防通道。大楼伸展的四翼围成一个正方形，中央是个院子，有两扇门与楼相通。四翼各有一条走廊，也围成正方形。

假设你是行为治疗师，被疗养院请来帮助应对路德的问题行为。疗养院方面不知道，路德的问题是由于阿尔茨海默病使他糊涂到不知道自己在哪里、要到哪里去，还是由于疗养院里的一些不经意的小事强化的结果。制定治疗方案的第一步就是进行功能评估，以确定问题行为发生的原因。你已经排好了晤谈时间表，同一些经常照料路德的医护人员见面。试举出你将在晤谈中提出的问题。

3. 上一题中应提出的问题在此列出：

问题行为：

问：确切地说，路德是怎么出去的？

答：他只是走到门前，打开门然后走出去。

问：他出去的时候说了什么或做了什么？

答：他有时嘟囔着要去看妻子或是别的什么人，有时不说什么原因但就是要出去，有时什么都不说就出去了。他出门的时候经常看看护士站的护士。

问：他在外面做什么？

答：他在外面只待一小会儿，因为会有工作人员追上他并带他回来。一般他只是出去站在离大门不远的地方，还经常转身往楼里看。有的时候，护士看见他往门口走，就会在他出去前叫住他。

前提：

问：路德要出门之前会做什么？

答：一般是沿着走廊散步或在门边溜达。

问：他通常是一个人还是和别人一块？

答：在走廊散步的时候他喜欢和别人聊天，但出去的时候经常是一个人。

问：他最常从哪个门出去？

答：所有的门他都走过。但最常走的是护士站旁边的正门。

问：他到过院子里吗？

答：几乎没有。

问：一天当中什么时间他最常出去？

答：通常是在工作人员最忙的时候，常规护理、餐前和交班的时候。

问：他出去的时候，护士站有人吗？

答：总有人。几乎每时每刻护士站都会有人。

问：在最忙的时候也有人吗？

答：是的。那时通常会有一个护士在制表或做文字工作。

后果：

问：路德走出大门后会发生什么事？

答：会有工作人员跑出去带他回来，

通常是护士站的护士或护工。

问：然后呢？

答：工作人员会和他一起回来并告诉他为什么不能独自出去。通常工作人员会陪他到休息室坐一会儿，给他甜点或一杯咖啡，试着把他的注意力引开。但通常过不了五六分钟他又想出去了。

问：如果路德走到院子里会怎样？

答：他只去过一两次，由于院子是被围起来的，他没法溜走或伤着自己，所以工作人员会让他待在那里。后来他就不到院子里去了。

根据这一信息，你对路德问题行为的初步分析是什么？试述与疗养院工作人员一起进行 ABC 观察的程序。试述你将使用的数据表，以及教工作人员如何进行直接观察的指导语。

4. 对路德进行 ABC 观察的程序见下，同时包括从观察中得到的信息。

因为路德几乎总是从护士站走出门，数据表应该放在护士站。因为已经得到了有关可能的前提和结果的信息，行为治疗师可以让护士使用数据表记录 ABC。数据表上将列出每个可能的前提和后果，让护士可以在有关栏目上打钩，并对行为发生的时间进行记录。观察行为的护士需要在栏目上签名，下面是各个前提和结果的栏目。

前提：

- ◆ 路德独自一人，没人和他说话。
- ◆ 路德在走廊里踱步。
- ◆ 路德走到门边，同时看看护士站里的护士。

后果：

- ◆ 工作人员追上他，带他回来。
- ◆ 工作人员和他一起散步、说话。
- ◆ 回来后，工作人员陪着他。
- ◆ 路德得到了咖啡和甜点。

每次问题行为出现时工作人员立即进行记录，记录进行一周。

ABC 观察的结果是，问题行为平均每天发生 5 次。问题发生时他百分之百是一个人，或没有人与他交谈；每次他都是在走廊里溜达或待在门边；90% 的时候他在走出门之前看着护士站里的护士。当路德走出门，每次都会有一个工作人员追出去，并一边同他谈话一边把他带回来；工作人员每次都会和他待一会儿，只有一次例外；有一半时间他会得到咖啡和饼干。

这个结果支持你最初从访谈中得到的假设吗？请回答并给予解释。根据访谈和 ABC 观察所得到的信息，描述你将用来检验假设的功能分析步骤。介绍你将让护士对路德做的两个功能分析情景。描述从功能分析程序中你期望得到的结果。

误 用 练 习

1. 汉娜是小学一年级的学生，在课堂上出现问题行为，经常离开座位，与同学聊天，嘲弄别的同学，还跑到储藏室去。为了减少这些行为，老师实施了下面的计划。他决定不理睬汉娜的捣乱行为，只要汉娜老老实实地待在座位上认真听讲就给予表扬，他相信通过差别强化（消失捣乱行为、强化适宜行为）能减少捣乱行为并增加适宜行为。这个计划有什么问题？

2. 与学校的心理学家谈过以后，汉娜的老师了解到在制定矫正方案之前，必须先进行功能评估，以找出影响行为的环境变量。学校的心理学家让老师通过 ABC 观察收集信息，给了老师一个数据表，上面共有三栏：前提、问题行为和后果。心理学家让老师把它放在讲台上，每当汉娜出现问题行为时，就在数据表的相应栏目中写下对前提、问题行为和后果的描述。心理学家保证，如果老师每天都做 ABC 记录，一星期后他们就能弄清问题行为发生的原因。这种功能评估在方法上有何失误？

3. 一位负责严重神经发育障碍患者安置计划的主管，让工作人员对两位有行为障碍的居民进行行为观察并形成假设，解释其问题行为发生的原因。一位居民叫洛宾，当工作人员让她参加一些训练活动时会出现尖叫、打人等攻击行为；另一位叫迈耶文，经常捣乱，他会把桌上的东西打落到地上，抢走别人用来消遣的东西（如游戏棋、杂志和刺绣等）。工作人员猜测洛宾是因为达不到大家对她的期望和要求而感到沮丧，从而产生了攻击行为。至于迈耶文，可能是因为厌倦了自己的生活并嫉妒别人的娱乐活动，他的捣乱行为就是厌倦和嫉妒的证明。这种功能评估的实施有什么错误？应如何改进？

第 14 章　消失的应用

- 为什么说在使用消失程序之前进行功能评估非常重要？
- 在使用消失程序之前，你会提出哪五个问题？
- 行为强化的时间特点对消失有何影响？
- 为什么在消失过程中强化替代行为十分重要？
- 在使用消失后，你如何促进泛化并维持这一成果？

对问题行为进行功能评估之后，将实施一个或多个治疗程序来改变问题行为的前提或后果。这一章将介绍如何使用消失来消除问题行为。你可能记得，在第 5 章中提到，消失是一项行为的基本原理，它是指移除行为强化后果以减少行为发生的概率。要使用这一方法，首先必须识别问题行为的强化物然后移除它，问题行为才会减少甚至不再出现。看看下面的例子。

威利的案例

威利已经 54 岁了，他患有轻度精神障碍，最近住进了一家收容所，因为父母不能再照顾他了，而过去他一直是和父母住在一起的。在收容所里，威利出现了一种问题行为：当工作人员训练他进行一些如烹饪、清洁、洗衣等独立生活的技能时，他会争吵，拒不服从命令。经过晤谈和 ABC 观察后发现：女性工作人员让他完成任务是威利问题行为的前提，当提出要求的是男性工作人员时，则无此行为出现。问题行为的表现是口头拒绝工作，理由是"那是妇女做的工作""女人才应当作这些"或"这根本不是男人该干的活"。这种行为大约会持续 15 分钟，但最终他通常会完成任务。行为的后果是，和他争吵的女士说他性别歧视，并且力图使他承认男人也应当做这些事。显而易见，女性工作人员对威利的大男子主义的观点很不赞同，常和他争吵，直到威利开始工作。

经过评估，形成假设：前提是女性工作人员要求威利完成工作任务；强化后果是女性工作人员的注意（争论、解释、情绪反应），负性强化（逃避）没有作用，因为威利最终完成了任务。

工作人员想要减少威利的问题行为。功能分析的结果表明，女性工作人员必须消除对问题行为的注意才能达到这一目的。收容所的经理为此召开了一次会议，教她们如何使用消失法。

前提	行为	后果
女性工作人员提出要求	拒绝完成任务，表达性别歧视	工作人员的注意（争论、解释）

结果：当女性工作人员对威利布置任务时，他更可能拒绝并发表歧视女性的言论。

首先，她通报了功能评估的结果：女性工作人员的注意强化了威利的问题行为。然后告诉大家，为了减少问题行为的发生，必须去除强化。她做了如下指导："当威利拒绝干活或有性别歧视言论时，不要重复要求，也不要对他的态度做出任何回应，不必解释他的性别歧视言论如何不能接受，不要对他表现出任何情绪或流露出失望沮丧，只要立刻走开去做别的事即可。"

之后，经理又示范了"消失"的使用方法。她让一位工作人员扮演威利，拒绝要求并说一些歧视女性的话。她的对策是离开而不做出任何反应。然后，她亲自扮演威利，让每一位工作人员演习如何用消失法对付威利的问题行为。在每个人都通过角色扮演演习了使用消失应付不同情况下威利的问题行为后，她再次指导大家无论什么时候都不能对威利的行为做出任何反应。经理提醒大家必须坚持使用消失程序，不管心里怎么想都应对威利的性别歧视置之不理。她强调，只要有一位工作人员做不到这点，威利的行为就不会改善，大家的努力就白费了。她还提醒大家，刚开始时威利的行为会更严重，他可能做出更强烈而持久的拒绝，说出更难听的话，大家应做好心理准备。

在使用消失程序的同时，收容所经理还指导大家，每当威利按要求完成工作时，马上给予表扬。必须注意强化威利的合作行为，这样期望的行为会增多而问题行为会减少。由于威利不能再通过拒绝工作和歧视女性的言论而受到注意，所以及时提供对良好行为的注意具有很重要的意义。

消失

前提	行为	后果
女性工作人员提出要求	拒绝完成任务，表达性别歧视	工作人员离开，未给予注意

结果：威利将来不大可能会拒绝要求并发表性别歧视的言论。

强化

前提	行为	后果
女性工作人员提出要求	遵从	工作人员给予表扬

结果：威利将来更可能遵从工作人员的要求。

为了促进威利行为的改变，经理强调所有人员必须随时随地认真使用消失程序（以及强化程序）。这就意味着所有新来的和临时的工作人员都必须接受培训，而且，她还会见了威利的父母以寻求帮助。因为她不希望他们周末见到威利时，强化他的问题行为。她请求威利的父母做到：尽量不要让威利在家干活，或者让他干活但像工作人员一样严格遵守消失程序。经由这种方式，他们实际上运用刺激控制程序转移了触发问题行为的前提并杜绝再次发生（如果根本不要求威利做什么，他也就没有机会拒绝）。由于威利的母亲过去总是无微不至地照料他，所以她很乐意服从这个安排。

工作人员收集了威利拒绝工作次数的百分比数据，发现自从实施消失程序后他的拒绝次数减少了。他只是偶尔才坚持拒绝工作，但工作人员没有强化这种行为，所以他的拒绝也持续不了很长时间。多数情况下，威利会立刻按照工作人员的要求开始工作。

这个案例说明了使用消失程序减少问题行为的步骤（见表14-1）。

表 14-1　消失程序的步骤

1. 收集数据评估治疗效果。
2. 通过功能评估识别问题行为的强化物。
3. 在每次出现问题行为时去除强化。
   - 你已经识别出强化物了吗？
   - 你能去除它吗？
   - 实施消失安全吗？
   - 消失爆发是可容许的吗？
   - 能否保持治疗中的一致性？
4. 考虑问题行为强化的时间表。
5. 强化替代行为。
6. 促进泛化和维持。

使用消失减少问题行为

消失是应首先考虑的治疗方案之一。我们知道，只要问题行为继续存在，就说明必定有一个强化后果持续作用。因此，要减少这一行为，一个重要的步骤就是识别强化后果并去除它（只要可能）。当问题行为不再受到强化时它就会消失。让我们一起来看看应用消失程序的具体步骤（Ducharme & Van Houten，1994）。

收集数据评估疗效

你一定还记得，前面提到，观察和记录目标行为是行为矫正程序的重要内容。你必须在应用消失程序前后都对问题行为做记录，以观察目标行为是否减少。这就需要：①问题行为的定义；②可靠的数据收集方法；③治疗前问题行为的评估基线；④收集治疗前所有相关的背景数据，以检验目标行为是否减少，泛化有无出现；⑤收集后续数据，以评估行为变化是否持久。如果你想进行研究，尝试评价消失程序的效果，还要多做一项可接受的研究设计和进行观察者信度评估。使用消失程序（或其他行为矫正程序）的根本是收集问题行为的数据以准确描述治疗后的行为改变。如果记录显示治疗后行为未发生改变，就要重新评估问题行为或消失程序的实施方案，对方案进行必要的修改。

通过功能评估识别问题行为的强化物

经过功能评估，你识别了问题行为的前提和后果，这是有效使用消失程序的严格步骤。

你必须识别出引起问题行为的特定强化物，以便在消失程序中去除它，而不能仅仅假设某种问题行为都是由某个特定的强化物维持的。不同个体的同一种问题行为可能是由不同的强化物维持的。比方说，一个孩子的攻击行为是由父母的注意强化的，而另一个孩子则可能是为了从兄弟手中得到玩具。有的时候，即使是同一个体同样的行为在不同的情况下出现也可能是不同的原因维持的（Romaniuk et al.，2002）。比方说，有一个小孩子系鞋带时会哭闹，当父母帮他系鞋带的时候哭闹行为受到强化，这个孩子可能在父母让他做别的事（例如刷牙）时也哭，并且这种哭闹会因父母允许他不用完成任务而得到强化的。如你所见，一种行为在不同的情境中可以具备不同的功能（Day，Horner，& O'Neill，1994；Haring & Kennedy，1990）。

消失程序成功与否取决于能否识别维持问题行为的特定强化物。各种刺激性事件都可能成为问题行为的强化物。问题行为可以由正性强化维持，即刺激事件的出现是行为的结果；也可以由负性强化维持，即行为的结果导致对刺激事件的逃避。强化的后果也涉及其他人的行为或物理刺激（非社会性的）的改变。表14-2描述了多种问题行为及相应的刺激。

★对表14-2中的每一个问题行为，说出那个问题是社会正性强化、社会负性强化、自动正性强化或自动负性强化。（答案见附录A）

在每次出现问题行为时去除强化物

消失的定义是每次问题行为发生后立即移除其强化物。尽管它看起来似乎简单直接，其实，要成功地实施消失需要进行周密的考虑。

你已经识别强化物了吗? 很明显，只有在进行功能评估，识别问题行为的强化物之后才能使之消失。如果不能消除起强化作用的特定刺激事件，就无法正确地实施消失（Iwata，Pace，Cowdery，& Miltenberger，1994；Mazaleski，Iwata，Vollmer，Zarcone，& Smith，1993）。

问题行为的强化不同，消失程序也不同。

表14-2 自我评估的例子（问题行为和强化物）

问题行为	强化物
1. 每到让做家务时，这个孩子就称病。	父母替孩子做家务。
2. 一位精神障碍患者跑到大街中间赖着不走。	如果这个人离开大街，工作人员就给他一瓶饮料。
3. 夫妻双方意见不一致时，一方大发雷霆。	另一方停止争吵，并同意对方的要求。
4. 一位患孤独症的年轻人在眼前轻弹手指。	这一行为产生视觉刺激。
5. 一个人散步时遇到一只狗转身就跑。	这个人甩开了狗，害怕反应减小。
6. 一个小孩不服从家长，拒绝完成任务。	孩子避开了任务，可以继续看电视。
7. 一个小孩不服从家长，拒绝完成任务。	家长重复要求，请求孩子，责备孩子。
8. 一个住院病人每天反复按铃叫护士。	护士每次都来到房间检查，但没有问题。
9. 一个脑外伤病人每当护士到病房做晨间护理时就脱得精光。	护士感到惊讶和愤怒，让病人穿上衣服。
10. 一位流水线作业工人破坏设备使其停止。	每次设备停止后，工人就坐下吸烟、喝咖啡。

前面已经提到过，依娃塔和他的同事研究3个发育障碍儿童的自伤行为（SIB）时发现，自伤的强化物对于每个儿童是不一样的（Iwata，Pace，Cowdery，& Miltenberger，1994）。对第一个孩子来说，SIB是由大人的注意强化的；第二个孩子的行为是由逃避学习强化的；至于第三个孩子，则是由行为本身引起的感官刺激强化的。依娃塔证明了，对每个孩子来说，消失程序是不同的，因为他们自伤的强化物不同。

★ **对受大人注意强化的自伤行为，依娃塔是如何实施消失的？**

因为SIB是由注意强化的，消失就涉及去除每次问题行为发生后给予的注意。具体到米丽尔，8岁的她经常在墙上或地板上撞头。每次她这么做的时候，在场的大人没有任何反应，不管她会撞多久（见图14-1，注意采取预防措施，防止孩子受伤）。然而，当米丽尔不撞头的时候，大人一定要给予注意，这个过程是对问题行为的不出现给予强化（见第15章）。

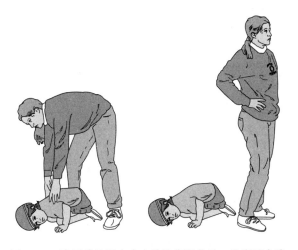

图14-1 孩子撞头是由大人的注意强化的，注意图中孩子戴着头盔以保证安全。大人撤走了对撞头的强化物（不给予注意），行为不再受到强化，因而将会停止。

★ **对由逃避学习强化的自伤行为应如何实施消失？**

因为SIB是由对学习的逃避所强化的，消失就是要移除SIB之后的逃避。杰克是个12岁男孩，每当老师让他完成学习任务，比如识别物体或做简单的运动时，就会出现自伤行为。这时候，老师会手把手地帮他，使他不能逃避任务。不管他的自伤行为持续多久，老师都坚持按照教学要求，亲自指导，防止逃避，并在杰克完成学习任务后表扬他。

依娃塔研究中的第三个孩子唐尼，是一个7岁男孩，他的自伤行为是自动强化的。由于对撞头行为没有社会强化，就可以假设这种行为是由其得到的感官结果所强化的。依娃塔及其同事去除了感官刺激：他们给唐尼戴了一个有衬垫物的头盔，这样可以改变撞头的感官后果。如果撞头不再能带来相同的感官强化，这种行为就会消失。研究结果表明，当唐尼戴上有衬垫物的头盔后，SIB行为减少了。

这项研究（Iwata，Pace，Cowdery，& Miltenberger，1994）令人信服地证明，要使用消失必须识别问题行为的特定强化物并消除它。如果做不到这一点，就无法实施消失。举例来说，假如有一个3岁的孩子经常从点心盒里拿点心吃，父母不想让他这么做，因为对消失的认识有些片面，父母不理睬孩子的行为，并相信不予注意的做法会减少孩子的行为。他们错在哪儿呢？问题在于拿点心的行为是由吃到点心所强化的，而并非父母的注意。所以消除注意并未消除强化，因而也就不能减少问题行为的发生（Martin & Pear，1992）。

★ **这个案例中家长应如何实施消失？**

家长应当通过移除强化（点心）实施消失。

如果家长拿走点心盒里的点心，那么拿点心的行为就会因为得不到强化而逐渐消失。

消失的不同功能

■ 正性强化后的消失：当一个行为是被正性强化的，消失意味着个体在该行为后不能再得到积极强化物。

■ 负性强化后的消失：当一个行为是被负性强化的，消失意味着个体在该行为后不能再逃避厌恶刺激。这种消失又叫作逃避消失。

★ 对表14—2中的每一种问题行为，试述你怎样实施消失。（答案见附录B）

你能去除强化物吗? 在进行功能评估识别了问题行为的强化物之后，需要确定改变行为的代理人（父母、老师、领导、护士、当事人）可以控制强化物。如果他们做不到，就不能实施消失。比方说，威利不服从和性别歧视的行为是由工作人员的注意强化的，这一强化物在工作人员控制之下，他们能够抑制或终止对问题行为的注意，也可以对威利的适宜行为给予注意，所以他们能够成功地实施消失程序。

然而，对某些问题行为，改变行为的代理人不能控制强化物。如果一名小学生威逼别的孩子交出他们买午饭的钱，这一行为的强化物是得到钱（或者是受害者的其他反应）。老师难以控制这个强化，因为这种事都是在老师或别的成年人不在的时候发生的。因此，老师不能实施消失，他只能教导大家不要被恐吓吓倒，决不能给钱。这种行为仍可能受到强化，至少那些一受到威胁就给钱的孩子会强化这一问题行为。再看另一个例子。

一个十几岁的女孩常把音响开得太大，干扰家里其他人的休息。这一行为的强化物是震耳的音乐（假如你能排除强化物是父母的注意）。除非家长已经在音响上安装了控制音量的自动装置，否则他们不能控制这种强化物。孩子的行为因逐渐增大音量而受到强化，家长可以让她关掉音响或实施惩罚来减少这种行为，但不能使用消失。因为喧闹的音乐声不受他们控制。

当考虑使用消失减少问题行为时，必须先确定改变行为的代理人可以控制强化物。只有代理人在每次问题行为后都能防止强化后果出现的情况下，才能使用消失。

实施消失安全吗? 在决定使用消失前，非常重要的一点就是要确定消失不会给问题行为的当事者和周围其他人造成伤害。看看下面的例子。

鲁伯特是一位患有严重精神障碍的年轻人，白天在一间车间里上班，和其他三个人在一张桌上装配零件。鲁伯特的问题行为是攻击在他桌边的人，他揪住别人的头发用力往桌上撞头。每当此时，负责的工作人员马上介入并把他们分开。功能评估表明，领导的注意是维持行为的强化物，消失就需要领导对问题行为的发生不予注意，然而这样会伤害到被攻击的人。所以在这个案例中，消失是不安全的，因而不能使用。

再看看4岁安妮的例子。她在前院玩耍时常会跑到街上，她的保姆这时一般坐在院子里看书或杂志，会大声叫她回来。如果安妮不听，保姆就跑出去把她拉回来。这一行为的强化物是保姆的注意，然而它同样不能使用消失，因为让孩子跑到街上不管是非常不安全的。应当使用别的程序，如差别强化或前提控制（见第15章至第18章）。

巴奇是一位患有精神障碍的18岁男孩，正在接受生活训练计划。工作人员正努力教他一些基本的生活技能，如刮胡子和刷牙。问题在于每当工作人员想教他这些技能时，巴奇就会出现攻击行为。他抓住工作人员的头发、尖叫、还掐人，所以课程只好结束。结果巴奇的攻击行为通过逃避训练课程得到了负性强化。对这个案例来说，消失包括当巴奇出现攻击行为时继续完成训练课程，从而使问题行为不会导致逃避。但是当巴奇攻击工作人员时继续训练十分危险，因而很难使用消失。在这个案例中，使用反应阻断或短暂限制措施可能会促进消失的应用（见第18章）。

如你所见，有时即便你已经识别了问题行为的强化物，而改变行为的代理人也可以控制强化，但还是不能使用消失，除非你能肯定消除强化是安全的。当一个问题行为是被负性强化的时候，运用消失尤其不安全，因为消失要求当问题行为出现时防止逃避。防止逃避通常需要在完成任务时有身体的指导，而如果当事者是成年人并在身体上拒绝指导，这就会很困难甚至不可能。在这样的情况下应该使用其他功能方法（前提调整、差别强化）而不是消失。

消失爆发（问题行为的升级）是可容许的吗?

正如第5章中提到的，消失的使用常伴随着消失爆发，即问题行为发生的频率、持续时间、强度增加或出现新的情绪反应（Goh & Iwata，1994；Lerman, Iwata, Wallace, 1999；Vollmer et al.，1998）。在决定使用消失之前，你必须预见到消失爆发并确定改变行为的代理人容许问题行为升级。来看一下一个5岁女孩的例子。她每到该上床睡觉的时候就大发脾气、尖叫和哭闹。父母离开后，她又叫他们回来。每当此时，她的父母就会回来安慰她，给她讲故事直到她睡着。他们的注意强化了问题行为，家长可以使用消失来减少和消除问题行为。但他们必须认识到，一旦他们不再对孩子的发脾气做出反应，孩子可能出现消失爆发，她发脾气的程度会更严重，时间会更长。如果家长对此没有准备，消失就会失败。在第一次不理睬孩子睡前发脾气后问题行为出现升级时，家长可能会非常关心和沮丧并会去看孩子，这会使问题行为更严重，因为家长在问题行为的较高水平上给予了强化。正如第9章所说的，严重的问题行为通常都是如此形成的。

当使用消失程序时，你必须让改变行为的代理人了解，在消失爆发时问题可能会更严重，而且还要指导代理人坚持抑制强化。如果升级后的问题行为可能会伤害到当事者或其他人，就得设计一个计划消除危害或使之最小化。依娃塔给出现撞头行为的孩子戴上头盔，以便在消失过程中防止她伤到自己（Iwata，Pace，Cowdery，& Miltenberger，1994）。卡尔让老师们穿上防护衣，使他们在对两个具有攻击行为的男孩实施消失时免受伤害（Carr，Newson，& Binkoff，1980）。家长应提前拿走房间里的易碎物品，这样在实施消失以矫正孩子捣乱和乱发脾气的行为时，可以避免物品损坏及孩子受伤。

如果预见到改变行为的代理人在消失爆发时不能坚持抑制强化，或者不能防止消失爆发造成的危害，那么就不能使用消失程序，而应采取其他的办法（见第 15 章至第 18 章）。

能否保持治疗中的一致性？ 正确地实施消失，必须彻底去除对问题行为的强化。这意味着在问题行为发生时，治疗涉及的所有人必须保持一致以去除强化后果。如果问题行为偶尔被强化，这个过程就等于间歇性强化而不是消失。缺乏一致性是消失最常见的失败原因（Vollmer，Roane，Ringhahl，& Marcus，1999）。比方说，如果夫妇二人在对孩子睡前乱发脾气的消失中始终一致，而祖父母在偶尔拜访他们时强化了这一问题，那么这一问题行为就不会消失。同样，如果大多数工作人员对威利的拒绝和性别歧视实施消失，但有一两个工作人员始终对此给予关注，威利的行为也不会消失。

为了保证消失实施过程中的一致性，必须训练所有的改变行为的代理人正确地使用程序。所有的代理人必须接受清晰的指导以保持一致，还要准确理解保持一致性的重要意义。而且，如果能给他们示范消失程序并给予演习和获得反馈的机会，将会收到很好的效果。在某些情况下，强化一致性对代理人正确使用消失程序（或其他行为矫正程序）是有益的。例如，在治疗方案中安排大量工作人员负责实施消失时，最好让一位主管人员不时检查他们的表现，这样他可以对消失的实施提供反馈（强化和矫正）。

总之，恰当地实施消失必须做到：①识别问题行为的特定强化物；②确定改变行为的代理人可以控制强化物；③确定消失是安全的；④确定消失爆发（问题行为的升级）是可容许的；⑤代理人能始终如一地实施消失。这些要点都必须在使用消失前考虑到。

使用消失之前必须考虑的五个问题

- 确认强化物了吗？
- 你可以去除强化物吗？
- 使用消失安全吗？
- 消失爆发可以容忍吗？
- 可以保持一致性吗？

在使用消失前考虑强化的时间表

在使用消失前，强化的时间特点会影响行为消失的速度（Ferster & Skinner，1957；Skinner，1953a）。当问题行为是由持续性强化维持的，消失会较迅速；当问题行为是由间歇性强化维持的，问题行为很可能会慢慢消失（第 5 章）。知道问题行为的强化时间表是间歇性的还是持续性的，是很重要的，这可以帮你预测实施消失后，问题行为减少的速度。

卡兹丁等（Kazdin，Polster，1973）证明了在持续性强化和间歇性强化下，消失的效果有所不同。他们使用代币法强化福利工厂两个轻度精神障碍患者工休时的社会交往行为。在代币强化实施前，这两个人都很少有社会交往行为。当他们趁着工休与别人交谈就能得到代币时，两人的社会交往行为都大大增加了。当不再受到代币强化时（消失），两人的社会交往都停止了。在消失期之后，研究者又重新使用代币强化社会交往。不同的是，其中一人每次与人交谈后都能得到代币（持续性强化）；另一人则是间歇性地得到代币，他与人交往有的时候会得到代币，有的时候则得不到。在这个强化阶段之后，心理学家们实施了第二次消失。这次消失结束后，受到持续性强化的工人停止了社会交往，另一位工人却一直保持交往。这证明间歇性强化后，行为就不容易消退了。

卡兹丁等的研究结果表明（Kazdin，Polster，1973；Higbee，Carr，& Patel，2002），如果问题行为的强化是间歇性的，在使用消失前短期地变为持续性强化可能是有益的。就是说，你可以短时间内故意每次都对问题行为给予强化，然后再使用消失程序去除强化，这样消失的效果会更好（Neisworth，Hunt，Gallop，& Madle，1985）。

强化替代行为

消失程序和强化程序应当合并使用。消失程序减少问题行为的频率，强化程序增加替代行为以取代问题行为。因为问题行为有其特定功能（导致特定后果），所以强化程序要增加的适宜行为必须具有相同的功能或产生相同的后果。这样，在实施消失后（自发恢复），问题行为就不大可能出现了（e.g.，Anderson & McMillan，2001；Fyffe，Kahng，Fittro，& Russell，2004；Rehfeldt & Chambers，2003；Wilder，Masuda，O'Connor，& Baham，2001）。

回想一下安娜的例子，她的捣乱行为是由母亲的注意强化的（Arndorfer，Miltenberger，Woster，Rortvedt，& Gaffaney，1994）。研究者使用消失程序减少捣乱行为同时强化适宜的替代行为。当安娜出现捣乱行为时，她妈妈并不给予注意。然而当安娜对妈妈说，"和我玩一会，好吗？"她的母亲一定要给予注意并和她玩一会。这种替代行为——请求妈妈陪她玩——逐渐增

加并取代问题行为。如果安娜适宜的替代行为没有得到母亲的注意，她的问题行为很可能会一直持续下去。

第15章中将介绍差别强化程序。关键是要记住使用强化程序时应合并使用消失或其他减少问题行为的程序。行为矫正的根本在于发展对个人生活有益的、能改善生活的适宜行为。使用消失或其他办法帮助个人减少不适宜的、损害生活质量的行为是必要的，但更重要的是增加适宜行为。

促进行为的泛化和维持

你已经找到并去除了维持问题行为的强化条件，并且实施了强化程序以增加适宜的替代行为，现在，你应该促进行为改变的泛化和维持。问题行为消失后，行为改变的泛化意味着在所有相似的环境中问题行为将不再出现，同时替代行为将出现。维持则指行为的改变将长时间保持。要促进泛化，实施消失时必须使所有改变行为的代理人保持一致，并在所有希望改变发生的环境中都实施消失。要促进行为变化的维持，重要的是在进行初次抑制后无论何时问题行为再出现都要实施消失。另外，对替代行为始终一致的强化会促进泛化和维持。

在威利的例子中，所有工作人员在所有情况下都使用了消失。他们不再强化他的任何拒绝或性别歧视的言论，不管行为在什么时候或什么地方出现。而且，他们对服从行为进行了强化，作为功能相等的问题行为的替代。最后，他们计划如果问题行为今后再发生，他们就再次使用消失程序。

运用消失治疗拒绝进食

消失作为行为干预的一类方法，被广泛运用于矫正各种由正性和负性强化保持的问题行为。运用消失可以治疗喂养障碍。这种障碍包含各种拒绝进食行为，如扭头、闭嘴、将食物从治疗师手中打掉等。拒绝进食常常是由负性强化维持的，即孩子可以不吃给他的某种食物。研究者发现消失在拒绝进食的干预方案中能起到重要作用（Anderson & McMillan，2001；Dawson et al.，2003；Piazza，Patel，Gulotta，Sevin，& Layer，2003）。例如，Dawson 和同事们治疗了一位通过胃造口术（进食管直接进入胃中）进食的 3 岁女孩，因为这个女孩拒绝进食。当面对一勺食物时，她就扭头，打掉食物，或者把脸挡住不吃。研究者实施了消失，即把一勺食物举到她的嘴边直到她咬住，如果她把食物打掉，就再给她一勺直到她接受。这样，问题行为不再使她可以避开给她的食物。研究表明，使用消失（称为逃避消失，因为是用在由逃避保持的问题行为）是成功的；她不再拒绝，接受了给她的所有食物。

消失应用的评价性研究

大量的研究论证了消失程序对减少多种社会后果严重的问题行为是有效的（Cote，Thompson，& McKerchar，2005；Dawson et al.，2003；Kuhn，Lerman，Vorndran，& Addison，2006；Piazza et al.，2003；Thompson，Iwata，Hanley，Dozier，& Samaha，2003）。不管目标行为是由正性强化还是负性强化维持的，也不管是由社会性强化物还是非社会性强化物维持的，消失都很有效（Iwata，Pace，Cowdery，& Miltenberger，1994）。下面的总结只是消失评价性研究中的一小部分。

有研究者（Rekers，Lovaas，1974）使用消失来减少一个 5 岁男孩不适当的性别角色行为。克瑞格的举止、言谈中有大量的女性化习惯，并且总玩一些女孩子玩的玩具，因而受到同伴的奚落和疏远。他的父母想让他具有适当的性别角色行为，比如，玩些男孩子爱玩的玩具，更有男子气概。研究者们使用了消失程序和强化替代行为来减少克瑞格的女性化行为，并增加男性化行为。克瑞格和他的妈妈在一间装有多种玩具的实验室里接受治疗。他妈妈戴着一副耳机，可以在治疗期间接收专家的指导。当克瑞格玩女性化的玩具时，她使用消失。因为功能分析发现她的注意是克瑞格的强化物，所以只要克瑞格玩这些玩具时，她就不看他也不同他说话。另外，当克瑞格选择那些男孩子玩的玩具时，她则给予注意强化此行为。研究者通过耳机提示她何时给予注意，何时不予理睬。结果显示，克瑞格的女性化行为减少，男性化行为增加。

贝尔以及其他研究者（Pinkston，Reese，LeBlanc，& Baer，1973；France，Hudson，1990）使用消失减少了正性强化维持的问题行为。有人证实了一个具有攻击行为（由老师的注意强化）的男孩在老师撤销了对攻击行为的注意后，其攻击行为减少了。弗朗斯等人（France & Hudson，1990）研究了那些不满 3 岁的孩子的家庭，孩子的问题是夜间易醒和捣乱行为。研究者们指导家长对此使用了消失程序。不管孩子夜里何时醒来并哭闹，家长都不要走进孩子的房间，即对问题行为不予理睬。他们被告知，只有他们发觉孩子有危险或生病了，或察看孩子的情况时（灯光最弱，保持安静），才能进入孩子的房间。在消失结束后，所有孩子的问题行为全部停止了。

相当多的研究者对负性强化维持的问题行为也使用了消失程序（Anderson & McMillan，2001；Carr et al.，1980；Dawson et al.，2003；Iwata，Pace，Kalsher，Cowdery，& Cataldo，1990；Iwata，Pace，Cowdery，& Miltenberger，1994；Piazza et al.，2003；Steege et al.，1990；Zarcone，Iwata，Hughes，& Vollmer，1993）。如前所述，研究者们通过坚持任务要求，防止了当事人通过问题行为（攻击和自伤）逃避任务。当问题行为不能产生逃避任务的后果时，所有被试的问题行为都减少了。

感觉消失（Rincover，1978）是消失的一种变式，用于自动正性强化，即行为强化物是非社会性的，是行为本身产生的感官刺激（Lovaas，Newsom，& Hickman，1987）。感觉消失过程包括改变和去除感官刺激。当行为不再产生有强化作用的感官刺激时，行为就会消失（Rapp，Miltenberger，Galensky，Ellingson，& Long，1999）。莱普等人治疗了一位揪头发的女孩子，他们发现在手指间摆弄头发的感官刺激强化了这一行为。莱普使用了感觉消失方式，他们让这个女孩戴上橡胶手套，这样她就不会从摆弄头发中得到刺激。戴橡胶手套使揪头发的行为消失了。

雷卡娃（Rincover）和同事们用感觉消失程序减少孤独症和发育障碍儿童的问题行为，主要是没有任何社会功能的重复行为。例如，有位被试叫瑞奇，他常在桌面上转动盘子或其他东西。研究者们推测盘子在坚硬桌面上转动的摩擦声是这种行为的感觉强化物。另一位被试叫凯瑞，她从自己和别人的衣服上抽出线头，扔到空中并用力扇风直到它落地。研究者推测，由于凯瑞在线头落地的过程中始终全神贯注，还用力扇风使它能在空中多飘一会儿，所以这种行为是由视觉刺激强化的。

★ 对瑞奇在桌子上转盘子的行为，如何使用感觉消失？

感觉消失程序要改变或移除强化行为带来的感官刺激。在瑞奇的例子中，盘子转动的声音产生的听觉刺激是感觉强化物。研究者通过改变这种行为产生的声音实施消失。他们在桌子上铺一块桌布，这样当瑞奇转盘子时就不会发出和原来一样的声音了。当行为不再产生有强化作用的听觉后果时，它就消失了（图14-2和图14-3）。

对凯瑞来说，感觉消失意味着去除行为产生的视觉刺激。研究者的措施是每当凯瑞抽出线头扔到空中时，就把顶灯关掉。这样尽管窗外的光线能照亮教室，但凯瑞却不能看到线头落地的情景。这一感觉消失程序消除了凯瑞的问题行为。

为了增加这些孩子的适宜行为以取代问题行为，研究者们给孩子们提供了玩具，使他们获得与问题行为后果相同的感官刺激。瑞奇得到了一个音乐盒，而凯瑞得到了一个吹肥皂泡的玩具。因为瑞奇再转盘子也不能产生增强的听觉刺激，他的问题行为减少了。并且，音乐盒产生的听觉刺激取代了转盘子的声音。至于凯瑞，肥皂泡取代了线头产生的视觉刺激，结果凯瑞更乐于玩吹泡泡而不是抽线头和摆手扇风。

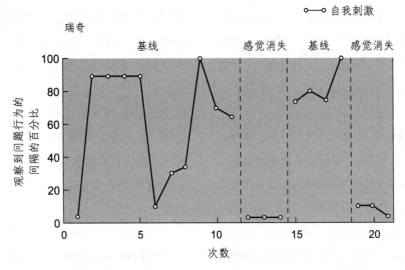

图 14-2　本图表示瑞奇在基线条件和感觉消失的自我刺激行为（转盘子）水平。在感觉消失期间，桌面上铺了桌布，这样转盘子不能产生与原来一样的听觉刺激，当听觉刺激消除后，行为减少到零。第二阶段，在感觉消失同时提供能产生听觉刺激的玩具（音乐盒和竖琴）。第二阶段的数据显示，当瑞奇玩玩具时未发生自我刺激行为。玩具产生的听觉刺激取代了自我刺激行为产生的刺激。

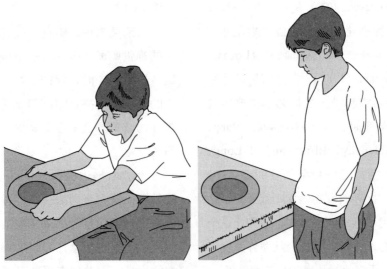

图 14-3　在坚硬平面上转盘子的声音强化了转盘子的行为，当桌面铺上桌布后，孩子在转动盘子时不再能发出声音，转盘子的行为就消失了。

本 章 小 结

1. 消失就是去除维持问题行为的强化物，使问题行为减少的过程。使用消失之前必须首先进行功能评估，以识别强化问题行为的后果。

2. 在使用消失程序之前首先要考虑五个问题：
   ◆ 是否确认了问题行为的强化物？
   ◆ 能否消除问题行为之后的强化物？
   ◆ 使用消失是否安全？
   ◆ 能否接受消失爆发？
   ◆ 实施者能否一致坚持消失？

3. 在实施消失前应考虑问题行为强化的时间表。因为当行为是受到持续性强化时，消失会进展得比受到间歇性强化快一些。

4. 在使用消失程序时，必须同时强化替代行为来取代问题行为。如果替代行为取代了问题行为，问题行为在未来再次出现的可能性就会减小。

5. 与任何行为矫正程序一样，应该对消失程序所产生的变化设计泛化的方案。为了促进泛化，所有改变行为的代理人对消失的实施应该一致。不管问题行为在什么时候和什么地点出现，消失程序的使用都应保持一致。最后，在使用消失的同时应该强化替代行为，以取代问题行为。

练 习 测 验

1. 说出消失的定义。举一个书中没有的关于消失的例子。

2. 罗宾逊先生是一位二年级的教师，他班上有一个学生在教室里不守纪律。每次这个学生不守纪律时，他就忽视她。这是一个消失的例子吗？请解释。

3. 每当不守纪律的学生坐在自己的座位上，没有破坏纪律的行为时，罗宾逊先生就表扬那个学生。这是一个强化的例子吗？请解释。

4. 使用消失来减少问题行为之前，为什么必须先进行功能评估？

5. 在实施消失程序前收集问题行为实施数据为什么很重要？

6. 用假想数据画图说明对一个问题行为实施消失程序的效果。

7. 使用消失程序之前，必须要知道强化物是否能够去除。请对这样做的重要性给予解释，以及这个问题对使用消失的影响。

8. 使用消失程序之前，必须要知道使用消失是否安全。什么时候使用消失不安全？怎样可以使消失更安全？

9. 什么是消失爆发？消失爆发会如何影响你决定是否使用消失？

10. 使用消失程序时，如果改变行为的代理人不能保持一致，将发生什么情况？

11. 强化和消失一起使用为什么很重要？举一个书中没有的例子来说明。

12. 消失之前的强化时间表与消失效果有什么关系？

13. 什么是感觉强化物？它的另一个名称是什么？举例说明被感觉强化物维持的行为。

14. 什么是感官消失？举例说明。

15. 说明怎样保持和泛化通过消失程序得到的行为变化。

应 用 练 习

1. 试述在你的自我管理计划中如何使用消失。如果不适合你的具体情况，请说明原因。

2. 表 14-2 中列举了 10 个问题行为及其强化的例子。说明每个例子中的行为是正性强化还是负性强化维持的，以及强化是社会性的还是非社会性的，并请说明理由。

3. 试述对表 14-2 中的各个案例如何进行消失。

4. 肖恩先生在不经意中让儿子哈威养成了乱发脾气、纠缠不休的坏毛病。肖恩离婚后一直在外工作。当哈威发脾气的时候，肖恩努力不去理他而继续工作，但最后多半会败下阵来并给哈威他想要的东西。通常是在哈威又哭又闹并苦苦哀求大约二三十分钟后，肖恩不得不停下工作满足他的要求（比如吃冰激凌、玩游戏、去公园）。试述肖恩先生应如何使用消失来消除哈威的问题行为。

误 用 练 习

1. 威尔逊夫妇请他们的家庭医生看一下 4 岁的女儿詹妮，她只要和爸妈一起逛商店的时候就会乱发脾气。医生经过详细的询问之后断定：当詹妮看见一样东西要买下来但父母不同意时，她就开始大哭大叫，最后父母只好买给她。医生指导詹妮的父母使用消失来克服她的毛病。建议下次詹妮再在商店里发脾气的时候就不要理她，也不要买她想要的东西，照样逛下去好像什么事也没发生。这一建议的失误在哪里？

2. 琼称自己肚子痛，让妈妈同意她不去上学。琼今年上四年级，她已经有好几次说肚子痛而待在家里不去上学。琼的妈妈认为她是装病，因为这样可以不用上学，于是决定使用消失。她知道如果是不用上学强化了琼所谓的肚子痛，那么送她上学可以消除此强化，琼就不会再抱怨了。她的方法错在哪里？

3. 蒂姆是位有神经发育障碍的18岁年轻人，最近和其他七位病友一起搬进了一间收容所。这里的居民几乎全是中老年人，蒂姆经常戏弄他们。他用手戳弄那些讨厌别人碰自己的人；别人看电视的时候，他拿着遥控器不停地换台；人家在那儿打牌、下棋时，他把棋、牌拿走。大家对蒂姆很恼火，他们抱怨、哭泣、斥骂，甚至冲他大叫，但蒂姆好像觉得他们的反应很好玩而无所谓。看来是病友们的反应强化了蒂姆的行为。鉴于以上的情况快要失控，工作人员决定使用消失以减少蒂姆的问题行为。每当蒂姆戏弄别人的时候，工作人员对此并不理睬。他们要么视而不见，要么就若无其事地走开。而当蒂姆友好地与人相处时，工作人员就夸奖他，试图强化这种适宜行为以取代戏弄别人的行为。这个方案错在哪里？

4. 蒂姆每天都由一辆面包车把他从收容所送到学校，但几乎每天早上他都不愿上车。每次工作人员至少花几分钟时间才能说服他上车。他们分析了蒂姆的状况后断定，蒂姆每天都赖着不愿上车的行为是由他们的注意强化的。他们决定使用消失程序，即每天只问蒂姆一次是否上车，如果他还是不上，他们不再给予更多的注意。如果让蒂姆上车时他确实上了车，工作人员就会给他很多注意并且表扬他。在校方的允许之下，面包校车的司机可以一直等到蒂姆最后同意上车的时候。唯一例外的是每周有一天学校有特殊活动，因此他们在那一天不能等，而会劝蒂姆尽快上车。这个计划中好的部分是什么？不好的地方在哪里？

附　录　A

表14-2 例子中的强化。

1. 社会正性强化
2. 社会正性强化
3. 社会负性强化
4. 自动正性强化
5. 自动负性强化
6. 社会负性强化（避免任务）；社会正性强化（继续看电视）
7. 社会正性强化
8. 社会正性强化
9. 社会正性强化
10. 自动负性强化（工人停止工作）；自动正性强化（工人得到香烟和咖啡）

附 录 B

表 14-2 例子中实施的消失。

1. 当孩子抱怨有病时，她继续做事。

2. 当那人跑到街上时，工作人员不再给他饮料让他离开大街。

3. 当配偶发脾气时，另一方并不停止争吵。

4. 将灯调暗，这样手的影子不再制造视觉刺激。

5. 在这个例子中不太容易实施消失。它不能让这个人跑开以躲避狗，或在跑开时不能让其害怕反应消失。

6. 当孩子拒绝完成任务时，父母关掉电视，让孩子完成任务。

7. 当孩子拒绝完成任务时，父母不理会孩子的行为。

8. 当患者按铃呼叫护士时，护士不再来。

9. 当患者脱衣服时，护士不再有任何反应。

10. 工人搞破坏后，他必须继续工作（可能是另一项工作），而不能坐下来吸烟和喝咖啡。

第 15 章　差别强化

■ 如何运用对替代行为的差别强化（DRA）来提高期望行为的发生概率？

■ 如何运用对其他行为的差别强化（DRO）和低反应率的差别强化（DRL）来降低不期望行为的
　 发生概率？

■ DRA、DRO、DRL 程序各用于什么情况？

■ 强化和消失的原理是如何运用于差别强化过程中的？

■ 负性强化在 DRA 和 DRO 程序中是如何运用的？

第14 章介绍了使用消失程序来减少不期望的行为，而本章将介绍差别强化程序。差别强化就是运用强化（第 4 章）和消失（第 5 章）原理来提高期望的目标行为的出现概率，降低不期望的目标行为的出现概率。差别强化程序有三种类型：对替代行为的差别强化、对其他行为的差别强化、对低反应率的差别强化。

对替代行为的差别强化

对替代行为的差别强化（DRA）是用来增加期望行为的频率和减少不期望行为频率的程序。每次期望行为出现时都得到强化，这就使期望行为再出现的可能性增加。同时，干扰期望行为的不期望行为不受到强化，结果是不期望行为再出现的可能性减少。因此，DRA 是对期望行为给予强化，同时对不期望行为实施消失。让我们来看下面的例子。

使威廉姆斯太太情绪积极起来

威廉姆斯太太已经在一家护理院待了一年，但是对护士们来说，她就像是在那儿待了一辈子。不管什么时候，只要威廉姆斯太太一看见护士，就开始抱怨周围的事物，包括她的食物、房间、其他病人、四周的嘈杂声或是她的关节炎。护士们总是耐心倾听她的抱怨并试着安慰她。但一年过去，她的抱怨却越来越多，直到最后，在她眼里就没有什么东西是好的了。可是当威廉姆斯太太刚住进护理院时，说的可都是好事，她赞美周围的人们，很少抱怨什么。护士们希望威廉姆斯太太恢复到从前积极的样子，因此向一位行为心理学家咨询，看看能为她做些什么。

心理学家告诉护士，可以通过改变与威廉姆斯太太交流的方式来改变她的行为，他让护士们做到三件事：第一，不论何时见到威廉姆斯太太，都要马上对她说些积极的事情；第二，不论何时威廉姆斯太太说起什么好事，护士必须马上放下手头的工作，对她微笑并主动倾听，对她所说的事情表示关注，而且，只要威廉姆斯太太是在说积极的事，护士就应该坚持注意听下去（当然，这时护士可以重新开始工作，边听边做）；第三，只要威廉姆斯太太一开始说那些消极的事情，护士就可以借故离去或是装作当时很忙无心倾听，但只要她一停止抱怨并讲些积极的事，护士就重新停止工作以注意她的谈话。

所有的护士都坚持执行了这个计划，数周之内，威廉姆斯太太的积极话题越来越多，而抱怨则越来越少，她看上去更快乐了，护士们也都很喜欢和她在一起。

护士用来使威廉姆斯太太减少抱怨、多说好事的行为矫正手段就叫作差别强化。在听取护士反映的问题并观察威廉姆斯太太一段时间之后，心理学家推测，正是护士无意中强化了威廉姆斯太太的抱怨行为，她才会如此频繁地抱怨事情。每当威廉姆斯太太抱怨的时候，护士会留心听她说，不时安慰她，并花更多时间陪她。

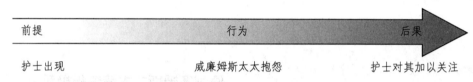

结果：下次见到护士时，威廉姆斯太太更有可能开始抱怨。

心理学家认为，护士们对威廉姆斯太太谈论积极话题应给予更多关注以强化她这种行为，而不是强化她的抱怨。另外，护士必须保证做到，当威廉姆斯太太抱怨的时候不予关注。很明显，护士们正是运用了差别强化中的强化和消失原理。

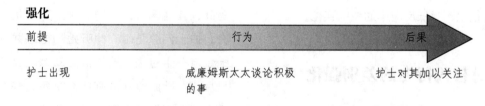

结果：以后护士出现时，威廉姆斯太太更有可能说积极的事了。

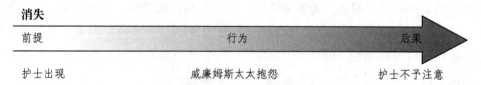

结果：以后护士出现时，威廉姆斯太太可能很少对护士抱怨什么了。

在这个例子中，威廉姆斯太太说积极的事情这一行为得到了护士的强化，而且抱怨的行为通过消失减少了。如果护士们没有对抱怨进行消失，它还会出现，那么积极谈话增加的机会就会减少。DRA 是增加期望行为的有效方法，因为，通过消失减少了干扰行为，就为期望行为的出现和被强化创造了机会。

何时可以运用 DRA

在运用之前，应该考虑一下在既定的环境中运用该手段是否合适。为了对此进行判别，必须先回答以下三个问题：

1. 是否想要提高某一期望行为的发生频率？
2. 该行为是否偶尔出现过？
3. 该行为出现后，是否能够对其提供强化物？

DRA 是一种用来强化某一积极行为的手段，但是如果要对某一期望行为进行强化，这种行为至少要偶尔出现过。如果这种行为近期内根本没有出现过，单单依靠 DRA 这一种手段去改变就不太合适。当然，如果先运用诸如塑造（见第 9 章）或促进（见第 10 章）等手段来诱发期望行为，DRA 就可以使该行为得到巩固和维持。最后还应注意，必须找到一种强化物可以在期望行为发生时加以控制和运用。

怎样运用 DRA

要想有效使用 DRA，需要几个步骤。这里介绍一下这几个步骤。

对期望的行为进行定义。必须明确计划通过 DRA 来增加的期望行为的定义。如第 2 章中所介绍的，对期望行为给予明确的行为定义，有助于保证对正确的行为给予强化，并对行为进行记录，以确定治疗是否成功。

对不期望的行为进行定义。对计划通过 DRA 来减少的不期望行为也必须明确定义。这有助于保证当不期望行为出现时不给予强化，并对不期望行为进行记录，以确定实施 DRA 之后它们是否减少。

确定强化物。DRA 程序对期望行为给予强化，对不期望行为不给予强化。因此，必须先确定在 DRA 程序中要使用的强化物。由于对于不同的人强化物是不同的，因此，确定每个个体的具体强化物很重要。

怎样确定强化物

- 观察当事者以确定问题行为的强化物。
- 观察当事者以确定高频率的行为。
- 询问当事者、父母或教师。
- 使用强化物问卷。
- 呈现可能的强化物，对接近反应进行评估。
- 将可能的强化物与操作反应联系起来，测量反应率或持续时间。

可以使用目前正在维持不期望行为的强化物，因为这个强化物是有效的（Durand, Crimmins, Caufield, & Tayler, 1989）。在威廉姆斯太太的例子中，护士的注意强化着她们所不期望的抱怨行为。于是，护士们决定使用注意来强化积极话题。杜兰和他的同事们发现，不同的强化物"维系"着智力障碍儿童在教室中的问题行为（Durand et al., 1989）。当杜兰找出了每个学生问题行为的强化物之后，他使用这些强化物来增加适宜的替代行为。这样，问题行为减少了，替代行为开始频繁出现。

确认强化物的另一种方式是对来访者进行观察，注意他对哪种活动喜欢或感兴趣。这个人喜欢做什么？例如，一个未成年犯教育项目中的咨询者希望对合适的行为给予强化（例如，完成作业）。咨询者观察到卢克经常玩电子游戏，在玩游戏时非常高兴，于是他把玩电子游戏作为完成作业的强化物。这个咨询者使用的是普雷麦克原则（Premack principle；Premack，1959）：将给予高频率或喜爱的行为的机会（玩电子游戏）作为低频率行为（完成作业）的强化物。

确认强化物的另一种方式是向患者提问：他们喜欢什么？他们喜欢做什么？他们在业余时间做什么？如果有钱会买什么？他们认为什么是奖励？多数人可以告诉你至少几件可以作为强化物的事情。熟悉患者的父母或教师也可以提供信息。有些研究者还建立了问卷来帮助确认患者的强化物（Cautela，1977）。

另一种方式是尝试各种不同的刺激，看哪一个有强化物的功能。研究者向被试呈现每一种可能的强化物，并记录他接近哪一种。这一方法，叫作呈现式评估（DeLeon & Iwata，1996；Fisher et al.，1992，1994；Green et al.，1988；Pace，Ivancic，Edwards，Iwata，& Page，1985）。呈现式评估可分三种，单个刺激评估、成对刺激评估和多个刺激评估。研究者呈现若干可能的强化物，看被试选择哪一个。例如，当呈现玩具时，孩子是否去伸手够它、触碰它或试图玩它？当呈现食品时，孩子是否去拿它或试图吃它？这些接近反应表明玩具或食品对这个孩子是强化物。为了确定该物品确实起着强化物的作用，你可以在目标行为之后给予这个物品，再看看行为是否增加。这一过程称为强化物评估。

在**单个刺激评估**程序中，呈现每一个可能的强化物（将其放在孩子面前的桌子上），一次只呈现一个，观察孩子是否会去拿它。当每一个物品都被多次呈现后，研究者计算每个物品被拿起的概率，以确定哪一个物品可能是强化物（Pace et al.，1985）。

在**成对刺激评估**程序中（又叫作迫选或成对选程序），两个可能的强化物同时呈现给个体，研究者记录个体选择哪个。每一个物品都与其他的物品随意配对呈现多次，然后计算每个物品被拿起的概率，以确定哪一个物品可能是强化物（Fisher et al.，1992）。

在**多个刺激评估**程序中，一系列可能的强化物被呈现给个体（例如，在个体面前的桌子上同时放 8 个物品），研究者记录个体拿起了哪个可能的强化物或者首选哪个。然后从桌上拿掉这个物品，再记录个体下次选择哪一个。又将这个物品从桌上拿掉后，继续选择过程，直到个体选完所有物品。这一系列物品多次呈现（每次这些物品在桌子上的位置有所不同），以确定物品被选择的次序（DeLeon & Iwata，1996）。第一个被选择的物品相比最后被选择的物品，可能是更强的强化物。这个强化物评估程序也叫作**无替换多项刺激**（MSWO）程序。

还有一种方法，是让每一个可能的强化物与操作反应相联系（Bowman，Piazza，Fisher，Hagopian，& Kogan，1997；Green，Reid，Canipe，& Gardner，1991；Wacker，Berg，Wiggins，Muldoon，& Cavanaugh，1985）。当刺激与反应联系起来后，反应的频率或持续时间增加时，就表明该刺激是一个强化物。例如，研究者让被试按一个按钮，可以启动不同的游戏设备（包括一个播放音乐的录音机、电扇、火车）。他们记录了被试按按钮的持续时间，作为那个刺激对于被试是否算强化物的指标。如果一个学生按播放音乐的按钮比其他按钮时间长，研究者就可以确定音乐是这个学生的强化物。

对期望行为给予立即和一致的强化。在第4章我们讲过，如果希望一个行为增加，在它出现后立即给予强化是很重要的。同时，对期望行为的强化如果延迟，将削弱DRA的效果。还有，期望行为每次出现时都应给予强化。因为，用持续强化方式强化的行为，至少在最初，更容易快速增加到期望的水平，并代替没有被强化的不期望行为（Vollmer，Roane，Ringdahl，& Marcus，1999）。

消除对不期望行为的强化。要使DRA有效，必须确认和消除不期望行为的强化物。如果不期望行为的强化物不能完全去除，至少要将其减到最小，使期望行为和不期望行为的强化物之间的对比最大化。期望行为和不期望行为是同时操作的。从第4章的内容中我们知道，当两个行为按照同样的强化模式被强化时，得到较多强化的行为将比另一个行为增加得更多（Borrero，Vollmer，& Wright，2002）。

例如，当威廉姆斯太太抱怨时，护士们也许不能完全去除对她的注意。她们也许不得不对某些抱怨给予注意，以确定这些抱怨是否有道理。但是，她们对抱怨的注意很少，而对积极谈话的注意则十分热情，并且持续时间较长。这样，对积极谈话的注意比对抱怨的注意多得多。换句话说，对积极谈话的强化比对抱怨的强化多得多。

使用间歇强化保持目标行为。在DRA的早期阶段对期望行为要使用持续强化。但是，当期望行为不断出现而不期望行为很少出现时，应该逐渐拉长强化的时间表，对期望行为给予间歇强化。间歇强化能在较长时间内使期望行为得以保持，而且更难消失。

有效使用 DRA

1. 对期望的行为进行定义。
2. 对不期望的行为进行定义。
3. 确定强化物。
4. 对期望行为给予立即和一致的强化。
5. 消除对不期望行为的强化。
6. 使用间歇强化保持目标行为。
7. 对泛化进行规划。

对泛化进行规划。在DRA中，不但要计划好如何用间歇强化时间表来保持行为，而且要对泛化进行规划。泛化指目标行为应该在训练环境之外的所有相关情景中出现。如果目标行为不在所有相关情景中出现，就说明DRA程序不是完全有效的。在规划泛化时，目标行为应该在尽可能多的相关情景中被尽可能多的相关者进行差别强化。

对替代行为进行差别负强化

下面的例子涉及如何使用替代行为差别负强化（DNRA）。

杰森是一个患孤独症的8岁三年级男孩。孤独症的孩子常常喜欢独自一人行动。有时，当别人对他们提出要求时，孤独症儿童会进行攻击性的、破坏性的或自伤行为。当老师让杰森做功课时，他常常用拳头砸桌子，或在座位上剧烈地摇来摇去。这时，老师通常让杰森休息一会，去教室后面自己坐在一张椅子里，直到安静下来。由于这个行为每天要发生4～5次，杰森每天总完不成作业。老师对杰森的行为不知如何是好，于是请教了学校心理学家。

学校心理学家向教师询问了一些问题，并

且在教室里对杰森进行观察。结果清楚地说明，不期望行为（用拳头砸桌子，在座位上摇来摇去）得到了负性强化。

★ **杰森的问题行为是怎样被负性强化的？**

杰森每次出现这种行为时，就逃避了学校的功课，不期望行为的即时后果是不做作业。心理学家还得知，杰森每天偶尔也出现期望行为（做作业）。因此，心理学家决定使用差别强化来增加做作业的期望行为，减少用拳头砸桌子和在座位上摇晃的不期望行为。

前提	行为	后果
老师让杰森做作业	杰森用拳头砸桌子，在座位上摇晃	杰森单独坐着，避免了做作业

结果：当老师让杰森做作业时，他更可能出现问题行为。

首先，心理学家对期望行为和不期望行为进行了定义。然后，让老师开始每天记录杰森做作业的次数（期望行为）以及发脾气的次数（不期望行为，定义为用拳头砸桌子，在座位上摇晃）。下一步是确定期望行为的强化物。由于逃避作业是发脾气的强化物，心理学家决定用它作为做作业的强化物。虽然把逃避作业作为做作业的强化物似乎有些不寻常，但心理学家认为这个强化物对杰森是有效的。

当期望行为和不期望行为被定义和强化物被确定后，教师就可以开始实施差别强化了。第一步是每次杰森完成作业本上的一道题后就提供强化物，也就是让他站起来自己坐到教室后面几分钟。

起初，教师只让杰森完成简单的作业，这样他更有可能完成，行为就会得到强化。同时，每当杰森发脾气时，教师就使用消失程序。

★ **教师怎样对杰森发脾气的行为使用消失？**

由于逃避作业是发脾气的强化物，因此教师没有让杰森逃避：当杰森发脾气时，他不能坐到教室后面去，而要待在原来的座位上。当他安静下来后，依然让他做作业。这样，做作业能得到强化，发脾气则得不到强化。

当杰森能够比较稳定地做作业，没有不期望行为后，差别强化的最后一步就是改为间歇强化，并规划泛化。最初，杰森每做完一道题，就允许他坐到教室后面。当他能够不断做作业（容易的和难的）并且不再发脾气之后，教师开始每做完两道题再给予强化。后来改为做完三道题、四道题、五道题后给予强化。老师很愿意让杰森做完五道题后自己坐一会儿，这不妨碍他完成作业，而且对全班的影响不大。这肯定比每天发四五次脾气的影响小多了。在规划泛化时，其他老师在其他课上也使用了差别强化程序。

当差别强化应用成功后，期望行为应该增加，不期望行为应该减少。在这个例子中，使用差别强化后杰森发脾气的次数减少了，完成作业的次数增加了。

DNRA 在很多研究中被用来减少由负强化保持的问题行为，增加代替问题行为的适宜行为（Golonka et al., 2000；Marcus & Vollmer, 1995；Piazza, Moes, & Fisher, 1996；Roberts, Mace,

& Daggett，1995；Steege et al.，1990）。伍再克等研究者（Warzak，Kewman，Stefans，& Johnson，1987）对一个名叫亚当的 10 岁男孩进行了治疗。这个孩子由于严重呼吸道感染住院后变得不能阅读，但在住院之前，亚当阅读没有问题。现在，亚当说当他阅读时，字母变得模糊，在书上跳来跳去。然而，他在玩电子游戏时和做其他要求较高视力辨别能力的活动时却没有困难。

于是，伍再克实施了有治疗性的阅读练习计划，每天的练习持续 45 分钟到 2 个小时。这个练习特意设计成烦琐和无趣的。每次治疗期间，作为练习的一部分，亚当要念出书上的词。当他正确地念出这些词后，那天剩下的练习就取消了，正确阅读被逃避无趣练习负性强化了。如果他没有正确地念出词来，治疗练习就继续（对不正确阅读的消失）。伍再克使用了多基线多种印刷字体的实验设计来实施 DNRA。结果表明 DNRA 之后，在所有字体条件下亚当的正确阅读率都提升到百分之百。这一效果在治疗后保持了至少 3 个月。

不同类型的 DRA

DRA 有多种形式，在各种形式中不同类型的替代行为被强化，以取代问题行为。一种类型是**对不匹配行为的差别强化**（DRI），其中的替代行为在身体上与问题行为无法匹配，因此两种行为不可能同时发生。例如，如果问题行为是用手打自己的头，那么任何需要用手的行为都是不匹配的替代行为。在 DRA 程序中，玩玩具或用手操作东西来完成工作的行为，都是可以通过强化代替打头的替代行为。

在 DRA 的另一种形式中，被强化后取代问题行为的替代行为是一种交流反应，被称为**交流的差别强化**（DRC），或功能性交流训练（Carr & Durand，1985；Carr，McConnachie，Levin，& Kemp，1993）。在这个程序中，有问题行为的个体学会做出与问题行为在功能上相同的交流反应。当交流程序产生与问题行为相同的强化结果时，问题行为就没有理由再出现了。在功能性交流训练中，如果个体有被注意所强化的问题行为，他将学会去请求别人的注意；如果个体有被逃避某种情景所强化的问题行为，他将学会请求从某种情景中暂时退出。在这种 DRA 中，得到强化的交流反应比问题行为在功能上更有效，这是将交流作为替代行为的一个优点。

关于 DRA 的研究

雷腾博格和同事们（Leitenberg，Burchard，Burchard，Fuller，& Lysaght，1977）考察了使用 DRA 增加适宜的行为并减少兄弟姐妹之间的冲突。这种冲突包括身体和语言攻击、尖叫、哭泣。有六个家庭参加了研究。研究者指导母亲们用表扬和零花钱强化孩子们合适的行为（如一起玩、互相帮助、分享、交谈）。同时，母亲们对孩子们的冲突行为给予忽视。研究者发现 DRA 减少了兄弟姐妹之间的冲突，增加了期望的行为。

阿兰和斯托克（Allen & Stokes，1987）使用 DRA 增加在牙科治疗中儿童的合作行为，减少妨碍行为。参加研究的五个儿童（3～6 岁）都有妨碍行为，如当牙医进行治疗时，头和身体摇晃、哭泣、作呕、呻吟。当孩子在治疗椅中表现出合作行为，坐稳、安静时，阿兰和斯托克给予正性强化和负性强化。当孩子在治疗椅中坐稳和安静一段时间后，牙医的负性强化是让牙钻停一会儿。在治疗过程中，孩子必须做出不匹配行为的时间间隔被逐渐延长。当孩子坐稳和安静时，还能得到表扬和贴画作为正强化物。阿兰和斯托克证明，这个 DRA 程序使五个孩子的妨碍行为都减少了。在一个类似的研究中，斯托克和肯尼迪（Stokes & Kennedy，1980）对进行口腔治疗的孩子用小礼物强化合作行为，妨碍行为也减少了。

卡尔和杜兰在几项研究中对交流的差别强化或功能性交流训练进行了评估（Carr & Durand，1985；Durand & Carr，1987，1991）。这几项研究的程序都是相似的，研究者先进行了功能分析，以确定有发展障碍的学生在课堂上出现的问题行为的功能。当学生的问题行为是被注意所强化时，就教这个学生把请求注意作为替代行为。学生问："我做得怎么样？"教师就要以注意对这个行为做出反应。于是，交流行为增加了，问题行为下降了。当遇到比较困难的学习材料时，问题行为是被逃避所强化的，就教这个学生请求帮助。学生说："我不懂"，教师就要以提供帮助做出反应。结果，这个学生就不再用问题行为来逃避功课。在这些研究中，卡尔和杜兰证明了被注意和逃避所强化的问题行为有所减少，交流作为在功能上相同的替代行为有所增加。卡尔和杜兰的著作还详细介绍了功能性交流训练的程序（Carr et al.，1994；Durand，1990）。

许多行为矫正实验证明了 DRA 对于提高各种有重大社交意义的行为发生频率的价值。在一个以学龄前儿童为对象的实验中，高兹和贝尔（Goetz & Baer，1973）证明他们能够通过老师对孩子们行为的社会性强化来增加孩子们更

具创意的游戏行为的频率。当孩子用积木搭出富有创意的造型（定义为建造出新异结构）时，老师就表现出兴趣和热情。相反，当孩子再一次搭出这种结构时，老师对其既没兴趣也无热情。结果，孩子们不断用积木搭出更多的新鲜造型来，而相似的造型则少之又少（图 15-1）。这些结果表明，创造力（通常被认为是一种心理特质）确实可以看作一种反射类型且可以通过 DRA 来增强。其他还有不计其数的研究证明，DRA 对于提高儿童期望行为的发生率是很有价值的（Sulzer-Azaroff et al.，1988）。

DRA 还被用来在工作环境中增加工人的各种行为（Hermann，Montes，Dominguez，Montes，& Hopkins，1973；Reid，Parsons，& Green，1989）。通过差别强化来改进工人的工作表现或绩效管理，已成为组织行为矫正学中一个新的方面（Luthans & Kreitner，1985；Daniels & Daniels，2006）。

利用差别强化，科学家们还研究过智力障碍患者（Bailey & Meyerson，1969；Whitman，Mercurio，& Caprongri，1970）、大学生（Azrin，Holz，Ulrich，& Goldiamond，1973）、精神病人（Kaye，kaye，Whelan，& Hopkins，1968；Mitchell & Stoffelmayr，1973）、社会救济金领取者（Miller & Miller，1970）、成绩不好的学生（Chadwick & Day，1971）、患有高血压的成年人（Elder，Ruiz，Deabler，& Dillenhofer，1973）以及其他一些研究对象。在每项研究中，研究者都致力于帮助研究对象提高期望行为的发生率，以达到一种健康的或社会公认合适的水平，并减少妨碍性的、不期望的行为发生。

米歇尔等（Mitchell and Stoffelmayr，1973）在一个 DRA 个案中采用了普雷麦克原则，用以

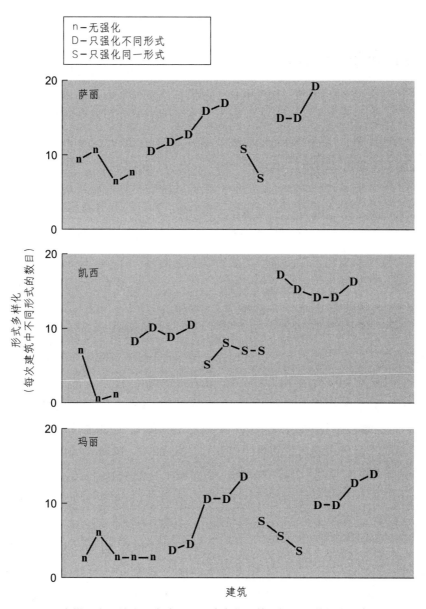

图 15-1 在搭积木训练中三个孩子的形式变化分数。标 D 的数据代表出现不同形式（不重复）时给予强化后得到的分数，标 S 的数据代表出现与前面训练中相同的形式时给予强化后得到的分数。

改进两位精神分裂症患者的工作绩效。如果两位患者完成了一定量的工作，实验者就允许他们坐一小会儿且什么也不做（对于精神分裂者而言很有可能发生的行为），以此来强化他们的工作表现（少有可能发生的行为）。如果患者没有完成工作，就不允许他们坐着休息。实验结果表明，运用 DRA 后，两位患者的工作业绩都显著地提高了。

对其他行为的差别强化

奈特等进行了一项研究（Knight & McKenzie，1974），以评估差别强化对减少儿童入睡时吮手指行为的作用。他们使用的程序被称作**对其他行为的差别强化**（DRO）。其中的一个研究对象是一个 3 岁的女孩，叫萨拉。因为她的父母必须在外工作，所以她只能整天待在托儿所里。在托儿所里萨拉每天下午睡一个小时，在此期间她一直吮手指。研究者使用了差别强化程序来缩短萨拉午睡时吮手指的持续时间。因为萨拉喜欢在睡觉时听故事，研究者们就把讲故事作为强化物。在差别强化过程中，实验员坐在萨拉的床边，只要她不吮手指就给她讲故事。这个强化物在问题行为不出现时才呈现，一旦萨拉把手指放进嘴里，实验员就停止讲故事（图 15-2）。因为强化物的呈现取决于不吮手指，所以萨拉午睡时不吮手指的时间逐渐增长直到完全消除（见图 15-3）。这个程序对另外两个儿童同样有效，另两个程序是由孩子的母亲在家里实施的。

定义 DRO

在 DRO 中，强化物在问题行为不出现时才出现（Reynolds，1961）。这就是说，强化物不再随问题行为呈现（消失）而是在问题行为不出现一段时间之后呈现。DRO 程序的逻辑原理是，如果强化只在问题行为缺失后呈现，则问题行为经过消失就会减少，而没有问题行为的时期就会增加，因而问题行为自然逐渐消退。

"对其他行为的差别强化"这一名词有一些模糊。尽管这一程序的名字暗示将强化其他的行为，而实际上强化的是问题行为的缺失。尽管问题行为缺失时可能会出现其他行为，但我们并不定义任何行为以强化它，或取代问题行为。DRO 也可以被认为是零比率行为差别强化。按照雷诺兹（Reynolds，1961）的解释，DRO 是"无反应强化"。回想一下当萨拉不吮手指时，实验员就给她讲故事的例子。讲故事是强化物，它只在问题行为（即吮手指）不出现时呈现。记住这一不同之处，你就不会混淆 DRO 和其他的差别强化程序。

让我们看看实施 DRO 程序所包含的系列步骤。

识别问题行为的强化物。问题行为的消失是 DRO 程序中的一个重要部分。如在第 13 章中讲到的，在实施消失程序前必须先进行功能评估以确定问题行为的强化物。为了成功实施 DRO，必须去除维持问题行为的强化物（Mazaleski，Iwata，Vollmer，Zarcone，& Smith，1993）。如果问题行为出现时受到强化，那么就不会有效；如果不能对问题行为实施消失（原因已在第 14 章中讨论过），同样也不大可能有效地使用 DRO。但也有例外的情况，如对问题行为缺失的强化比对行为本身的强化更强，这种情况下，DRO 程序也是有效的，因为不做出问题行为得到的利益比做出问题行为的利益更大（Cowdery，Iwata，& Pace，1990）。使用 DRO 矫正莎拉吮手指就是这样的情况。对于不吮手指的强化物（给她讲故事）比吮手指的强化物（可能是自动强化）更强。另一个例外情况是使用其他的程序（例如前提控制、罚时出局或引导服从）减少问题行为，同时使用 DRO 程序（Repp

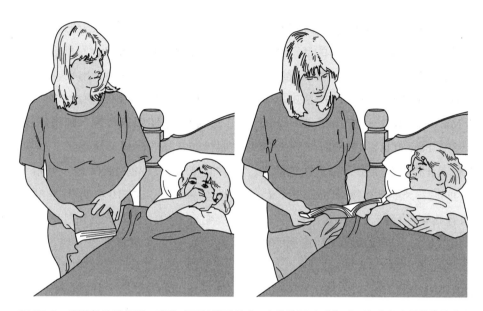

图 15-2　当萨拉吮手指时，实验者不给她讲故事；当萨拉不吮手指时，实验者才给她讲故事。
即对行为的不出现给予强化。

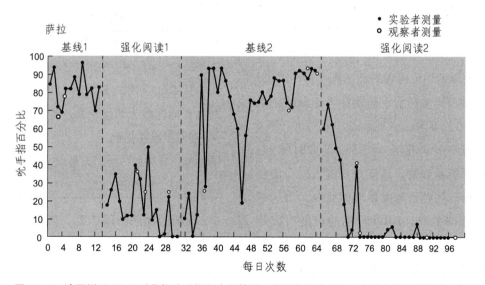

图 15-3　该图说明 DRO 对萨拉吮手指行为的效果。当萨拉不吮手指，实验者给她讲故事；当
萨拉吮手指时，实验者停止讲故事。这个 A-B-A-B 反向设计表明，当强化物取决于行为的不
出现时，问题行为减少了。

& Deitz，1974)。这些程序将在第 16 章至第 18
章中讨论。

　　确定 DRO 程序中使用的强化物。如果准

备强化问题行为的缺失，必须运用对特定个体
有强化作用的后果。如前所述，对于具体的某
个人，有多种方法用来确定可以使用的强化

物。你可以就许多潜在的强化事件询问其喜好，也可以观察他面临抉择时选择的活动和物质，你还可以尝试操纵潜在的强化物以观察哪种让行为增加了（Fisher et al., 1992；Green et al., 1988；Mason, McGee, Farmer-Dougan. & Risley, 1989；Pace et al., 1985）。可以断定，对个人起强化作用的后果，就是在功能评估中被识别的问题行为的强化物（Durand et al., 1989）。如果强化事件目前正维持着问题行为，那么当这个强化物的呈现取决于问题行为的缺失时，也可以在 DRO 程序中有效运用。

选择 DRO 初始时间段。DRO 程序要在问题行为不出现之后呈现强化物。因此。要实施 DRO 程序，必须选好呈现强化物的初始时间段。时段长度应当同问题行为的基线水平相联系：如果问题行为经常出现，DRO 程序的时段应当短一些；反之则应当长一些。你选择的时段长度应该保证尽可能大的强化概率。比方说，假设一种问题行为在给定的条件下出现的频率是平均每小时 10 次。这就是说，平均每间隔 6 分钟会出现一次问题行为。那么，DRO 时段应设定为至少 6 分钟，这样才有较大的可能在此期间不出现问题行为并呈现强化物。当问题行为的频率降低时，DRO 时段的长度可以相应延长。

去除问题行为的强化物，并当问题行为不出现时呈现强化物。确定了问题行为的强化物，选择了该程序要使用的强化物并设定了初始时间段长度后，就可以着手实施 DRO 程序了。首先应教会改变行为的代理人（比如父母和老师）如何实施该程序，指导他们消除对问题行为的强化，并在不出现问题行为的时段末呈现强化

物。改变行为的代理人应配有秒表（或其他计时装置）以记录 DRO 时段的时间。在每个时段末期，如果问题行为未出现，秒表会提示改变行为的代理人呈现强化物。

如果出现问题行为，则重新计时。如果问题行为在某些时候又出现了，就不呈现强化物并重新设置强化的时间段。假设 DRO 时段是 10 分钟，那么在 10 分钟内若出现问题行为，改变行为的代理人就重新计时 10 分钟。10 分钟后如果没有问题行为出现，则给予强化物。强化物一旦呈现，就重新开始计时。如果问题行为的当事者能够理解指示，应该告诉他只要目标行为在特定的时间不出现，就会得到强化物。

实施 DRO 程序

1. 识别问题行为的强化物。
2. 确定 DRO 程序中使用的强化物。
3. 选择 DRO 初始时间段。
4. 去除问题行为的强化物，并当问题行为不出现时呈现强化物。
5. 如果出现问题行为，则重新计时。
6. 逐渐增加时间段长度。

逐渐增加时间段长度。在问题行为已经减少并且当事者几乎每个时段都能得到强化物后，就到了延长时段长度的时候了。时段长度的延长应缓慢增加，以维持问题行为递减的态势，最终将 DRO 时段延长到可以长久控制的水平。按照个人和问题行为的不同，把 DRO 时段延长到一两个小时甚至一整天是很平常的。这就意味着当事者一整天都得控制自己不出现问题行为，最后才能得到强化物。对许多当事者来

说，在逐渐延长的时段内，问题行为不再出现，DRO 程序即随之解除。

DRO 程序的评估性研究

我们现在回顾一下使用 DRO 程序治疗多种问题行为的研究。

贝利等（Bostow & Bailey，1969）用 DRO 程序治疗一位 58 岁的精神障碍患者。她住在一家慈善机构中，经常大声尖叫以获得想要的东西（比如午饭、咖啡、衣服、喜欢的东西）。在使用 DRO 程序之前，工作人员每当她喊叫时就满足其要求，不经意间强化了她的问题行为。实施 DRO 程序后，工作人员只有在她一段时间不喊叫之后才给她想要的东西。这段喊叫不出现的时间从 5 分钟逐渐延长到 30 分钟。当喊叫出现时，工作人员不仅不给她想要的东西，还把她的轮椅推到房间的角落，防止她的喊声打扰别人（这是罚时出局程

序，见第 17 章）。使用此程序后，喊叫减少到零（图 15-4）。

依娃塔等（Cowdery, Iwata, & Pace, 1990）治疗了一位具有典型自伤行为的 9 岁男孩吉瑞，他常抓挠皮肤，直到浑身上下全是伤口。吉瑞没有神经发育障碍，但他从未上过学；他的自伤很严重，以至于多数时间都住在医院里。研究者们进行的功能评估显示，吉瑞的自伤行为绝大多数是在独自一人时发生的，并且其行为无社会性强化原因。

研究者们实施了包括代币强化的 DRO 程序。吉瑞如果在一段时间内不采取自伤行为就会获得代币，随后可以用它交换看电视、吃零食、玩电子游戏和别的玩具的机会。他们把吉瑞独自留在一间房间中，并通过一面单向观察窗进行观察。如果吉瑞独自待了 2 分钟没有挠皮肤，实验员就进入房间，简要地查看一下并给他一个代币。如果吉瑞在这 2 分钟内抓破了

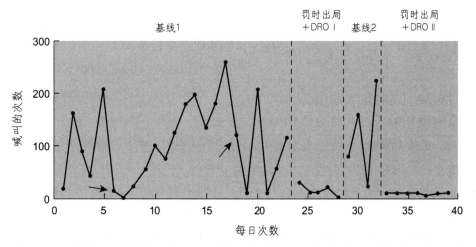

图 15-4 该图说明 DRO 和罚时出局对一位住在疗养院的 58 岁女性尖叫行为的治疗效果。当她停止尖叫一段时间后，工作人员给予强化物；当她尖叫时，就被带到另一个地方自己待着，没有强化物。DRO 时间段逐渐延长，她可以在越来越长的时间里不尖叫。从图中可以看到，在这个 A–B–A–B 反向设计中，每当 DRO 程序（和罚时出局）实施时，尖叫降低至零。

皮肤，实验员则走进房间，指出他抓的地方并告诉他由于抓破了皮肤所以不能得到代币，但是实验员会鼓励他再试一次。当吉瑞在 2 分钟的时段内成功了，就延长至 4 分钟，最后把 DRO 时段延长至 15 分钟。

吉瑞短时段内获得成功后，研究者们就在医院病房活动区内对他实施每天 4～5 个小时的 DRO 程序。此时的 DRO 时段为 30 分钟，每次吉瑞自己待 30 分钟而没有抓皮肤就给予代币。否则，将重新计时，吉瑞就得再等 30 分钟（不能抓皮肤）才能拿到代币。然后逐渐把 DRO 程序延长至一整天。最后，吉瑞出院并由其父母在家里继续实施 DRO 程序。这个计划大大减少了吉瑞的自伤行为，也是吉瑞两年内第一次没进医院。

在此项研究中，研究者能够在不同时使用消失的情况下应用 DRO 程序减少吉瑞的问题行为。吉瑞自伤的强化物是行为产生的感官后果，尽管研究者没有去除这一强化，但代币强化的作用很强，足以使自伤减少——即使它一直受到强化。但是只要可能，仍应将消失纳入 DRO 程序中。

由雷普等做的一项研究比较了 DRO 程序的两种类型：**全时段 DRO** 程序和**暂时性 DRO** 程序（Repp, Barton, & Brulle, 1983）。在前者中，问题行为在整个时段内都不出现才呈现强化物；而在后者中，只要问题行为在时段结束时不出现即呈现强化物。

全时段 DRO
■ 在整个时段中问题行为都不出现
■ 给予强化

暂时性 DRO
■ 在时段结束时问题行为未出现
■ 给予强化

研究者们比较了两种 DRO 程序对三个轻度神经发育障碍的 7 岁男孩上课时捣乱行为（插嘴、离座、不做作业）的有效性。在全时段 DRO 中，如果在 5 分钟内的间隔中都不捣乱的话，孩子就会得到一个小玩具。在暂时性 DRO 中，只要在 5 分钟的时段结束时没有捣乱，孩子就会得到一个小玩具。研究者发现，全时段 DRO 程序比暂时性 DRO 程序能更有效地减少捣乱行为。暂时性 DRO 只有一次使问题行为减少了，并且它是在全时段 DRO 已经减少了问题行为后实施的。这一结果表明，暂时性 DRO 本身效果较差，但对保持全时段 DRO 产生的行为变化可能很有用，有研究支持这个结论（Barton, Brulle, & Repp, 1986）。暂时性 DRO 的优点在于不需要在整个时段观察目标行为。

这里引用的研究和许多其他研究一致表明，DRO 程序对各类型人群的多种问题行为均有效（Dallery & Glenn, 2005; Kodak, Miltenberger, & Romaniuk, 2003; Lindberg, Iwata, Kahng, & Deleon, 1999; Mazaleski et al., 1993; Poling & Ryan, 1982; Repp, 1983; Vollmer & Iwata, 1992; Vollmer, Iwata, Zarcone, Smith, & Mazaleski, 1993; Wider et al., 2006; Woods & Himle, 2004; Zlutnick, Mayville, & Moffat, 1975）。当目标行为的强化物可以被识别并去除时，以及 DRO 时段的长度是从行为发生的基线水平开始时，实施 DRO 程序的效果最好。而且，DRO 程序在整个时段内目标行为都不出现才给予强化时（全时段 DRO）最有效。

DRO 的各种应用

DRO 程序被用来在各类人群中减少多种问题行为。例如，Heard 和 Watson（1999）用 DRO 帮助减少养老院里神经认知障碍患者的乱走行为。有两位老人在养老院里乱走的行为是由关注所保持的，另一位是因为能得到甜点，还有一位是因为能够凑近较刺激的活动。在实施 DRO 时，这些老人在不乱走时能够得到这些强化物，而乱走就得不到这些强化物。实施 DRO 后四位老人的乱走行为都减少了。另外一个对 DRO 的应用由 Roll（2005）、Dallery 和 Glenn（2005）报告。这些研究者想帮助人们戒烟。他们让吸烟者使用一个可以在呼气时测量一氧化碳（CO）的仪器。如果该仪器探测到了 CO，就表明该个体近期吸烟了。研究者给不吸烟的行为提供钱作为强化物，不吸烟行为由 CO 的下降水平确定。在另一个对 DRO 的研究中，Woods 和 Himle（2004）使用代币强化帮助四个患有秽语多动综合征的儿童控制抽搐。在这个研究中，这些儿童如果在 10 秒钟内没有抽搐就得到代币，并可以用这些代币换成钱。研究表明在实施 DRO 时抽搐频率有大幅下降。

对低反应率的差别强化

戴茨和雷普（Deitz and Repp，1973）研究了另一种叫作**对低反应率的差别强化**（DRL）的程序，他们使用此程序减少特殊教育和常规教育中课堂上的捣乱行为。具体的实验是使用 DRL 减少神经发育障碍学生在课堂上交头接耳的行为（未得许可即在课堂上说话）。实施治疗前，学生们在 50 分钟的上课时间内平均交谈 32 次。实施 DRL 期间，老师在上课前宣布，如果学生们在上课时说话次数少于 5 次，在下午放学后每人将得到两块糖。强化物（糖）的呈现取决于行为出现的概率较低。实验进行了 15 天，学生们课堂上随便说话的概率减少到平均每节课 3 次。这 15 天中，只有 1 天学生们说话超过了 5 次，因而失去了当天的糖果。

定义 DRL

在 DRL 中，当问题行为减少到规定水平时才呈现强化物。这一程序不需要像 DRO 那样强化目标行为的缺失，而是强化目标行为较低的频率。这一程序用于低频率的问题行为人们能够容忍，但这些行为过于频繁的时候。举个例子，假设有一名二年级学生每隔几分钟就要举手回答问题。举手本身不是问题行为，但他举手过于频繁使其他学生无法参与。老师并不想消除这一行为，她只想减少他举手的次数。在这种情况下，DRL 是理想的选择。这时，老师会告诉他每节课只能举三次手，如果他按要求做了，就会被安排在次日的阅读课上首先发言（假定老师知道这对他是个强化）。如果举手超过三次，就只能在最后发言。要是老师教这位同学把自己举手的次数记在桌子上，会使 DRL 更为有效。当他记下第三次举手时，他知道不能再举手了。同样也可以由老师在黑板上做记号记下他的举手次数，这样学生就会知道什么时候不能再举手了。

DRL 的类型

DRL 主要有两种类型（Deitz，1977）。一种是在一段时间内反应次数少于规定次数即呈现强化，这叫作**全时段 DRL**。这个时段可以是一节课，也可以是家里、学校、工作地点等某段合适的时间。改变行为的代理人规定在一个时段内要获得强化物允许发生的最大反应次数。在时段结束时，如果反应次数少于规定数目，代理人即呈现强化物。老师告诉那位学生一节课最多只能举三次手（如果他想获得强化物的话），就是使用了全时段 DRL。与 DRO 程序不同的是，那位学生不需要彻底压制自己的行为就能获得强化物。

第二种类型的 DRL 叫作**间隔反应 DRL**。改变行为的代理人必须规定两次反应之间间隔的时间，达到规定时间才能呈现强化物。间隔反应 DRL 的目的是调整行为的节奏。仍旧以那位上课举手过于频繁的学生为例，要使用间隔反应 DRL，老师就要告诉那位同学，他只能在上一次举手 15 分钟后才能再次举手。如果在 15 分钟间隔的时间未到他就举了手，老师不仅不让他发言还要让他再等 15 分钟才能再举手获得发言机会。当行为在 DRL 时段结束后才出现，

全时段 DRL
■在一个时段中反应少于 X 次
■给予强化

间隔反应 DRL
■间隔之后发生反应
■给予强化

它就可以得到强化。而在 DRL 时段结束前出现的行为则不被强化并将重新开始计时。

DRO 和间隔反应 DRL 的区别

在 DRO 中，时段结束后目标行为未出现才呈现强化物，否则不呈现强化物。而在间隔反应 DRL 中是在前次目标行为经过一段规定时间后才出现第二次目标行为时呈现强化物。DRO 用于你想要消除问题行为时，间隔反应 DRL 用于想要把过多的行为减少到适宜的水平时。

第三种 DRL 程序，**分时段 DRL**，和间隔反应 DRL 相似。分时段 DRL 把整个治疗时间分成若干时段并且如果每个时段的反应最多不超过一次就给予强化。与间隔反应 DRL 需要规定两次反应间的时间不同，分时段 DRL 针对的是每次反应的平均间隔。篇幅所限此处不再过多讨论分时段 DRL 程序（Deitz，1977）。

实施 DRL 程序

第一步是确定 DRL 是否适合使用。如果目的是减少问题行为的次数而不是消除行为，DRL 就很适用。下一步是确定可接受的行为水平。在全时段 DRL 中，应该确定可接受的总的反应次数，而在间隔反应 DRL 中，则应确定两次反应间隔的时间。然后，需要决定是用全时段 DRL 还是间隔反应 DRL。如果行为的时机很重要，而且需要在两次反应之间间隔一段时间，那么间隔反应 DRL 最合适。举例来说，如果你想让一位肥胖人士减少吃东西的次数，而且想让他每隔 10 秒才吃一口食物，间隔反应 DRL 是最合适的。然而如果每次反应的时机无关紧要，你只不过想减少整个时段内过多的行为次

数，那全时段 DRL 更为适宜。

在实施 DRL 程序前，必须先让当事者了解程序，使他知道获得强化的标准。在全时段 DRL 中，应当告诉当事者在整个时段中可接受的最大反应次数。在间隔反应 DRL 中，应该告诉当事者你所期望的两次反应间相隔的时间是多少。在两种情况下，你都应该告诉当事者达到标准后给予的强化是什么。

除了这些指导外，实施 DRL 时，向当事者就其表现提供反馈信息会很有帮助。举例来说，在全时段 DRL，改变行为的代理人或当事者应记录下该时段的反应次数，使得当事者可以看到他正在接近上限。来看一下托尼的例子。他是一位住在收容所的智力障碍年轻人，他经常问工作人员明天的天气怎么样。每天晚上，从晚饭后到睡觉前托尼会问 10～12 次，工作人员因此实施了全时段 DRL。如果托尼每晚问天气不超过 4 次，就让他在入睡前进行一项他喜欢的活动。为了帮托尼记下他每晚问天气的次数，他随身带一个笔记本，每次问完后就打一个钩。他明白一旦本子上有 4 个钩时，当晚他就不能再问天气了。他学会了在与工作人员交谈前先看自己的笔记本，并且在本子上有了 4 个钩的时候谈点天气以外的事。托尼逐渐成功地克制了他的问题，工作人员又把标准由 4 次降低到 2 次。

在使用间隔反应 DRL 时，采取一些办法允许当事者记录两次反应间的时间，可以帮助当事者调整行为的节奏。举例来说，詹妮是一个 5 岁的小女孩，她有一次不小心在幼儿园尿湿了裤子。尽管别人没注意，但她觉得很尴尬。后来詹妮开始频繁地往厕所跑，甚至 1 小时去 5 次，即使这时她已经上小学了。老师对此实施

了间隔反应 DRL。如果詹妮至少等 30 分钟才去一次厕所就会得到一颗星。为了帮詹妮计算时间，老师在一个笔记本的封面上画了一个五角星，每隔半小时就把它放在桌面上，暗示詹妮可以去厕所了。当詹妮看到暗号后就知道可以去厕所并将得到一颗星。如果她在本子没摆到桌上之前就去了厕所，不仅不能得到五角星，而且还得再等 30 分钟才能去厕所并得到五角星。最后，当詹妮成功度过 30 分钟的时段后，老师把时段延长到 1 小时。通过使用笔记本而不是大家都能听到的秒表作为暗示，可以避免詹妮因受大家的注意而感到尴尬。

DRL 程序的评价性研究

戴茨和雷普（Deitz，Repp，1973，1974）对用全时段 DRL 程序减少学龄儿童的问题行为进行了评价性研究。除了前面已经介绍的实验，使用 DRL 减少 10 名有神经发育障碍的小学生上课随便说话的行为外，他们还以 15 名高中女生为研究对象进行了一项实验，评估全时段 DRL 程序的效果（Deitz，Repp，1973）。实验的目标行为是课堂上改变谈话主题，即将专业话题转移到非专业话题（比如社会话题）。在实施 DRL 程序前，女生们在 50 分钟的上课时间内大致会转变 7 次话题。

他们分 5 个阶段实施 DRL 程序。首先，同学们必须使每节课的话题改变次数少于 6 次。如果在一周的前 4 天达到这个标准，他们会得到一天的自由活动（星期五不上课）作为强化；在第二阶段，标准改为每节课少于 4 次；然后在第三阶段降为每节课少于 2 次；最后降为零。每个阶段同学们都达到了要求，并获得了强化

物——星期五自由活动。在最后一个阶段，DRL 程序将问题行为减少到零。从技术角度讲，这个阶段应该是实施的 DRO 程序，因为强化的是行为不出现。

在另一项研究中，戴茨和雷普使用全时段 DRL 减少小学生上课不守纪律行为（Deitz，Repp，1974）。当 DRL 程序实施后，一位 11 岁男孩上课随便说话的行为减少了。老师告诉他，如果在 45 分钟的上课时间里随便说话只有一两次，就会得到一颗星。通过实施了采用 A-B-A-B 设计的两阶段治疗后，目标行为在两种基本条件下从平均每节课大约 6 次减少到不到 2 次（平均 1.5 次）。这个程序对减少另外两名同龄学生上课随便离开座位和乱说话的行为同样有效。

有两项研究调查了用间隔反应 DRL 程序减少神经发育障碍患者问题行为的效果。辛格和道森等人使用间隔反应 DRL 减少患有神经发育障碍青春期女孩的刻板行为（Singh，Dawson，& Manning，1981）。**刻板行为**指对个人无任何社会意义的重复行为，也被称作自我刺激行为，因为它们的作用是只是产生某种形式的感官刺激。研究中三位患者的问题行为有摇晃身体、衔东西和反复动手指。研究者们把表扬作为强化物，即当她们间隔至少 12 秒才出现一次刻板行为时，研究者就给予表扬。两次反应之间相差的 12 秒被叫作**反应差时**（IRT）。经过采用 12 秒反应差时的 DRL 程序

成功减少了刻板行为的次数后，反应差时增加到 30 秒；被试只有在与前次反应间隔至少 30 秒出现第二次反应的时候，才能得到表扬。然后把 IRT 增加到 60 秒直至 180 秒。结果显示，使用间隔反应 DRL 后，在刻板行为减少的同时适宜行为（如微笑、交流或玩玩具）增加了。图 15-5 说明了这一研究的结果。

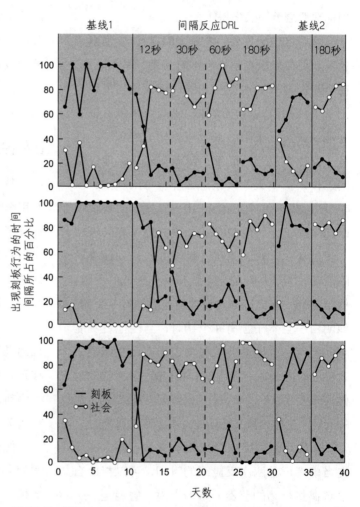

图 15-5 该图（来自 Singh, et al., 1981）表明了间隔反应 DRL 对三名有智力障碍的青春期女孩的刻板行为的影响。在基线之后，实施了 DRL，IRT 逐渐从 12 秒增加到 180 秒。DRL 实施之后刻板行为下降了，每个时间间隔中都保持较低水平。该图还表明当刻板行为下降时，适宜的行为增加了。

林纳科斯等研究者（Lennox，Miltenberger，& Donnelly，1987）使用间隔反应DRL程序减慢三位重度神经发育障碍患者进食的速度。这些患者进食太快造成了麻烦，这使他们受到责难并且对健康也有潜在的威胁。研究者们观察了别人怎样吃饭后确定，对他们来说，15秒是正常吃两口食物间隔的平均时间。实施DRL程序的方法是：在用餐期间，每个被试旁边都安排一名实验员。当被试在规定的IRT时间未到就试图吃东西时，就立刻阻止他；如果间隔的时间超过15秒，就允许他吃一口。为了帮三位患者调整进食节奏，鼓励他们在中间不吃东西时

放下餐具并把手放在大腿上。这一DRL程序使全部三位被试的进食速度都减慢了。然而其中一个被试在实验员阻止他进食时变得具有攻击性。对这个被试，他们又增加了一个简短的罚时出局程序（第17章）：实验员坐在桌子对面，如果IRT时间未到被试就试图吃东西，就把盘子拿到被试够不到的地方，直至IRT时间结束。附加的罚时出局程序使实验员对这位被试成功地实施了DRL程序。在此很重要的一点是，要注意被试并没有被剥夺食物，最后他总能吃完饭，不让他吃饭是不道德的。

本 章 小 结

1. DRA是对期望行为给予强化，对不期望行为以及可能妨碍期望行为的行为进行消失。要使用差别强化，积极行为至少要偶尔出现过，这样它才有可能被强化。

2. DRO是在一定时间内对问题行为的不出现给予强化。当问题行为在一个时间段内没有出现时，就给予强化，当问题行为出现时，将重新计时。DRL是对问题行为的较低频率进行强化。强化物的呈现取决于反应数目少于规定数目时，也可以取决于当行为在规定的反应差时之后才出现的时候。

3. DRA用于增加已经存在的期望行为的频

率。DRO用于消除问题行为。DRL用于减少但不一定要消除一个目标行为的时候。

4. 当替代行为被强化（DRA）、行为的缺失被强化（DRO）或低反应率被强化（DRL）时，都使用了强化。而消失用于问题行为出现（DRA或DRO）或反应率超过强化标准时（DRL）。

5. 在DRA或DRO中，当厌恶刺激停止是替代行为的强化物时（DRA），或当厌恶刺激停止是消极行为缺失的强化物时（DRO），使用的是负性强化。

练 习 测 验

1. 说出对替代行为的差别强化（DRA）的定义。

2. 举一个书中没有的 DRA 例子。

3. 差别强化中包含哪两个行为学原理？请说明。

4. 什么时候适合使用 DRA？

5. 举出一个不适宜使用 DRA 的情景。

6. 说说确认强化物的三种方法。

7. 在使用 DRA 时，什么时候使用连续强化？为什么？

8. 在使用 DRA 时，什么时候使用间歇强化？为什么？

9. 什么是普雷麦克原则？举例说明。

10. 什么是泛化？在使用 DRA 时，怎样规划泛化？

11. DRO 与 DRA 的区别是什么？

12. DRO 是什么意思？介绍 DRO 的实施步骤。

13. 举例说明 DRO。

14. 在实施 DRO 时，为什么对问题行为进行消失很重要？

15. 在 DRO 程序中，怎样确定强化间隔的长度？举例说明。

16. 在实施 DRO 时，如果问题行为在获得强化的时段结束之前出现，你怎么办？

17. 全时段 DRO 程序与暂时性 DRO 程序的区别是什么？哪一个更好？为什么？

18. DRL 是什么意思？介绍两种 DRO 程序。

19. 介绍全时段 DRL 程序的实施，并举例说明。

20. 介绍间隔反应 DRL 程序的实施，并举例说明。

21. DRO 与 DRL 的目标有什么差别？

22. DRO 与间隔反应 DRL 有什么区别？

23. 在实施间隔反应 DRL 时，如果行为发生在间隔时间结束之前怎么办？

应 用 练 习

1. 试述在你的自我管理计划中，怎样运用三种差别强化中的某一种来提高自己期望行为的发生率或减少问题行为的发生率。如果你认为对于你的自我管理计划，差别强化并不是一种合适的手段，请说出你的理由。

2. 你的朋友贝蒂知道你正在上行为矫正课，于是向你求助。由于在学习上花的时间很少，贝蒂的功课一直不太好。每天晚饭之后，贝蒂总是把时间消磨在与朋友聊天、看电视、玩游戏上，她希望你能就晚上如何多学一些功课给出建议。试述你会如何运用普雷麦克原则使差别强化的方法得以实施，以此来帮助贝蒂多学些功课。

3. 你是一名为未成年犯安置项目的工作人员。其中一名叫查尔斯的未成年犯，非常讨厌别人嘲笑他的身高（他长得相当高）。不管什么时候只要有别的青少年嘲弄他，查尔斯就会上去和他干一架。虽然打架使别人停止了嘲笑，但却使查尔斯不断地惹麻烦，而且可能会使他在安置项目中待得更久。查尔斯要你帮助他改掉打架的毛病。你考虑用差别强化。请回答以下问题来说明你将如何使用差别强化。

  ◆ 目前使查尔斯打架行为得到强化的是什么？这是一种正性强化还是一种负性强化？

  ◆ 你想让查尔斯做出什么期望行为来代替打架？

  ◆ 你打算用什么来强化期望行为？

  ◆ 你怎样确定查尔斯每次做出期望行为时，该行为得到了强化？

  ◆ 为了确保无论什么时候查尔斯遭到嘲笑时都会做出期望行为，你应怎样规划泛化？

4. 克里斯蒂娜抱怨自己每天都要喝太多咖啡。她估计每天要喝10杯咖啡或软饮料。这一习惯不但很费钱，而且影响她晚上的睡眠。克里斯蒂娜希望将咖啡饮用量限制在每天四杯。试述你怎样帮助克里斯蒂娜实施一个全时段DRL程序来减少咖啡或软饮料的消费；试述你怎样帮助克里斯蒂娜实施一个间隔反应DRL程序来达到同一目标。

5. 杰克逊夫妇喜欢每周都花几个晚上外出吃饭。然而他们没法经常去，因为他们的孩子，4岁的吉米和5岁的简，在饭馆里等待晚餐上来时总是捣乱。他们相互打闹、玩餐桌上的东西、抱怨要等待。父母对他们的行为常常给予训斥，但是这只能让他们规矩一小会儿。试述你怎样让杰克逊夫妇实施DRO程序来减少孩子们在饭馆里的捣乱行为。

误 用 练 习

1. 爱丽娜来到校咨询中心见咨询师，因为她很难适应学校生活。爱丽娜的主要问题是缺乏自信，在聚会上遇到人都不知应该说什么，而且，她总是说一些自己听上去都觉得很愚蠢的话。咨询师决定采用差别强化来解决问题。他将在每次咨询会诊时让爱丽娜以角色扮演的方式锻炼适当的社交技巧，并以鼓励和积极的回应来强化这些技巧。每当爱丽娜表现出不自信或说了听起来很愚蠢的话，咨询师就会收回赞扬和积极的回应，并矫正爱丽娜的话。在角色扮演训练中，爱丽娜假装自己在一家咖啡厅与人谈话。经过三个疗程后，爱丽娜在角色扮演中的社交技巧得到了提高，于是咨询师认为爱丽娜已经做得很好了，不需要再来做角色扮演训练了，就结束了治疗并祝爱丽娜好运。

◆ 在这个例子中，差别强化的运用有什么问题？

◆ 试述要使差别强化更见成效，你会怎么做。

2. 贾德对于训练他的狗普夫打滚很有兴致。女邻居已经教会她的狗打滚。贾德认为他可以用差别强化来教普夫，虽然他以前从没见过普夫打滚。贾德知道普夫爱吃熏肉，就烤了些熏肉并切成片当作强化物。然后他把普夫带进起居室，命令它打滚。普夫打一个滚，贾德就喂它一大片熏肉以强化打滚行为。接着他又命令它打滚，之后又马上喂它一片熏肉。这样使用差别强化正确吗？请解释你的答案。

3. 罗尼是一个5岁的男孩，他是父母的独生子。罗尼的母亲白天在家，常常为罗尼的捣乱行为感到苦恼。当母亲做事时罗尼常常打断她，并要求母亲和他玩。

母亲的反应是多样的，有时会和他玩，有时对他说自己忙，有时对他的行为不予理睬。母亲向家庭医生介绍了罗尼的情况，家庭医生建议使用DRO来减少捣乱行为。医生告诉罗尼的母亲，如果罗尼两个小时没有捣乱行为就给他提供一个强化物（表扬、注意、礼物）。如果罗尼出现捣乱行为，就对他的行为给予忽视，并再等2小时（DRO的间隔），如果在两小时内没有捣乱行为，就提供强化物。这个DRO程序有什么问题？怎样使它更有效？

4. 玛拉是一个有严重精神障碍的妇女，在精神病院度过了23年。她有重复摇身子的刻板行为。后来，玛拉搬到一个疗养院，她的刻板行为仍然存在。只要不是在参加活动，她就会坐在椅子里摇来摇去，或站着摇来摇去。在疗养院里玛拉多数时间只是独处，不与他人在一起。工作人员准备对她进行DRO程序，在这个程序中，玛拉如果有5分钟不摇身体，就对她给予表扬。他们计划当玛拉的刻板行为减少后，逐渐延长DRO的间隔。这个DRO程序有什么问题？怎样使它更有效？

第16章　前提控制法

- 什么是前提控制法？
- 你怎样通过调节对一个行为的可辨别刺激来影响一个目标行为？
- 什么是建立操作？它怎样影响目标行为？
- 反应难度对目标行为的影响是什么？
- 三种对问题行为的功能性干预方法是什么？

前面几章讨论的功能评估、消失、差别强化等方法，目的都是为了增加期望行为，减少不期望行为。功能评估程序用以确认保持希望和不期望行为的前提和结果。消失程序则去除不期望行为的强化物。在差别强化程序中，对替代的期望行为、问题行为的缺失和问题行为的低反应率给予强化。在前提控制法中（也称为前提操纵），操纵前提刺激以引发期望行为的发生，这样就可以对期望行为进行差别强化，减少不期望行为的发生。

前提控制举例

让玛丽亚妮好好学习

玛丽亚妮正在上大学的第一个学期，由于她大部分课程成绩都是 D 和 F，所以到咨询中心寻求帮助。和咨询师交谈后，原因很清楚，她花在学习上的时间太少了，只有在考试前一天晚上才学习。她在学生宿舍有很多朋友，但她们在一起不是学习，而是看电视、聚会或聊天。每次她刚开始学习，就会停下来和朋友去做些好玩的事。结果，每次考试前都很紧张，她只能通宵达旦地学习以便赶上去。咨询师认为用前提控制法可以帮助她花更多的时间学习。玛丽亚妮和咨询师一起制订了下列计划：

1. 玛丽亚妮每天找出效率最高的两小时用于学习，并在每日时间安排簿上标出这两个小时。

2. 她决定在图书馆学习。在宿舍里，朋友们会经常分散她的精力，要想学习就必须到其他地方去。选择图书馆是因为图书馆离她的教室很近，而且她的朋友从不去那儿。

3. 她要找一个每天都坚持学习的朋友，打电话给她，并制订每周的详细学习计划。

4. 每周初她要将学习计划写到一张纸上，把它贴到冰箱门上，告诉朋友在这些时间内她要学习，不要打扰她。

5. 将书装进背包，以便一有时间就学习（如当某节课被取消时，或两节课之间的时间）。

6. 在房间的日历上标出所有考试和交作业的时间，每天晚上划掉一天，这样就可以清楚地看出离考试或交作业的时间还有多长。

7. 她和咨询人员签订了一份学习时间承诺书。

这七个步骤帮助玛丽亚妮把更多的时间花在学习上。每个步骤都包括对学习行为的前提操纵或对干扰学习的竞争性行为的前提操纵。再来看另一个例子。

让开尔吃得健康

开尔想改善自己的饮食习惯，吃多种碳水化合物、蔬菜、水果和其他高纤维食品。现在他吃的是高脂肪、高糖和低纤维食品（如薯片、糖果、曲奇和软饮料）。开尔为吃健康食品采取了一些措施。

★你认为开尔为吃健康食品可能采取哪些措施？

1. 扔掉了公寓和工作场所里所有的非健康食品。

2. 每次去购物前都吃饱饭，这样就不会买那些可以立刻吃的非健康食品。

3. 去采购前，将要买的健康食品列一个清单，不买没列出的东西。

4. 每天上班都带上用健康食品做的午餐，这样就不会吃快餐食品或不健康的零食了。

5. 上班的时候不带零钱，这样就不能从自动售货机里买垃圾食品了。

6. 买一些水果和健康的零食放在家里，取代以前吃的不健康零食。

7. 告诉室友和女朋友他以后只吃健康食品，并请他们在他吃不健康食品时提醒他。

8. 他买了一本制作健康食品的食谱，学做可口的健康食品。

9. 他在冰箱上贴了一张图表，记录每个月坚持吃健康食品的天数，让室友和女朋友每天都可看到他坚持的情况。

通过这九项措施，开尔改变了与饮食有关的前提条件，使自己更容易进食健康食品，而不太容易吃到非健康食品了。

前提控制法的定义

前提控制法包括对物理或社会环境某些方面进行操纵，以促发期望行为，并使竞争性的不期望行为更不易出现。这里介绍六种前提控制法。

呈现期望行为的 S^D 或线索

期望行为没有出现的原因之一可能是这个行为的 S^D 没有在环境中出现。例如，进食健康食品的 S^D 是厨房里或午餐袋中有健康食品。如果没有健康食品，这个人就不大可能吃健康食品；如果有健康食品，且容易拿到，这个人就比较有可能吃健康食品。

★为了增加进食健康食品的可能性，开尔呈现了合适的 S^D，它们是什么呢？

开尔购买了健康食品并把它们放在厨房等容易拿到的地方；每天上班时还带上用健康食品制作的午餐。所以他较容易进食健康食品而不是非健康食品。

另外，开尔还呈现出令适宜行为出现的线索，也就是说，他安排了引发期望行为的刺激促进或反应促进。

★ 为了增加进食健康食品的可能性，开尔呈现了哪些线索？

开尔去购物时列出要采购的食品清单。这个清单就是他购买健康食品的线索（一种刺激促进）；开尔要求他的室友和女友提醒他吃健康食品，他们的提醒就是他进食健康食品的提示线索（一种反应促进）；开尔制作了一张图表并把它贴在冰箱上，这个图表也是一种提示线索（一种刺激促进），每当看到图表就会提醒他食用健康食品。

★ 玛丽亚妮在试图增加学习时间时，呈现了哪些学习的 S^D 和线索？

学习的 S^D 是在安静的地方有一张书桌或桌子，上面有书和笔记本。当玛丽亚妮面对一张放着书的书桌时就比较容易学习。她用将书放在背包里到图书馆学习的方法来呈现这个 S^D（图16-1）。玛丽亚妮为了呈现学习的线索采取了几个步骤：将每天用于学习的时间在每日安排簿上标出是对学习的一种刺激促进；将学习计划表贴到冰箱上也是一种刺激促进，每次看到这张计划表就会提示她学习；最后，找一个朋友和她一起学习，这是一种反应促进，促使她去学习，这个朋友会来玛丽亚妮的房间叫她，或者约好到学习的地方碰面，这些都会提醒玛丽亚妮去学习。

当考虑用前提控制法增加某种行为时，要问一下自己，有哪些对这种行为有刺激作用的情形或刺激条件可以利用？通过呈现这种行为的 S^D 或线索，你可以设置这种行为出现的适宜条件。

正如从前面的例子中看到的，通过改变物理或社会环境的某些方面，可以为这种行为安排 S^D 或线索。让我们来看另一个为期望行为安排 S^D 来与不期望行为竞争的例子。

托尼在高中常常与别人打架，当他认为别人说的话是瞧不起他的时候，这一行为就会发生。因此，他和其他打架的高中生都被要求参加了一个愤怒情绪管理小组。这些学生要学习一些技能，以果断地回应挑衅，并离开可能打架的情景。训练项目中有一部分是，当看到可能发生冲突时，给彼此一个走开的线索。当托尼的朋友拉菲尔看到他即将卷入一场冲突时，他会对托尼说，"走，现在就走！"这个线索促使托尼与拉菲尔一起走开，而不是打架。他们离开冲突情景后，便互相表扬对方避开了打架的行为，并在下次小组开会时讨论这个情景。拉菲尔的线索对托尼走开这一替代行为实施了刺激控制。之后替代行为立即被拉菲尔强化，然后又被愤怒管理小组的咨询师强化。

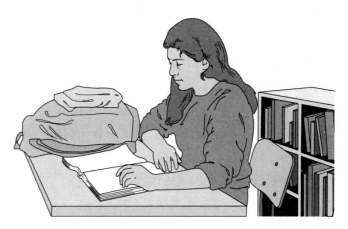

图 16-1 玛丽亚妮通过去图书馆呈现了学习的 S^D，消除了竞争行为（电视、聊天、聚会）的 S^D。

为期望行为安排建立操作

如前所述，建立操作是一种环境事件或生物状态，它使得刺激作为强化物的价值发生改变。当呈现建立操作时，行为更易发生。例如，跑 5 分钟并大量出汗就是一种建立操作，使得水更具强化作用，因此，就加强了饮水这种行为；一天没有吃饭，也是一种建立操作，使得食物更具强化作用，因此加强了进食这种行为。使期望行为更易发生的方法之一就是为行为的后果安排一种建立操作。如果你能增加行为后果的强化效果，就会增加这种行为发生的可能性。

开尔买来健康食谱后，他能把健康食品做得更好吃一些。于是，通过购买和使用食谱，开尔增加了健康食品的强化价值，使他更爱吃健康食物。

★玛丽亚妮怎样安排了建立操作来帮助学习？

玛丽亚妮做了两件事使学习更具强化结果。首先，她在日历上标出所有考试的时间，每天晚上划掉一天。看到日历上考试的日期在接近，使得学习更具有强化性。可以假设看到考试一天天接近会产生不愉快的情绪（感到焦虑、想到考试可能会失败），而学习恰恰可以减少这种不愉快的情绪。因此，学习得到了负性强化。然而，感到焦虑和想到失败这种不愉快的情绪是隐私行为（Skinner，1974）。尽管个体可以报告这些隐私行为，但这些行为不能被他人观察到。因此我们只能假设它们在强化学习中的作用。第 25 章将讨论思维和情感在行为矫正中的作用。

第二，玛丽亚妮与咨询师签订了一份每天学习两小时的承诺书。这份承诺书使得学习更具强化性，因为如果她成功做到每天学习两个小时，就可以得到咨询师的赞同。我们也可以假设，这份承诺书制造了一个不愉快的状态（为不学习感到焦虑，想到咨询师对自己不学习的不赞同感到焦虑），这种状态可以由每天学习来消除。因此，每天学习两个小时被逃避或回避由承诺造成的不愉快状态所负性强化（Malott，1989；Malott，Malott，& Trojan，2000）。

让我们来看另一个例子。你要教给一个患孤独症的孩子一项技能，使用食物作为强化物。训练在午饭前比在午饭后更有效，因为食物在午饭前更具有强化性。你运用一个自然发生的建立操作（饭前食物的缺失）增加了训练期间期望行为出现的可能性（Vollmer & Iwata，1991）。

让我们再来看另一个为期望行为安排建立操作，使不期望行为不发生的例子。

麦特，一个有轻度智力障碍的 13 岁少年。晚上 11 点，父母让他睡觉，以便早上能够起来上学时，他会争吵，说难听的话。然后他继续看电视，直到第二天凌晨 1 点以后才睡觉。由于睡得很晚，麦特第二天早晨起床上学就很难。而且，他每天下午从学校一回家，就要睡两三个小时。结果，晚上该睡觉时，他不困，更可能出现拒绝睡觉的问题行为。

★家长怎样安排建立操作使替代行为（准时睡觉）的结果更有强化性？

为了增加替代行为出现的可能性，父母开始给他放学后直到晚饭前都安排活动，不让他睡午觉。不睡午觉让他在晚上更容易困。这就是设置建立操作，增加了睡觉的强化价值，使麦特更可能做出 11 点就睡觉的期望行为。

降低期望行为的反应难度

另一种增加期望行为发生可能性的方法是，安排一种前提条件以减少从事这种行为所需的努力。如果两种行为具有同等的强化效果，那么，反应难度小的行为就比反应难度大的行为容易发生。如果你同样喜欢可口可乐和百事可乐，那么你就会更愿意从冰箱里拿一罐百事可乐喝，而不是开车出去到商店买可口可乐喝。你会选择反应难度较小的行为。

★开尔怎样减少了食用健康食品的反应难度?

通过在家里放置健康食品，丢弃垃圾食品，他更容易吃到健康食品了，因为进食健康食品的反应难度较小。通过带健康食品当午餐，他进食健康食品也变得更方便。因为去餐馆吃饭（即使是快餐店）也比吃带来的健康食品的反应难度大。

★玛丽亚妮是怎样通过降低反应难度增加学习时间的?

她把书放在背包里，就可以很方便地拿到书，只要有机会就可以拿出来学习。如果她把书放在宿舍里，想学习时需要回宿舍拿书，反应难度就大得多。

再看另一个如何通过减少期望行为的反应难度，使不期望行为更不可能发生的例子。为

促发期望反应的前提操纵

- 呈现对期望行为有刺激控制作用的 S^D 或附加刺激（线索）。
- 安排一种使期望行为更具强化作用的建立操作。
- 降低期望行为的反应难度。

了减少空气污染，市政府希望减少路上的车辆。调查显示，高峰期路上的车里大多只有一个人。管理者希望减少单独驾车的人数，增加合伙拼车的替代行为。由于合伙拼车的难度较大，司机们常常不愿意拼车。因此，为了增加拼车数量，城市管理者决定使这个行为难度小一些（减少反应难度）。在每个高速公路出口都建立了停车场，这样人们可以把车停在那里，和别人拼车。

市政府在高速公路上指定了一条车道供那些至少载有三个人的车行驶（两个乘客一个司机）。在这条专线上，车辆比其他三条线少得多，使得拼车的人上班更方便。实施了这些减少拼车难度的措施后，市政府发现，单独驾车的人数减少了，乘客较多的车辆增多了。

正如我们所看到的，促使期望行为发生有几种前提控制的方法：

1. 呈现期望行为的 S^D 或提示线索。
2. 安排一种建立操作，使期望行为的后果更具强化作用，让这种行为更易发生。
3. 操纵前提条件，降低反应难度，使期望行为更易发生。

这三项措施都着眼于调节期望行为的前提条件，它们可以单独使用，也可以结合起来应用。但前提控制法一定要和差别强化相结合，以便期望行为一旦出现即可受到强化。

有时候，某种行为不如所期望的那样经常发生，是因为竞争行为的干扰。竞争行为是不可能与期望行为同时发生的行为。玛丽亚妮没有足够的时间学习，是因为她要看电视，要参加聚会，要与人聊天，这些都是学习的竞争行为；当开尔吃土豆片、甜甜圈、油腻的奶酪三

明治时，也是在从事与进食健康食品相竞争的行为。

使期望行为更易发生的方法之一就是使竞争行为更不易发生。有些前提控制法可以用来减少不期望行为的发生。

消除不期望行为的 S^D 或线索

减少不期望行为发生的方法之一，是消除对不期望行为有刺激控制作用的前提条件。如果不期望行为的 S^D 或提示线索不存在，从事这种行为的可能性就会很小。

★如果开尔打算吃健康食品，他怎样消除不期望行为的 S^D 或提示线索呢？

非健康食品的存在是食用非健康食品的 S^D，也就是说，如果周围存在非健康食品，开尔就会较容易食用它。开尔将公寓里的所有非健康食品都扔掉，就去除了食用非健康食品的 S^D。另外，如果他口袋里有零钱，就比较可能从售货机里买垃圾食品。但是，他上班时不带零钱，就比较不容易从事这种竞争行为，而是去吃自己带的健康食品。

★在玛丽亚妮设法花更多的时间学习时，她是怎样消除不期望行为的 S^D 或线索的？

朋友的存在是她参加聊天或聚会的 S^D；电视机的存在是看电视的 S^D。为了消除这些竞争行为的 S^D，玛丽亚妮到图书馆去学习，那里没有电视和干扰她的朋友。此外，她通过张贴学习计划表并要求朋友们在计划时间内不要打扰她，也消除了竞争行为的 S^D。因此，她更能在计划时间里好好学习。

再看另一个例子。维克，一个小学生，常常在课堂上出现捣乱行为（如，扔球、发出怪声），她的邻座是万达，她们坐在教室的后面，当维克出现捣乱行为时，万达就会注意到，并且笑起来。所以，万达在教室后面与维克坐在一起就是捣乱行为的 S^D，因为当捣乱行为出现时万达将强化这一行为，而老师看不见维克的捣乱行为。

★如果你是老师，你怎样去掉对维克的 S^D 或提示线索呢？

一个办法是把维克调到教室前面来，离开万达，这样维克的问题行为就不能再获得注意作为强化物了。在这样的情况下，万达不再是捣乱行为的 S^D。另外，维克将离教师更近，教师将成为维克做功课和注意听讲行为的 S^D（图16-2）。

对不期望行为安排取消操作

如果能减少不期望行为后果的强化效果，个体就不会从事不期望行为，而更愿意从事期

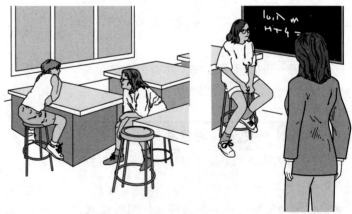

图16-2　当维克在教室后面与万达坐在一起时，就会有捣乱行为。老师通过将维克安排在教室前面，离开万达，消除了维克捣乱行为的 S^D。结果是维克的捣乱行为减少了。

望行为。可以通过安排取消操作，使不期望行为的后果受到较少强化。这不是很容易，但有些情况下它是一种有用的策略。

开尔就是用这种方法使自己在采购时较多地购买了健康食品。采购前，他先吃饱饭，这样在商店时就不会感到饥饿，这就降低了非健康食品的强化意义，所以购买非健康食品的机会就减少了。如果他饿着肚子去采购，就比较容易买零食和其他垃圾食品（非健康食品），这样的食品通常摆放在显眼位置作为买食品的 S^D，而且可立即食用，不必再加工。此外，糖、盐和脂肪等许多垃圾食品的成分，对即使只有轻度饥饿的人也有很强的强化作用。呈现取消操作后，开尔就比较容易购买清单上所列的健康食品了。换言之，购物前先吃顿饭，可以保证他的采购清单比商店里的垃圾食品对行为有更强的刺激控制作用。你自己做个试验，看看饿着肚子去买东西与吃饱饭再去是否有所不同（或者是否想买不同的东西）。

再看另一个例子。米莉通常回家吃午饭，并跑七八千米作为锻炼。最近她熬夜看电视，感到很疲倦，所以她回家吃饭后不想跑步了，只想打个盹。

★为了不打盹而增加跑步的可能性，米莉可以为打盹这个行为呈现一个取消操作。她应该怎么做呢？

打盹这个竞争行为的强化物是什么呢？是睡眠。那么，什么是使得睡眠在这个时候成为具有强化作用的建立操作呢？是头天晚上没睡好觉而感到疲劳。那么，米莉怎样安排打盹的取消操作呢？如果头天晚上按时上床睡觉，她就不会缺觉了，睡午觉就不再具有强化作用了，

米莉就更可能去跑步而不是打盹。米莉还可以通过在办公室附近的健身俱乐部换上运动服并在那里跑步的方法消除竞争行为的 S^D。这样她就无法在午饭时间靠近床（睡觉的 S^D），竞争行为发生的可能性就减小了（她不大可能在更衣室的凳子上打盹）。

增加不期望行为的反应难度

另一种减少不期望行为的方法是增加该行为的反应难度。如果从事竞争行为需要付出很多的努力，它就不大可能干扰期望行为。米莉在午饭时间去健身俱乐部跑步，就增加了午睡的难度：她必须回家才能上床睡觉。因此，她可能不会在午饭时间午睡而是去跑步了。正如你所看到的，去健身俱乐部跑步不仅消除了午睡的 S^D，而且增加了午睡的反应难度。

★玛丽亚妮在增加学习时间的诸项策略中，是怎样增加竞争行为的反应难度的？

到图书馆学习时要想聊天和看电视就比较难了。若想聊天或看电视，她必须将书装回书包里，从图书馆走回宿舍，反应难度相当大。如果在自己房间里学习，停下来和朋友聊天或打开电视机就相对容易多了。因此，到图书馆学习具有两种功能：消除了竞争行为的 S^D，并增加了竞争行为的反应难度。

★开尔在努力食用健康食品的过程中，是怎样增加竞争行为的反应难度的？

减少不期望行为反应的前提操纵
■ 消除不期望行为的 S^D 或线索。
■ 对不期望行为安排取消操作。
■ 增加不期望行为的反应难度。

开尔将公寓里的非健康食品全部处理掉，就增加了食用非健康食品的反应难度。以前，他只要走到厨房就可以找到垃圾食品，现在必须到商店去买才能得到。所以，他更可能吃家里已有的食物（健康食品），而不是从事食用垃圾食品这种竞争行为了。上班时不带零钱也增加了食用垃圾食品的难度，因为他去售货机上买食物之前，必须先找到零钱。如果他还要求同事不要借给他零钱，反应难度就更大了。因此，扔掉垃圾食品和上班不带零钱也具有两种功能：既消除了食用非健康食品这种竞争行为的 S^D，又增加了竞争行为的反应难度。再看另一个例子。

米兰尼高中毕业之后就开始吸烟。现在她已经结婚了，几个孩子都在上学，她决定要戒烟，至少减少每天吸烟的数量。她试着嚼尼古丁口香糖来作为吸烟的替代行为，并制定了一个方案来帮助自己减少吸烟数量。白天米兰尼在家，她丈夫开车上班，孩子们走着到附近的学校上学。每天在孩子们 8 点钟上学之前，她让一个孩子将香烟藏在家里的某个地方。她在家里放了很多尼古丁口香糖，但是家里只有一盒烟。结果，当孩子们上学后，米兰尼无法吸烟，除非找到孩子藏起的烟，或者走到商店去买烟。然而，尼古丁口香糖很容易拿到。这一方法使吸烟的反应难度相对于嚼尼古丁口香糖大得多，因此，她吸烟的数量减少了。

因此，当设法减少干扰期望行为的竞争行为时，可以用三种前提控制方法：

1. 消除竞争行为的 S^D 或线索。
2. 呈现竞争行为的取消操作。
3. 增加竞争行为的反应难度。

前提控制法的研究

研究证明，前提控制法对促进多种行为都很有效。有许多研究考察了呈现期望行为的 S^D 或提示线索的方法。

操纵可辨别刺激

奥尼尔等人应用前提控制法来促进高校橄榄球联赛时垃圾桶的使用和减少乱丢垃圾的行为（O'Neill, Blanck, & Joyner, 1980）。他们对垃圾桶做了改进，在垃圾桶上加个盖子，盖子的形状像很多大学橄榄球迷戴的帽子。另外，当有人推开垃圾桶的门往里放垃圾时，一种机械装置就会举起帽子显示出内侧"谢谢"的字样。这种改进就是将垃圾放入垃圾桶的提示线索（刺激促进）。结果，橄榄球迷们放进垃圾桶的垃圾数量比以前增加了两倍多。

研究还证明，前提控制法可以增加疗养院或医院住院部里老年人的娱乐活动和社会交往。瑞斯理等（McClannahan & Risley, 1975）研究者发现，尽管在疗养院进行娱乐活动非常方便，但老年人参加娱乐活动的时间却不多。为了增加他们的参与性，娱乐活动的组织者发给这些老年人一些活动资料，或者只要他们在游乐室就敦促他们进行娱乐活动。应用这些提示线索后，老年人的娱乐行为大大增加了。

梅林等人在一个类似的研究中，为了使住院的神经认知障碍患者或精神分裂症患者增加社会交往，重新布置了住院部咖啡厅的家具，以方便交谈的方式摆放（Melin, Gotestam, 1981）。结果，病人间的社会接触明显增加（图 16-3）。

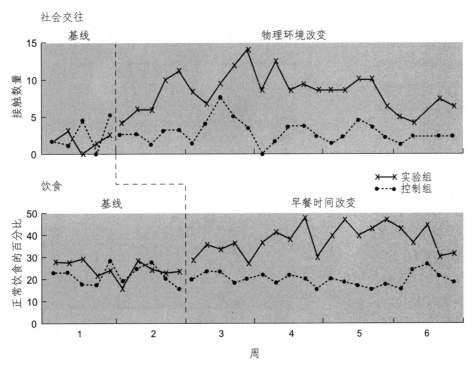

图 16-3　上图折线所示为医院里两组老年人进行社会接触的数量。基线后面的折线表明，实验组所处的环境发生了改变，变得更有利于社会交往。控制组的环境没有改变。说明进行前提操纵后，实验组的社会接触增加了。下图折线所示为实验组和控制组在吃饭时正确进食行为的百分比。实验组病人一起在一个小圆桌上吃饭，控制组病人独自用盘子吃饭。前提操纵（家庭式的用餐方式）的结果改善了老年病人的进食行为。本图的资料是按组收集的，不是按个人收集的，显示了一种多基线跨行为设计方法。

其他研究发现，刺激控制法还可以用来增加人们对汽车安全带的使用率（e.g., Barker, Bailey & Lee, 2004；Clayton, Helms, & Simpson, 2006；Cox, Cox, & Cox, 2005；Gras, Cunill, Planes, Sullman, & Oliveras, 2003）。罗杰斯及其同事（Rogers, Rogers, Bailey, Runkle, & Moore, 1988）利用提示线索来增加州公署公务员驾公车外出时安全带的使用。他们在仪表盘上贴一张提醒驾车人系安全带的不干胶贴，并警告说，如果不系安全带出了事故保险赔付金额会降低。此外，每个驾驶公车的人开车前都必须事先阅读

一份系安全带的备忘录。罗杰斯的研究表明，应用前提控制法后，安全带的使用率大大提高了（图 16-4）。其他研究者也证明，利用车内提示线索（如车内听觉或视觉信号）可以提高安全带的使用率（Berry & Geller, 1991）。

格林等人利用刺激控制法提高家庭在餐馆用餐时相互间的交流（Green, Hardison, & Greene, 1984）。研究的目的是促进在等候就餐期间父母和学龄前儿童的有意义对话。研究者相信，如果孩子和父母能进行有趣味的对话，孩子就不大会感到厌烦或做出一些干扰性行为。

此外，用餐时的交谈对孩子也有教育意义。研究者用有教育内容的盘垫作为家庭成员交谈的提示线索。盘垫上画有学龄前儿童和家长感兴趣的图画、活动和可以引发交谈的问题。把盘垫放在每个家庭成员面前。格林及其同事发现，使用这样的盘垫后，家庭成员之间的交谈增多了。

上面的各项研究中，为了使期望行为在适当的情境下发生，研究者都对一些前提刺激或事件进行了操纵。研究中对前提的操纵包括物理或社会环境的改变。

操纵反应难度

研究者们考察了大量操纵前提事件以减少问题行为的程序。布拉泽斯（Brothers, Krantz, & McClannahan, 1994）等研究者使用前提策略减少一家社会服务机构中丢弃可回收纸张的数量。为了使这家机构中的 25 位雇员把废纸放进回收箱而不是扔进垃圾箱，研究者把一个小纸盒放在每个雇员的桌上。这个纸盒有两个功能：它对雇员是个提示，让他们把纸扔进盒子里；另外，把废纸扔进桌上的盒子里比扔进废纸篓里更容易。当他们在桌面上放置

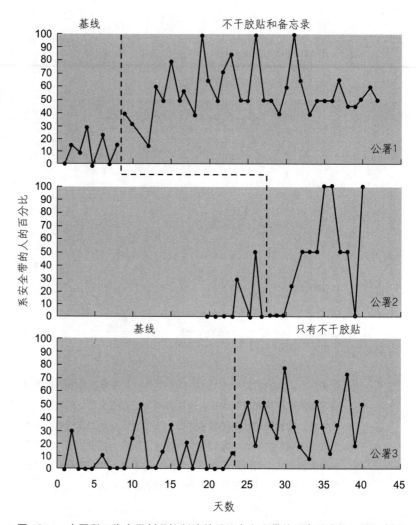

图 16-4　本图所示为应用刺激控制法前后公车安全带使用率的高低。使用刺激控制法后，3 个州公署的公务员系安全带的数量都增多了。上两图所示为车内不干胶贴和备忘录的效果。下图为只用不干胶贴的效果。这是一次跨越 3 个州公署被试的多基线设计，表示 3 个人群而非个体从事这种行为的百分比。

纸盒后，垃圾箱里可回收纸张的数量大量减少了（图 16-5）。此例中所表现的前提操纵的价值就在于其简单易行，以有效地使问题行为发生改变。路德维格等（Ludwig, Gray, & Rowell, 1998）研究者也发现将回收箱放在雇员附近可以增加回收行为。

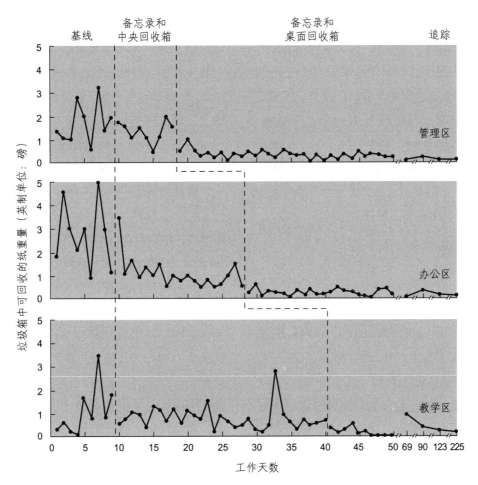

图 16-5　本图显示在基线和两种干预条件实施后，垃圾箱中可回收纸的数量变化。在基线期之后，给每个雇员设置备忘录，请求他们把回收纸放在大楼中心附近的公共区的大纸箱内。下一个阶段，给每个雇员设置备忘录，提醒他们把回收纸直接放进各自桌面上的盒子里。结果显示，当在每个人桌面上放置盒子后，垃圾箱里可回收纸张的数量大大减少了。桌上的盒子提示他们要回收纸并且减少了回收需付出的努力。

　　霍纳和戴考察了反应难度对与问题行为功能相同的期待行为出现的影响（Horner & Day，1991）。他们的研究对象保罗是一个有严重神经发育障碍的 12 岁男孩。保罗在上课时有破坏性行为（敲打、咬东西、刮擦桌面），这些行为是由逃避学习任务强化的。霍纳教给保罗两种替代行为，也可以不用完成学习任务。一种是做

一个"休息"的手势，这种简单的行为比破坏行为需要较小的反应难度。当保罗做出"休息"手势时，工作人员立刻停止教学休息一会儿。另一种替代行为是用手语表示"请让我走吧"。当保罗做完这一句手语时，工作人员也立刻停止教学，休息一会儿。但是，这种行为比问题行为要花费较多时间和努力。研究者们发现，

用功能相当的替代行为做手势表示"休息"时，他几乎不会采取破坏性行为，因为替代行为只需较少的努力。然而，当保罗必须做整个手语句子表示休息时，他会继续采取破坏行为，因为这比替代行为省事。霍纳等人（Horner，Sprague，O'Brien，and Heathfield，1990）的研究以及雷克满等人（Richman，Wacker，and Winborn，2001）得出的类似结果都显示，当替代行为需要的反应难度较小时，它更容易出现并取代问题行为。

操纵激发操作

许多研究者操纵学生问题行为的前提，如课程变量或教师行为（这方面的综述见 Munk & Repp，1994）。肯尼迪（Kennedy，1994）研究了在特殊教育课堂上三位残疾学生的问题行为（攻击、自伤和刻板行为）。肯尼迪先进行了功能评估，发现问题行为在老师频繁布置任务时就出现，而老师对学生们进行社会评价时则不出现。根据以上的发现，肯尼迪让老师上课时减少任务数目而增加社会性评价，这使每个学生的问题行为均大幅减少，因为这些办法使得逃避的强化作用下降；它们起到了取消操作的功能。然后老师逐渐增加布置任务的次数，但同时保持社会性评价处于高水平。最后，尽管任务数目回复到原来的水平，但问题行为仍然很少。

一些研究者操纵课程变量以减少一名有情绪障碍的小学生吉尔的问题行为（踢打东西、吐唾沫和扔东西）（Dunlap，Kern-Dunlap，Clarke，& Robbins，1991）。经功能评估发现，吉尔的问题行为在呈现特定的课程变量时更易发生，如精细动作任务、长时间任务、非功能性任务和她没有选择的任务。治疗包括操控课程变量，以使任务不那么令人厌烦，从而降低逃避的强化价值。老师给吉尔派的学习任务时间更短，更具实用性（与她的兴趣和日常活动有关），动作要求也较低，另外，给吉尔更多选择任务的自由。通过这些措施，吉尔的问题行为不再出现了。另一项研究也得到相似的发现（Kern，Childs，Dunlap，Clarke，& Falk，1994）。

霍纳等人还操纵了其他的课程变量使问题行为减少，其研究对象是 4 个严重神经发育障碍少年，他们有攻击和自伤行为（Horner，Day，Sprague，O'Brien，& Heathfield，1991）。功能评估显示这些学生在被布置的学习任务很难处理时，最可能出现问题行为，如果布置的任务很容易时则不出现问题行为。霍纳使用前提操纵减少问题行为。他让老师把困难任务混杂在简单任务之间，在整个训练期，老师在学生完成几个困难任务之后再让他们完成几个简单任务。通过这种安排，问题行为大大减少了。梅斯和他的同事们（Mace，1988）同样证明，当困难任务被安排在简单任务之前时，发生问题行为（不服从）的可能性很小。

对教学环境中问题行为的研究都可以通过改变教学情境的某些方面而有所减少。在实施前提操纵之前，学生们的问题行为是由逃避学习任务强化的。前提操纵使学习变得不那么讨厌，因此逃避学习就不再是强化物了。如我们所知，前提操纵改变了老师的行为或课程的某些方面，形成了取消操作，让逃避不再具有强化价值，学生们就不会采取导致逃避的问题行为了（见 Smith，Iwata，Goh，& Shore，1995）。

另一个使用前提操纵以减少由逃避维持的问题行为的方法是不相关逃避（Coleman &

Holmes，1998；O'Callaghan，Allen，Powell，& Salama，2006；Kodak，Miltenberger，& Romaniuk，2003；Vollmer，Marcus，& Ringdahl，1995；Vollmer et al.，1998；Wesolowski，Zencius，& Rodriguez，1999）。在这个程序中，在学生进行不喜欢的课业活动或任务期间经常让他们休息。结果，他们较少从事问题行为来逃避任务，因为此时逃避不再具有强化作用。奥克拉汗等发现，在进行牙科治疗时，给予进行治疗的儿童频繁的休息，减少了他们在治疗椅上的不配合行为（O'Callaghan et al.，2006）。

沃尔默和他的同事们研究了重度和极重度神经发育障碍的成人中的自伤行为（Vollmer，Iwata，Zarcone，Smith，& Mazaleski，1993）。他们操控环境中给予这些患者的注意水平以减少问题行为，因为功能评估显示自伤行为是由

注意强化的。为了减小自伤的可能性，研究者们提供不相关注意，也就是与自伤无关的注意。他们发现，当每5分钟至少给予一次不相关注意时，每个人的自伤行为都减少了（图16-6）。频繁地给予注意撤除了使注意成为自伤强化物的建立操作。既然可以不采取自伤就能得到稳定的注意，这些人就没有必要用自伤来吸引注意了。

很多研究都表明不相关的强化对由注意或逃避所保持的问题行为是有效的治疗手段（Wilder & Carr，1998；Fisher，Iwata，& Mazaleski，1997；Hagopian，Fisher，& Legacy，1994；Hanley，Piazza，& Fisher，1997；Lalli，Casey，& Cates，1997；Tucker，Sigafoos，& Bushell，1998；Vollmer et al.，1998；Vollmer，Ringdahl，Roane，& Marcus，1997）。

戴尔等研究了做出选择对发育迟滞儿童的

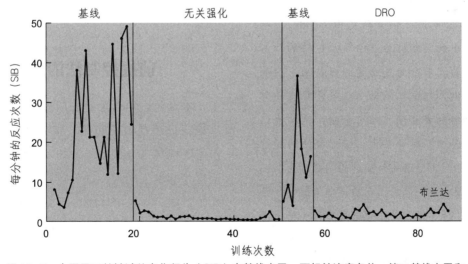

图16-6　本图显示某被试的自伤行为（SIB）在基线水平、不相关注意条件、第二基线水平和对其他行为差别强化（DRO）条件下的次数。此被试的SIB是由注意维持的。当不相关注意条件下经常给予其注意时，SIB同样也几乎消失了。在DRO条件下，当注意只在SIB不出现才给予时，SIB同样也几乎消失了。数据显示，减少由注意维持的问题行为的一种方法是频繁给予与行为无关的注意。

问题行为的影响（Dyer，Dunlap，& Winterling，1990）。研究中的三个孩子在上课时有很多问题行为，包括攻击、扔东西、尖叫和自伤等。研究者们操纵了两种前提条件。一种条件是孩子在上课时可以选择学习任务，表现良好就可以获得自己所选择的强化物；另一种条件是孩子不能选择学习任务或强化物。研究者发现，当孩子可以做选择时，他们很少发生问题行为。这些结果显示，选择任务和强化物作为一项建立操作，增加了学习的强化价值，因而增加了学生将完成任务作为替代行为的可能性（Romaniuk & Miltenberger，2001）。

扩展阅读

问题行为的功能对选择作为干预的影响

一些研究表明提供活动选项可以减少问题行为。然而在一项研究中，数据表明选择作为干预的有效性取决于问题行为的功能。在 Romaniuk 和同事们的研究中（2002），一些学生做出的问题行为是由关注保持的，另一些学生的问题行为是由逃避保持的。在基线时学生们不能选择活动，之后让所有的学生都能选择教育活动。结果表明，让学生们有活动选择权只对那些由逃避保持的问题行为有效，而对那些由关注保持的问题行为则没有作用。研究者认为对活动的选择降低了任务的厌恶性，使得逃避的强化效果降低（取消操作）。这个研究的结果表明，在决定一种干预方案之前了解问题行为的功能是很重要的。

卡尔等人（Carr & Carlson，1993）操控了一些前提变量以减少 3 位精神障碍患者购物时的问题行为（攻击、破坏财物、自伤、发脾气）。

这些问题行为非常严重，一旦出现就不得不终止购物。卡尔等人想通过操控与问题行为功能相关的前提防止问题行为出现。他们发现，目标行为在以下情况中不易出现：①这些人可以选择进商店后先要进行的活动或先要购买的东西；②在被要求购买指定物品之前能提出购买喜欢的物品；③当患者处于引起问题行为的典型情境时，存在期望的替代行为的 S^D。例如，当他们中的一个必须在结账处等候时，等候者经常会采取问题行为。在这种情况下，别人会给他一本杂志。手里的这本杂志是对看杂志的一种 S^D，而看杂志则作为问题行为的替代行为。这是一种被许多人用来在等候时保持耐心的方法。研究者实施程序后，这些人就可以正常购物而不再出现问题行为了。科普和卡尔（Kemp & Carr，1995）还进行了类似的前提控制以减少精神障碍患者在工作中出现的问题行为。

前提控制法的应用

本章所述的六种促进期望行为发生和减少不期望行为发生的前提控制法总结在表 16-1。当需要提高某种期望行为的发生率或减少不期望行为的发生率时，就可以应用其中的一种或几种方法。如果个体曾经至少偶尔有过一种行为，就可以用前提控制法使该行为在适宜时间发生的可能性增加。为了使行为保持下去，前提控制应当和差别强化一起使用。同样，如果个体的行为过多，前提控制法可以使该行为较少发生。在减少过度行为时，行为消失和差别强化常常与前提控制法一起使用。

表16-1 应用于期望行为和非期望行为的前提控制措施

操纵 S^D 或提示

- 去除问题行为的 S^D 或提示
- 为期望替代行为提供 S^D 或提示

操纵激发操作

- 呈现保持问题行为强化物的取消操作
- 创造或提高保持替代行为强化物的建立操作

操纵反应难度

- 加大问题行为的反应难度
- 降低替代行为的反应难度

怎样确定什么时候该用哪种前提控制法呢？回答这个问题并不容易。答案是：你首先应当知道怎样应用各种前提控制方法，并选择一项最合适的方法。为此，应当对期望行为和不期望行为的三段一致性（前提、行为和后果）进行分析。

期望行为的三段一致性分析

回答下列关于期望行为及其前提和结果的问题可获得更多信息：

1. 找出并定义你准备促进的期望行为。你能降低这种行为的反应难度吗？
2. 分析与期望行为有关的前提情况。什么是期望行为的 S^D？什么线索可以促发这种期望行为？环境中已经存在的 S^D 和线索有哪些？哪些还没有？哪些 S^D 和线索可以用于前提控制？哪些不可以？
3. 找出期望行为的强化物。这种强化是否与期望行为相伴随？这种强化是否已足够维持这种行为？你能安排建立操作来增强强化的效果吗？还有其他合适的强化物吗？

对这些问题的回答，可以帮助我们确定哪种前提控制法对促发期望行为会有效，以及哪种强化物可用于差别强化。

对不期望行为的三段一致性分析

回答下列问题可以为你提供关于不期望的竞争行为及其前提和结果的信息：

1. 找出并定义可能干扰期望行为的竞争行为。你能提高这些竞争行为的反应难度吗？
2. 分析与竞争行为有关的前提刺激。什么是竞争行为的 S^D？什么线索可以促发竞争行为？环境中已存在哪些 S^D 和线索？哪些不存在？哪些 S^D 和线索可用于前提控制法？哪些你无法控制？
3. 找出竞争行为的强化物。这些强化物与竞争行为相伴随吗？它们是否足够保持这种行为？你能通过安排取消操作以减弱强化物对竞争行为的强化效果吗？为了消失竞争行为，你能去除这些强化物吗？

对这些问题的回答，可以帮助我们确定哪种前提控制法对降低竞争行为发生的可能性会有效，以及如何与差别强化、消失一起运用。

对问题行为的功能性干预

本章和前两章介绍了减少问题行为的三种方法：行为消失、差别强化、前提控制。这些方法是**功能性干预**。因为它们通过改变控制行为的前提和后果来减少问题行为。它们不会令人反感，因为它们不依赖于惩罚的运用。在减少问题行为时，功能性的程序应该总是首先运用的治疗，因为它们可以改变维持行为的条件（涉及行为的功能）并促发替代行为（涉及行为的前提）。

用消失去除问题的强化物：当行为对个体不

再具有功能时（当它不再有强化效果时），行为就不再有理由出现了。

在差别强化中，个体不出现问题行为也能得到同样的结果。如果个体通过替代行为、问题行为缺失或较少，可以产生同样的功能后果，问题行为就不再有理由继续出现了。

在前提控制中，引起问题行为出现的前提事件不再存在。强化物对问题行为的强化作用下降了，或做出问题行为的难度加大了。当前提情景对问题行为不再有利，问题行为出现就不再有理由了。

本 章 小 结

1. 前提控制法是指，对前提刺激给予控制以促进期望行为的发生和降低竞争行为发生的可能性。

2. 如果呈现期望行为的 S^D，这个行为更可能发生，如果消除不期望行为的 S^D，这个行为更不可能发生。

3. 呈现对期望行为结果的建立操作是使这一行为更可能发生的条件，如果呈现对不期望行为结果的取消操作，不期望行为更不可能发生。

4. 当期望行为的反应难度小于与其竞争的不期望行为，而两种行为得到相同的强化结果时，期望行为更可能发生。

5. 对问题行为的三种功能性干预方式是行为消失、差别强化、前提控制法。

练 习 测 验

1. 从一般的概念上来说，什么是前提控制法？

2. 不期望行为的出现与期望行为的出现的关系是怎样的？

3. 对于不期望行为的出现，前提控制法的目标是什么？

4. 介绍三种可以用来引起期望行为的前提控制法。

5. 介绍三种可以用来减少不期望行为的前提控制法。

6. 介绍怎样消除问题行为的 S^D 或线索，并举例说明。

7. 举例说明怎样为期望行为提供 S^D 或线索，以促使其发生。

8. 什么是取消操作？举例说明怎样呈现取消操作使不期望行为较少发生。

9. 举例说明怎样为期望行为安排建立操作以使这种行为发生。

10. 举例说明怎样增加问题行为的反应难度，以减少该行为发生的频率。

11. 举例说明怎样降低期望行为的反应难度，以使该行为发生。

12. 你的现代史老师建议你每天读报纸以跟上时事。你决定使用前提控制来帮助自己每天读报。

　　◆ 你怎样为这一行为呈现 S^D 或线索？

　　◆ 怎样减少这个行为的反应难度？

　　◆ 怎样消除竞争行为的 S^D 或线索？

13. 在增加期望行为时，差别强化同前提控制法一起使用为什么很重要？

14. 你的小儿子吃很多热狗、薯片、点心，但是不吃蔬菜和水果及你做的其他食物。你希望他多吃一些健康食物。

　　◆ 你怎样为吃健康食物安排建立操作？

　　◆ 你怎样增加竞争行为（吃热狗、薯片、点心）的反应难度？

15. 说一个干预是功能性的是什么意思？

16. 除了前提控制外，另外两种对问题行为的功能性干预是什么？

应 用 练 习

1. 试述怎样在你的自我管理计划中应用前提控制法。仔细考虑我们学过的六种方法，并对你要应用的那一种进行描述。

2. 梅拉妮的医生建议她每天喝 6 杯 240 毫升的水。梅拉妮是个研究生，每天早晨去学校，下午 5 点后才能回家。她有个办公室，不上课时大部分时间在那里。大厅那边有几个售货机。每天她要从这些售货机里买 4～5 次咖啡或碳酸饮料。试述梅拉妮怎样运用六种前提控制法中的四种来帮助她喝完医生要求的 6 杯水？

3. 自从斯坦利离开家去上学，家人和朋友给他写了好多信，可他很少回信。他很想回信，但好像总没时间写信。他每天在学校度过大部分时间，晚上学习 1～2 个小时，其他时间他要看电视（他的有线台有 200 个频道）或视频，或者在游乐室玩撞球、乒乓球或电子游戏。试述斯坦利该怎样运用前提控制法来写回信？在斯坦利这个问题上尽量运用六种前提控制法。

4. 假设你买了一个跑步机，计划每周练习 5 次，每次 20～30 分钟。你准备运用前提控制法和差别强化达到这个目标。应用前提控制法前，你必须对期望行为（在跑步机上锻炼）和干扰你目标的竞争行为进行三段一致性分析。试述在跑步机上锻炼的三段一致性和可能存在的竞争行为。

5. 迈耶是一位患孤独症的年轻人，在福利院里和其他 5 个人住在一起。迈耶有捣乱和自伤行为，如打自己耳光、尖叫、来回打滚。功能评估的结果表明，这些行为在他处于活动中或周围情境混乱时最可能出现，当他一个人在房间里听音乐或翻看他的棒球明星卡时最不可能出现。最糟糕的时候是准备上班和刚下班的时候，这时其他人都在起居区和用餐区等着上车或刚从车上下来，这个时候迈耶会出现问题行为，而其他的房客一般会四散离开，因此混乱情境和活动减少了。描述你将如何实施前提操纵来呈现问题行为的取消操作，从而使之减少；描述你怎样实施前提控制，提供替代行

为的 S^D 或线索，使问题行为减少。

6. 卡尔文在佛罗里达州从事高速公路的建设工作，在最热的日子里，他每天能喝10听汽水。卡尔文非常担心自己每天摄入的糖，而且汽水里所含的热量已经使他的腰围越来越大。描述卡尔文应如何实施本章所介绍的三种前提操纵，从而减少每天喝汽水的数量。

误 用 练 习

1. 在一个特殊教育班级里，老师在训练一个严重智力障碍的学生。在一项训练中，老师用小食品作为强化物教学生辨认字母。为了加强强化作用，老师决定安排一个建立操作，使这个孩子在训练时更容易做出正确的辨别。因为训练在下午进行，老师决定不让孩子吃午饭。他认为，如果孩子不吃午饭，小食品的强化作用在下午会更强。这个方法错在哪里？在这个例子中，怎样运用前提控制法更好？

2. 米尔特打算做更多的体育锻炼，他认为有规律锻炼的最好方法就是加入健身俱乐部。他加入了一个健身俱乐部，开车需要20分钟的路程。米尔特想，只要他交了一年的会费，就会每周开车去几次，进行锻炼。而且，他认为既然交了一年的会费，就会持续不断地到那里去锻炼。他的方法错在哪里？米尔特怎样做才能

更容易有规律地进行锻炼？

3. 牙科医生珍克博士非常关心她的病人因为不经常刷牙引起牙龈疾病的问题。她制订了一个促使病人每天清洁牙齿的计划。每当病人来看牙或洗牙的时候，她都给病人看一些可怕的牙龈疾病照片和病人因为牙龈疾病而不得不忍受痛苦手术的照片。当病人离开的时候，她会告诉病人，如果每天刷牙2分钟就可避免牙龈疾病和痛苦的手术。为了让病人刷牙，珍克博士应用了哪种前提控制法？为什么单凭这个方法不能保证病人刷牙？还需要加上什么方法才能使人们有规律地刷牙？

4. 桑迪是一名有学习困难的三年级学生，加入了一个特别班。在被要求完成数学难题时，她常会出现问题行为。老师对此进行功能评估后发现，让她做数学题的要求是捣乱行为的主要前提。

老师决定使用前提控制法，即不再要求桑迪做很难的数学题。老师的理由是，如果桑迪不再被要求完成数学题，捣乱行为就不大可能出现，这个程序的失误在哪里？

5. 菲丽丝和弗莱德都是学医的学生，他们必须每天在固定的时间学习。他们都喜欢看电视，弗莱德喜欢看有线频道的足球、篮球和其他的球类比赛，菲丽丝则喜欢看老电影。当菲丽丝花大量的时间看电影而不是学习时，问题出现了。她的学业陷入困境，但她继续看老电影并相信很快会赶上大家。另一方面，弗莱德只在完成功课后才看比赛。菲丽丝最终认识到她有了麻烦并决定想办法让自己不那么频繁地看电视。她的办法是终止有线电视服务，这样她就有更多的时间学习。如果她停掉了有线节目，她就消除了问题行为的前提（有线频道的老电影），这样问题行为就不大可能发生了。这种前提控制错在哪里？

6. 帕特里克患有精神障碍，住在福利院并从事一份社区工作。他在福利院出现的问题是拒绝完成训练活动，比如照看小动物、干家务活等。当年轻的工作人员要求他工作时他最可能拒绝，当年纪较大的工作人员提出要求时他一般会服从。因为年轻工作人员的要求好像是问题行为的前提，主管决定只让年纪大的工作人员和帕特里克一起工作，这种安排的失误在哪里？

第 17 章　使用惩罚：罚时出局和反应代价

- 罚时出局如何减少问题行为？
- 罚时出局的两种类型是什么？
- 什么是反应代价？如何使用它减少问题行为？
- 为什么罚时出局和反应代价程序必须合并使用强化程序？
- 在使用罚时出局或反应代价时，你应当考虑哪些问题？

在第 6 章中我们已经知道，惩罚是一个基本的行为学原理。惩罚发生时行为跟随的后果导致行为将来出现的可能性减少。跟随于行为之后的后果包括厌恶刺激事件的存在（正性惩罚）或积极刺激事件的消除（负性惩罚），通过这两种形式的惩罚，行为都会减弱。

有许多的惩罚程序应用于减少问题行为，但是惩罚程序一般只在已经考虑和实施过功能性干预（消失、差别强化和前提控制）之后。如果这些程序实施后问题行为减少，就没有必要使用惩罚。如果这些程序无效（或不完全有效），或者它们的使用受到限制，又或者因为某种原因不能用，则可以考虑使用惩罚程序。

惩罚程序的使用是有争议的。有些人认为使用惩罚会侵犯个体的权利——无论是厌恶事件的出现还是积极事件的消除（LaVigna & Donnelan，1986）。另外，正性惩罚包含厌恶刺激的存在，这常常是痛苦的或不愉快的。因此有些人认为惩罚程序给接受治疗者造成了不必要的痛苦和不适。（注意，尽管如此，厌恶刺激并非从痛苦的或不愉快的角度去界定。相反，行为矫正采用功能定义，即从其对行为产生的作用去定义：厌恶刺激可以指任何刺激，它的出现减少了行为未来发生的可能性，或它的消除增加了行为未来发生的可能性（Reynolds，1968）。

由于这样那样的原因（第 6 章和第 18 章），惩罚程序一般不作为对问题行为干预的第一选择。如果使用惩罚程序，最常用的是负性惩罚，即出现问题行为后消除积极事件。本章将介绍两种常用的负性惩罚程序：罚时出局和反应代价。

罚时出局

谢丽尔和其他孩子一起，围坐在一张桌子旁用黏土做各种东西、画手指画或按照纸样剪出各种形状。过了一小会儿，谢丽尔扔掉了一个自己做的小人，还打碎了别的小朋友做的小人。老师看到后，平静地走到谢丽尔面前说，"谢丽尔，跟我来。"然后拉着她的手到房间的另一边，指着一把椅子对她说："谢丽尔，因为你扔东西还摔东西，所以你不能玩。坐在这儿，直到我说你可以玩。"2分钟后，老师走到谢丽尔身边说："你现在可以回去和大家一起玩了。"（图17-1）谢丽尔回到桌子边，没再惹麻烦，老师和她说话并表扬她。这个程序叫作罚时出局。问题行为发生后，谢丽尔被带走，离开了教室里的强化活动几分钟。当老师开始使用罚时出局后，谢丽尔的问题行为大大减少了。

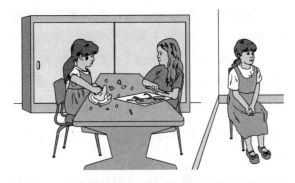

图17-1 当谢丽尔出现问题行为时，她必须坐在一边自己待几分钟，看着其他人高兴地玩。这个程序是罚时出局的一种形式，叫作有条件观察。由于问题行为的发生，让谢丽尔从强化物旁边离开几分钟。

5岁的肯尼一年来常顶撞他的父母并拒绝做他们让他做的事。出现这些问题行为时，肯尼通常是在看电视或玩游戏。尽管父母和他争论并警告将会采取措施，但他仍不停止，不去完成布置给他的任务。父母同儿科医生谈过后决定实施矫正计划。第一步，当父母想让肯尼做什么事时，就走到他面前，直视他的眼睛，明白地告诉他让他做的事情。第二步，如果肯尼

在短时间内（10～15分钟）没有按要求行动，家长会表情严厉地站在那儿，说："如果你不按我说的做，就得待在你的房间里。"然后父母拉着肯尼的手到他的房间。那儿没有玩具、电视或别的消遣的东西，父母会告诉肯尼待在那儿直到他们说可以离开为止。如果在此过程中肯尼争论、抱怨或顶嘴，父母也不跟他说话。几分钟后，父母再到肯尼的房间重复同样的要求，如果肯尼这次服从了，就对他表示谢意并让他继续看电视或重新开始游戏。如果肯尼再次拒绝，父母就告诉他必须在房间里待更长的时间并把他留在那儿。再过几分钟，父母又返回并重复以上的过程，直到肯尼服从命令为止。最后，当肯尼没有抗议就顺从了父母的要求时，家长要报以微笑和热情的表扬。

这两个例子演示了如何使用罚时出局（及其他程序）减少不同的问题行为的发生。在每个例子中，问题行为出现之后孩子都短时间地与强化情境脱离。玩游戏以及与其他小朋友的互动对谢丽尔都是强化活动，而罚时出局迫使她离开这些强化活动的场所；看电视或玩游戏对肯尼是一种强化，而罚时出局迫使他失去继续从事这些活动的机会。

★ 在这些例子中合并使用的其他行为程序是什么？

两例中都使用了对替代行为的差别强化。当谢丽尔表现好时，老师用注意强化了这一行为；当肯尼顺从了家长的要求后，这种行为的强化是受到表扬和得到继续看电视或玩游戏的机会。另外，肯尼的父母还使用了刺激控制程序：他们直接站在肯尼面前，直视他的眼睛，清楚地表述要求等。近距离的靠近和视线接触成为

可辨别刺激，出现于肯尼的服从得到强化而拒绝受到惩罚时（通过使用罚时出局）。因而，无论什么时候家长用这种方式提出要求，肯尼出于怕被惩罚的原因就不大可能拒绝服从。

罚时出局的种类

罚时出局是指由于问题行为在短时间内失去接近正性强化物的机会（Cooper，Heron，& Heward，1987）。其结果是今后出现问题行为的可能性减少。罚时出局有两种类型：非排斥性和排斥性。

谢丽尔的例子说明的是**非排斥性罚时出局**。谢丽尔在问题行为之后仍留在教室里，但必须坐在教室的另一头不能和别的孩子一起玩，从而离开了强化活动。肯尼的例子说明的是**排斥性罚时出局**，由于出现问题行为，肯尼被带出他看电视或玩的房间，而被送到无法得到这些强化物的房间。

排斥性罚时出局

当事者从问题行为发生的房间（强化环境）离开并被带到另一个房间。所有正性强化都被消除。

非排斥性罚时出局

当事者留在房间的同时失去了接近正性强化物的机会。

非排斥性罚时出局最常应用于当事者可以离开强化活动或互动，但同时仍然留在房间内，其存在不会打扰环境中的其他人。如果这些标准中有一个达不到，就得使用排斥性罚时出局了。例如，如果谢丽尔坐在教室另一边的罚时

席上还继续捣乱打搅别的学生，那么非排斥性罚时出局就不太适当。同样地，如果对谢丽尔来说，看别的孩子玩和自己玩一样起相同的强化作用，非排斥性罚时出局也不会有效。对于谢丽尔，实施排斥性罚时出局即当她采取问题行为时，就让她到校长办公室或其他与教室相邻的房间待几分钟。另外，如果谢丽尔被命令面朝墙坐着，非排斥性罚时出局也会生效。

合并使用罚时出局与差别强化

任何时候使用罚时出局（或任何别的惩罚程序），应合并使用强化程序。罚时出局程序将会减少问题行为的次数，而差别强化程序将增加替代行为以取代问题行为（DRA），或会对问题行为的缺失给予强化（DRO）。如果出现问题行为，罚时出局程序将消除接近强化物的机会，所以让当事者通过DRA或DRO程序得到正性强化的机会是很重要的。如果只用罚时出局但没用差别强化程序，那么强化就会出现单纯减少，在治疗结束之后问题行为很容易重新出现。

使用罚时出局时应考虑的问题

要想高效使用罚时出局，需要考虑清楚以下多方面的问题。

问题行为的功能是什么? 罚时出局很适合用于问题行为由社会性的或有形的正性强化物维持的情况。罚时出局就是移除与问题行为相伴随的强化物，使得问题行为不可能出现。另外，要使罚时出局更有效，现场（问题行为发生的环境）必须包括正性强化活动或相互作用。只有事发现场是正性强化环境并且罚时出局将不受强化或只受较弱的强化时，使当事者脱离此

环境才有意义（Solnick，Rincover，& Peterson，1977）。

罚时出局对由负性强化或感官刺激（自动强化）维持的问题行为是不适用的。因为这样罚时出局将使当事者离开进行活动和交往的空间，它对逃避维持的行为起负性强化作用（Plummer，Baer，& LeBlanc，1977；Taylor & Miller，1997）。举个例子，假设有个学生在教室里采取由逃避学习任务负性强化的攻击行为，如果老师使用罚时出局，让这个学生离开教室，将对攻击行为提供负性强化。因为出局后的环境比进行活动的环境引起的反感更小。

同样地，如果问题行为由感官刺激维持，罚时出局也不适用，因为它不能起正性强化罚时出局的作用。此时当事者脱离事发现场的活动或交往，就有机会在单独出局时采取问题行为（Solnick et al.，1977）。因为问题行为是由其自身产生的感官刺激自动强化的，因此罚时出局将使强化价值增大：当事者有机会在不被打扰的条件下采取此自动强化行为。

扩展阅读

使用罚时出局的功能考虑

Plummer 等人（1977）、Solnick 等人（1977），以及 Talyor 和 Miller（1997）所做的研究提出，运用罚时出局时的功能背景影响着其效果。因为罚时出局是出现问题行为后将个体短时移出一个强化环境，因此如果这个"局内"环境是令人厌恶的、没有强化物，或者还不如出局环境更有强化性，罚时出局将无效。例如，Plummer 和同事们考察了罚时出局对于课堂教学中破坏行为的作用。他们发现，使用罚时出局后破坏行为增加了，因为罚时出局提供了逃课的机会（负性强化）。Solnick 和同事们也发现，当"局内"环境丰富时（充满强化物）罚时出局才有效，当"局内"环境无聊时（缺少强化物）则无效。他们还发现，如果个体在罚时出局时可以进行自我刺激行为，这种方法也会失效，因为局外环境比局内环境更具有强化性。Talyor 和 Miller 发现，罚时出局对于由教师关注所保持的问题行为有效，对于由逃避学习所保持的问题行为无效。当问题行为由关注保持时，罚时出局去除了关注，其功能是负性惩罚（因此降低问题行为）。当问题行为由逃避保持时，罚时出局提供了逃避，其功能是负性强化（因此增加问题行为）。

考虑到实际情况，罚时出局的可行性如何？ 当管理者有能力成功实施程序并且物理环境有助于程序实施时，罚时出局是切实可行的。在此程序中，当事者往往得离开房间或房间里发生问题行为的区域，而实施罚时出局的代理人经常要亲自护送当事者去罚时出局的房间或区域。某些情况下，当事者在罚时出局的过程中会反抗，如果这种反抗涉及身体冲突或攻击，尤其是当事者身体很强壮时（例如，有智力障碍的成年人或青少年、成年精神病人），代理人可能无法实施程序。这个因素必须在选择使用罚时出局之前考虑到。

第二个实际的考虑是，有无合适的房间或区域供罚时出局使用。对排斥性罚时出局，可以使用另外一个房间或走廊。然而，这个出局区必须是当事者无法接近任何正性强化物的地方。如果孩子因罚时出局被送到自己的房间，而房间里有电视机或玩具，那么这个房间就不是一个可以实施罚时出局的地方。如果其他人与当事者在出局时有互动，那么这个出局区也是不合适的。例如，如果学生被罚坐在走廊里，而他的朋友常在此停留，那么罚时出局就不会有效。如果没有现成的房间或地方使当事者可以脱离正性强化物，就不能实施罚时出局。

有的时候，可以专门设立一个房间。这种房间应当安全（没有尖锐、易碎物品）、采光良好（装有不易打破的顶灯）、空旷（除了一把椅子没有别的东西）。另外，还应该有个观察窗，这样就可以在罚时出局期间观察当事者。单向观察窗最好，这样当事者就看不到观察者。最后，这个房间不应当有锁，当事者不能不让代理人进去，代理人也不能从外面锁住不让当事者出来。这个措施针对的是防止滥用。代理人如果滥用罚时出局可能会锁上门，在无人照料的情况下把当事者留在禁闭室内。

罚时出局安全吗？ 我们已经提过，房间内不应有任何能被当事者用来伤害自己的东西。另外，尽管代理人不能在罚时出局期间与当事者互动或交谈，但他必须在此期间始终进行观察，以防当事者自伤。这一点对于当事者身上存在暴力、侵犯或自伤行为时尤为重要。

罚时出局时间太短吗？ 罚时出局是一个短暂失去获得正性强化物的过程。问题行为应该导致立即从强化环境中离开。但是应该尽可能快地允许当事者回到事发现场并重新开始正常的活动（无论是教育的、职业的或休闲的）。罚时出局期一般为1～10分钟。如果当事者在罚时出局期间又采取问题行为，罚时出局就要

适当延长（一般15秒～1分钟），直到当事者不再采取问题行为。问题行为不能在罚时出局结束时出现，这样罚时出局的结束才不会负性强化问题行为。这个罚时出局的延伸叫作条件延搁。虽然梅斯等人的早年研究发现有无条件延搁的罚时出局都一样有效（Mace, Page, Ivancic, & O'Brien, 1986），但是也有研究发现有条件延搁的罚时出局比没有条件延搁的罚时出局更有效（Erford, 1999）。虽然研究结论不同，但还是建议使用条件延搁，这样问题行为就不会在不经意的情况下由逃避罚时出局所强化。当事者从罚时出局中被释放出来时，管理者应当确定回到现场后将被强化的适宜行为。

能否防止当事者从罚时出局中逃脱？ 无论使用排斥性或非排斥性罚时出局，代理人必须防止当事者在罚时未结束之前从出局区离开。如果实施无误，罚时出局对当事者来说是令人厌恶的，因此他可能会试图离开；但是为了使罚时出局有效，当事者不能离开，直到罚时结束。举个例子，如果家长对5岁的孩子使用罚时出局，家长必须让孩子在罚时出局期间一直待在椅子上。如果孩子站起来，家长（在孩子旁边）必须平静地指导孩子重新坐下。如果孩子不服从或反复地站起来，家长就按住孩子，让他坐在椅子上（McNeil, Clemens-Mowrer, Gurwitch, & Funderburk, 1994）。当使用禁闭室时，如果孩子提前离开，家长必须带他回去。或者当孩子试图开门时，家长应在外把门拉紧不让他得逞。在其他的情况下，要注意避免争斗，那样会对孩子起强化作用，使罚时出局效果减弱。如果家长不能防止孩子从罚时出局逃脱或避免有强

化作用的争斗，就不能使用罚时出局。

在罚时出局期间能避免互动吗? 代理人实施罚时出局时必须平静并且没有任何情绪反应。当决定对当事者实施罚时出局时，代理人不能与当事者有社会性互动。斥责、解释或其他形式的注意均应避免，因为它们会减弱罚时出局的效果。例如，如果孩子坐在椅子上哭泣、吵闹或叫爸妈的名字，或说"我恨你"，以及恳求离开椅子并许诺以后会听话，家长都必须站在一旁不予理睬，直到罚时时间结束。如果孩子拒绝去出局区或房间里，家长不能训斥或劝他服从，家长应该用一定程度的身体引导，只要能让孩子去出局区或房间即可。

在现有的情形下，罚时出局是可接受的吗? 在某些治疗环境中，如有关精神障碍患者的安置项目、规章和制度限制了罚时出局和其他惩罚程序的使用。在决定使用罚时出局之前，你必须确定程序在具体的治疗环境中是可接受的。另外，当由家长实施时，要估计好他们对罚时出局接受的程度。尽管通过说服和解释会增加接受度，但最终必须让家长完全接受才能使用罚时出局，毕竟是由他们亲自对孩子实施惩罚。

使用罚时出局时应考虑的问题

- 问题行为的功能是什么?
- 考虑到实际情况，罚时出局的可行性如何?
- 罚时出局安全吗?
- 罚时出局时间太短吗?
- 能否防止当事者从罚时出局中逃脱?
- 在罚时出局期间能避免互动吗?
- 在现有的情形下，罚时出局是可接受的吗?

罚时出局程序的评价性研究

大量研究证实了罚时出局对神经发育障碍儿童和成人以及正常儿童的有效性（Adams & Kelley，1992；Bostow & Bailey，1969；Handen，Parrish，McClung，Kerwin，& Evans，1992；Hobbs，Forehand，& Murray，1978；Mace et al.，1986；McGimsey，Greene，& Lutzger，1995；Roberts & Powers，1990；Rolider & Van Houten，1985；Taylor & Miller，1997）。

波特非尔德等人（Porterfield，Herbert-Jackson，& Risley，1976；Foxx，Shapiro，1978）研究了两种类型的非排斥性罚时出局。他们评估了对托儿所中有攻击和捣乱行为的儿童实施罚时出局的效果。当孩子出现了问题行为时，幼儿园老师就把他带到活动区以外，让他坐在地板上看别的小朋友玩。让他坐在那儿没有玩具、活动或互动大约 1 分钟后，老师允许他回到活动区，同时还要表扬其他孩子表现得很好。波特非尔德称此程序为有条件观察。出现问题行为，孩子就必须坐到一旁看别的孩子玩，这个程序降低了托儿所孩子的捣乱和攻击行为的水平。

福克斯（Foxx & Shapiro，1978）研究了 5 个神经发育障碍男孩的大量问题行为（击打、扔东西、大叫、离开座位、敲砸东西）。上课时，这些孩子围坐在一张桌子旁，有一位老师和他们一起完成各种教学活动。当他们没有问题行为时，老师每隔两分钟左右就给每位学生发一个可以食用的或社会性的强化物。在活动期间，每位学生的脖子上戴着不同颜色的丝带。当有学生出现了问题行为时，老师就拿走他的丝带戴在自己的脖子上，作为罚时出局生效的标志。只要这名学生没有戴丝带，他就不能参加任何活动，也不能得到强化物。罚时出局大约持续3分钟。这种非排斥性罚时出局的运用使所有5个孩子的问题行为都减少了。

有人研究了几位母亲和她们1岁大的孩子们。研究者（Mathews，Friman，Barone，Ross，& Christophersen，1987）指导妈妈们在孩子出现危险行为（如触摸电源插头或电器）时，使用排斥性罚时出局。妈妈们首先尽可能消除家里可能对孩子造成伤害的隐患，这一前提控制必须确保所有妈妈全都实施以增加安全度，在孩子玩耍时使用罚时出局和差别强化程序。当孩子表现好时，妈妈就给予表扬；当孩子出现危险行为时，妈妈立刻实施罚时出局（图17-2），告诉他"不可以"，把他带离游戏区并放到婴儿床上待一会（直到孩子在5～10秒内保持安静）。这种罚时出局程序使所有孩子的问题行为都减少了（见图17-3）。

罗特沃德和米尔腾伯格尔（Rortvedt & Miltenberger，1994）试图使用排斥性罚时出局减少两个4岁女孩的不服从行为。这两个女孩经常拒绝服从妈妈，这时妈妈会反复要求、威胁、训斥甚至恳求她们。研究者们了解了每对母女在各自家中的情况后，指导母亲当孩子服从命令时给予表扬，而在拒绝服从时使用罚时出局。当母亲提出要求而女儿在20秒内没有服从时，就把孩子带到另一个房间，让她在椅子上坐1分钟。在告诉她为什么必须坐在椅子上之后，母亲在罚时出局期间不再与她有任何交流。如果孩子在罚时出局期间出现问题行为，就延长罚时出局期，直到孩子能保持安静至少10秒。对这两名小女孩实施罚时出局后，她们的不服从行为大大减少了。

反应代价

马特匆匆忙忙去买东西以便能及时回家看球赛，他在商店前停下车然后把车停在残疾人专用停车位上。他找不到别的空车位了，并且他认为自己只会在商店中待几分钟不会出事。当马特买好东西跑出商店，来到车子旁时，他看见一张250美元的罚单。在这件事以后，他再也不把车停在残疾人专用停车位了。违规停车受罚就是反应代价的一个例子。

7岁的杰克和8岁的杰里米是兄弟俩，经常吵架。他们为谁在比赛中领先而争论，为一个拿了另一个想要的玩具而大叫，还拼命地争夺电视遥控器。父母决定实施一个计划来减少他俩吵架的频率。每个星期六，两兄

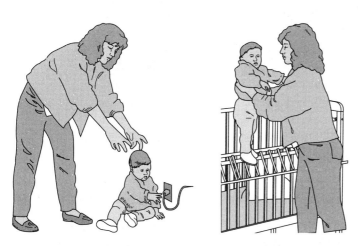

图17-2 妈妈对孩子使用罚时出局。每当孩子采取危险行为时，她把孩子放在婴儿床上待几秒钟，远离强化物。

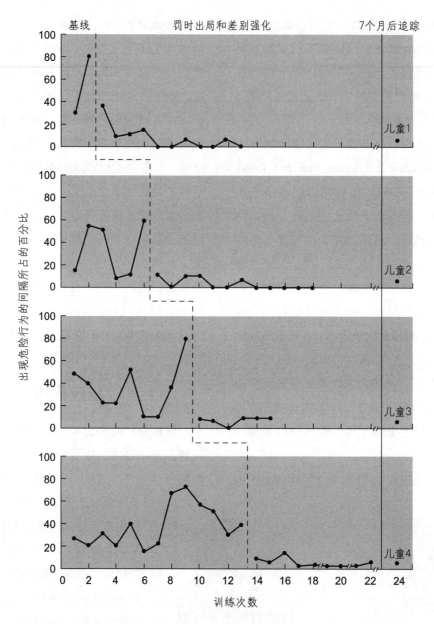

图 17-3　本图显示 4 个幼儿在实施罚时出局和差别强化前后危险行为的水平，每个孩子的危险行为都减少了。这一研究采用的是多基线跨被试设计。

弟每人会得到 2 美元的零用钱。父母告诉他们，每次他们吵架，就会失去 25 美分的零用钱。吵架是指大声争论、大喊、尖叫、哭闹，或任何形式的身体冲撞，比如推搡、碰撞、击打或扭

斗。他们的父母在厨房的告示板上贴了一张画，上面标上杰克和杰里米的名字，每个名字下面画 8 个 25 美分的硬币。每吵架一次，父母就会在吵架的孩子名下划掉一个硬币。每当父母听

见或看见吵架，就走到他们跟前平静地说："你们已经因为吵架而失去了25美分，我建议你们不要再吵了，这样你们就不会失去更多的钱。"然后父母会走到告示板前划掉一个硬币。除此之外，父母教兄弟俩怎样解决问题，彼此妥协达成一致。只要看到他们正在一起解决问题、相互谦让，就给予表扬。在几周之内，杰克和杰里米吵架的次数就大大减少了，几乎不再损失零用钱。

反应代价的定义

这两个例子说明的行为程序叫作**反应代价**，即根据问题行为出现与否，移除一定数目的强化物。反应代价是一种负性惩罚程序，它导致问题行为将来发生的可能性减少。马特在残疾人专用停车位上停车，就失去了250美元，因此他今后不大可能再这么做了。杰克和杰里米每次出现问题行为(吵架)时，就会失去25美分，这使得问题行为减少了。

反应代价程序被政府、执法部门和其他机构广泛应用。政府几乎从来不用正性强化来控制公民的行为，如果你不照章纳税或偷税漏税，国税局会罚你的款；如果你违规停车或超速行驶，你就得付罚款；如果你逾期归还图书馆的书，你也会被罚款。在这些例子中，罚款就是失去一定数量的强化物（钱），并迫使你减少将来再采取这些不当行为的可能性。金钱是最常被用于反应代价程序中的强化物，因为它对每个人几乎都是强化物并且容易计量，损失的严重程度也可以随时调整以适合不同的过失。其他可能用在反应代价程序中的强化物包括现实的或物质的，比如零食、玩具、代币，或者活动强化物，如看电影、玩游戏、外出休假，或任何一旦问题行为发生可随时撤回的特权等。

合并使用反应代价与差别强化

如果用反应代价程序减少问题行为，就应使用差别强化增加适宜替代行为（DRA）或强化问题行为的不出现（DRO）。如前所述，差别强化程序应当和各种惩罚程序或消失程序合并使用。

比较反应代价、罚时出局和行为消失

反应代价、罚时出局和消失都能用于减少问题行为，但它们是不同的。

- 消失程序中，问题行为后不再有原先维持其存在的强化物跟随。
- 罚时出局，当事者因为出现问题行为失去接近强化物的机会。
- 反应代价，问题行为出现后，一定数量的强化物（但不是问题行为的强化物）被拿走了。

三种程序的区别可以通过下面的例子说明。

乔伊和其他学前班的孩子一起在一间装满布娃娃、玩具船的房间里玩。老师和她的助手与孩子们一起玩，帮助他们，定时地给予注意。在这个环境中，强化物包括布娃娃、玩具船、大人的注意和其他孩子的注意。在教室里，乔伊出现了捣乱行为，它是由老师的注意强化的。老师向乔伊解释为什么他的行为是不好的，拥抱他并让他好好玩。每次乔伊捣乱时她都会这样做。

★描述老师应该如何对乔伊实施消失、罚时出局和反应代价程序。

在消失程序中，老师将不理睬乔伊的捣乱

行为。她的注意是问题行为的强化物，因此如果她漠视此行为就会抑制强化后果。但在这种情况下，消失不是最好的办法。因为乔伊的捣乱行为可能变得更严重并扰乱或伤害到其他小朋友。

在罚时出局中，老师会把乔伊从桌边带走并让他坐在走廊的椅子上、去别的房间或在房间的另一头待几分钟。通过让乔伊坐在远离桌子的椅子上，老师剥夺了乔伊接近环境中出现的所有强化物的机会。罚时出局在此应用比较恰当，因为在罚时出局期间乔伊不能继续干扰别的孩子。

在反应代价程序中，老师会在乔伊捣乱后拿走一些强化物。例如，在他捣乱时，老师可以拿走一会儿他最喜欢的玩具。最喜欢的玩具是乔伊因问题行为而失去的强化物，而注意才是问题行为的强化物。因此，反应代价恰当与否，取决于乔伊的捣乱行为是否会因玩具被拿走而更加严重。

使用反应代价程序时应考虑的问题

成功地使用反应代价程序需要做多方面的考虑。

要拿走哪个强化物？ 你必须确定在反应代价程序中要拿走的强化物及其数量。强化物应当是代理人能够控制的，这样它就可以在问题行为之后被拿走。强化物的数量应大到足以让因问题行为造成的损失使问题行为在将来减少。比如，25 美分对于孩子是一个非常大的强化物，但大多数成年人不会因为区区 25 美分的罚款停止飙车。在确定强化物以后，你还要决定强化物的失去是暂时性的还是永久性的。当你支付超速罚单的罚款时，就永远失去了这部分钱。但

是有些时候，强化物的失去只是暂时的。比如说，作为对问题行为的处罚，家长可以把孩子的自行车拿走一星期。尽管孩子失去了一周的骑车活动机会，但自行车最终会还给他。

强化物是立刻失去还是延搁一段时间？ 在某些情况下，反应代价程序中强化物在问题行为发生后立刻被拿走。比如说，在教室里采取捣乱行为的学生立刻失去一个代币。然而当代币计划尚未使用时，强化物的失去常会延迟一段时间。你可以稍后再付超速的罚款，孩子则会在周末领零用钱时被扣除一部分，也可能会因最近的问题行为失去参加后来活动的机会。

尽管一般会延迟一段时间才失去强化物，但当事者在出现问题行为后会被立刻告知对他的处罚。另外在某些情况下，直接的后果和延迟的强化物损失伴随出现。比方说，杰克和杰里米的父母把图上的硬币划掉象征零用钱的损失。老师在黑板上某个学生的名字上打一个叉表示他失去了放假的机会。对失去强化物的口头警告和象征性表示成为条件惩罚物，因为它们是和最终失去强化物联系在一起的。通过这种方式，实际失去强化物的时间会延迟，但惩罚仍然是有效的手段。

如果将反应代价用在严重智力障碍的人身上，最好是使强化物立刻失去。对这些人来说，问题行为和强化物损失之间的延搁将削弱反应代价的效果。因此，如果对重度或极重度神经认知障碍患者使用反应代价，就应当合并使用代币计划。在代币计划中，当事者由于适宜行为获得代币并积累成强化物，而在问题行为发生后会立刻失去一个代币。

强化物的损失是道德的吗？ 在反应代价程

序中，拿走强化物的同时，不能侵犯当事者受治疗的权利或对当事者造成伤害，这一点十分重要。尽管作为问题行为的后果，家长可能拿走孩子的玩具或其他物品，但在治疗期间拿走成年人的个人财产将是对其人身权利的侵犯。另外，在治疗期间剥夺孩子或大人平常可以得到的餐饭或食物也是对其人身权利的侵犯。尽管家长可以在反应代价计划中因为孩子出现问题行为而不准他吃点心或加餐，但不能剥夺孩子的正常营养需求，否则会对孩子的健康造成危害。

反应代价是能够接受、切实可行的吗? 反应代价程序必须是切合实际的，代理人必须有能力实施程序。反应代价程序不能使当事者因问题行为而难堪或受到污辱。实施程序的代理人必须确认此程序是减少问题行为的可靠方法。如果程序不切实际或代理人发现它不可靠，应考虑用别的程序。

使用反应代价时应考虑的问题

- 要拿走哪个强化物？
- 强化物是立刻失去还是延搁一段时间？
- 强化物的损失是道德的吗？
- 反应代价是能够接受、切实可行的吗？

反应代价程序的评价性研究

许多研究探讨了对各类人群的多种问题行为实施反应代价程序的有效性。反应代价被用于减少儿童在全家一起购物时的不良行为（Barnard，Christophersen，& Wolf，1977）、精神病医院中长期住院病人的不适宜行为（Doty，McInnis，& Paul，1974）、儿童睡眠问题（Ashbaugh & Peck，1998）、儿童和青少年智力障碍患者的睡眠障碍（Piazza & Fisher，1991）、多动儿童脱离任务的行为（Rapport，Murphy，& Bailey，1982）、不服从父母的要求（Little & Kelley，1989）；吃手和拔头发（Long，Miltenberger，& Rapp，1999；Long，Miltenberger，Ellingson，& Ott，1999）、上课时的捣乱行为（Barrish，Saunders，& Wolf，1969；Conyers，Miltenberger，& Maki et al.，2004）、大学生的演讲口吃（Siegal，Lenske，& Broen，1969）等。下面介绍其他一些对反应代价程序的评价性研究。

马尔霍林等人（Marholin and Gray，1976）调查了反应代价对一家小餐馆现金短缺问题的作用。在实施反应代价程序前，这家餐馆平均每天现金与账面间的差额为日收入的4%。研究中共有6名收款员参加。在反应代价实施期间，每天的差额都经过计算，如果现金短缺超过1%，超出部分由当日值班的收款员平摊，并从工资中扣除。在小组反应代价条件下，日常的现金短缺大大减少，远低于1%的差额标准（图17-4）。

有研究者（Aragona，Cassady，& Drabman，1975）使用反应代价作为儿童和他们的父母减轻体重计划的一部分。家长和孩子参加了12次小组周会。在会上，他们学习许多控制卡路里摄入量以及有助于开始并维持锻炼计划的技能。在开始减肥计划时，家长把一定数量的钱交给研究者作为押金。在计划中的反应代价部分中，如果他们不出席周会，或者不带着体重曲线图、记录表来开会，或者没减掉规定的每周应减的体重，他们就会失去这些钱中的一部分。经过实施12周的计划后，所有孩子的体重均下降了。在这项研究中，研究者们依照体重的减少确定

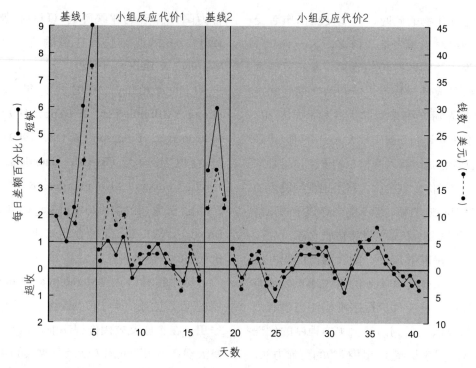

图 17-4　本图显示反应代价对一家小餐馆的收款日常现金短缺或超收的作用。虚线表示收款员每天比账面销售额少收或多收的现金总数，实线表示每天少收或多收的现金占账面销售额的百分比。如果短缺超过每天销售额的 1% 即实施反应代价。此程序采用 A-B-A-B 设计，结果每次实施程序后均降低了短缺的水平。

使用反应代价。这是大量行为共同作用的结果，注意，如果依照具体的行为实施反应代价，那么效果将更好。

有一个对中心城市全部人口使用反应代价的例子（McSweeny，1978）。在 1974 年前，查询服务电话在辛辛那提和俄亥俄州是免费的。从 1971—1973 年，电话公司接线员每天要接的查询电话在 7 万至 8 万次之间，不堪重负。1974 年，电话公司查询服务电话每次收费 20 美分，此后电话查询的次数降到大约 2 万次 / 天，即每天减少了 5 万至 6 万次电话。可以想见，使用电话号码簿的替代行为增加了。

本 章 小 结

1. 在罚时出局程序中，当事者失去接近所有与问题行为有关的强化来源的机会。罚时出局是一种负性惩罚。

2. 在非排斥性罚时出局中，当事者脱离了所有强化来源但仍留在发生问题行为的环境中。在排斥性罚时出局中，当事者脱离此环境并被带到禁闭室等区域。

3. 在反应代价程序中，当事者在问题行为发生之后失去一定数量的强化物。问题行为一出现，强化物就被拿走，个体今后就不太可能再出现此行为。

4. 差别强化应与罚时出局和反应代价同时使用，以加强期望的替代行为，减少这些惩罚程序所要减少的问题行为。

5. 为了使罚时出局程序更有效，应使事发现场具备强化效果。罚时出局对由逃避或感官刺激维持的问题行为不适用。罚时出局必须实用、安全、能够被监护人接受、持续时间较短。必须防止从罚时出局中逃脱和在罚时出局期间与当事者互动。要成功使用反应代价，代理人必须能够控制强化物的撤除。另外，如果撤走强化物会对当事者造成危害或侵害其人身权利，就不能撤走强化物。在反应代价程序中，代理人必须选择合适的被撤除的强化物，还要确定强化物的失去是立刻发生还是延迟发生。反应代价对于监护人必须是实用和可接受的。

练 习 测 验

1. 什么是惩罚？正性惩罚和负性惩罚的区别是什么？

2. 介绍罚时出局。请解释为什么罚时出局是一个负性惩罚程序。

3. 什么是非排斥性罚时出局？什么是排斥性罚时出局？各举一例。

4. 在什么情景下使用非排斥性罚时出局而不是排斥性罚时出局？

5. 说说罚时出局的效果与问题行为的功能有什么关系，以及与当时情境的关系。

6. 描述一个合适的罚时出局的房间或区域。

7. 罚时出局的时间为什么要短？

8. 如果家长对自己的孩子使用罚时出局，当孩子在罚时出局的房间或区域里时，父母应该做什么，不应该做什么？

9. 介绍反应代价程序。请解释是什么使反应代价成为一个负性惩罚程序。

10. 举两个反应代价程序的例子。

11. 说说消失、罚时出局和反应代价的区别。

12. 说明在反应代价程序中选择取消哪种强化物的决定所涉及的道德问题。

13. 在反应代价程序中，强化物常在问题行为出现之后过一段时间才被撤除，那么，问题行为发生之后会立即发生什么？请举例说明。

14. 差别强化为什么要与罚时出局和反应代价一起使用？

应 用 练 习

1. 试述你将如何在自我管理计划中使用反应代价程序。解释它适合的原因；如果不适合，也请说明原因。

2. 一个家庭有 3 个孩子，分别是 4 岁、5 岁和 6 岁，他们经常在一起玩。其中的一个叫希拉里，当她达不到自己的目的或别的孩子玩她最喜欢的玩具时，她就会大发脾气。她又哭又闹，命令别的孩子照她说的做或者还回她的玩具，有的时候她会因此把玩具乱扔。结果是要么她达到目的，要么父母出面解决争端，孩子们才能继续玩。试述你如何教希拉里的父母使用罚时出局来减少她的问题行为。

3. 试述你如何教希拉里的父母使用反应代价减少其问题行为。

4. 路易斯患有重度智力障碍，他和 12 个孩子一起在特殊教育班上课。老师和其助手对这些学生进行小组式和一对一的教学。路易斯的问题是攻击行为：拽别人的头发。你被老师请来解决这一问题。你经过在教室里的几天观察，注意到老师和助手很少表扬学生或提供其他形式的强化，每次路易斯犯错都受到训斥并被罚坐在一把椅子上，但这没有减少他拽别人头发的行为。试述你如何指导老师让教室平常的情境增加强化效果，并讲述在此基础上老师应如何对路易斯的攻击行为实施差别强化和罚时出局。

误 用 练 习

1. 玛丽贝丝才 5 岁，她的问题行为是不理睬妈妈的要求继续玩或看电视。例如，当妈妈让她进来洗午饭后的碗时，她故意不作声或说"过一会儿"，然后继续荡秋千。直到妈妈反复说十几次后才会按要求去做。为了减少玛丽贝丝的不顺从行为，妈妈制定了一个罚时出局程序。每当玛丽贝丝不服从命令时，她的妈妈就走到她面前，把她拉到餐厅里，告诉她因为不听话她得坐在椅子里。在 2 分钟罚时出局期间，她的妈妈站在旁边。玛丽贝丝此时抱怨并争辩，她的妈妈则保持平静，向她解释为什么必须坐在这儿，并警告说如果不安静点，她就要坐更长的时间。这种交流会一直持续到罚时结束。玛丽贝丝的妈妈这样实施罚时出局的问题是什么？要如何改善？

2. 弗莱克斯是一位 25 岁的极重度精神障碍

患者。他住在福利院，和其他5位同样的精神障碍患者在一张桌子上吃饭。弗莱克斯经常从别人的盘子里拿东西吃，这让他们非常恼火，因此造成了麻烦。工作人员实施了一个反应代价程序以减少弗莱克斯拿别人食物的行为。每当弗莱克斯拿别人盘子里的东西时，工作人员立刻让他离开桌子，他因此失去了还没吃完的那部分食物。在这个程序实施后，弗莱克斯拿别人食物的次数减少到一周只有几次。这个程序的失误在哪里？

3. 萨姆是个七年级的学生，他的功课大部分不及格。他经常旷课并抱怨说他讨厌待在学校里。上课的时候，萨姆的问题行为是欺负同学。他从同学的桌子上拿走书或本子，还用手戳或掐别人。老师决定对萨姆使用罚时出局程序。每当萨姆出现问题行为时，老师就让他在教室外面的走廊里坐15分钟。15分钟之后，老师出去叫他回来。尽管这种罚时出局程序已经使用了几周，但问题行为依然如故。这种使用罚时出局的方法有何失误？

第18章　正性惩罚程序与惩罚的伦理

- 进行厌恶活动是什么意思?
- 应用厌恶活动的正性惩罚程序有哪五种?
- 什么是厌恶刺激?
- 在使用正性惩罚程序前, 你应考虑哪些问题?
- 在使用正性惩罚程序时, 应考虑的伦理问题是什么?

第17章中讨论了负性惩罚程序: 罚时出局和反应代价。它们都是依照问题行为发生与否, 撤走强化事件。本章将介绍正性惩罚程序的使用。正性惩罚是在问题行为发生后呈现厌恶事件, 从而使问题行为未来发生的可能性降低。前面已经谈到, 使用惩罚, 尤其是正性惩罚, 是有争议的。功能性的治疗手段应优先于惩罚手段去考虑, 而使用惩罚时必须合并差别强化程序。使用惩罚程序时的伦理考虑将在本章的后半部分讨论。

在正性惩罚程序中主要使用两类厌恶事件: 进行厌恶活动和施加厌恶刺激 (Sulzer-Azaroff & Mayer, 1991)。

进行厌恶活动

一个星期六的早晨, 5岁的爱丽丝正用蜡笔在图画本上画画, 她的爸爸在房子的另一边忙碌。爱丽丝对爸爸很恼火, 因为他不带她去公园。她拿着蜡笔开始在厨房的白墙上乱写乱画。当她几乎把一整面墙画满时, 爸爸走进来看见了她。 爱丽丝开始哭泣并说对不起。爸爸平静地走到她跟前严肃地说:"你不该在墙上乱画, 现在你必须把这里打扫干净。"他拿着装有水和清洁剂的桶, 给了爱丽丝一块抹布, 让她把墙擦干净。他不理睬爱丽丝的抱怨, 如果她停下来, 父亲就运用躯体促进让她继续。当爱丽丝把这面墙上的蜡笔擦干净后, 父亲又把她带到另一面墙跟前, 让她把那面墙也弄干净。此外, 父亲除了在爱丽丝停下来时提供躯体促进外, 不与她互动。

凌晨2点, 就在西蒙开始尿床的时候, 床边的蜂鸣器叫醒了他。蜂鸣器是由床单下面的传感器激发的, 传感器侦测到了液体 (尿)。蜂鸣器也叫醒了西蒙的母亲, 她到西蒙的房间让他换掉睡衣和床单, 把它们拿到盥洗室, 把床垫擦干净, 铺上新床单。在西蒙做完这些之后, 妈妈让他练习夜间起床到厕所解手。按照妈妈的指导，西蒙爬上床，钻进被窝，再掀开被子，起床，走到厕所，站在马桶前。尽管西蒙不停地抱怨，但妈妈要求他完成这套动作10次后才能继续睡觉。在练习完之后，她道声晚安并提醒他下次解手时必须起床到厕所去。这样过了几周后，西蒙几乎再也没有尿过床了。

在这两个案例中，通过进行有关的厌恶活动，问题行为都减少了。如果问题行为出现，孩子必须进行其所厌恶的活动，于是问题行为发生的可能性减小了。对爱丽丝来说，厌恶活动是清洗墙面；对于西蒙，则是反复地练习起床、上厕所。这种正性惩罚是基于普雷麦克法则，即当从事低可能性的行为（厌恶活动）的前提是发生高可能性的行为（问题行为）时，后者未来发生的可能性将减小（Miltenberger & Fuqua，1981）。

厌恶刺激是可以作为惩罚手段的环境事件，而厌恶活动则是可以作为对其他行为起惩罚作用的行为。当事者会试图回避或逃避从事这种厌恶活动，结果代理人将不得不经常使用躯体引导迫使当事者进行厌恶活动。爱丽丝抱怨刷墙并试图放弃，说明刷墙对爱丽丝是一种厌恶活动。与之相对应，她的父亲用身体引导迫使她刷墙。西蒙抱怨晚上反复练习上厕所，也说明这种行为是一种厌恶活动。尽管练习这种常规动作使人厌烦，但西蒙不能停下来，因为他妈妈的指导对此行为施加了刺激控制。

当把进行厌恶活动作为正性惩罚物时，代理人告知当事者在问题行为发生后立刻进行厌恶活动。如果当事者拒绝按要求去做，代理人就使用身体引导迫使当事者采取行动，最终当事者不得不按要求进行活动以避免这种身体引导。例如爱丽丝停止刷墙而他的父亲立刻使用身体引导使她继续，结果她只好按照要求继续刷墙，以免自己受到更多的身体引导。

正性惩罚程序类型很多，它们采用不同的厌恶活动，如下所示。

矫枉过正

矫枉过正是福克斯等人（Foxx & Azrin，1972，1973）创立的程序，用于减少慈善机构中神经发育障碍患者的攻击和捣乱行为。矫枉过正要求当事者在每次问题行为发生后的一段时间内进行与该行为有关的费力活动。矫枉过正有两种形式：积极练习和过度补偿。

在**积极练习**过程中，当事者在每次出现问题行为后必须从事形式正确的相关行为。这种活动必须在随后的一段时间（5～15分钟）内持续进行或直到重复一定的次数后才能停止，必要的时候代理人可以使用躯体引导。这种方法之所以被称为矫枉过正，是因为当事者必须在积极练习中反复采取正确行为。西蒙的例子中就是使用了积极练习。仅仅因为一次问题行为——尿床，他就不得不练习10次起床上厕所。

来看一下另一个案例。有一名小学生，在她交给老师的作业中有许多拼写错误，原因是仓促完成作业并且太粗心。

★老师如何实施积极练习以减少这位学生的拼写错误呢？

老师可以把作业中的每个错别字都做上记号，然后还给该生，指示她把每个错别字改正后抄10遍。正确拼写的反复练习是积极练习的一个范例。因为这种令人厌恶的活动取决于拼写错误，所以在以后的作业中拼写错误就会减少。

许多可靠的研究已经证明了积极练习矫枉过正对减少问题行为的有效性，其中多数针对神经发育障碍患者（Foxx & Bechtel，1983；Miltenberger & Fuqua，1981）。例如，威尔斯、福汉德、希基和格林（1977）评估了用积极练习治疗两名严重神经发育障碍的10岁男孩的刻板行为（目的不当的操作和其他反复的躯体活动）。在活动室中每当这两个男孩出现问题行为时，老师即实施积极练习：她使用躯体引导教这个孩子玩玩具的正确方法大约两分钟。积极练习使这两个男孩的问题行为均减为零。

过度补偿指在每次问题行为之后，当事者必须纠正问题行为造成的环境影响并把环境恢复到比问题行为发生前还要好。必要时应使用身体引导使当事者进行过度补偿活动。在过度补偿程序中，当事者对问题行为造成的环境后果进行过度矫正。

爱丽丝的例子中就使用了过度补偿。她在墙上用蜡笔乱画后，父亲让她把画的那面墙弄干净，而且还得把另一面没画的墙也弄干净。矫正超过了问题行为造成的破坏。在另一个例子中，西蒙不得不完成一个简单的矫正过程：拿掉湿床单，换衣服，收拾干净，铺上干净床单。但这种纠正并未过度。

来看一下这个例子，有一位学生的行为问题是在课堂上突然发火并且在被罚留校期间（这时教室里没有别的人）掀翻了一张桌子。

★**试述老师如何对这名学生实施过度补偿程序。**

老师可以让这位学生扶起桌子并放回原处，另外还要让他整理教室中的每一排桌子，让他把桌子对齐排好。通过这种方式，学生纠正了他的问题行为造成的后果，并且把教室的环境恢复到比问题行为之前更整洁的状况。

有研究还报告了过度补偿对减少智力障碍患者问题行为的有效性（Foxx & Bechtel，1983；Miltenberger & Fuqua，1981）。过度补偿曾被用于智力障碍患者如厕训练计划的一部分，以减少上厕所时发生的事故（Azrin & Foxx，1971）、阻止其偷吃东西（Azrin & Wesolowski，1975）、减少攻击、捣乱行为和自我刺激行为（Foxx，& Azrin，1972，1973）。福克斯等人得到的一些研究结果总结在图18-1中（Foxx and Azrin，1973）。

随因练习

随因练习是另一种包含进行厌恶活动的正性惩罚程序。在此程序中，当事者由于问题行为的出现必须进行某种形式的体力劳动（Luce，Delquadri，& Hall，1980；Luce & Hall，1981），其结果是问题行为未来发生的可能性减小。随因练习在使用厌恶活动方面与矫枉过正不同。我们已经知道，矫枉过正中厌恶活动是与问题行为有关的正确形式（积极练习），或是纠正由问题行为造成的混乱（过度补偿）。相反，在随因练习中，厌恶活动包括的体力劳动与问题行为无关。练习是当事者有能力完成又不会造成伤害的体力活动。与矫枉过正和其他进行厌恶活动的正性惩罚程序一样，必要时要给予身体引导使当事者进行要求的活动。看看下面的例子。

强尼最近开始咒骂他的弟弟，这让他的父母非常担忧。他们让他不要骂人，具体地说，不要骂他的弟弟。强尼同意服从父母的要求，但是有一天，爸爸又听见强尼在骂人。父亲让强尼立刻停止骂人并给他一块抹布和一瓶玻璃

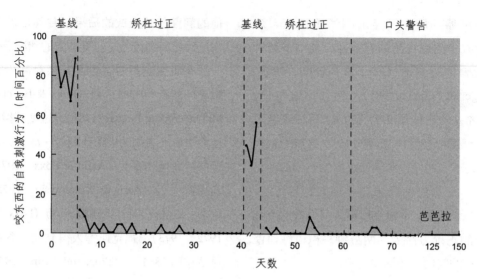

图 18-1　本图说明福克斯等人（1973）应用矫枉过正减少一个 8 岁的严重智力发育迟滞女孩芭芭拉的问题行为（咬东西）所得的结果。矫枉过正程序包括当问题行为出现时即用杀菌溶液刷牙和用布擦嘴 2 分钟，这个程序的设计目的是恢复口腔清洁以纠正咬东西的影响。每次研究者实施 A-B-A-B 设计的程序后，问题行为立刻减少到很低的水平并最终消失。问题行为的立刻减少是惩罚的典型作用。注意，在最后一个阶段使用口头警告时，问题行为继续保持近乎零。警告已成为条件性惩罚物，因为它曾经是配合矫枉过正使用的。

清洁剂，让他接下来 10 分钟去擦干净屋里的窗子。在父亲的监督下，强尼不情愿地擦窗子去了。当他干完后，父亲说如果再听见他骂人，他就得再擦一次窗子。自从他的父亲实施了这种随因练习程序后，强尼在家里骂人的行为很快终止了（Fisher & Neys，1978）。

潞西（Luce，1980）及其同事们使用随因练习减少了两名发育障碍男孩在上课时的攻击行为。每当其中一个男孩出现问题行为时，老师就要求他在地板上站起再蹲下连续做 10 次。老师口头督促他完成，必要时使用身体引导。结果两个孩子的问题行为都降低到一个很低的水平。

引导服从

当个人在需要服从的情境（要按指导或要求进行某种活动）中出现问题行为，可以使用**引导服从**作为正性惩罚程序减少问题行为。在引导服从程序中，由于问题行为的发生，当事者在进行要求完成的活动（比如学习任务）时始终受到身体引导。对大多数人来说，在不服从情境中的身体引导是令人厌恶的事情。因为身体引导的出现取决于问题行为的发生，因而可作为对问题行为的惩罚手段（如果对特定的当事者来说身体引导不是惩罚手段，就无法对他使用引导服从）。然而在刚开始引导时，如果当事者立刻按要求进行活动，就应撤回身体引导。因为身体引导的撤除取决于被要求的活动（服从）的出现，所以服从受到负性强化。如你所见，引导服从具有两种作用：问题行为的正性惩罚，因为厌恶刺激（身体引导）施加于问题行为之后；服从要求的负性强化，因为在服从之后撤走了厌恶刺激。而且，如果问题行为是由逃避惩罚任务所强化的，那么引导服从程序撤除了问题行为的强化物（逃避）等于实施了消失程序。

看看下面的例子。南茜是个 8 岁的小女孩，她的父母让她在参加晚会的客人到来之前把地板上的玩具收拾好，这时她正在看电视。听到这个要求后，南茜一面哭一面和父母争辩，并继续看电视。父亲走到她跟前，平静地再次要求她把玩具收拾，然后拉着南茜到玩具散落的地方，手把手地引导迫使她收拾玩具。他丝毫不理会南茜的抱怨，但是当南茜开始不必用身体引导也能收拾自己的玩具时，他放开南茜的手让她自己继续收拾。当南茜收拾好玩具后，她的父亲表示感谢并让她回去继续看电视。如果每次南茜不听话时家长都使用此程序，当他们再提出要求时南茜就不大可能采取问题行为而更可能服从他们的要求。

正性惩罚

前提	行为	后果
南茜的父亲 让她收拾玩具	南茜哭泣并争辩	父亲用身体 引导服从

结果：当父亲以后提要求时，南茜不大可能会哭泣和争辩，因为这会导致身体引导服从。

研究者评估了引导服从对减少神经发育障碍儿童的不服从行为的有效性（Handen, Parrish, McClung, Kerwin, & Evans, 1992）。当训练者提出要求而孩子不服从时，训练者用手把手的引导使孩子执行命令。这一研究还评估了罚时出局的效果，并且发现引导服从和罚时出局对减少参加研究的所有儿童的不服从行为同样有效。

身体限制

身体限制是一种惩罚程序，问题行为发生后，代理人控制当事者参与该行为的部分身体，限制其运动。结果是当事者的身体受到限制，不能继续采取问题行为。举个例子，当一个神经发育障碍的学生出现攻击行为（打坐在她旁边的同学耳光）时，老师的反应是摁住这名同学的胳膊 1 分钟。在身体限制期间，这名学生不能采取问题行为或其他别的行动。老师在实施身体限制时，不与学生互动（图 18-2）。

对于许多人来说，自己活动受限是一件令人反感的事情。对于这些人，身体限制可以作为一种惩罚手段。然而对于另外一些人，身体限制则可能起到强化的作用（Favell, McGimsey, & Jones, 1978），因此，在计划使用身体限制以前，很重要的一点就是确定对具

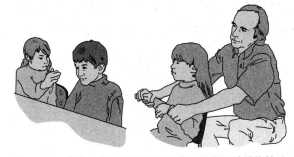

图 18-2　当这名学生打同学耳光时，老师通过抓住她的胳膊固定在两旁给予 1 分钟的身体限制。在此期间，她就不能再进行任何别的强化活动，也不能得到老师的注意。

体的当事者来说，身体限制是惩罚手段还是强化物。

　　身体限制中有一种类型是**反应阻断**，就是代理人通过身体干预阻断反应从而防止问题行为的发生（Lerman & Iwata，1996a）。当事者刚开始采取问题行为时，代理人即阻止他，这样当事者就不能完成反应。举例来说，假如有一个神经发育障碍的学生有咬手的行为，也就是说，他会把手放进嘴里，类似于吮手指。在这种情况下，反应阻断就意味着当他刚举起手到嘴边时，老师立刻把自己的手挡在学生的嘴前面，防止学生把手放进嘴里（Reid，Parsons，Phillips，& Green，1993）。反应阻断还可以合并使用短暂的限制措施，在这种情况下，代理人阻断反应后实施身体限制一段时间（Rapp et al.，2000）。

　　夏皮罗（Shapiro，1980）评价了用身体限制治疗3个神经发育障碍女孩咬手行为的疗效。每当女孩把手放进嘴里时，教练就把她的手从嘴里拿出来并把她的手固定在她面前的桌面上不能动，30秒后再放开。这个程序减少了所有3个女孩的问题行为。短时身体限制也被证明是对神经发育障碍患者的异食行为（摄食不能食用的东西）的一种有效干预（Bucher，Reykdal，& Albin，1976；Winton & Singh，1983）。当个体具有如异食癖这类行为，阻断其反应是很恰当的。当事人一发生问题行为，如异食癖，就阻断他的动作，使其无法将不适宜的食物放入口中，并进行短暂的限制。

进行厌恶活动时的注意事项

　　前面的内容讨论了在正性惩罚程序中应用

的厌恶活动。有一点要说明的是，在实施这些程序时，代理人常常必须与当事者发生身体接触。因为代理人经常需要运用身体引导使当事者完成厌恶活动，所以下列的事项应予注意。

　　1. 只有在代理人有足够的体力提供身体引导时才能施行厌恶活动。

　　2. 代理人必须预料到至少在刚开始时，当事者会抵制身体引导，并应确定自己能够在当事者抵抗时执行程序。

　　3. 代理人必须确定程序中的身体引导不会对当事者起强化作用。如果这种身体接触属于强化，那么此程序就起不到惩罚的作用。

　　4. 代理人必须确定执行程序不会对当事者或代理人造成危害。这一点在程序实施过程中当事者抗拒并与代理人争斗时尤其要注意，因为双方都有可能受伤。

施加厌恶刺激

　　有位极重度精神障碍的妇女出现了一种问题行为，磨牙。她经常摩擦上下两排牙齿，这种行为非常严重，不仅产生很响的噪声，而且损害牙齿。工作人员实施了一种惩罚程序，在她每次磨牙时把一个冰块放在她的下颌4～8秒。结果磨牙的次数大大减少了（Blount，Drabman，Wilson，& Stewart，1982）。

　　一个6个月大的婴儿被送进医院，因为她体重过轻并且营养不良。这个婴儿有一个危及生命的行为——反刍。就是说，当她刚进食完，食物立刻从她的胃返流到嘴里。这种行为在每次进食后持续20～40分钟，直到她把刚吃的大部分甚至全部食物都吐出来。如果不采取医疗措施，这样下去她就会死去。医院里的心理学家实施了一个惩罚程序，他指导一名护士每当孩子开始反刍时就把少量的浓缩柠檬汁挤到婴儿嘴里。当苦涩的柠檬汁流进她的嘴里，小婴儿一副愁眉苦脸的样子，用力呷她的嘴唇和舌头，并且停止了反刍。如果她再次开始反刍，护士就再挤少量的柠檬汁到她嘴里。每当进食后出现反刍，就实施一次惩罚程序，不久，威胁生命的反刍消失了。住院期间婴儿的体重持续增加并于两个月后出院（Sajwaj，Libet，& Agras，1974）。

这两个例子介绍了施加厌恶刺激的正性惩罚程序。在第一个案例中，厌恶刺激是放在下颌的冰块；在第二个案例中，厌恶刺激则是挤到嘴里的柠檬汁。施加厌恶刺激即在问题行为发生后呈现令人嫌恶的刺激物。当问题行为导致了厌恶刺激的呈现时，以后行为就不大可能出现了。在正性惩罚程序中曾用到过各种厌恶刺激，包括电击、芳香氨溶液、把水雾喷射到脸上、面部遮蔽、噪声和斥责等。

电击作为惩罚手段应用于严重的行为问题，如自伤行为。林思尔德等（Linscheid，Iwata，Ricketts，Williams，& Griffin，1990）评估了使用遥控电击装置减少 5 名重度或极重度智力障碍的成年人及儿童患者的撞头行为（危险并可能致命的行为）的有效性。所有的当事者均在头上戴一个传感装置，传感器探测头部碰撞并发射无线电信号到固

定在患者腿部的电击发生器，每次撞头立刻导致短暂的腿部电击。电击非常疼但不会伤到当事者。把电击作为厌恶刺激后，所有 5 位患者的撞头行为立刻减少到几乎为零。其中一位当事者的结果见图 18-3。

芳香氨溶液被用于减少如自伤（Tanner & Zeiler，1975）和攻击（Doke，Wolery，& Sumberg，1983）等问题行为。问题行为发生后，代理人弄破一个氨水胶囊并且在当事者鼻子底下摇晃。氨水的气味是厌恶刺激，可以减少此

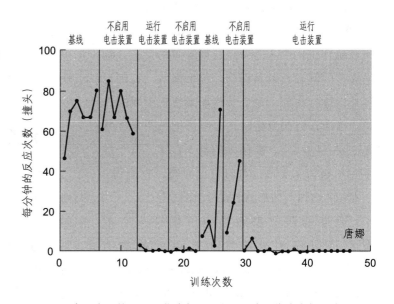

图 18-3　本图表示使用电击作为惩罚手段，治疗一位患有极重度神经发育障碍的 17 岁女孩唐娜的自伤行为（撞头）。实验员使用电击装置，它可以自动探测到撞头并对腿部发放一次电击。本图表明在基线条件下，以及当唐娜戴着电击装置但并未启用时，撞头的频率是 50～80 次/分。也就是说，平均不到 1 秒钟就撞头一次。当使用意外电击作为惩罚手段后，撞头立刻减少到近乎零并在很短时间内消失了。对唐娜施加的电击总数不多，因为撞头很快消失了。注意在第四阶段，当装置关闭时，撞头行为仍为零。因为在先前的阶段中电击装置一直因唐娜撞头而发放电击，所以它就成了控制行为的刺激物。因此当戴着此装置时行为就受到抑制，即使在此阶段不发放电击也如此。在第二个基线阶段撞头增加之后，关闭的装置失去了刺激控制的效果。重新实行电击后，行为也很快消失了。

前的问题行为。氨水与用于唤醒拳击手或运动员使用的嗅盐功效相同。

在使用喷雾的惩罚程序中，当事者当出现问题行为后会受到短时喷雾。水瓶中喷的水是干净的，不会对当事者造成伤害。多思等研究者使用喷雾程序减少了9名极重度神经发育障碍患者(有成人，也有儿童)的自伤行为(Dorsey, Iwata, Ong, and McSween, 1980)。

面部遮蔽是一种用布兜或代理人的手短时间遮住当事者脸的惩罚程序。例如，辛格等人(Singh, Watson, & Winton, 1986)进行的一项研究中就使用了面部遮蔽。他们的研究对象是一家慈善机构中3位神经发育障碍的女孩。这些女孩的问题行为是自伤，包括撞头、打自己耳光、捶打头部。每个女孩都戴着一个厚绒布兜，当自伤行为发生时，实验员把布兜拿下并罩在女孩的头上，盖住她的脸5秒钟。这个程序并不痛苦，女孩也可以自由呼吸，它使得3个女孩的自伤行为都消退或近于消退了。

近期的研究表明类似于闹钟声音的噪声可以作为揪头发和吃手行为的有效惩罚物(Ellingson, Miltenberger, Stricker, Garlinghouse, et al, 2000；Rapp, Miltenberger & Long, 1998；Stricker, et al., 2001, 2003)。莱普等研究者(Rapp, Miltenberger, & Long, 1998)设计了一种治疗装置，其中一部分戴在手腕上，另一部分夹在衣领上。一位有严重揪头发行为的女性(她揪掉了自己一半的头发)戴上了这个装置，当她举起手揪头发时，这个装置的闹铃就响起来。闹铃的声音直到她将手从头上拿开才停止。当这位女性戴着这个装置时揪头发的行为降到零。埃灵森等研究者(Ellingson, Miltenberger, Stricker, Garlinghouse, et al., 2000；Rapp, Miltenberger, & Long, 1998；Stricker et al., 2001, 2003；Stricker, 2001)证明吃手的儿童戴上这种装置后，吃手行为也降到零。

万豪敦和同事们做的一项研究(Van Houten, Nau, MacKenzie-Keating, Sameoto, & Colavecchia, 1982)考察了斥责作为惩罚手段的有效性。他们发现，对于小学生，把斥责作为惩罚手段是有效的，这时的斥责是指导学生停止具体的过失行为，同时要有视线接触并且紧紧地抓住学生的肩膀。斥责同样减少了此时围观的学生的问题行为。另有研究者发现，斥责对智力障碍儿童也是有效的惩罚手段(Deleys, Wells, Hobbs, Roberts, & Cartelli, 1976)。

正性惩罚：最后的治疗手段

尽管我们在这里介绍了许多施加厌恶刺激的惩罚程序的例子，但这种惩罚程序应用得越来越少。功能性治疗程序的研究进展提供了惩罚的替代选项，并转变了行为矫正领域的指导思想；尤其当面向神经发育障碍患者时，这些研究降低了惩罚作为治疗形式的可接受性(Horner, et al., 1990；Miltenberger, Lennox, & Erfanian, 1989)。有些专业人员认为正性惩罚，尤其是施加厌恶刺激的正性惩罚永远也不应该使用。另外一些专业人员则倾向于把惩罚程序作为最后的治疗手段。这种程序只对那些最难以治疗的和最严重的，以及功能性干预无效的行为才使用。负性强化程序如罚时出局和反应代价，它们不涉及施加厌恶事件，因此比正性惩罚程序更易于接受和使用。

惩罚的可接受性

正性惩罚的使用在前几十年中比现在更频繁。导致惩罚使用率下降的一个原因是功能性评估和治疗的发展，在这些方式中维持问题行为的因素被确认并改变，以改变行为。导致正性惩罚使用率下降的另一个原因是 20 世纪 70 年代末期出现的对社会效度的关注。1978 年，Montrose Wolf 发表了一篇文章呼吁关注目标行为、行为干预和干预结果的社会效度。社会效度指人们对下列因素的判断：①目标行为的适当性；②干预的可接受性；③干预的成功度。1980 年，Alan Kazdin 做了一个评估社会效度中干预的可接受性的研究。Kazdin 发现，对于儿童的问题行为，强化比负性惩罚（罚时出局）或正性惩罚（电击）更可接受，正性惩罚被认为是最不可接受的行为干预方式。由于很多有关治疗可接受性的研究表明，正性惩罚被评为最不可接受的行为干预方式，因此，对这种程序的使用就大大减少了。

使用正性惩罚应考虑的问题

在使用正性惩罚时要考虑多方面的问题：

首先使用功能性程序。任何时候你想使用惩罚程序时，应首先尝试利用功能性程序减少问题行为并增加可接受的替代行为。如果行为消失、差别强化和前提控制都不能产生满意的效果，就可以考虑惩罚程序。

与惩罚同时使用差别强化。对替代行为的差别强化（DRA）或对其他行为的差别强化（DRO）应当和惩罚合并使用。通过这种方式，干预的焦点落在增加适宜行为取代问题行为，从而使后者减少或消失。

考虑问题行为的功能。在决定治疗方案之前，必须先进行问题行为的功能评估，这有助于选择最适当的功能性治疗。而功能评估信息对确定适当的惩罚程序也起到重要作用。罚时出局适用于由注意或其他正强化环境强化的问题行为，但不适用于由逃避所强化的问题行为。而因为代理人在实施正性惩罚程序时，必须给予当事者一定数量的注意，所以矫枉过正、随因练习、引导服从或身体限制，这些程序都可能强化由注意维持的问题行为。然而，如果代理人实施厌恶活动时只给予当事者极少的注意并且厌恶活动能引起足够的反感，这些程序仍然可能对由注意强化的问题行为有效。

小心选择厌恶刺激。准备使用正性惩罚程序施加厌恶刺激时，你必须肯定这个刺激物确实令人厌恶（Fisher et al., 1994）。对不同的人，在不同的情况下，不同的刺激的功能可能是惩罚物，也可能是强化物。例如，对这个学生来说，斥责是厌恶刺激；但对另一个学生，则是强化物。同样地，在这堂课上老师对适宜行为固定地给予表扬，斥责就是惩罚物；在另一堂课上，另一个老师对适宜行为不予注意，斥责就起强化物作用。又比方说，打屁股可能是另一种令人厌恶的刺激，因而对某些人可作为惩罚手段，但对另外一些人也可能起强化物的作用或是中性刺激。（注意：打屁股可能常被使用，但不建议将其作为行为矫正程序。这里只是说明刺激对于不同的人作用方式不同。）记住，厌恶刺激是根据它对所跟随的行为起的作用来界定的。

要增强厌恶刺激作为惩罚物的效果，使用不同惩罚物比使用单一惩罚物可能更有用。沙勒普等研究者（Charlop，Burgio，Iwata，& Ivancic，1988）证明，使用不同惩罚物（三种不同惩罚物轮流使用）比使用单一惩罚物对减少儿童的破坏行为更有效。

收集数据做出治疗决断。惩罚程序会使问题行为迅速减少。如果是运用了惩罚程序但数据显示问题行为没有立刻减少，就应该重新评估程序并适时放弃。行为没有减少，表明程序对当事者未起到惩罚的作用（可能因为惩罚刺激强度不够），程序实施不恰当，或行为继续受到强化并且强化的作用大于惩罚的作用。这时需要做进一步的评估以确定治疗失败的原因。

使用惩罚程序需做伦理方面的考虑。这方面的内容是我们下一个讨论的主题。

惩罚的伦理

使用惩罚程序的决定应当在认真考虑了替代治疗之后再做出。因为惩罚涉及强化物的损失、强迫活动、运动限制或呈现厌恶刺激，所以它的使用会限制当事者的权利，因此惩罚程序也经常被称作限制性程序。另外，惩罚程序应用不当或滥用，对当事者可能造成危害（Gershoff，2002）。最后，部分专家和组织认为，出于任何原因施加的厌恶刺激都是不人道和不公正的（LaVigna & Donnellan，1986；The Association for Persons with Severe Handicaps，1987）。由于这些原因，必须在实施惩罚程序前

考虑好伦理风险。

知情同意

当事者必须完全理解惩罚程序，它实施的原理，何时和如何实施，预期效果和副作用，以及其他可能的治疗选择。在使用前，当事者必须全面了解并自愿同意接受治疗。因为只有成人才有知情同意权，所以在对未成年人和难以表达意愿的成年人（比如一些神经发育障碍患者和精神病人）使用惩罚时，必须由维护其权益的合法监护人或合法代表做出承诺，同意实施治疗。

替代治疗

前面已经讨论过，对于大多数案例，惩罚程序不能作为首选，应在考虑惩罚前先使用较少限制且不令人嫌恶的功能性治疗方案。在许多例子中，许多严重的问题行为可以经过根据功能评估制定的不令人反感的程序治疗而消除。如果使用惩罚程序，应当在较多限制的程序使用之前先使用较少限制的程序。另外，还应当合并应用强化程序。

当事者的安全

惩罚程序不能对当事者产生任何伤害。如果在进行厌恶活动时使用躯体引导，代理人不能在此过程中伤害当事者。如果施加的厌恶刺激会对当事者的身体造成伤害，则不准使用。

问题严重性

惩罚程序应当只用于特别严重的问题行为。只有问题行为对个人生命健康构成威胁或对他

人造成伤害时，给予痛苦的、不愉快的或令人恼怒的刺激才是正当的。

制作手册

如果准备实施惩罚程序，治疗时必须认真地对使用程序给予书面说明和指导。在书面指导中，对所有关于程序如何实施、何时何地执行、由谁完成等关键信息不能模糊表达。

训练和监督

除了书面指导解释惩罚程序的使用外，所有工作人员、老师或其他将实施程序的人员，必须接受正确使用程序的行为技能训练。这包括指导、示范、演习、反馈和继续演示直到能够圆满实施程序，只有已经证明有能力胜任此工作的人员才能实施程序。一旦惩罚程序开始执行，必须对实施程序的人员持续监督，以确保他们继续正确实施程序。

专家复查

惩罚程序必须写成详细的书面计划，而且这个计划应提交由行为分析和行为矫正方面的专业人士组成的小组来复查。专家复查小组将评估惩罚计划设计是否合理以及是否有充分理由对当事者使用，然后决定是否应批准其实施。专家复查保证了治疗方案的专业性，并能防止惩罚的误用。

可靠性：防止误用和滥用

因为惩罚的使用可能会由问题行为的终止而受到负性强化，所以惩罚始终存在误用和滥用的风险。每个实施惩罚程序的人员都应当承担正确实施程序的责任并避免误用和滥用，这一点非常重要。制作手册、训练和监督有助于明确责任，经常复查问题行为和惩罚程序的数据也有助于分清责任。福克斯等人（Foxx, McMorrow, Bittle, & Bechtel, 1986）推荐以下步骤以确保使用电击的计划中责任明确："①在允许实施计划前测试参加计划人员的能力。②在实施计划前让每个实施程序者体验电击的滋味。③设立专门人员负责安排轮班和培训。④需要保存每个轮班或培训时由主管人员和治疗人员分别确认后的记录。"尽管这些步骤是为电击程序制定的，但它们同样适用于其他任何施加厌恶刺激的惩罚程序。

本 章 小 结

1. 在进行厌恶活动的惩罚程序中，问题行为出现后，个体被要求从事其厌恶的（低频率的或不喜欢的）活动，以减少问题行为。可以使用手册来指导个体进行与问题行为相关的厌恶活动。

2. 使用厌恶活动的惩罚程序包括积极练习矫枉过正、过度补偿矫枉过正、随因练习、引导服从和身体限制。

3. 在施加厌恶刺激的惩罚程序中，厌恶刺激的呈现跟随着问题行为。厌恶刺激的定义是功能性的：在出现问题行为时使用厌恶刺激后，问题行为未来发生的可能性减小。

4. 惩罚必须在功能性的且不令人反感的程序已经实施但被证明无效或部分无效的情况下才能使用。惩罚必须与差别强化程序同时使用。对惩罚程序必须收集数据，以记录其有效性。选择惩罚刺激时必须谨慎，而且要先考虑问题行为的功能。

5. 使用惩罚时应考虑的伦理问题包括取得知情同意、使用替代治疗、当事者的安全、问题严重性、制作手册、训练和监督、专家复查以及可靠性。

练 习 测 验

1. 正性惩罚和负性惩罚的区别是什么？各举一个例子。

2. 说明如何使用厌恶活动作为正性惩罚。为什么说它是根据普雷麦克原则应用的？

3. 介绍积极练习程序，并举例说明。

4. 介绍过度补偿程序，并举例说明。

5. 介绍随因练习程序。它与矫枉过正的区别是什么？在第3题和第4题的例子中，如何使用随因练习而不是矫枉过正？

6. 你认为一个教师会认为矫枉过正或随因练习在教室中更容易被接受吗？请对你的回答给予解释。

7. 介绍引导服从程序。什么时候使用这种程序？引导服从怎样成为矫枉过正或随因练习程序的一个成分？

8. 介绍身体限制程序，并举例说明。举例说明反应阻断。

9. 介绍用施加厌恶刺激作为正性惩罚的一种方式。

10. 怎样知道一种刺激对某人是否是厌恶刺激？

11. 说出用于正性惩罚程序中的六种不同的厌恶刺激。

12. 惩罚程序的使用为什么在减少？

13. 说出使用惩罚程序时必须考虑的五个问题。

14. 什么是知情同意？

15. 问题行为的严重程度与使用惩罚有什么关系？

16. 什么是专家复查？它与使用惩罚有什么关系？

17. 在使用惩罚时，可以采取哪些步骤来保证可靠性？

应 用 练 习

1. 介绍你将如何在你的自我管理计划中使用正性惩罚？如果正性惩罚不适合，请说明理由。

2. 汤姆和迪克在出门前从冰箱里拿了 6 个鸡蛋，他们准备到学校去用鸡蛋砸他们五年级教室的窗子。在每人往窗玻璃上扔了 3 个鸡蛋之后，他们转过教学楼往回走时恰巧碰上了校长阿瓦郎茨先生。试述阿瓦郎茨先生应如何使用过度补偿程序以减少汤姆和迪克未来再采取类似行为的可能性。

3. 克劳迪娅是一位幼儿园老师，班上有 20 名学生。她上课时安排了许多有组织的和分散的活动，即孩子们组成小组或单独学习。她发现，当孩子们小组活动时缺少组织，比方说，在围着一张桌子画画和做模型时，一些学生常自我表现，采取很小的捣乱行为。这些行为是由别的孩子的注意强化的，尽管它们并无危险，但却扰乱了课堂秩序并给别的孩子做了坏榜样。试述克劳迪娅应如何有效地斥责以减少捣乱行为。

4. 一家小型公立医院每年都要收治大量的铅中毒儿童。这些小孩是因为食入了家中墙上的含铅涂料碎片而被送进医院。当孩子摄入铅（从脱落的油漆碎片或别的来源中）后，铅就会沉积在脑中并且造成脑损害和神经发育障碍。孩子们要在医院里住一周进行驱铅治疗。在住院期间，他们大部分时间在游戏室和别的孩子在一起，那儿由儿童发育方面的专家管理。尽管游戏室是干净和安全的，但孩子们经常把玩具或别的东西放到嘴里。这种行为在不安全的环境里是非常危险的。试述工作人员应如何使用反应阻断和短时限制消除孩子们的问题行为。

误 用 练 习

1. 泰德是一位患有重度智力障碍和孤独症的年轻人，他出现了一种反复撕纸的刻板行为。泰德会拣起一张纸（报纸、本子纸、计划或报告的一页）并把它撕成窄条直至撕成碎片。在这个过程中，他一直死死盯着纸看，对环境中的人或事全然不顾。这种行为已经好几年了，十分令人担忧。因为撕纸，他不去完成学习任务并且有时会撕掉很重要的文件。泰德不会采取攻击行为以获得纸张，但在别人试图拿走他手里的纸时他会攻击别人。工作人员实施了大量的强化程序和前提控制，但收效甚微。他们计划用施加电击的惩罚程序。泰德将在上臂上戴一个电击装置，这个装置由遥控启动。工作人员掌握遥控器，每当泰德开始撕纸时就给予短暂的电击，电击会导致轻微的疼痛，但不会造成伤害。控制电击的工作人员经过培训和监督，而且将收集数据证实程序的效果。这个程序的失误在哪里？

2. 贝蒂是位很胖的妇人（90千克）并患有严重神经发育障碍。她住在福利院，每天乘车往返于家和工作地点之间。她在当地一家工厂上班，由一位职业指导员带领着和其他5位神经发育障碍患者一起做装配工作。贝蒂的问题行为是早上拒绝上车，以及在晨间休息和午休后拒绝离开休息室。因为她的体型，贝蒂常出言恫吓并经常能达到目的。当职业指导员让她上车或让她继续工作时，贝蒂不同意并举起拳头在指导员面前示威，继续坐在那儿不动。最终，贝蒂可能会上车或回去工作，但需经指导员劝说之后。因为贝蒂出现的不服从行为是在与工作相关的环境中，指导员决定实施引导服从，就是在贝蒂拒绝时用身体引导迫使她上车和回去工作。在这种情况下，使用引导服从有何不妥？

3. JT是一位有神经发育障碍的少年，和别的残疾孩子一起住在福利院。他的自伤行为包括用手打耳朵、打脸等。工作人员担心这样下去他会损害自己的听力，他们报告说，JT和别人一起进行训练时常会打自己。福利院的管理者读过一篇研究报告，那上面说芳香氨溶液被证明对自伤行为有效。他想这对JT也许有用。然而在花时间完成计划、行为治疗委员会复查、训练人员实施程序之前，他决定先演练一下看程序是否有效。他给了照管JT的工作人员一盒氨水胶囊，指导他们在JT打自己时弄破胶囊在他的鼻子下摇晃。经理告诉大家，先用这个程序看看是否能减少JT打脸的次数。如果有效，他会采取所有必要的步骤并正式实施惩罚程序。这个办法有何不妥？

第19章 泛化的促进

- 促进行为改变泛化的方法有哪些?
- 强化的自然属性发生在泛化中扮演什么角色?
- 在促进泛化的训练中,刺激的哪些方面最重要?
- 功能相当反应是怎样参与泛化的?
- 如何促进问题行为减少的泛化?

将改变的泛化纳入行为矫正计划是非常重要的。泛化可以提高这种行为改变在生活中各种相关情况下出现的可能性。

泛化程序举例

请回忆一下第15章那个住在养老院的威廉姆斯太太的例子。她不愿和养老院里的人进行积极的交谈而总向工作人员抱怨,工作人员用差别强化的方法增加她积极交谈的次数并减少抱怨的次数。但只有当威廉姆斯太太在所有的情况下对所有同她说话的人都能进行积极的交谈并且减少对他们的抱怨时,她的行为才算得到了泛化。要达到这个目的,所有的工作人员(护士、护士助理、医生和其他工作人员)、探视者、养老院的其他老年人都必须对威廉姆斯夫人进行一致的差别强化。只要有人以注意来强化她的抱怨,她就会继续抱怨,积极的交谈就会减少。训练工作人员对威廉姆斯夫人进

行差别强化的心理学家,不但要教给工作人员差别强化的方法,还要让他们在所有的时间里都对她进行差别强化,这样才能使威廉姆斯太太的行为改变泛化。心理学家还应该给威廉姆斯太太的家人开个会,告诉他们差别强化的重要性以及怎样进行差别强化。最后,心理学家还要教给护士们怎样监督其他老年人不理会威廉姆斯太太的抱怨,只关注和她谈积极的话题。护士长负责差别强化的执行,如有必要则提供进一步的培训。结果,威廉姆斯太太的行为改变出现了泛化,因为所有的相关人员都按计划对她进行了差别强化。

再来回忆玛西亚的例子(第12章),她通过行为技能训练学习果断性技巧。只有当她对同事所有的不合理要求都能做出果断性反应时,她的果断性技巧才算得到了泛化。换言之,只有当她在所有必要的场合都做出果断性反应时,才能证明泛化已形成。心理学家米尔斯博士通过教给玛西亚对大量不合理要求做出果断性反

应，使泛化得以实现。所有玛西亚能够想起来的同事对她提过的不合理要求都运用到训练中。在角色扮演中，米尔斯博士扮演玛西亚的同事，玛西亚成功地对各种不合理要求做出了恰当的果断性反应。角色扮演从易到难进行，米尔斯对待不合理要求越来越坚决。当玛西亚对米尔斯博士扮演的同事提出的各种要求都能做出果断性反应时，就说明玛西亚的果断性技巧得到了泛化。但是由于玛西亚的果断性技巧只在角色扮演时得到过强化，尚无法肯定是否能泛化到真实的工作情境去。

再来看一下下面这个泛化失败的例子。请回想第 10 章中的例子，麦克考教练用躯体促进的方法教给特沃击球。球是由特定的投球手戴维投过来的。当戴维投球的时候，麦克考教练帮助特沃正确地挥棒击球，然后，麦克考教练逐渐减少帮助，直到特沃能够在没有任何帮助的情况下击球。然后，戴维投球时，会将球投得更快，位置更偏，以使特沃能学会击更难的球。尽管特沃在训练时能够很好地击球，但他仍不能击中比赛时由对方投球手投过来的球。特沃在训练时学到的击球技巧没能泛化到比赛情境。行为没能得到泛化的原因之一，是比赛时投过来的球与练习时的不一样。也就是说，训练性刺激（练习时）与标准刺激（比赛时）还不够相似。为了达到泛化的目的，麦克考教练必须使特沃在练习时学到的击球（训练刺激）尽可能地和比赛时的击球（标准刺激）相似。要做到这一点，可在练习时投给特沃各种各样的球。

泛化的定义

就像我们在第 7 章看到的那样，进行差别强化训练时，行为只有当特定的刺激（可辨别刺激 S^D）出现时才能得到强化。刺激控制就是通过这个过程实现的，且这种行为只有在将来这种 S^D 呈现时才更可能出现。因此，**泛化**就定义为当呈现与训练时的 S^D 相似的刺激时行为就会出现。也就是说，一系列相似的刺激都对这种行为产生了刺激控制作用。那么在行为矫正过程中，泛化应定义为：在训练情境之外，所有相关的刺激出现时都出现这种行为。

行为改变的泛化是行为矫正中的一个重要问题。当行为矫正的各种方法用来发展、增加或保持期望行为时，你都会希望期望行为能在训练情境之外的所有相关情境中出现。例如，当玛西亚在办公室对某个同事的无理要求做出果断性反应时，就是一个泛化的例子。她的果断性反应是在训练情境（角色扮演）中的刺激控制下发展起来的，现在，在训练之外的类似情境中也出现了。当特沃在比赛中击中对方投球手投过来的球时，泛化也就出现了。他的击球行为是在训练情境中击戴维投的球发展起来的，但直到行为泛化到类似情境中（比赛中投过来的球），训练才算真正成功。

促进行为改变泛化的各种方法

本章将简要介绍促进行为改变的各种方法（表 19-1）。这里讨论的各种方法是根据斯托克斯和贝尔（1977）以及斯托克斯和欧恩斯（1989）

的综述总结出来的。

表 19-1 促进行为改变泛化的各种方法

- 对出现的泛化进行强化
- 运用强化物的自然属性进行技能训练
- 对自然情境中强化物和惩罚物的一致性进行调整
- 将各种相关的刺激情境纳入训练之中
- 纳入一般性刺激
- 教授一些功能相当反应
- 纳入自生泛化媒介

对出现的泛化进行强化

促进泛化的方法之一是，当泛化出现时对这种行为进行强化，换言之，当训练之外相关刺激呈现时出现期望行为，就对这种行为进行强化。用这种方法，所有的相关刺激都可发展出对这种行为的刺激控制作用。巴根等人（Bakken, Miltenberger, & Schauss, 1993）用这种方法教给有智力障碍的家长一些教养孩子的技能。为了促使教养技能泛化到家庭环境中，研究者在患者家里进行训练，当他们运用这些教养技巧时就给予强化。结果，这些技能成功泛化到了家庭环境中。

在教给临床心理学研究生如何进行治疗时，教授们给予指导、示范，然后让学生们在模拟治疗情境时通过角色扮演演习这些技巧。每个学生演习时，教授都给予反馈，表扬他们做得好的地方，并对需要改进的地方给予进一步的指导。

★**教授应怎样促进治疗技巧泛化到实际的治疗中去呢？**

一种方法是当泛化出现的时候给予强化。

教授可以在学生治疗时坐在旁边，对每次正确治疗技巧的运用都点头或报以微笑。另一种方法是，当学生进行治疗时，教授通过一个观察窗来观察。治疗完成后，教授立即对学生所有做得对的地方给予表扬。又或者，可以给每个学生戴上微型耳机，当学生正确运用治疗技巧时，教授就通过耳机给予表扬。在真实的治疗情境中正确运用治疗技巧正是泛化的一个例子。对出现的泛化进行强化可能是促进泛化的最直接方法。应用这种方法时，训练会在所有的相关情境中进行，这使得训练和泛化的界限变得模糊不清。斯托克斯和贝尔（Stokes & Baer, 1977）将泛化定义为："在各种非训练情境下出现的相关行为。"但是，在这个方法中实际上不存在非训练情境。

这个方法的缺点是，在训练情境之外对行为进行强化并不总是可行。例如，米尔斯博士不能到玛西亚的办公室去，对她的每一个果断行为给予表扬。在大部分家长训练课程中，老师也无法到家里对家长的技能进行强化。如果不能对泛化直接进行强化，就要用其他促进泛化的方法。

运用强化物的自然属性

另一种促进泛化的方法是训练特定技能，可以在相关环境下引起强化物自然出现。如果你不能在训练之外的相关情境对行为进行强化，那么让强化物自然出现是很重要的。例如，当决定应当教给即将高中毕业、在社区公寓或集体之家生活的残疾青年什么样的娱乐技能时，应选择那些社区内可以开展的娱乐项目，使他们有机会从事这些活动并得到强化。如果教给他们那些没机会参与的娱乐项目，这些娱乐技能就不大可能泛化到社区情境中去。当教给害羞的青少年约会技能时，重要的是要教给他们那些异性最喜欢的表达方法，这样其约会技能在自然的相关情境中才能得到强化（带来愉快的交往和约会）。

在有些情况下，应教给学生能引起教师和他人注意的技巧以强化适当的行为（Stokes, Fowler, & Baer, 1978）。例如，让一个学生学会问教师"我做得怎么样？"，这一问题将引起教师的注意，成为学生学习的强化物。教给学生吸引教师对他们学习结果的注意有助于学习行为的泛化和保持（Craft, Alber, & Heward, 1998）。

杜兰德和卡尔（Durand & Carr, 1992）对发育障碍学生的交往技能在训练之外的泛化进行了研究。研究中发现，老师的关注会强化学生表现出的行为问题。卡尔想教学生用适宜行为引起老师的关注。他们教学生问老师："我做得好吗？"当学生问这个问题时，老师就会关注这个学生，即老师对学生的沟通行

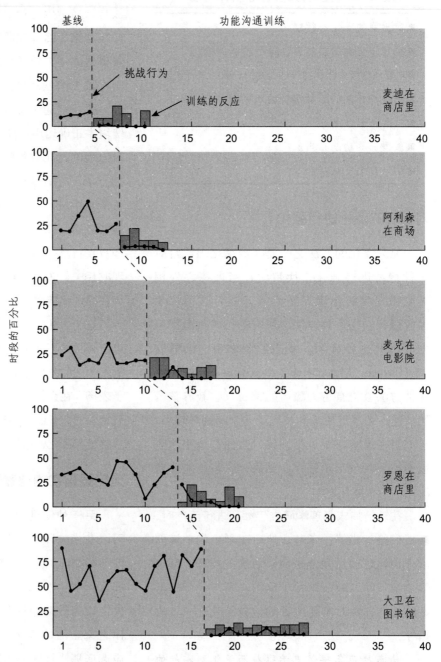

图19-1　在基线期和功能沟通训练后，学生们问题行为时段的比例（黑点）及其在社区环境运用沟通技能的时段的比例（柱形）。功能沟通训练后学生们运用沟通技能减少了问题行为。

为实现了差别强化。这种行为增多了，问题行为就减少了。当不知道学生学过这种交往技能的老师也对学生如此反应时，泛化就出现了。当学生问新老师同样的问题时，新老师的反应和受过训练的老师一样。

在随后的研究中，杜兰德（Durand，1999）评估了对五个残疾学生进行的功能性交流训练。这些学生的问题行为是由关注、逃避，或者接近食物保持的。运用交流训练让他们学会请求关注、帮助，或者食物后，问题行为就减少了。当他们继续在社区环境运用交流技能并得到他人对其请求的回应时，就出现了泛化。在这两个研究中，泛化出现都是因为这些学生的问题得到了自然的强化。图19-1呈现了杜兰德（Durand，1999）的研究结果。

虽然应当利用强化物的自然属性，但这并不总是可行。例如，当玛西亚第一次对一个同事做出果断性反应时，同事的反应可能是气愤或者坚持无理要求。而如果一个聋哑学生学习用手语和老师交流，这种技能可能难以泛化到和其他人的交往中：如果其他人不懂手语，他们的反应对手语的应用可能起不到强化作用。因此，这不是一种可以运用自然强化的技能。当技能无法在训练情境之外受到自然强化时，就需要用其他的泛化方法。

对自然情境中强化物和惩罚物的一致性进行调整

如果所期望的行为能够在训练情境之外的自然情境中受到强化（或者在自然情境中不受惩罚），就会在自然情境中出现。当训练者无法在泛化出现时进行强化，自然情境中也没有可以利用的强化物时，可以通过调整相关情境中

强化物的一致性来促进泛化的发生。请看下面这个例子。

诺梅是管教所里一个13岁的女孩，当年长点的女孩惹到她时，经常表现出攻击和破坏性的行为。她的咨询师教给她面对同伴的挑衅进行镇定反应的技能。在角色扮演中，诺梅学习对自己说："别理她们，走开，别惹麻烦。"然后走开。为了促进泛化，咨询师会见了管教诺梅的工作人员，并指导他们只要诺梅从被激怒的环境中走开就表扬她。因为管教所设有代币奖励制度（见第22章），所以指导工作人员只要看见诺梅远离挑衅就给她一枚代币。由于工作人员对她的自我控制技能进行了及时的强化，每当受挑衅时诺梅都能运用这个技能，避免和同伴发生冲突。

试回忆威廉姆斯太太的例子。应用差别强化后，她在疗养院和每个人进行积极对话的发生率都提高了。

★ 为了促进威廉姆斯太太进行积极对话，心理学家都做了些什么？

心理学家教给所有的工作人员对威廉姆斯太太进行差别强化的方法，并让工作人员教给养老院所有其他人在和威廉姆斯太太讲话时应用差别强化的方法。这样，威廉姆斯太太的积极对话行为就受到了所有和她讲话的人的强化。心理学家对其积极对话的强化物在自然情境中呈现时的一致性进行了调整。

有时候，自然惩罚的出现可阻碍期望行为的泛化。尽管个体在训练时学会了一种期望行为，但如果在训练情境之外会受到惩罚，这个行为就不大可能泛化。促进泛化的方法之一是减少训练情境之外出现任何妨碍泛化的惩罚物。

请看下面这个例子。

当地学校决定将残疾学生收进正常的班级。普兰蒂夫人的三年级班里要转入三个患智力障碍的学生。在新学生到来之前，她运用行为技能训练教给班里的学生如何尊重、帮助新同学，并与新同学交朋友。新同学到来后，普兰蒂夫人的学生与新同学相处良好。她教给学生的技巧泛化到了新同学到来后的日常课堂上。但是，她注意到，在操场上玩耍时，其他三年级的学生会嘲讽她班里对新同学友好的学生。由于这些惩罚的存在，她班里的学生与新同学的交往也越来越少了。普兰蒂夫人决定，为了让交往继续下去，就必须消除这些来自其他班级的惩罚。换句话说，她必须使其他三年级学生停止嘲讽。当普兰蒂夫人消除了其他三年级学生的不良言辞后，她的学生又开始在教室里与新同学交往了。不仅如此，他们与新同学的交往还泛化到了操场上。

上面所讲的三种泛化方法都着重于训练情境之外对行为的强化。泛化也可以通过在训练时安排适当的刺激情境和反应的变式得以促进。下面就介绍这些方法。

将各种相关的刺激情境纳入训练中

如果泛化的目的是为了使行为能在训练结束后各种相关情境中出现，其中一种显而易见的方法就是在训练时采用各种相关情境。斯托克和贝尔等（Stokes，Baer，1977；Stokes，Osnes，1989）将这种方法描述为训练学习者对"足够多的刺激范例"进行反应。它的逻辑为：如果学习者受到对多种相关刺激情境（**刺激范例**）进行正确反应的训练，那么行为就更容易泛化到所有的相关刺激情境中去。例如，米尔斯博士在角色扮演过程中教给玛西亚对很多不合理要求做出果断性反应，他选择了那些同事们最常提出的无理要求作为刺激范例。当波切教给学龄前儿童防诱拐技能时，训练中用到了很多引诱方法（Poche，Brouwer，& Swearingen，1981；Poche，Yoder，& Miltenberger，1988）。波切认为，如果孩子们在训练时对各种不同诱惑都能做出正确反应，那么当真的遇到诱拐时，这些防诱拐技能就很可能泛化到实际情境中。

斯托克等（Stokes，Baer，& Jackson，1974）在教智力障碍儿童打招呼时也用了这种方法。一个试验者教会学生挥手打招呼，可挥手泛化到其他 20 个工作人员的机会很少。但是，当学生学会对第二个人挥手打招呼之后，这种行为很快就泛化到了其他的工作人员。当最初只有一个人强化打招呼反应时，那个人对打招呼存在刺激控制；一旦不同的人也强化这种打招呼反应时（第二个范例纳入训练），对这种行为施加刺激控制的刺激群体就上升到所有的工作人员。

★**假设打招呼反应受到第二个试验者的强化后，反应没能泛化到所有的工作人员，为促进泛化，斯托克还能做些什么呢？**

为促进泛化，可以再纳入一个实验者对打招呼反应进行促进和强化，并评估泛化到其他工作人员身上的情况。每增加一个强化打招呼的工作人员就是增加一个刺激范例。最终，当足够的刺激范例被纳入训练后，这种反应就会泛化到所有刺激群体成员上——刺激范例就是从这些刺激群体中挑选出来的。但麻烦的是，你无法事先确定多少刺激范例才"足够"使行为泛化。我们来看一个由戴维斯等人所做的研究（Davis，Brady，Williams，& Hamilton，1992）。研究者

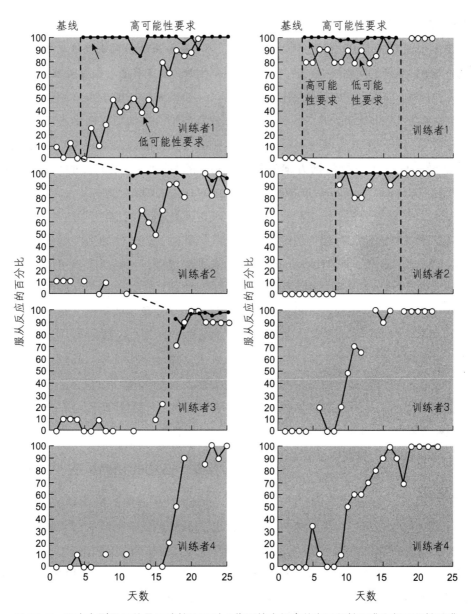

图 19-2　图中左列显示的是男孩鲍比面对 4 位训练者提出的高可能性要求和低可能性要求的服从情况。实验者用高可能性要求来增加鲍比对低可能性要求的服从度。经过 3 位训练者（刺激范例）训练后，泛化发生了。右列显示的是男孩达伦的情况。经历过 2 种刺激范例后，泛化也发生了。

对两个残疾男孩进行治疗，以增加他们对成人要求的服从度（图 19-2）。治疗时，首先提一些服从可能性高的要求（容易、有趣的要求），然

后再提一些男孩通常不服从的要求（服从可能性低的要求）。当一个训练者用这种方法的时候，孩子对这个训练者比较服从，对其他训练

者则不服从。即孩子服从性的增加没有泛化。研究者对需要多少训练者训练孩子的服从性才能将其泛化到其他训练者的问题很感兴趣。他们发现，一个孩子在两个训练者完成任务后出现了泛化，另一个孩子在三个训练者完成任务后出现了泛化。

霍纳描述过一种叫作**一般范例方案**的促进泛化的方法（Horner，Sprague，& Wilcox，1982）。这一方法就是从各种相关情境和反应中抽取一些训练范例（刺激范例）进行训练。尼夫及其同事（Neef，Lensbower，Hockersmith，DePalma，& Gray，1990）就是用这种办法教会智能障碍的成年人使用洗衣机和烘干机。有一些被试学习并掌握使用各种各样的洗衣机和烘干机，另一些被试则只学习使用一种洗衣机和烘干机。尼夫发现，那些学过使用多种洗衣机的被试比那些只学过使用一种洗衣机的被试操作某种新型洗衣机的成功率高。也就是说，应用一般范例方案的被试具有较高的技能泛化。

纳入一般性刺激

另一种促进泛化的方法是将泛化情境（即目标情境）中的一般刺激纳入训练情境。也就是说，如果训练和泛化情境具有某些共同的特征或刺激，泛化就比较容易发生。这一方法与将各种相关的刺激情境纳入训练的方法相似，但这种方法是将目标情境的某些方面（一种物理的或社会的刺激）在训练时加以应用。例如，当波切用各种诱惑方法训练孩子时，她纳入相关的刺激范例或情境（Poche et al.，1981）。但当她在外面的游乐场进行训练时，就是纳入一种一般性的物理刺激（在户外，一个更可能发生诱拐的地方）。

★**当米尔斯博士促进玛西亚果断性技能的泛化时，他怎样将一般性刺激纳入训练过程呢?**

如果米尔斯博士和玛西亚去她的办公室进行角色扮演来演习果断性技巧，就是将一般性刺激（真正的办公室环境）纳入了训练。这个方法的逻辑为：目标环境的刺激可以在训练时形成对行为的刺激控制；以后，当在目标环境中出现这种刺激时，就会出现这种行为。

有时候，其他的治疗师或治疗助理也可加入训练过程，这样患者就可以和不同的人演习学习技能。比如，一个女治疗师可以和一个学习异性交往技能的男病人进行角色扮演。如果患者能够在角色扮演中和一个女性成功地交往，那么，这种技能就较容易泛化到其他可能结识陌生女性的情境（如聚会）中去。这里，纳入训练过程的一般性刺激是一个患者此前没有见过的女性。

教授一些功能相当反应

除了在训练时纳入各种刺激范例和一般性刺激外，经常用到的还有教给个体一些可以引起相同结果的反应方式。可以引起相同结果的不同反应称为**功能相当反应**（functionally equivalent responses）。也就是说，每种反应对个体而言，功能是一样的。例如，如果你想教一个智力障碍个体使用售货机，你应教给他不同的操作方法。对于有些售货机，当你选择想买的东西时要按一个按钮，而另一些售货机则需拉一个把手，但这两种反应带来的后果是相同的。如果这两种方法你都教了，学习者在训练后就会使用各种售货机，亦即泛化较广泛。

我们已经看到，一般范例方案是从各种相关刺激和反应中抽取一些例子做训练，学习者可以学到自然情境所要求的各种反应。斯普拉格和霍纳（Sprague & Horner，1984）用一般范例方案的方法教智力障碍青少年使用售货机。他们发现，用这一方法教学比用其他方法泛化出现得更广泛。在一般范例方案的训练中，这些青少年学到了操作售货机所需的各种反应。

再看另一个例子。在社会技能训练中，个体通常要学习适用于各种情境的社会技能，掌握一些可以产生同样结果的不同反应方式。例如，一个害羞的男青年学会向女性提出约会的一些方法后，如果在一个特定的场合用其中一种方法被拒绝了，换用另一种方法则可能会成功。如果这个青年只学会一种邀约方法，他失败后将这种技巧泛化到其他遇到女性的场合的可能性就很小。玛西亚在果断性训练中学会了拒绝无理要求的各种方法。如果一种果断性反应没奏效，可以再用另一种，直到成功为止。

纳入自生泛化媒介

斯托克等（Stokes & Dsnes，1989）将泛化媒介称为"作为治疗的一部分，由患者保持和传送的一种刺激"。这种媒介可以是一种物理性刺激，也可以是个体表现的一种行为。这种媒介对目标行为具有刺激控制作用，所以，当媒介存在时，行为就会泛化到训练情境之外。例如，父母参加了一个儿童管理技巧的讲座并做了笔记。以后当父母用这些技巧管教自己的孩子时，会去复习做过的笔记以指导自己的行为。笔记就成了一种**自生泛化媒介**（self-generated mediator of generalization），它促使儿童管理技

巧泛化到家庭情境中去。与此类似，父母可能会记住讲座上提过的一些原则，如"当孩子表现好的时候表扬他们"和"忽视小问题"等。以后在家里，他们会对自己重复这些原则，当孩子表现出期望行为时就表扬他们，而忽视那些小问题。所以，管教原则的复述也是促使儿童管理技巧泛化的自生泛化媒介。

沃扎克等（Ayllon, Kuhlman, & Warzak，1982）进行的一项研究可以说明一种物理刺激是怎样成为促进泛化产生的自生泛化媒介的。他们的研究对象是一些有行为障碍的学生，这些学生在资源室接受阅读和数学的课外辅导。在资源室里，这些学生的阅读和数学作业完成率达到100%，但却不能很好地泛化到普通班上。在普通班上，他们的作业完成率只有60%。于是，研究者用下面的方法促进行为的泛化。每个学生都从家里带来一件个人物品，如一张小照片、一个纪念章或其他的小东西，作为幸运饰物，并把他们摆放在资源室自己的书桌上。当学生在资源室里伴随幸运饰物完成作业后，带着幸运饰物一起回到普通班上。结果，他们在普通班上的表现有了改善。由于幸运饰物在某一场合与成功完成作业相关，它可以促进成功完成作业这种行为泛化到另一场合。

自我记录是另一个自生泛化媒介的例子。例如，一个女青年找心理学家帮助她解决口吃的问题。治疗包括调整呼吸技术，她向心理学家学习这种技术且必须天天在家练习。患者在治疗时对调整呼吸技术的应用非常好，但治疗后不能坚持练习。为了促进这一技术泛化到治疗时间之外，心理学家指导她做自我记录。患者在办公室的桌子上和家里的冰箱门上各放一张纸，记

录练习的时间。记录单和做记录的行为就是自生泛化媒介，促使患者在治疗时间之外做练习。

自我指导是又一种自生泛化媒介。当一个人复述一项自我指导时，就为在适当的时间从事期望行为提供了一种线索。上文中家长复述在讲座中听过的儿童管理技术就是在进行自我指导。自我指导帮助他们在家里将儿童管理技术泛化到孩子身上。在前面诺梅的例子中，当诺梅的伙伴挑衅她，她对自己说"别理她们，走开，别惹麻烦"时，也是在运用自我指导。复述这些自我指导增大了她远离争斗的可能性，使得这种行为更易从训练情境泛化到她和伙伴在一起时的真实问题情境。

总之，任何可以在目标情境中提示适宜行为的行为都可以看作自生泛化媒介。第16章讲过的一些前提控制方法也可以看作自生泛化媒介，因为其中包括在适当的情境中运用一种行为影响另一种行为。例如，当开尔列出一个购买食品的清单时，这个清单就作为一种自生泛化媒介增加了他购买健康食品的可能性。第20章将详细讨论自生泛化媒介。

扩展阅读

社会技能的泛化

在个体学习某种技能时，在训练中测量技能的获得和在需要的场合测量该技能是否得到了泛化都是很重要的。Ducharme 和 Holborn（1997）的一个研究说明了社会技能训练之后评估泛化的重要性。研究者教给了学前儿童社会技能（正当玩耍、分享等），测量了在训练场所和泛化场所（需要儿童使用社会技能的另一个教室）训练前后的技能水平。结果表明，儿童在训练场所学会并应用了社会技能，但是这些技能没有泛化到有其他教师和玩具的另一个教室中。于是研究者实施了促进泛化的策略（在训练时纳入更多相关刺激、让训练场所与泛化场所更相似），让这些技能泛化到了新的场所。这个研究和其他研究（如，Hughes, Harmer, Killian, & Niarhos, 1995）表明，为了确保技能的泛化，必须对泛化进行评估并对泛化进行设计。

促进泛化的策略

在行为矫正之前、之中和之后都考虑到行为改变的泛化是很重要的。在应用策略促进泛化的时候，应遵循几个原则。

找出行为的目标刺激情境。行为矫正的目的是使行为改变泛化到所有的相关情境中去。也就是说，如果你建立一种新的行为或者加强某种已存在的行为，你希望这种行为适时适地（在目标刺激情境中）发生。为了促进行为泛化到适宜的情境中去，必须在开始训练前就找出目标刺激情境。一旦找到了相关的情境，就可以应用促进泛化的措施提高行为在这些情境下发生的可能性。如果在训练前没有找出目标刺激情境，泛化只能是偶然现象。

找出强化物与行为之间自然的一致性。一旦找出了自然相关的强化物，训练就可以着重在那些适用于自然情境下的行为。如果事先没有进行这方面的分析，你所训练的行为可能不适用于训练情境之外。结果，泛化发生的可能性或许就小得多。

应用适当的泛化促进措施。分析过训练之外情境中行为的三段一致性之后，就可以选择适当的泛化促进措施了。

对目标刺激情境的分析能够使你将多种相关情境纳入训练过程，而且还可以使你能够在训练时选择一般性刺激，或者选择泛化媒介。最后，训练前对刺激情境的分析，可以使你当泛化出现时马上能够识别出来，并且给予强化。

对已存在的强化物的属性进行分析可以帮助你选择最可能得到强化的行为进行训练。对最可能受到自然强化的行为进行训练，其本身就增加了泛化的可能性。此外，当为了促进泛化而对某些强化物和惩罚物的出现进行调节时，必须清楚强化和惩罚是怎样自然发生的。

对行为改变泛化情况进行测量。应收集行为在目标情境中出现的数据，以确定促进泛化的努力是否有效。如果行为确实已经在有关情境中出现，为了确定行为改变是否得以保持，以后还应定期对行为进行评估。对行为的评估应包含强化自然发生的有关信息，以确定行为在目标情境中是否得到持续不断的强化。如果评估表明行为还没有泛化到目标情境，一定要进一步应用促进泛化的措施，并继续对行为和强化自然发生进行评估，直到有证据表明行为已经泛化和保持。

促进问题行为减少的泛化

治疗问题行为的结果应该是当事者功能的改善。功能改善不只是问题行为的减少或消除，更重要的是发展和保持新的技能，或者增强已经存在的替代行为，增加正性强化的数量。例如，一个三年级学生沃伦爱欺负人（他在同学间挑起打架事件）。行为矫正的成功就是要把努力的重点放在帮他发展功能性的适宜技能上，让他在同伴中经常使用这些技能，从同伴处自然接受社会强化，不再打架。消除沃伦的问题行为（打架）只是所期望的其中一个治疗结果。而增强社会技能和增加从同伴处得到的社会强化也是期望的结果，因为这些可以改善沃伦的生活质量，有助于防止问题行为的再发生。

治疗成功的另一个结果是，在所有相关情境中和在治疗结束后行为改变出现泛化（Horner, Dunlap, & Koegel, 1988）。在沃伦的例子中，当他表现出合适的社会技能，在学校、家里、同学家里、操场上、夏令营里以及所有和同伴一起的情境中都不再打架，泛化就出现了。另外，如果在治疗结束后很长时间，他都能在有关的情境中不打架，并表现出合适的社会技能，也说明治疗是成功的。

为了实现问题行为减少的泛化，干预的焦点应该是建立起有同等功能的更适宜的替代行为（Carr et al., 1994；Durand, 1990；Reichle & Wacker, 1993）。当个体建立起功能上相同的替代行为时，这些行为就会在曾经发生问题行为的情境中出现，并得到强化。但如果只用消失或惩罚程序来去除问题行为，问题行为减少的泛化就不可能出现（Durand & Carr, 1992）。这是因为消失或惩罚程序难以在所有出现问题行为的情境中贯彻，因此该行为至少偶尔会继续得到强化。而且，如果没有功能相同的替代行为来取代问题行为，问题行为就可能在曾经得到过强化的情境中再次出现。

将重点放在建立和增加适合的替代行为的方

法是治疗问题行为的建设性方法（Goldiamond，1974）。这种方法的目标是建立一系列对个体更合适的功能性行为。要建立这样的行为就是要教授一些功能性的技能，并强化其在自然情境中出现的替代行为。尽管工作的重点是通过这种建设性的方法增加适应性的替代行为，但对问题行为的消失（有时是惩罚）程序还要使用，直至问题行为对个体不再发挥作用（Wacker et al.，1990）。如果问题行为不再被强化，则更可能被替代行为所取代。

为了取得问题行为减少的泛化，我们必须注意下述的指导方针（Dunlap，1993）。

对问题行为进行功能性评估。 如前所述，一项功能性评估常常是治疗问题行为的第一步。全面了解问题行为和替代行为发生的前提与结果，是所有行为矫正成功的关键。对于行为改变的成功泛化进行规划时，进行彻底的功能评估也是必要的。功能评估信息应该用来建立合适的干预，以用于行为发生的所有情境。

预先对泛化进行规划。 对问题行为的干预从开始时就要规划，要使行为矫正泛化的可能性最大化。在做一项干预计划时，应该选好促进泛化的方法。我们在本章中已经讨论过七种不同的促进泛化的方法。为了实现对不良行为矫正的泛化，适用于个体问题行为的所有方法都应该采用。

用功能相当行为代替问题行为。 当与问题行为功能相同的替代行为的泛化增加时，就达到了问题行为的泛化减少的目的（Carr，1988）。沃伦减少了制造事端的可能性，是因为他学会了一些社会适应性技能，并因此从同伴那儿得到社会强化。如果在与同伴相处的所有场合都使用这些社会技能，则问题行为在所有相关环境中都会相应减少。

在不同情境和不同时候贯彻消失（或惩罚）。 在问题行为发生的所有场合去除对该行为的不断强化是很重要的。如果消失（或惩罚）程序终止过早，那么问题行为就更容易出现。由于在行为矫正开始前，问题行为已有一段很长的强化历史，因此，即便是问题行为的发生频率在治疗后已经减少到零，该行为在曾经受到很强刺激控制的地方仍有复发的可能（自发恢复）。如果这种情况出现，并且问题行为因为消失（或惩罚）终止过早或未能稳定执行而得到了强化，那么问题行为的出现频率就会再次增加。

本　章　小　结

1. 可以用于促进泛化的方法列在表 19-1 中。它们包括对下列因素的调节：训练时所用的刺激、训练时纳入的反应范围、泛化情境中强化的发生。

2. 如果行为在目标情境中可以得到自然强化，那么该行为更可能泛化到目标情境中，并继续在该情境中出现。

3. 训练中使用的刺激应该与目标情境中相似，这样这些刺激在目标情境中对目标行为就具有刺激控制作用。训练情境中的刺激与目标情境中的刺激越相似，该行为就越容易泛化到目标情境中去。

4. 如果在目标情境中很多不同的反应都能够产生强化后果，那么该行为就更可能泛化到目标情境之中。而且，如果在目标情境中期望行为产生像问题行为一样的强化后果，期望行为也更可能在目标情境中出现。

5. 为了促进问题行为减少的泛化，应该对问题行为进行功能评估，确定其前提和强化后果，使用本章中介绍的七种泛化方法，预先对泛化进行规划，并将重点放在用功能相当行为代替问题行为，还要在不同情境和不同时间贯彻消失或惩罚程序。

练 习 测 验

1. 什么是泛化？在行为矫正项目中，泛化为什么很重要？

2. 举一个书中没有的泛化成功的例子，再举一个书中没有的泛化失败的例子。

3. 本章介绍了七种促进泛化的方法，介绍每一种方法并举例。

4. 泛化的一种方法是对泛化的出现进行强化；另一种方法是训练与自然强化有关的技能。哪种方法更好？为什么？

5. 你在教一个有智力障碍的孩子怎样从饮水机中取水喝。试述你在训练中可能使用的各种刺激范例和不同反应。

6. 什么是一般范例方案？举例说明。

7. 为了促进泛化，重要的是教授一系列功能相当反应。为什么？

8. 怎样在训练中使用一般刺激促进泛化？

9. 在开始行为矫正项目之前，对自然情境中行为的三段一致性进行分析为什么很重要？

10. 如果一个行为没有自然强化，怎样促进其泛化？

11. 怎样用自生泛化媒介来促进你在本课中学到的技能？

12. 治疗问题行为的建设性方法是什么？

13. 什么是问题行为减少的泛化？

14. 介绍取得问题行为减少泛化的四个指导原则。

15. 为什么消失（或惩罚）程序应一直持续到问题行为的频率减少为零以后一段时间？

应 用 练 习

1. 试述你用于促进自我管理计划所产生的行为改变的泛化和保持措施。选好促进泛化的方法并说明你将怎样应用。

2. 娜爱特教练要教给她的棒球队一种比赛用的新打法。她用图示的方法让每个队员明白打球时应做什么，然后，她让球队进行练习，指导他们学会这种打法。试述娜爱特教练可以用什么泛化促进措施使球队在比赛时正确运用这种新打法。

3. 你的行为矫正学教授正在教一个班级如何用渐进式的指导方法对患智力障碍孩子进行技能训练。试述教授用哪些泛化促进措施才能使学生对残疾儿童进行训练时正确运用渐进式指导。

4. 你的朋友是一名特殊教育老师，正在教她班上的学生识字。她有社区生活所需要的每个词的识字卡片（如，进、出、步行、禁止步行、男人、女人）。她用促进和渐消的方法教学生认这些字。试述你将给你朋友哪些建议，以帮助她促进学生阅读能力的泛化。

5. 海迪在实施一项自我管理计划，其目的是消除她经常说脏话的行为。她在口袋里装一些小卡片，记录下她每天说脏话的次数，以此来进行自我监督。她为自己设定了每天减少脏话的目标，直到她不再使用这些脏话为止。如果脏话出现的次数超过了她当天的目标，她就必须拿出 2 美元塞进厨房的瓶子里。到了周末，由她的室友把这些钱如数交给慈善机构。另外，为了配合这种反应代价疗法，她还要请行为矫正班的朋友们帮助，在听到她说脏话时随时提醒她。除去玩垒球的日子，她已能够达到每天的目标。在那些日子里，她与队友们玩完球，坐在一起讨论这场球时，常常说脏话。描述海迪能使用的促进泛化的方法，将她所减少的说脏话行为泛化到玩垒球时。

6. 梅尔文教授是个不受同事欢迎的人，因为她在交往中常常表现得粗鲁无礼，喜欢挖苦人。她从没有笑容，也不与同事交谈。当她想让同事做什么事时，就以一副命令的姿态告诉同事而不用"请"或"谢谢"。同事们为了不被她找麻烦，经常是立即停下手里正在做的事，去做她要求的事。如果他们对她说现在不能马上做她的事，因为他们还有其他亟待完成的工作的话，梅尔文还会坚持要求，直到同事答应为止。如果她指定的任务没有准确及时地完成，她就会讽刺挖苦他们。部门主任告诫她必须停止用这种方式与同事相处后，她开始寻求心理学家的帮助。请描述一下心理学家应该使用怎样的方法帮助梅尔文矫正她与同事的负性交往，并且将负性交往减少的结果泛化。

误 用 练 习

1. 连续几个星期，安德森教练都在教中学棒球队的队员如何击球。其他中学棒球队的投球手会投各种各样的刁球，教练想让他的队员学会对付各种球。教练计划在本季比赛中首先和本地区最好的球队比赛，这个球队有着比安德森球队好得多的队员，其投球手会投一些安德森队队员一年中所能见到的最难打的球。安德森教练想，首先与最好的队比赛会对他的队员有好处。请找出安德森教练对他队员击球技术的泛化促进方案中好的和不好的方面。

2. 诺兰博士对住在集体之家或社区公寓里的成年智能障碍者进行控制愤怒的集体训练。诺兰博士介绍控制愤怒的方法（例如，放松、镇静语的自我复述及走开等），然后示范这些方法并让所有人在角色扮演中演习。每次扮演后，她都对参与者提供反馈（强化及如何改进的指导）。训练开始时，她让每个人找出控制愤怒较困难的各种情境，并在训练时用这些情境作为角色扮演的素材。有时候，学员之间对愤怒的控制会出现问题，每当这时，她就让发生冲突的学员合作进行角色扮演。集体训练共进行 10 次，诺兰博士鼓励学员每次都积极参与。诺兰博士用了什么泛化促进方法？还有什么方法可以运用？

3. 社区学院有个计算机入门课程。根据课程介绍，该课是为学生能够在学校、工作和家庭里使用计算机而设的。每周两次课，共 10 次，包括文字处理、电子表格及一些简单画图和统计。教室里有"苹果"计算机及其兼容软件，学生们在这些计算机上练习在课堂上学过的东西。这个课程里，少了什么泛化促进措施？

4. 安吉是一个 8 岁的二年级学生，在一个为有行为障碍的儿童而设的班上课。在这个班里，有 10 个学生、一位教师及一位教师助理。安吉有一些捣乱行为，诸如从其他同学那儿拿东西、用棍子捅他们、扮鬼脸、撕扯别人的头发或衣服、欺负其他同学。其问题行为总是出现在大家写作业而老师注意别的同学时。安吉这些行为得到的结果是，她从同学的哭声、让她住手的喊声以及老师的训斥中得到了关注。老师对她采用了罚时出局法，当安吉出现问题行为时，老师就让她离开其他同学，到教室后面的一把椅子上坐 5 分钟。 为什么这种治疗不足以促进泛化？你还应增加些什么治疗方法促进行为改变的泛化？

5. 佩奇是个有心理障碍的少年，她与父母住在一起。今年她开始上中学。因为中学离她家很近，父母就让她步行上学。当他们陪她一起步行去学校时，走到十字路口，佩奇总是不看路，就向路口中央走。佩奇的父母希望能改变她的这种毛病，让她到路边时停下来先看步行指示灯，再看两边的路，只有步行指示灯亮了，路口没车时才可以继续走。于是他们就在家与学校之间的路口处练习。当佩奇接近路口时，父母就敦促她看路、看指示灯。如果在没看路或指示灯没亮时，她就走过路口，父母会坚决地说"不"，并拉她的手。然后父母逐渐减少对佩奇的敦促直到她能采用正确的行为，即父母不在身边，也能自己先看路再过路口。 为什么这种安全训练不足以促进行为改变的泛化？佩奇的父母应该再做些什么来促进泛化？

第五部分

其他行为改变的方法

第 20 章　自我管理

- 你如何确定一项需要自我管理的问题?
- 什么是自我管理?
- 什么是社会支持? 它作为自我管理的一个组成部分,有什么意义?
- 自我管理有哪些不同类型?
- 自我管理程序包括哪些步骤?

这一章将介绍可以用来影响患者自身行为的矫正方法。多数情况下,行为矫正都是由行为改变的代理人负责实施以影响另一个人的行为。例如,一位心理学家帮助当事者或父母矫正孩子的行为。当当事者本人用行为矫正程序改变自己的行为时,这个过程就称为**自我管理**。

自我管理的案例

让默里定期跑步

默里每周 5 天跑步 5～7 千米已经坚持几年了,这种有氧锻炼帮助他保持体重并降低血压,使他感觉很好。为了保持健康,默里打算一直坚持跑下去。然而,当默里大学毕业后,由于工作占去了很多时间,他逐渐不能坚持每周跑步的习惯了。每当下班回到家,他总是感觉既累又饿,于是坐在电视机前,边看电视边吃点心,因此而错过当天跑步的时间。默里决心为

此采取些措施。他还记得一些在行为矫正课中所学到的自我管理方法,认为该是用得着的时候了。

默里所做的第一件事就是在他的计算机里做一份数据表,其中用一栏记录他每天跑步的时间和距离,另一栏记录他当天的目标。在每周开始的时候,默里写下他这周每天准备跑步的时间和距离。他的最终目标是每周跑 5 天,每天 7 千米。他打算从每周 3 天,每天跑 5 千米开始,然后逐渐增加里程,直到他达到所定的目标为止。每次跑步后,他都把跑步的时间和距离记录在数据表上,并把数据表放在书房的桌子上。

默里还把每周的跑步计划作成一张图。在这张图里,他把这周的目标做上标记,在这周结束时再绘制出图中的记录。他把图挂在一块学习用的黑板上,提醒自己坚持跑步。默里使用的数据表和图见图 20-1 和图 20-2。

默里所做的第二件事是,为增加他下班后跑步的可能性,他要在下午 3 点的工休时间吃

	日期	时间	距离	目标（距离）
星期一				
星期二				
星期三				
星期四				
星期五				
星期六				
星期日				

图 20-1　默里用此表来记录他每天跑步的情况。

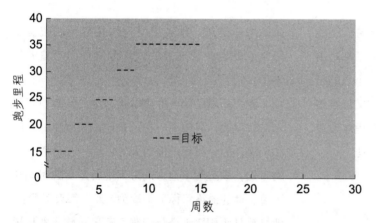

图 20-2　图中标记显示默里每周跑步的目标，待当周结束时，他将实际跑步里程画到图中相应位置。

一次点心。这是为了下班后不会感到那么饿，这样他下班后就不会因吃点心而影响跑步。

默里计划的另一部分是找几个朋友与他一起跑。他参加了当地的跑步俱乐部，还认识了镇子里下班后跑步的人。他与他们一起安排跑步，这样他相当于让自己做出了一项公开承诺，要按规定的时间跑步，并从他的伙伴中获得了社会支持。而且与新朋友一起跑步，这也为他

的锻炼增加了许多乐趣。

让安尼特打扫房间

安尼特与她的朋友香农住在校园附近的一套公寓里。自从安尼特与香农在大学一年级认识后，一直是好朋友，她们从大三开始住进了现在的公寓。一起住了一个学期后，香农开始对安尼特的邋遢感到不满。安尼特很少打扫自己的房间，她把吃的到处乱放，剩余的食物也不放回冰箱或橱柜，不洗碗，在卫生间乱丢化妆品。香农经常跟在安尼特后面收拾、整理。安尼特的房间总是乱七八糟，香农只好经常关上对着她的屋门，眼不见为净。安尼特终于逐渐认识到她与香农之间的矛盾是由于自己的脏乱。她决定改正这种不良行为，并采用了很多自我管理方法。

第一步，她在厨房和卫生间贴了一些字条，以提醒自己随时收拾干净。一张字条贴在卫生间的镜子上，另一张贴在冰箱上，上面都写着"安尼特，现在就收拾干净！"

第二步，安尼特带回一些一次性的纸盘和纸杯，它们便于清理。然后，她把食物分成若干份，这样做饭以后就没有多余的食物需要放回冰箱或橱柜。她还买了一个盛化妆品的篮子，这样，她就能更方便地取放这些东西，并收到卫生间的柜子里。

第三步，安尼特与香农签订了一份契约，规定如果安尼特把厨房、卫生间或起居室搞脏搞乱的话，每次要罚款 2 美元。契约对所谓"脏乱"有清楚的规定。安尼特在厨房里放了一份备忘录以监督记录自己的行为。只要她弄乱一次，就必须在备忘录上记录一次。如果她及时清理了，则返还 1 美元。如果是香农发现并帮助打扫干净的，香农就记录一次，安尼特就会失去 2 美元。运用这项契约，当安尼特把公寓搞乱时就要付钱，但如果她能自己打扫干净，就可以少损失一些钱。

还有一步，安尼特请求香农，当她注意到安尼特自己及时收拾干净时，能给予积极的评价。这样，安尼特就能从香农那里得到社会强化，以增强打扫卫生的行为。

找出需要自我管理的问题

上述两个案例说明了需要自我管理的问题以及两个不同的人各自采用的自我管理方法。

表 20-1　自我管理中常见的行为缺乏及过剩及其即时强化与未来后果的对比

行为缺乏	即时后果	延迟的正面后果
学习	缺乏强化	好成绩
	反应难度	毕业
	竞争行为的强化	工作或深造
	（电视、聚会、打电话）	
锻炼	惩罚（肌肉痛）	更加健康
	反应难度	体重减轻
	竞争行为的强化	更好的身材
	（进食、电视、休息）	
健康饮食	强化物价值较少	更加健康
	准备健康食物的反应难度	体重减轻
	竞争行为的强化	精力充沛
	（吃垃圾食品）	减少便秘
行为过剩	**即时后果**	**延迟的负面后果**
吸烟	即时强化（提神，放松）	肺癌
	反应难度很小	心脏病
	替代行为有反应难度	肺气肿
不安全性行为	即时强化	怀孕
	反应难度较小	接触 HIV，患上 AIDS
	如果使用安全套，则强化较少，且反应难度较高	其他性传染病
吃垃圾食品	即时强化	蛀牙
	强化物价值较高	发胖
	反应难度很小	痤疮
	很多暗示线索（广告）	便秘

这两个案例都表现出了行为缺乏，也就是说，他们未能表现出适应性行为（期望行为）。之所以是期望行为，因为它们对当事者将来的生活会有积极的作用。然而即使这种行为将来的后果是积极的，但是行为并不一定自然出现：因为①当该行为出现时，并没有得到立即强化；②与它有关的竞争性行为出现时则立即被强化。由于积极的后果将来才会出现，所以它对现在的期望行为的出现并没有产生影响。默里不会像他希望的那样经常跑，也不会跑那么多，而安尼特也不会在她弄乱了房间后及时收拾。跑步对默里将来的健康有积极作用，但是吃点心、看电视的竞争性行为却很快被强化了；打扫公寓卫生对安尼特与香农将来的友谊有积极作用，但离开脏乱的环境，从事自己喜欢的活动也很快被强化了。自我管理的目标是要增加现在所缺乏的行为，为行为者的将来获得积极的结果。

需要自我管理的问题中另一种类型是不期望行为过剩，因为它对当事者将来的生活会有负面的影响。不期望行为过剩的例子包括贪食、吸烟、酗酒及赌博。虽然不期望行为过剩对一个人未来的生活会有负面影响，但是这种不期望行为仍在继续，这是因为：①当它出现时总能立即被强化；②没有与它竞争的替代行为。由于这种负面的后果出现在将来，那么对现在的不期望行为就没有影响。所以自我管理的目标就是减少或消除这种行为过剩，这样将来就不会出现负面后果。

表 20-1 列举了一些需要自我管理的问题中常见的行为缺乏及行为过剩的例子。对每一种行为，目前引发的后果会影响它的出现，而随后或将来的后果却不会影响它出现。很多问题行为中都存在短期后果与长期后果之间的矛盾（Malott，1989；Watson & Tharp，1993）。

扩展阅读

即时和延迟强化

行为分析研究中的共识是，即时强化对行为的影响比延迟强化更强大。行为与其后果之间的延迟越长，其后果就越不可能作为行为的强化物。研究者（Critchfield & Kollins，2001）称这一现象为时间折扣。研究表明，即使即时的强化物比延迟的强化物小得多，即时强化物也比延迟强化物对行为有更强的影响。时间折扣这一概念对于自我管理有着直接意义，因为直接后果比延迟后果对行为有更强的影响——哪怕延迟的后果对个体可能很重要（如更好的身体、更好的成绩、避免癌症等）。所以，自我管理的一个目标是，让个体做出一些克服对不期望行为的即时强化影响的行动。在时间折扣研究中，研究者们考察了促使个体选择更大的延迟强化物而不是较小的即时强化物的方法，包括逐渐增加较大强化物的延迟，在延迟期间促进相关活动的出现等（Dixon & Cummings，2001；Dixon & Holcomb，2000；Dixon，Horner，& Guercio，2003；Dixon，Rehfelt，& Randich，2003）。

自我管理的定义

自我管理的基本形式是，当事者在某一时刻从事某种行为，以控制稍后出现的另一种行为（目标行为）（Watson & Tharp，1993；Yates，

1986）。依据斯金纳（1953a）所述，自我管理中包括一种控制行为及一种被控制行为。顾名思义，行为者要使用**控制行为**去影响**被控制行为**将来的出现。控制行为包括实施自我管理，以调整目标行为和替代行为的前提和后果；这些方法使被控制行为（目标行为）更有可能发生。在本章的案例中，默里采用了很多控制行为，诸如设定目标、自我监督、上班时吃点心、与其他人一起跑步等。这样做增加了他经常跑步（被控制行为）的可能性。安尼特也采用了控制行为来增加她打扫卫生的可能性，包括：贴提示条、用纸盘纸杯、安排社会强化、自我监督、与她的室友签订契约等。接下来，我们看看自我管理究竟有哪些类型（Karoly & Kanfer，1982；Thoreson & Mahoney，1974）。

自我管理策略的类型

在自我管理中，当事者要找出并界定一项目标行为，安排一种或多种行为矫正程序来影响这种行为的出现。下面列举了一些自我管理策略中常用的类型。

目标设定和自我监督

你可以用设定目标的方法来影响自己将来致力于目标行为的可能性。**目标设定**包括，写下目标行为的标准以及它应当出现的时机。例如，默里为下周规定了目标，即他下周准备跑步的天数及每天的里程数。把每天的目标写在数据表上，作为跑步的线索。同时，默里还采用了很多其他自我管理方法。虽然单凭设定目标不总是有效，但如果合并使用自我监督及其他一些自我管理方法时，它还是有效的（Doerner，Miltenberger，& Bakken，1989；Suda & Miltenberger，1993）。

你应该设定一些可以达到的目标。只有当目标可以达到时，你才更有可能成功表现出期望程度的目标行为。在自我管理初期，完成目标特别重要，因为它常常是实施强化的标准，而且初期强化通常会增加当事者坚持该程序的可能性。另外，对很多当事者来说，完成目标本身就是一种条件强化物，或当当事者因完成目标而被给予其他强化物时，它可以成为一种条件强化物。

目标设定常常与自我监督一起实施。在自我监督中，当事者记录期望行为的出现，这将帮助他们评价自己在取得目标的过程中的进步。另外，自我监督具有反应性，即，自我监督的行动将对正在记录的期望行为有促进作用（Latner & Wilson，2002）。例如，如果安尼特开始对自己的打扫行为使用自我监督，那么即使不实施其他自我管理方法，这种行为也可能会增加。

前提控制

各种用于增加或减少期望行为的前提控制法在第16章中已有描述。前提控制法也常被当事者用于自我管理程序中以影响自己的行为。回忆一下，在前提控制法中，你调整环境中的某些方面，是为了影响将来目标行为的出现（Epstein，1996）。

★回顾一下第16章中每一种前提控制法的细节，找出安尼特用于增加她打扫卫生可能性的前提控制法。

其一，她用在厨房及卫生间张贴字条以及在厨房放置备忘录的办法暗示自己。其二，她通过使用纸盘、纸杯以及把食物分成小份的办法，减少目标行为的反应难度。这样，她就可以减少打扫收拾的劳动量。她还买来盛洗漱用具的篮子，使她很容易将这些东西收拾起来，这样做也同样减少了反应难度。其三，她与室友签订了一份契约，并让室友对她保持整洁的行为及时给予表扬。这些前提控制法很快就增加了安尼特自己保持整洁的可能性。

注意，所有自我管理方法都包括前提控制法，因为当事者采用的一些控制行为是先于被控制的目标行为出现的。换句话说，当事者计划了自我管理方法，并在目标行为发生之前设计它的出现。虽然有一种自我管理法包括反应后果的控制，而不是前提控制，但是对反应后果的操纵被安排在目标行为之前，因此，这种自我管理法在技术上仍是一种前提控制法。

行为契约

行为契约是一份书面文件，你在其中界定好目标行为，并为特定的时间范围内所要达到的特定的目标行为水平安排后果。虽然是由另一个人（契约监理者）负责呈现契约的后果（结果），但行为契约仍被认为是一种自我管理，因为契约中规定的行为是一种控制行为，用来影响未来目标行为的出现。在行为契约中（第23章），你要找出并界定所要改变的目标行为；建立一种收集资料的方法；确定在契约规定的时间范围内所要达到的目标行为的程度标准；安排相关强化项目以及负责实施强化的人。这些建立在行为契约上的自我管理方法都属于控制行为。

还有一种可以用于自我管理计划的行为契约形式是，没有契约监理人，只由当事者自己建立的行为契约。在这种形式中，仍可以用上述方式来写契约，但是，要自己负责实施契约的相关强化。尽管这种契约也可以有效地帮助你改变目标行为，但是效果可能会次于有契约监理人帮助执行的契约。

★ **在你实施没有契约监理人帮助的行为契约时，可能会出现什么问题？**

问题就是你可能不会实施契约。例如，假定你写了一项契约规定，晚上可以看1小时的电视，作为对完成3小时家庭作业的强化。但是，如果你没完成作业，仍然可能看晚上的电视。那么，你就没有完成契约中已写好的规定。马丁和派尔（1992）把这种情况称之为**强化短路**。当然，这种情况在你自己建立契约时并不总是出现，但意识到它出现的可能性却很重要。有契约监理人的好处就是，其可以保证行为与强化之间的一致性，并减少强化短路出现的可能。

安排强化和惩罚

另一种自我管理的方法是不使用契约，但安排好相关的强化或惩罚。你可以自己安排相关强化或惩罚，例如，你计划在早上学习1小时后才可以吃早餐，吃早餐是学习的强化物。然而，因为由你自己实施相关强化，你有可能出现强化短路：即使没有完成1小时的学习，也照样可以吃早餐。尽管强化短路是不利的，但由自己安排相关强化的好处是不必依靠其他人的帮助。

你还可以请其他人来实施强化或惩罚。如

果是由其他人来实施，强化短路的问题就不太可能出现。例如，一个学生与妈妈住在一起，他可以要求妈妈在他完成 1 小时作业之前不要给他准备任何早餐。他的妈妈可以正确地实施这项强化，在完成 1 小时的作业后才给他早餐，这比他自己实施的相关强化要好。

★如果你要求其他人实施相关强化或惩罚的话，可能会产生什么问题？

一个问题是，可能没有朋友或家人愿意参与行为矫正程序。另一个问题是，你很可能会因朋友或家人控制给你强化物或实施惩罚而生气，尽管事先你是同意的。但除了这些问题以外，让另一个人来实施强化或惩罚将增加自我管理计划成功的可能性。没有另一个人的协助，你可能会忽视对目标行为的强化或惩罚。

除了正性强化外，你还可以安排惩罚或负性强化。常用的方法包括：反应代价、应用或移除厌恶活动。例如，一个与两位室友合住的学生说，如果她一天吸了一支烟的话，就要付给她们 10 美元。为了减少将来吸烟的频率，她用罚金（反应代价）作为对吸烟的惩罚。她也可以用打扫房间作为吸烟的惩罚。打扫房间作为一种讨厌的活动，可以减少她吸烟的可能性。她还可以安排一项负性强化。她可以声明如果哪天她没有学习 3 小时，就必须在当天晚上洗所有的盘子（或付给室友 10 美元），完成 3 小时的学习可以避免洗盘子(或失去 10 美元)。这样，学习行为就被负性强化了。

社会支持

社会支持是指，当事者生活中的重要人物为目标行为提供自然背景和线索，或为目标行为的出现提供自然强化。当你为某种具体的目标行为安排社会支持，那么社会支持就成了一种自我管理方法。

★默里是如何安排社会支持来增加他经常跑步的可能性的？

默里从当地的跑步俱乐部中找了几个伙伴，每星期和他们一起跑步几天。默里设计和朋友们的跑步日程，便是为目标行为的出现建立了自然环境。在计划要一起跑步的日子，他更有可能履行跑步计划。而且，与朋友一起跑步也是自然强化，和朋友共度时间是与和朋友一起跑步关联出现一种正性强化。因此，设计与朋友一起跑步为默里的跑步行为创建了自然的前提与后果。

再看一下另外几个运用社会支持的例子。马莎想减少喝啤酒的行为，为此她设计更多地与她那些不喝酒的朋友在一起，不参与喝酒朋友的任何活动。结果，由于这种自然发生的强化，当她与不喝酒的朋友在一起时，就会喝一些软饮料，使她在这种氛围中减少了喝啤酒的可能性。罗杰在这学期最后 4 周有很多必须完成的学习任务。他有一群很少学习的朋友，他们常常看电视、玩游戏，或坐在一起聊天。而另一群朋友，一起住在另一幢楼里，把大部分晚上时间都用来学习。罗杰便经常在晚上到这幢楼来，结果，由于自然的社会强化，增加了他学习的可能性。

不管什么时候，自我管理程序中都应该有社会支持这个成分。这些社会支持的参与者们，通过帮助预防强化短路的出现，也就增加了成功的可能性。如果在自我管理法中，由其他人负责实施强化或监督行为者实施强化，就会减少出现强化短路的可能性。

自我指令及自我鼓励

你可以通过一种特殊的自我对话方式来影响自己的行为（Malott，1989）。就像你将在第25章中将要学到的那样，可以在适宜的时候，通过复诵**自我指令**暗示适宜行为，以此来影响自己的行为。实际上，运用自我指令，就是在告诉自己要做什么，或如何做。在适宜行为出现后，可以立即复诵自我鼓励语为自己的行为提供正性评价。例如，当罗兰去领导的办公室时，她对自己说"记住，要看着他的眼睛，用一种坚定的语调，直接提问题"。一旦她采取了这种自信的行为，她就对自己说"很好，我是自信的，说了自己想说的话"。罗兰的自我指令及自我鼓励使她在领导面前举止更为自信。然而，为了使罗兰在领导的办公室能够复诵自我指令及自我鼓励，她必须提前演习。自我指令及自我鼓励本身也是行为，当它们在一定的场合出现并影响其他的目标行为之前，必须先进行学习才能获得。

正如我们将在第25章所谈到的，角色扮演，即模拟真实问题情景，可以让当事者通过演习学会自我指令及自我鼓励。为了在自我管理程序中更好地运用它们，必须确定具体的措辞，确定适宜使用的时间及地点，并在角色扮演中或在想象的问题情景中练习。只有在完全学会以后，才能安排使用。

自我管理方案的步骤

建立在一种或多种方法上的一项自我管理方案包括以下描述的九个步骤。

步骤1：做出采用自我管理程序的决定。在意识到一些自己不满意的行为之后，你可能会做出决定，要采用自我管理程序。你开始考虑这些行为，并想象着如何能够改善它们，这便促使你采取一些行动（Kanfer & Gaelick-Buys，1991）。如果你通过上课或读书学会了如何使用自我管理程序的话，你就可以开始这个程序了。使自我管理过程真正开始的事件是期待目标行为带来有益的改变。如果你预计努力的结果是积极的，就更有可能采取行动去改变自己。

步骤2：定义目标行为及竞争行为。自我管理的程序是增加或减少目标行为的水平。必须先界定要改变的目标行为，以便可以确实地记录它并正确地实施自我管理。找出并定义与目标行为相竞争的行为也是很重要的。当目标行为是要增加缺乏的行为时，你就要想法减少不期望的竞争行为。当目标行为是要减少过剩的行为时，你就要想法增加期望的竞争行为。

步骤3：目标设定。在自我管理项目中，你的目标就是要让目标行为达到期望的程度。在设定目标时，要先为目标行为确定一个适宜的程度，即在生活中获得一定改善。公开你的目标，使其他人注意它，也是很有价值的。如果你计划以渐进的方式完成最终目标，可以先写下很多中间目标。有时只有经过一段时间的自我监督，明确了目标行为的基线水平后才能设立中间目标。这样，建立在目标行为基线水平上的中间目标便可以逐渐接近最终目标。

步骤4：自我监督。在确定了目标行为之后，就可以建立并实施自我监督了。你可以运用数据表或一些记录仪器（第2章），在每一次目标行为出现后立即记录。在实施自我管理前，要先记录一段时间（一般 1～2 周）的目标行为，以明确目标行为的基线水平。目标设定及自我监督有可能使目标行为向着期望的方向改变。在目标行为的水平稳定之前，不应该实施自我管理方法。如果通过目标设定及自我监督，目标行为就达到了目标水平，就可以延缓实施下一步骤并继续设定目标和进行自我监督。如果运用自我监督没有使目标行为维持在目标水平，就可以实施下一步的自我管理方法了。自我监督法要贯穿整个自我管理程序的始终，以判断该程序的有效性和改变的稳定性。

步骤 5：功能性评估。 在基线期实施自我监督的同时，应该进行功能性评估，以明确目标行为及应对性的替代行为的前提、后果。第 13 章中已经描述过应如何进行功能性评估，其目的是了解各种目标行为及替代行为出现与否的有关情况，以便选择相应的自我管理方法，改变在功能性评估中确定的各种前提与后果。

步骤 6：选择适宜的自我管理方法。 在这一阶段，你必须选择相应的自我管理方法去矫正你的目标行为。一方面，选择针对目标行为或针对与目标行为相竞争的替代行为的前提控制法。这种选择应建立在功能评估的基础上。前提控制法在第 16 章中有详细的描述。另一方面，选择改变目标行为或替代行为后果的方法。如果想减少一种不期望的目标行为，就应该消除对目标行为的强化；设计一些对目标行为出现的惩罚；提供对替代行为的强化；消除对替代行为的惩罚；用行为技能训练法教授替代行为。如果你想增加一种期望的目标行为，就应该设计一些对目标行为的强化；消除任何对该目标行为的

惩罚操作；消除对替代行为的强化；提供对替代行为的惩罚。

如你所见，在一项自我管理方案中，要么选择直接影响目标行为的前提控制法或后果控制法，要么选择影响替代行为的前提控制法或后果控制法，去间接影响目标行为。

步骤 7：变化评估。 一旦已经实施自我管理方法，就要通过自我监督持续收集资料，并评估你的目标行为是否正在朝着期望的方向变化。如果目标行为正以期望的方式变化，就继续实施自我管理和自我监督，看看是否已达到你设定的目标。一旦你达到了目标，就应开始实施保持方法。如果目标行为没有向期望的方向变化，就要重新评价这种自我管理方法，做一些必要的调整。

步骤 8：必要时重新评价自我管理方法。 如果在实施自我管理后，目标行为没有朝着期望的方向改变，你就应该考虑两方面的问题。首先，你可能没有正确地实施自我管理。在这种实施不正确的情况下（例如，强化短路），自我管理法不可能有效地使目标行为朝期望方向变化。如果你发现程序实施有误，你就要采取必要的步骤，重新予以正确实施。如果你无法正确地实施，就必须选择其他你能够实施的自我管理方法。例如，如果你为自己写了一项契约，却总是出现强化短路，那么就应该考虑与其他人签写契约，让他帮助你实施强化。

其次，你可能在开始时就选择实施了不恰当的自我管理方法。如果确定实施正确，但又没有产生期望的行为变化，就必须重新评价这些方法。你可能没有选对前提控制法或后果控制法。你也可能需要再次查看你的功能评估资

料，或再次进行功能评估，以重新确定相应的前提和后果。

　　步骤 9：实施保持的方法。一旦达到了自我管理的目标，就要将目标行为维持在期望水平。在理想的情况下，你可以停止使用自我管理，让自然的强化或惩罚来维持目标行为或替代行为。例如，当安尼特有规律地自己打扫卫生时，她的室友就会感谢她，并不断地给予肯定，这些都是对打扫卫生行为的自然强化。另外，整洁厨房、起居室、浴室已经成为条件强化物，因为这种清洁的状态已经伴随其他强化物贯穿了整个自我管理程序。对默里来说，自然强化随跑步而出现。来自朋友的社会支持既是他跑步的线索，也是社会强化。另外，他跑得越多，体形就越好，这不仅减少了相应的反应难度，而且增大了强化。然而，对许多当事者来说，自然强化不可能长期维持目标行为的水平，在有些情况下，自然强化可能还是个问题。对于试图保持体重的人，他们与朋友一起外出，吃比萨饼或汉堡包、野餐、或参加聚会，常常容易过食，但这些都是自然强化。因此继续实施自我管理是必要的，至少应该定期实施。让当事者不断地设定目标并实施自我监督也是有效的措施。这些自我管理方法不费时，且简单易行。一般情况下，设定目标及自我监督就能够维持目标行为。自我监督能够提供在整个实施过程中目标行为出现的有关信息，所以它特别重要。用这种方法，可以很快地了解在维持目标行为的过程中是否存在问题，然后决定是否继续进行下一步的自我管理。

自我管理方案的步骤

1. 做出采用自我管理程序的决定
2. 定义目标行为及竞争行为
3. 目标设定
4. 自我监督
5. 功能性评估
6. 选择适宜的自我管理方法
7. 变化评估
8. 必要时重新评价自我管理方法
9. 实施保持的方法

临床问题

　　本章介绍了个体可以用来改变自己行为的自我管理策略。这些策略可以用于改变个体为了自我改善所需要改变的行为过度或行为缺乏。然而，有些问题可能特别严重（如，药物成瘾、酗酒、赌博、暴力行为等），因此需要专业人士的帮助。对于严重影响个体生活的临床问题，当事者应该向行为治疗师、心理学家或其他有关专家求助。

本 章 小 结

1. 大多数需要自我管理的问题都存在目标行为的即时后果与长期后果之间的矛盾。

也就是说，需要减少的不期望目标行为被即时后果所强化，尽管它的长期后果是负面的；或要增加的期望目标行为被即时后果所压制，而没有得到长期正性后果的强化。

2. 自我管理是使用行为矫正策略来改变自己的行为。它是一个运用控制行为去影响即将出现的被控制行为的过程。控制行为即自我管理方法，被控制行为即需要改变的目标行为。

3. 社会支持是指重要他人提供前提或后果以促进适宜行为的出现。社会支持作为自我管理的一部分很有意义，因为重要他人的加入可以帮助预防当事者自我管理强化短路，使自我管理更成功。

4. 自我管理策略包括：目标设定和自我监督、前提控制、行为契约、安排强化或惩罚、社会支持、自我指令和自我鼓励。

5. 通常自我管理程序包含一系列步骤：①做出改变一种特定行为的决定；②确定目标行为及竞争行为；③为自我管理程序设定目标；④实施自我监督计划；⑤对目标行为和替代行为的前提和后果进行功能性评估；⑥选择并实施自我管理方法；⑦对目标行为的变化进行评价；⑧如果目标行为没有朝着期望的方向改变，重新评价这种自我管理方法；⑨实施保持性措施。

练 习 测 验

1. 什么是行为缺乏？介绍一个需要进行自我管理的行为缺乏问题的例子。

2. 在你的例子中，介绍行为缺乏的即时强化和行为的长远后果。

3. 什么是行为过剩？介绍一个需要进行自我管理的行为过剩问题的例子。

4. 在你的例子中，介绍行为过剩的即时强化和行为的长远后果。

5. 介绍自我管理的基本成分。

6. 什么是控制行为？举例说明。

7. 什么是被控制行为？举例说明。

8. 在行为缺乏的情形中，自我管理的目标行为与替代行为有什么关系？

9. 在行为过剩的情形中，自我管理的目标

行为与替代行为有什么关系？

10. 介绍可以在自我管理方案中使用的各种前提控制法。

11. 举一个自我管理方案中使用行为契约的例子。

12. 安排强化物或惩罚物的方法与行为契约有什么不同之处？有什么相同之处？

13. 什么是社会支持？举例说明一个自我管理方案中的社会支持。

14. 举一个自我管理方案中使用自我指令的例子。怎样学会使用自我指令？

15. 介绍在自我管理方案中的九个步骤，以及怎样执行这些步骤。

应 用 练 习

1. 克里斯近来一直在抱怨她总不能完成家庭作业，说她每天都想做作业，但就是做不到。虽然她参加了一个行为矫正课程，但她认为自己不可能成功地执行一项自我管理程序。描述一下你应该怎样使克里斯顺利运用自我管理程序改变她的学习行为。

2. 你准备帮助克里斯实施她的自我管理方案。她确定自己的目标行为是学习，并开始对学习行为进行自我监督。在她能够选择矫正她的学习行为的自我管理方法之前，你必须对她的学习行为及干扰学习的替代行为进行功能性评估。为了得到功能性评估信息，应该对克里斯提什么问题？

3. 克里斯告诉你，她晚上在宿舍学习时总看电视，她的室友或朋友也总在她打算学习的时候来找她。她只好停下来与他们聊天，有时也与他们一起外出。她经常停下学习去看电视或让自己去吃吃喝喝。很多时候，她甚至不想学习，只想和朋友们在一起。当她努力学习时，朋友就抱怨她太闷，说她正错过很多有趣的事情。请选择自我管理方法中的前提控制法和后果控制法，让克里斯能用来增加学习行为。

4. 你有一个咬手指甲的毛病。不管什么时候，只要你看到指甲末端长出白的部分，就会去咬它。只有咬掉了白的部分，你才会暂时停止，直到指甲又长出来。但是，如果指甲不平或先前咬过的边缘不齐，你也会去咬。这种动作多出现在你看电视或电影、听讲或学习时。试述你能够用来停止咬指甲行为的自我管理方法（前提控制法和后果控制法）。

误 用 练 习

1. 考特尼在大学期间一直吸烟。她学习时吸烟，开车时吸烟，早上起床吸烟，饭后吸烟，难过时吸烟，与朋友外出时也吸烟。上大四时，她开始认识到吸烟对健康的影响，并决定戒烟。她计划在周一开始。如果在周一之前她不能把现有口袋里的烟吸完，那么剩下的就扔掉。她计划运用自我指令来戒烟。从周一早上开始，每当她出现吸烟的冲动时，就对自己说："不要吸烟！它对你有害！"她的理由是，如果她对自己使用了这样的暗示语，就会减少外出买烟或向朋友要烟吸的可能性。考特尼推测，开始几天可能会比较困难，但过了这几天就会变得容易了。考特尼的计划有什么问题吗？你对此还有什么别的建议吗？

2. 伦尼总是把用过的碗盘堆放好几天后才洗。他的脏衣服乱丢在房间里，拖一个多星期才去洗。收到的信件则是丢在橱柜上好几天才拆开。他从学校带回的书籍及其他物品就随便扔在地板上、餐桌上。总之，他的住处弄得很邋遢。尽管他是独自居住，但他的邋遢已经给他带来了麻烦。他想改掉这种习惯，及时把东西摆放好，但却不能保持。晚上，他总要看很长时间电视。只要不学习就看电视，有时干脆坐在电视机前学习。他每晚看3～4个电视节目。伦尼决定要用看电视作为对他收拾东西、打扫卫生这些目标行为的强化。他让自己先把书籍放到书桌上，把要洗的衣服放到一个大篮子里，用过的碗盘及时清洗，做饭后及时把食物放好，阅读来信然后放到书桌上。只有做完这一切事情后，他才能看电视，作为对这些行为的强化。这项计划有什么问题吗？伦尼在这项计划中还应该做哪些改善？

3. 乔治过度饮酒已经很多年了。他常常自斟自饮，已经到了每晚都喝醉的程度。有时他甚至想在早上喝一点，试图使自己在宿醉之后好过一点。乔治觉得他的饮酒已成为一个问题，决定采用一项自我管理方案来戒除或限制自己的饮酒行为。他拿出上大学时的行为矫正教科书，重读了自我管理这一章。然后，他根据这一章的基本步骤设计了一项自我管理计划。这个案例有什么问题吗？乔治还应该做些什么？

第 21 章　习惯扭转疗法

- 什么是习惯性行为？习惯性行为什么时候会成为习惯性障碍？
- 习惯性行为的三种类型是什么？
- 习惯扭转疗法包括哪些成分？
- 如何对三种习惯性行为应用习惯扭转疗法？
- 是什么让习惯扭转疗法起效？

在这一章里，我们把重点放在对习惯行为实施的治疗措施上。这些治疗方法称为**习惯扭转疗法**，用于减少不良的习惯行为出现的频率。习惯行为通常不会严重影响患者的社会功能，它们只是给当事者或关系密切的人增添一些麻烦。然而，也有一些人的习惯行为过频或过强，给个人带来负面影响，或降低了个人的社会融入度（Boudjouk，Woods，Miltenberger，& Long，2000；Friedrich，Morgan，& Devine，1996；Friman，McPherson，Warzak，& Evans，1993；Long，Woods，Miltenberger，Fuqua，& Boudjouk，1999）。当习惯行为过多或过强时，当事者常常为此寻求治疗。在这样的情况下，习惯性行为可以看作习惯性障碍（Hansen，Tishelman，Hawkins，& Doepke，1990）。

习惯性行为的案例

乔尔正坐在教室里专心地听心理学教授讲课。大部分课堂时间他都在咬手指甲，他不自觉地把手指放进嘴里咬着指甲的边缘，不停地沿着指甲的边缘来回咀嚼直到咬平那些不平的地方，常常把某一个指甲咬到短得不能再咬了他才停止。乔尔并没有为自己的咬指甲行为而烦恼，但他的女朋友常告诉他，他咬指甲的样子很难看。

焦恩是一名大学棒球队的运动员，他每天都在健身房锻炼，并做一些额外的击球练习。在大量的运动之后，他的脖子及肩膀就会感到紧张。每当他感到紧张时，就快速地转转头部。这种动作通常可以缓解肌肉紧张，至少是暂时缓解。一段时间后，焦恩发现自己出现了越来越频繁的转头动作，而且通常是在比赛中他坚持上场击球的时候出现。当他回顾比赛录像时，注意到了自己这个习惯。尽管这种动作并没有影响他的成绩，但对他来说，太频繁地出现这种动作总显得有些不正常。

巴巴拉是一名快毕业的医学院学生，在一

所儿童医院里跟随专家进行临床实习。她跟着儿科专家在医院里查房，在看完每位病人后，专家会向巴巴拉及其他学生问一些有关病人的问题。在这种情况下，巴巴拉常感到紧张，有时在她回答问题时会出现口吃。她一口吃，就会卡在某个字上，来回重复这个字之后才能把句子说完。例如，她可能会说："医生，我认为我们需要进行进——进——进一步的 X 光检查。"尽管这种口吃对她在学校时没什么负面影响，但她担心可能会影响接下来的成绩或职业发展机会。

习惯性行为的定义

上述的三个例子说明了三种类型的**习惯性行为**：神经性习惯、肌肉抽动及口吃（Woods，Miltenberger，1995）。

神经性习惯

在第一个例子里，咬指甲是**神经性习惯**的一种常见类型。神经性习惯的其他例子包括捻弄或将头发（或胡须）、敲铅笔、叼钢笔或铅笔、弹响指、吮拇指、重复摆弄回形针或类似的小东西、弄响口袋里的硬币、折叠或撕纸（比如饭店里的餐巾）、抠指甲，以及其他重复摆弄物品或身体的某些部分（Woods，Miltenberger，& Flach，1996）。神经性习惯主要指那些重复性的行为，它们大多出现在个体体验到高度精神紧张时。

神经性习惯对个体不具有典型的社会功能，比方说，它不受个体生活中其他人的强化。但是，它们可以减少个体体验的精神紧张。在个别情况中，神经性习惯可能有自我刺激作用。在大多数情况下，神经性习惯主要用到双手，也有一些是嘴部的动作，如咬嘴唇或磨牙，即那些磨牙癖患者。

很多神经性习惯对个体来说不引起任何问题，除非这种习惯行为过频或过强。例如偶尔咬咬钢笔或摆弄回形针不是问题，但是整天咬钢笔或一天拆几百个回形针就是问题了，因为这种行为过于频繁（Ellingson，Miltenberger，Stricker，Garlinghouse et al.，2000；Rapp，Miltenberger，Galensky，Ellingson，& Long，1999；Woods & Miltenberger，1996b）。同样，偶尔咬指甲或抠指甲对大多数人来说不会成为问题，但如果把指甲弄得流血或受伤就成问题了。拉头发的强度也是个问题：尽管捻弄或将头发不会成为问题，但如果把头发成缕地揪下来就是问题了。同样，由于过强的磨牙行为引致口腔肌肉的损伤或疼痛也是问题。当神经性习惯过频过强时，人们常常要寻求帮助以消除这种行为习惯。坦恩等（Teng，Woods，Twohig，& Marcks，2002）曾使用基于身体的重复性行为问题这一定义来表示神经性习惯（如咬指甲，挖、咬、抓皮肤，咬嘴唇），这种习惯最终导致身体的损伤或者消极的社会评价。

肌肉抽动

焦恩，那个快速转头的棒球运动员，表现的习惯性行为是肌肉抽动。**肌肉抽动**是身体上特定肌群重复性的抽动动作。通常包括颈部或脸部的肌肉，也可以包括双肩、双臂、双腿或躯干部位的肌肉。颈部肌肉抽动可以包括头部朝前、朝后或朝两侧的运动，旋转颈部的来回运动，或一些联合运动。脸部肌肉抽动可以包括斜眼、眨眼、扬眉、咧嘴或一些复合动作、扮鬼脸。其他类型的肌肉抽动包括耸肩、手臂外旋、躯干扭曲或其他重复性身体运动。

肌肉抽动被认为与肌肉的高度紧张有关（Evers & Van de Wetering，1994）。有时抽动的发展与特定肌肉群受伤或发生了增加其紧张度的事件有关，虽然原发的伤害或事件已经过去，但这种抽动仍会持续出现（Azrin & Nunn，1973）。例如，一个后腰部紧张的人，可能会用一种特定的方式扭动躯干来减轻其紧张。然而在腰部问题解决后很长一段时间，这个人还会保持这种扭动躯干的动作。这就是一个抽动的例子。个别儿童的一些肌肉抽动会随着他们长大而消失。但肌肉抽动长期持续或频率高、强度高时就成为问题了。在这些情况下，人们经常需要寻求治疗。

另外，除了肌肉抽动，有些人表现出发音抽动。**发音抽动**是一种非功能性的重复性的发音。当一个人没有原因也没得病却不停地清嗓和咳嗽就属于这种情况。例如，一个小学生得了感冒，病好后有很长时间他仍不停地咳嗽并频繁地清理嗓子（Wafaman，Miltenberger，& Williams，1995）。尽管最初这种咳嗽和清嗓与这孩子的感冒有关，但在几个月以后这些症状仍持续出现，就应归之为发音抽动。

抽动秽语综合征是一种包括运动肌肉和发音的复合性抽动障碍。这种障碍以及其他抽动障碍目前认为是遗传、神经生物因素以及环境事件的复杂交互作用所致（Leckman & Cohen，1999）。当一个儿童出现两种或两种以上的肌肉抽动（至少包括一组声带抽动）并持续一年以上时，我们便诊断为抽动秽语综合征。 抽动秽语综合征被认为是一种始于儿童期的终身障碍。

口吃

上述第三个例子中，巴巴拉表现出的**口吃**，是一种功能性的语言障碍，患者常重复几个单字或音节，并延长它们的发音或者在一个词中间中断（在说一个词时有一小段不发音的时间间隔）。口吃可能出现在幼儿开始学说话时。然而，随着成长，大多数孩子的口吃问题都会消失。有时在儿童和成人中也存在不同程度的口吃。有一些口吃并不引人注意，另一些口吃则会影响到说话效果。人们常常在口吃严重到影响说话时，才开始重视并寻求治疗。

上述每一种习惯性障碍，用称为习惯扭转疗法的行为矫正程序，都可以得到成功的治疗（Miltenberger，Fuqua，& Woods，1998；Miltenberger & Woods，1998；Piacentini et al.，2010；Woods & Miltenberger，1995，2001）。

习惯扭转疗法

阿兹林等人（Azrin & Nunn，1973）开发了一种消除神经性习惯和抽动的治疗方法，他们称之为习惯扭转疗法。在随后的研究中，他们和其他大多数的研究者都证明，这种习惯扭转疗法对治疗包括神经性习惯、抽搐及口吃在内的各种习惯性障碍确实有效（Azrin & Nunn，1974，1977；Azrin，Nunn，& Frantz，1980a；Finney，Rapoff，Hall，& Christopherson，1983；Miltenberger & Fuqua，1985a；Piacentini et al.，2010；Twohig & Woods，2001a，b；Wagaman，

Miltenberger, & Arndorfer, 1993；Woods, Twohig, Flessner, & Roloff, 2003）。

用习惯扭转疗法为那些有习惯性障碍的患者开设治疗课。患者运用这些在课上学到的方法控制课外出现的不良习惯。在习惯扭转疗法中，首先要让不良习惯者学会描述含有不良习惯的行为。在学习了识别不良习惯的行为后，患者还要学习确认不良习惯出现或将要出现的时间。这些过程构成了习惯扭转疗法中的**识别训练**部分。然后，让患者学习**竞争性反应**（一种与习惯性行为不相容的行为）。在课上，每次出现不良习惯时，都要练习这种竞争性反应。下一步，让患者想象自己在课外用这种竞争性反应控制不良习惯的情景。最后，教给患者在课外无论是不良习惯出现或将出现时，都要运用这种竞争性反应。这些过程构成了**竞争性反应训练**的内容。

指导其他重要人物（如父母或配偶）督促患者，在课外出现不良习惯时使用竞争性反应。还要指导他们，当患者成功地使用竞争性反应而不再出现不良习惯时，要给予表扬。这些重要人物及其所起的作用都归属于**社会支持**部分。最后，治疗师要再考查所有患者出现不良习惯的情景，弄清不良习惯如何令患者感到尴尬或不便。这种考查是一种**动机战术**，它可以增大来访者在治疗课以外用竞争性反应控制不良习惯的可能性。

在习惯扭转治疗课中，来访者学习两种基本的技术：①辨认每一种不良习惯出现的情况（识别训练）；②依据不良习惯出现或可能出现的情况，而使用这种应对反应（竞争性反应训练）。认识不良习惯是使用竞争性反应的必要条件。必须训练患者认识每种神经性习惯出现的情况，这样就可以立即采取竞争性反应。通常竞争性反应是一种不引人注意的行为（不容易被其他人觉察），只需花 1～3 分钟时间。家人要不断地通过提醒督促及强化的办法帮助来访者在治疗课以外使用这些技能（社会支持）。

习惯扭转疗法的应用

治疗不同类型的习惯性障碍的习惯扭转疗法之间的主要区别，是竞争性反应的性质。对患者表现出来的特定习惯、抽动或口吃问题要分别选择不同的竞争性反应。现在我们来看看，对各种类型的习惯性障碍要应用的不同习惯扭转方法（有关习惯扭转疗法程序的综述见 Woods & Miltenberger, 1995, 2001）。

神经性习惯

已经有很多研究者对习惯扭转疗法治疗神经性习惯的效果做了评估（Azrin, Nunn, & Frantz-Renshaw, 1980, 1982；Miltenberger & Fuqua, 1985a；Nunn & Azrin, 1976；Rapp, Miltenberger, Long, Elliott, & Lumley, 1998；Rosenbaum & Ayllon, 1981a, b；Twohig & Woods, 2001a；Woods, Miltenberger, & Lumley, 1996b；Woods et al., 1999）。研究涉及的用习惯

习惯扭转疗法的构成
■ 识别训练
■ 竞争性反应训练
■ 社会支持
■ 动机战术

扭转疗法治疗的神经性习惯，包括咬指甲、揪头发、吸吮拇指，及一些嘴部的不良习惯如咬唇和磨牙等。在每种情况下，竞争性反应都是一种容易做且与神经习惯不相容的自然行为。例如，对那些在课堂上咬指甲的学生来说，竞争性反应就应该是用手握紧铅笔1～3分钟或攥紧拳头1～3分钟。这些学生先学习辨认自己每一次开始咬指甲的时机。一旦察觉到自己咬指甲的行为（例如，手指接触到牙齿，手正向嘴移动），他们就应立即中止行为并握紧铅笔。因为握铅笔在课堂上是一种自然的行为，竞争性反应不会引人注意。类似的竞争性反应也能用于揪头发或任何需要用手的神经性习惯。如果患者当时不在教室或没有铅笔或钢笔可握，对咬指甲或揪头发的竞争性反应就可以用拳头，用另一只手握住这只手1～3分钟或把这只手放到口袋里1～3分钟。也可以坐着不动，胳膊交叉放置于胸前，或用大腿夹住双手，又或者，以其他方式占用双手以防止自己咬指甲行为。

对于口部的习惯如咬唇或磨牙，一种竞争性反应就是保持上下牙轻轻咬合两分钟。这一动作与前两种习惯中的任何一种都是不相容的。

对孩子使用习惯扭转疗法时，家长应给予具体指导，以帮助孩子表现出竞争性反应。例如，有一个5岁的女孩，常常在她不活动时（如看电视或静坐时）揪头发及咬指甲。竞争性反应是把双手抱在一起放在膝上。治疗师先指导妈妈对女儿说，"把手放膝上"，然后不管什么时候，只要看见女儿揪头发或咬指甲，妈妈就用躯体引导女儿把手放在膝上。不久，女儿一听到妈妈说"把手放膝上"时，就会把手放到膝上。最后，当女孩要咬指甲或揪头发时，她

就会自己把手放到膝上。不管什么时候，只要她坐着的时候把手放在膝上，妈妈都要表扬她。这两种习惯性行为（揪头发，咬指甲）由于使用了竞争性反应治疗而减少，它是在家长的帮助下实现的（社会支持）。

肌肉抽动

还有些研究资料对习惯扭转疗法在肌肉（以及发音）抽动方面的治疗进行了评估（Azrin & Nunn, 1973；Azrin, Nunn, & Frantz, 1980b；Azrin & Peterson, 1989, 1990；Finney et al., 1983；Miltenberger, Fuqua, & McKinley, 1985；Piacentini et al., 2010；Sharenow, Fuqua, & Miltenberger, 1989；Woods, Miltenberger, & Lumley, 1996a；Woods & Twohig, 2002）。治疗肌肉抽动的习惯扭转法中的竞争性反应包括使抽动的肌群紧张，令身体的这一部分保持静止（Carr, 1995）。例如，那个总是转头的棒球运动员焦恩，可以使颈部的肌肉适度紧张以保持头部向前的姿势，来避免抽动。患者先要学习识别每次出现或将要出现抽动的时机，然后，马上使用竞争性反应两分钟。颈部肌肉适度的紧张及保持头部正向前的行为不起眼，因此不会引起他人的注意。阿兹林等人（Azrin & Peterson, 1990）则描述了一种有关发音抽动的竞争性反应，包括咳嗽、清嗓等。其竞争性反应是："缓慢有节律地深呼吸，闭嘴用鼻子呼吸。呼气要比吸气轻而长（如吸气5秒，呼气7秒）。"阿兹林等人的习惯扭转疗法还可以成功地用于与抽动秽语综合征有关的肌肉及发音抽动，通常这种病被认为是一种神经科疾病，需要药物治疗（Shapiro, Shapiro, Bruun, & Sweet,

表 21-1　反应定义及竞争性反应

抽动	反应定义	竞争性反应
点头	任何头部两侧肌肉的前后运动	保持颈部肌肉紧张，收紧下颌对着颈项
快速眨眼	任何间隔少于3秒钟的眨眼	每5秒钟故意睁大及闭合双眼，同时每10秒钟转移注视一次
面部抽动	任何嘴唇向外的运动	紧闭嘴唇
面部抽动	一侧或两侧嘴角后拉	咬紧牙关，闭紧嘴唇，同时上提脸颊
头部抽动	任何头部向下的抽动	参考点头
肩部抽动	肩部或手臂的上下运动	手臂贴紧躯干，肩部用力向下沉

1978）。大多数人的肌肉痉挛与抽动秽语综合征无关，可以通过习惯扭转疗法得到有效治疗。

米尔腾伯格尔（Miltenberger et al., 1985）应用习惯扭转疗法对患有六种不同的肌肉抽搐的9个患者进行了治疗。表21-1提供了六种不同的肌肉抽动行为的定义，以及竞争性反应的应用。在每一个病例中，竞争性反应都是指让相反肌群运动起来以限制抽动行为。

扩展阅读

对抽动秽语综合征的行为研究

除了评估习惯扭转疗法对由抽动秽语综合征引起的抽动的疗效，行为研究者还考察了这一障碍的其他方面。Doug Woods 和同事们进行了多次研究，考察影响抽动出现的因素、儿童控制抽动的能力、习惯扭转疗法对于治疗过和未治疗过的抽动的影响（Woods et al., 2008）。在一项研究中，Woods 等人（Woods, Watson, Wolfe, Twohig, & Friman, 2001）考察了与抽动相关的谈话对抽动出现的影响，考察对象是两个患有抽动秽语综合征的男孩。研究者发现，当成年人在孩子面前谈论孩子的抽动问题时比不谈论这一问题时孩子出现的抽动更多。在另一个研究中，Woods

和 Himle（2004）想要知道，如果让孩子自己控制抽动，他们是否能做到。他们发现，让患有抽动秽语综合征的儿童控制抽动基本是无效的。但是，当告诉儿童如果控制抽动可以得到代币，他们会控制得好一些。这些结果表明，如果有较好的行为结果并对干预有直接影响，孩子是可以控制抽动的。在另一个研究中，Woods 和同事们（2003）考察了习惯扭转疗法对于患有抽动秽语综合征的儿童表现出的发音抽动的影响，并考察了治疗发音抽动是否会引起肌肉抽动的变化。研究者发现，使用习惯扭转疗法降低了所有孩子的发音抽动，然而这一效果泛化到肌肉抽动只在五个孩子中的一个身上发生。

口吃

大量的研究文献已经证实，习惯扭转疗法对口吃是有效的（Azrin & Nunn, 1974；Azrin, Nunn, & Frantz, 1979；Elliott, Miltenberger, Rapp, Long, & McDonald, 1998；Ladoucher & Martineau, 1982；Miltenberger, Wagaman, & Arndorfer, 1996；Wagaman et al., 1993；Wagaman, Miltenberger, & Woods, 1995；

Waterloo & Gotestam，1998；Woods et al.，2000）。用于口吃的竞争性反应与用于神经性习惯或肌肉抽动的竞争性反应完全不同。口吃是由于喉部肌肉的紧张阻碍了气流通过声带，进而影响了言语的流畅性。因此，竞争性的反应应该包括放松喉部肌肉，使讲话时气流能顺利通过声带。这种竞争性反应也称作**调整呼吸**。首先要教患者识别每种口吃的情况。让患者学习描述他们表现出来的口吃类型，并在治疗师的帮助下，辨认讲话时出现口吃的每种情景。当患者能意识到大多数口吃出现的情况时，治疗师就可以教授调整呼吸的方法。

其中一部分是叫作**膈式呼吸**的快速放松法。患者学习运用横膈膜的肌肉有节奏地呼吸，使气体深深地吸入肺内。随着患者缓慢而规律的呼吸，同时治疗师要指导他边呼气边说一个词。由于患者此时是放松的，并且呼气时气体正在通过喉部，说这个词他不会口吃，因为这种说话方式与口吃时的说话方式不相容。熟悉了一个词的练习模式后，练习说两个词，再练习短句，如此渐增。如果患者在训练中又出现口吃，就要立即停止说话，膈式呼吸几次，使气流通过再继续讲话练习。然后，治疗师还要教患者在训练班以外的地方练习这种说话方法。其他人如父母或配偶等要督促患者练习，并对他流利的讲话给予表扬，以提供社会支持。治疗的成功在于患者能够每天练习；能够察觉大多数出现口吃的情景；确实地运用调整呼吸的方法（Elliott et al.，1998；Miltenberger et al.，1996；Wagaman，Miltenberger，& Woods，1995；Woods et al.，2000）。对四个孩子使用此法治疗口吃的结果见图 21-1（来自 Wagaman et al.，1993）。

习惯扭转疗法为什么有效

已有的研究文献证实，习惯扭转疗法中的识别训练及竞争性反应对减少神经性习惯、肌肉抽动及口吃是有效的（Elliott et al.，1998；Miltenberger & Fuqua，1985a；Miltenberger et al.，1985；Rapp，Miltenberger，Long，Elliott，& Lumley，1998；Wagaman et al.，1993；Woods et al.，1996a）。识别训练是治疗的重要成分，因为患者必须能够分辨每一种神经性习惯、抽动或口吃发生的情况，以便实施竞争性反应。竞争性反应有两种功能。一种功能是限制习惯性行为，并提供一种替代性行为以取代它。第二种功能，竞争性反应可能作为一种惩罚，因为它是一种不情愿的活动，类似矫枉过正等（见第18章）。

米尔腾伯格尔及其同事（Miltenberger & Fuqua，1985a；Miltenberger et al.，1985；Sharenow et al.，1989；Woods et al.，1999）的研究认为，竞争性反应在肌肉抽动和神经性习惯中是一种惩罚物。他们发现，当不良习惯或抽动出现后，如能随之运用竞争性反应，可以有效地减少这些习惯或抽动未来发生的可能性，竞争性反应不必非与这些习惯或抽动不相容不可。换句话说，如果患者能够在这种习惯或抽动出现后，使用一些适度努力的行为（如让一组肌肉紧张3分钟），那么不论行为是否与习惯或抽动有关，都会使这种习惯或抽动减少。例如，一个面部抽动的人，在每次出现面部抽动后都使用绷紧二头肌的竞争性反应，就会减少面部肌肉抽动的发生频率（Sharenow et al.，1989）。

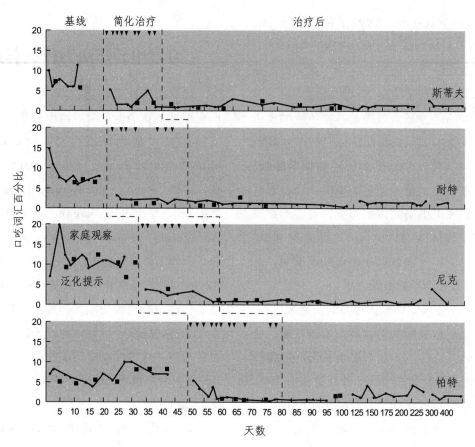

图 21-1 这一多基线跨被试设计的研究数据图，表明了治疗前和治疗后 4 名儿童口吃的百分比。治疗包括识别训练、竞争反应训练、父母的社会支持。实施治疗后所有儿童的口吃都下降到了低水平。圆形的数据点是在儿童家里对口吃的观察，方形的数据点是在学校的观察。在学校的观察是为了评估儿童在家中的口吃改变泛化到学校的情况。在简化治疗阶段，箭头表明实施治疗的日子。

但也要注意，识别训练要和竞争反应一起应用。如果没有竞争性反应，识别训练的效果就不能确定。拉杜彻（Ladoucher，1979）提出，提高对不良习惯及抽动的识别力，关系到习惯扭转疗法的成功。

研究者对三个患有肌肉抽动的学生：一个大学生（Wright & Miltenberger，1987）、两个小学生（Ollendick，1981；Woods et al.，1996a）进行了没有加入竞争性反应的识别训练，并取得了效果。然而在这三个例子中，当事者要在识别训练时加入"自我监督"。因为自我监督需要当事者在每次抽动后采取一定的行为（如记录抽动），所以自我监督具备了与竞争性反应相同的功能。一项研究证实（Woods et al.，1996a），单独的识别训练减少且几乎消除了一个孩子的"摇头抽动"，但对另外三个孩子的肌肉抽动无效。可见，单独使用识别训练对减少不良习惯及抽动的有效性还需要更多的研究来确定。

在口吃的病例中，治疗师用识别训练及竞争性反应来限制口吃行为，并提供一种替代行为以取代口吃。就口吃而言，竞争性反应不仅是一组肌肉的紧张那样的简单行为，而是以一种新的说话模式替代口吃。当事者在他每次说话时要练习这种说话模式，以替代口吃。对于不良习惯和抽动，竞争性反应的使用与该行为的出现相关联；而对口吃来说，竞争性反应则是用在当事者每次说话时，并进入各种出现口吃的情景之中。因此，竞争性反应对不良习惯及抽动发挥的功能与它对口吃的功能是不同的。

治疗习惯性障碍的其他方法

习惯扭转疗法对治疗习惯性障碍的有效性已得到了一致的论证，并认为是优先选择的治疗方法（Friman, Finney, & Christopherson, 1984；Miltenberger, Fuqua, & Woods, 1998；Woods & Miltenberger, 1995, 1996a；Woods et al., 2000）。然而，有些研究者发现习惯扭转疗法对儿童或有智力障碍的人可能无效（Long, Miltenberger, Ellingson, & Ott, 1999；Long, Miltenberger, & Rapp, 1999；Rapp, Miltenberger, Galensky, Roberts, & Ellingson, 1999；Rapp, Miltenberger, & Long, 1998）。

有研究（Long, Miltenberger, Ellingson, & Ott, 1999；Rapp, Miltenberger, & Long, 1998）发现习惯扭转疗法对有智力障碍的成人的揪头发、咬指甲的行为没有效果。在习惯扭转疗法使用无效后，来普等人（Rapp, Miltenberger, & Long, 1998）使用了一个觉察促进仪，一位有智力障碍的妇女每次去揪头发

时，这个仪器就会响。仪器装在她的手腕和颈部，当她举起手去揪头发时，仪器探测到动作，闹铃就会响起来，当她将手从头部挪开时，闹铃就停止。这个仪器的使用消除了她揪头发的行为（Himle, Perlman, & Lokers, 2008）。爱琳森等人（Ellingson, Miltenberger, Stricker, Garlinghouse, et al., 2000；Stricker et al., 2001；Stricker, Miltenberger, Garlinghouse, & Tulloch, 2003）还介绍说，觉察促进仪对儿童吮吸手指的行为也是有效的治疗手段。

龙、米尔腾伯格尔等人（Long, Miltenberger, Ellingson, & Ott, 1999）在习惯扭转疗法使用无效后，使用对其他行为的差别强化（DRO）和反应代价，消除了有智力障碍的成人吮吸手指和咬指甲的行为。龙在另一个房间通过摄像机观察患者，当习惯行为在一段时间内没有出现时，龙就进入房间，给患者一个强化物（如一个代币）。当习惯行为出现时，就把一个强化物拿走。这些研究者（Long, Miltenberger, & Rapp, 1999）在习惯扭转疗法使用无效后，使用了一个类似的方法消除了一个6岁孩子吮吸手指和揪头发的行为。来普等人（Similaily, Rapp, Miltenberger, Galensky, Roberts, & Ellingson, 1999）发现在习惯扭转疗法使用无效后，DRO和社会不赞成大大减少了一个5岁儿童吸手指的行为。

在其他研究中，反应预防也可以消除儿童吮吸手指和揪头发的行为（Deaver, Miltenberger, & Stricker, 2001；Ellingson, Miltenberger, Stricker et al., 2000）。例如，蒂瓦和同事们（Deaver et al., 2001）对一个在睡觉时揪头发的儿童使用了反应预防的方法，她

表 21-2 其他治疗习惯性障碍的行为矫正法

治疗程序	习惯性障碍	作者
厌恶气味治疗	吮拇指	Friman & Hove（1987）
反应预防法	吮拇指	Watson & Allen（1993）
反应预防法与 DRO（各种强化物）	吮拇指	Van Houten & Rolider（1984）
DRO（糖果）	吮拇指	Hughes, Hughes, & Dial（1979）
DRO（钱）	发音抽动	Wagaman, Miltenberger, & Williams（1995）
罚时出局法	发音抽动	Lahey, McNees & McNees（1973）
罚时出局法	口吃	James（1981）
罚时出局法及代币强化法	揪头发	Evans（1976）
反应代价法	口吃	Halvorson（1971）
反应代价法及代币强化法	口吃	Ingham & Andrews（1973）
后效惩罚及代币强化法	揪头发	Gray（1979）
手腕上弹皮筋	揪头发	Mastellone（1974）
行为契约法	揪头发	Stabler & Warren（1974）

的父母或幼儿园的老师在她的手上裹上薄布，这样就防止了她揪头发。

最后，来普等（Rapp et al., 2000）发现 DRO、反应阻断、简短限制对有智力障碍的青少年的揪头发行为都是有效的治疗。来普在孩子不揪头发时给予表扬，当孩子揪头发时，来普就打断反应，将孩子的手按在其身边 30 秒钟。

除了上面介绍的方法外，各种其他的行为矫正方法如各种强化法、前提控制法及惩罚法对习惯性障碍的治疗也都有一些研究。表 21-2 列举了一些例子。

本 章 小 结

1. 习惯性行为是一些重复的、自动强化的行为，它们常在患者未觉察时出现。因此，患者很难分辨行为每次出现的情景。当一个习惯行为的频率或强度达到极端时，就成为习惯性障碍了。

2. 神经性习惯、肌肉抽动及口吃是习惯行为的三种类型。

3. 习惯扭转疗法的治疗成分包括：教给患者分辨每种习惯性行为出现情况的识别训练；在习惯性行为出现时运用的竞争性反应；社会支持，以促使个体继续使用竞争性反应，消除习惯行为。

4. 每一种习惯行为的竞争性行为都是不一样的。对于抽动，竞争性行为是使涉及抽动的肌肉紧张。对于神经性习惯，竞争性行为是使用进行习惯行为时的肌肉进行不相容的动作（如手握东西以对抗咬指甲）。对于口吃的竞争性行为，则是与口吃不匹配的呼吸和讲话方式，称为调整呼吸。

5. 习惯扭转疗法的有效性与竞争性反应的运用有关，竞争性反应是作为一种惩罚物（针对不良习惯和抽动），或一种替代行为以取代习惯性行为（在口吃的例子中）。单纯增加识别训练的有效性尚未得到完全证实。

练 习 测 验

1. 什么是习惯性障碍？

2. 什么是神经性习惯？举例说明几种神经性习惯。

3. 什么是肌肉抽动？什么是发音抽动？抽动与神经性习惯有什么不同？举例说明几种抽动。

4. 说说口吃的不同类型。

5. 介绍习惯扭转疗法的程序。

6. 介绍可以用于治疗扳动关节这种神经性习惯的竞争性反应。

7. 介绍可以用于磨牙症的竞争性反应。

8. 介绍可以用于晃头这种神经性习惯的竞争性反应。什么样的竞争性反应可以用于清嗓子这种声带抽动？

9. 介绍用于口吃的竞争性反应：调整呼吸。

10. 习惯扭转疗法中的社会支持指什么？

11. 介绍识别训练。其目的是什么？

12. 在习惯扭转疗法中竞争性反应的两种功能是什么？针对神经性习惯和抽动的竞争性反应的功能与针对口吃的竞争性反应的功能有什么不同？

13. 介绍其他可以用于消除习惯性障碍的强化和惩罚程序。

应 用 练 习

1. 描述一下在你的自我管理计划中该如何实施习惯扭转疗法。如果习惯扭转疗法不适于你的自我管理计划，请描述为什么。

2. 维基是个大学生，常出现眨眼抽动。当她与别人在一起时这种抽动更易出现，尤其是在需要她积极参与活动的课堂上。这种抽动包括快速眨眼及斜眼动作。请描述一下如何对这种肌肉抽动实施习惯扭转疗法。

3. 多米尼克是个4岁的男孩，有好几个哥哥姐姐。多米尼克在两个月前开始出现口吃。他的口吃包括反复重复几个字及音节，例如，他会说"下面轮到我……

我……我了"，或说"我还想要苹……苹……苹果酱"。当他激动时更易口吃。而他出现口吃时哥哥姐姐总是笑话他，有时父母帮他把话说完。如果这个家庭到你这里来寻求帮助，你会给予他们什么样的建议帮助多米尼克减少他的口吃?

4. 坦娅是个 5 岁的女孩，当她看电视或不活动时，就整天吸吮拇指，直到睡觉也不停止。试述她的父母该如何使用差别强化及前提控制法来减少坦娅白天和夜里吸吮拇指的习惯。

误 用 练 习

1. 哈维为自己揪头发的习惯性障碍去看心理医生。医生对他采用了习惯扭转疗法，他开始留意每次揪头发的出现，并学习使用竞争反应，即在每次揪头发时都在手里紧握一样东西。哈维是一个工程学学生，他发现在两门最难的课上，他没有时间和精力去注意揪头发的行为并使用竞争性反应。然而在其他的时间里，他能够准确地应用这种疗法，那么他使用这种习惯扭转疗法的问题是什么呢?

2. 达伦随家人搬到另一个城市不久，就开始频繁地咳嗽及清嗓。父母给她用了一个星期的感冒药，可是咳嗽及清嗓并没有减轻。又过了几个星期，达伦仍然有这种行为。父母决定对她采用习惯扭转疗法，他们教达伦注意每次咳嗽及清嗓出现的情景并使用竞争性反应。他们还采用了一种 DRO 程序，在她不咳嗽及

清嗓时给予强化。在这个案例中使用习惯扭转疗法和 DRO 程序的问题是什么?

3. 马库斯是个有着严重智力障碍的 10 岁男孩，与家人住在一起。马库斯表现出很多由父母的关注而得到强化的破坏性行为。由于问题不太严重，他的父母认为不需要治疗这些行为。马库斯还有一个神经性习惯就是咬手指甲。父母决定用习惯扭转疗法对此进行治疗。然而由于马库斯的智力很差，父母不得不在他每次咬指甲时督促他运用竞争性反应。只要他们发现他在咬指甲，其中一个人就会走过去对他说:"马库斯，不要咬指甲。"然后父母会把他的双手握在一起放到他的膝盖上，并对他解释为什么咬指甲对他有害，告诉他要把双手放到一起而不要把手指放到嘴里。在这个案例中，应用习惯扭转疗法的问题是什么?

第22章 代币治疗

这一章将介绍代币治疗法,在这种方法中条件强化物被系统性地运用,以加强接受教育或治疗的患者的期望行为。先来看下面的例子。

使萨米康复

萨米是个14岁的女孩,由于她过去的野蛮、盗窃及攻击行为,正在接受对未成年犯所采用的治疗程序。这种住院式治疗程序的目标是在住院期间教给他们良好的亲社会行为并使之保持,以及消除那些与他们过去行为相似的反社会行为。每一个未成年犯都要完成大量期望的日常行为,包括按时起床、洗浴、修饰、整理床铺、按时开饭、按时上课、完成指定的一些杂务(诸如摆饭和刷碗)、参加治疗训练课以及按时就寝等。这些亲社会行为记录在一张卡片上,由少年们随身携带以便治疗师监督。每人在完成一项日常行为后就会得到一分。任何时

候,只要治疗师看到少年们完成了规定的行为,就在其卡片上加分,同时也记录在管理单上。少年们可以把这些分值兑换成一些特权,诸如在游戏室玩弹球或台球、外出散步、额外的看电视时间及请假外出等。这些特权只有在用亲社会行为挣得相应分值后才能获得。

另外,就像用给予分值作为亲社会行为的强化物一样,对于这些少年的反社会行为,也用拿走分值作为惩罚。分值的丢失是一种反应代价,每个少年都会收到一张反社会行为及其对应分值的列表。例如,说脏话、打架、偷窃、撒谎、拉帮结伙、作弊、威胁及攻击治疗师、未经允许外出以及返回延迟都会丢分。不管什么时候,只要当事者出现一种反社会行为,治疗师就要在其卡片上划去违反行为应该失去的分值,同时治疗师还要把这些丢失的分值记录在管理单上。

萨米通过这些训练有了进步,在日常生活中,她的亲社会行为增加了,因为这些行为的

结果是从治疗师那儿得到分值及赞扬。起初，她有大量的反社会行为，诸如说脏话、威胁、打架及作弊。但是过了一段时间，这些行为随着她不断失去分值而减少，因为每次这些行为出现她就失去了"特权"。一旦萨米连续两周没有丢分，并且得到某天的最大分值的话，她就可以不用再带她的记录卡而自由地到游戏室参加游戏和看电视。治疗师不断地监督着她的行为，并表扬她的亲社会行为。如果她中断了亲社会行为又出现反社会行为，这些特权就会被撤销，她要再携带记录卡，靠挣分来获得这些特权。只有当她再次连续两周不丢分时，才能不用带卡，自由地参加游戏、看电视。此后每过两周，如果她不出现问题，就可以得到一些追加的特权（如可以获准一小时的外出、全天的外出、外出过夜及周末外出）。当萨米表现亲社会行为长达4个月而没有任何问题，就可以脱离管制，由治疗师每周到家中随访。

代币治疗的定义

上述例子描述了如何将代币治疗用于青少年的管制治疗。代币治疗的目的是在一个接受指导治疗或受教育的环境中，增加当事者出现不足的期望行为，并减少他们的不期望行为。这些青少年以期望行为获得的每一分，都是一个**代币**。期望行为后立即给予当事者代币，后者被兑换成**后备强化物**。因为代币伴随着其他的强化物，它就成为一种条件强化物，来加强期望行为。后备强化物只有支付代币才能获得，而代币只有通过表现出期望行为来获得。当事者选择后备强化物是因为在治疗环境中它们对

其而言是强有力的强化物，因此他们会极力表现期望行为，避免不期望行为。

下面是**代币治疗**的基本构成：

1. 要加强的希望目标行为。

2. 作为条件强化物的代币。

3. 与代币兑换的后备强化物。

4. 获得代币的强化计划表。

5. 用代币兑换后备强化物的比例。

6. 将代币兑换成后备强化物的时间、地点。

在一些例子中，还有一种反应代价成分，要求识别待去除的不期望目标行为，以及它们每次出现时代币丢失的数额。

表22-1列出了对萨米采用的代币治疗的组成。

施行代币治疗

决定采用代币治疗来增加当事者的期望行为后，必须认真规划代币治疗的步骤，以确保治疗成功。让我们逐项检视这些步骤。

确定目标行为

代币治疗的目的是增加当事者的期望行为，因此，代币治疗的第一步就是要确定在治疗中要强化的期望行为。在萨米的案例中，期望的目标行为是亲社会行为，即青少年应在家人及伙伴中起好的作用，有责任地生活，行为符合社会规范。目标行为会依据当事者及治疗环境的性质而有所改变。目标行为可以包括教育环境中的学习技能、工作环境中的职业技能、康复环境中的自我管理技能、受管制环境中的社会技能等。选择目标行为的主要标准是它们的

表 22-1 对萨米采用的代币治疗的组成

目标行为（正面）	获得分值	目标行为（负面）	失去分值
7 点钟起床	2	骂人	1
洗漱	1	叫喊，恐吓其他人	1
梳头	1	打架	4
收拾衣物	1	偷窃	4
收拾床铺	1	说谎	4
按时早餐	1	拉帮结派	2
按时上课（上午）	1	作弊	4
按时午餐	1	恐吓治疗师	1
按时上课（下午）	1	攻击治疗师	5
按时参加小组咨询	1	未经批准而外出	5
完成一些杂务	1	外出后晚归	3
就寝前整理房间	1	每外出 1 小时或晚归 1 小时	2
按时上床	1		
完成课外作业	6		
每日总分	20		
附加分			
考试 A 级	10		
考察 A 级	5		
考试 B 级	5		
考察 B 级	2		

后备强化物	所需分值	可追加的特权范围及需达到的行为标准
30 分钟游泳	10	1. 自由进入游戏室：2 周的每日最高分
30 分钟电子游戏	10	2. 每日 1 小时自由时间（可外出）：4 周的每日最高分
30 分钟电脑游戏	10	3. 全天的自由时间（周六或周日）：6 周的每日最高分
30 分钟弹球	10	4. 整夜的自由时间（周五或周六）：8 周的每日最高分
30 分钟乒乓球	10	5. 整个周末的自由时间：10 周的每日最高分
30 分钟电视节目	10	
租影碟	15	
挑选杂务	5	
外出（在监督下）	10	

社会意义及对当事者自身的意义。

一旦确定了目标行为，那么仔细认真地界定它们是很重要的。客观地定义目标行为要确保当事者明了期待行为是什么。对目标行为进行行为定义也很重要，以便治疗师可以记录这些行为并稳妥地实施代币强化。

选取当作代币的实物

代币必须是一些确实的东西，以便治疗师可以在每次目标行为出现时立即给予。代币必须方便携带，一旦目标行为在治疗环境中出现时就能够给予。它们必须是当事者能够积累的，所以也应便于大多数人携带。在部分案例中，当事者可以积累代币，但不能把它们放到自己的住所。比如可以在墙上的图表中做标记，在黑板上记分，或做成纸片放在盒子里寄存在护士站。在萨米的例子中，在卡片上记分当作代币，让当事者随身携带。写在卡片上的分值价值明确，容易由治疗师分发，也便于当事者积累。

★ 找出一些能在代币治疗中当作代币的其他实物。

表 22-2 中列举了一些选项。

选择的代币应该是只能从治疗师那里获得，而很难从其他地方得到的东西。如果当事者能够从其他地方得到它们，代币就不能对目标行为发挥有效的强化作用。这就意味着治疗师必须防止当事者从其他人或治疗师那里偷取代币；防止假冒的代币；防止当事者从治疗程序以外的其他地方获得代币。

在萨米的例子中，治疗师把因期望行为得到的分值写在当事者的卡上作为代币。为预防起见，治疗师还把每一个青少年的分值数目记录在管理单上。用这种方法，在治疗程序中，对每位青少年挣得的分值都有独立的记录。如果有人试图自己在卡上增加分值，就会被发现并由治疗师处理。

确定后备强化物

由于代币与后备强化物相配合，所以它们获得了作为条件强化物的效果。代币管制法的有效性取决于后备强化物。不同的强化物对不同的人发挥作用不同，所以在治疗程序中对这些人必须明确地选好后备强化物（Maag，1999）。后备强化物包括：零食，如蛋糕及饮料；玩具或其他摸得着的东西；活动性强化物，如游戏、看影碟或看电视；一些其他特权。在萨米的例子中，其后备强化物大多是在治疗程序中青少年喜欢参与的活动性强化物。表 22-3 中是用于小学生的后备强化物，表 22-4 则列出了用于青少年的后备强化物（Maag，1999）。

在治疗程序中后备强化物对当事者来说，除了用代币来购买，用其他方法是得不到的。由于建立了一种相对的剥夺状态，那么限制当事者接近后备强化物会增加它们的强化价值。然而，在治疗过程中，有些东西是不能剥夺的，如一些基本权利：营养膳食、舒适的物理环境、免除伤害、适当的休闲活动、训练活

表 22-2　代币治疗中的代币范例

圆塑料片
笑脸图样
硬币
模拟纸币
票证、小贴画或小星星
记录在卡片上
标记在黑板上
小珠子、小石子
各种几何形状的硬纸或塑料纸片（圆的、方的等）
印制的卡片
在卡片上打孔
在卡片上盖章
可以拼成整图的拼图碎片

表 22-3 在小学生中使用的后备强化物示例

听音乐	领导一个小组
剪纸、贴纸	为班级选择游戏
画手指画	换座位
玩弹球	和老师一起吃午饭
向同学展示自己的爱好	更多自由时间
在同学面前大声朗读故事	颁布通知
参观另一个班级	展示自己的一个作品
为老师办一件事	擦黑板
帮助图书管理员	带给家长一个表扬条
休息时第一个挑玩具	使用学习中心
装饰布告牌	给家里打电话
借书	访问校长

表 22-4 在青少年中使用的后备强化物示例

听音乐	免做一项活动
给朋友写纸条	换座位
借书	告诉朋友一个秘密
看一盘音乐录影带	打电话
和朋友交谈	吃零食或喝饮料
向同学展示自己的爱好	自由时间
和朋友一起吃午饭	玩游戏
给朋友递纸条	免做一次测验
放学后使用体育馆里的器材	参观另一个班级
为班级选择一个活动	重新安排宿舍
放电影	玩电脑游戏
为老师办一件事	从事个人爱好
帮助老师	免做作业

动、适当的自由运动等。所有这些在代币疗法中是不能除去的。在代币疗法中使用的强化物必须超出当事者的基本需要和权利。例如，虽然不能剥夺当事者的营养膳食，但他可以使用代币兑换一些特殊的食物、甜点或蛋糕。另外，尽管不能剥夺当事者适当的闲暇活动（如阅读图书馆的书籍或使用器械锻炼），但他能够用代币获得玩电子游戏机、看电影及在游戏室玩乒乓球的机会。

确定适当的强化计划

改变代理人要依据目标行为的出现分发代币。在代币疗法实施前，他们必须确定给予代币强化的计划表。通常，治疗程序将由连续的强化开始，每个目标行为的出现都会得到相应数量的代币。目标行为出现得比较规律后，就要加入间歇强化，如固定比例（FR）或可变比例程序，来维持这种行为。例如，假设一个接受特殊教育的学生，在一对一的训练课中，每次正确回答问题都会得到一个代币。随着这个学生成绩的改善，训练者可以使用 FR2 的计划表，然后进一步增加比例，直到这个学生每 5 次或每 10 次正确的反应后才给予一次代币（分别为 FR5 和 FR10），这要依学生的能力而定。

在实施代币疗法早期，确保当事者能挣得足够的代币这一点很重要，这样他们就能用代币有规律地获取后备强化物。用这种方法，代币迅速成为条件强化物从而获得它的价值，并且也使这些当事者的目标行为得到确实的强化。

确立代币的兑换率

后备强化物必须以代币来购买，因此，每种后备强化物都必须有一个价格，即用代币兑换它们的比例。一些小项目用少一点的代币兑换，而一些大项目要用较多的代币。另外，治疗师必须规定当事者在一天中能挣得的代币的最大数额，并建立相应的兑换率。兑换率必须保证，当事者能通过表现出适当程度的期望行为，从而获得一些后备强化物，这些后备强化物不可太多以免令人产生厌腻。确立兑换率是为了公平对待每个参与代币管制的当事者。为了取得更好的结果，治疗师在代币管制开始后必须经常调整兑换率。

例如，如果萨米能够在治疗程序中通过出色的行为每天最多挣15分，而1小时的电视时间要花30分的话，她就不得不用两天的出色表现来获取1小时的看电视时间。同时，她也没能留下任何分值去购买其他的后备强化物。用这个严格的兑换率，她经常达不到获得强化物的标准。另一方面，如果1小时的电视花2分，其他强化物花1~2分的话，萨米就不必每天表现更多的希望亲社会行为去挣得各种强化物。这个兑换率又太宽松，而不能使萨米有最好的表现。

确立兑换代币的时间与地点

当事者在参与治疗程序时要用一段时间的期待行为来积累代币。他们可以定期地用他们的代币兑换后备强化物。兑换的时间及地点要提前计划好。在一些案例中，有一个代币室，它是一个储放后备强化物的特殊屋子。除了在指定的时间内，挣得代币的当事者是不能进入这间屋子的。在指定的时间里，当事者到代币室来看各种可以购买的后备强化物。当他们决定了要购买的东西，就通过兑换适当数额的代币获得它。对具体的程序来说，其兑换过程取决于代币管制的特定性质。有些例子中，代币室每次开几个小时，当事者能够选择用他们的代币购买的项目。有时根本就没有代币室。在当事者确定了他所想购买的一项特殊活动或权利后，就与工作人员做好约定。例如，当萨米有了足够的代币购买电视时间，她就与工作人员约好在一个她喜欢的特殊时间看电视。工作人员在这个时间里让她到电视室看节目。

在精神病院里，用适宜行为挣得代币的病人，可以用他们的代币兑换零食、饮料、香烟，及医院小卖部里的其他东西。这个小卖部在一天的特定时间里开几个小时。存有代币的病人在营业时间里去购买他们想要的东西（后备强化物）。除了小卖部营业的时候，他们不能从任何地方得到这些。

在一间特殊教育的教室里，学生们通过正确的学习表现，得到一些硬纸片。在上下午各有一次机会，这些学生拿着他们的硬纸片去代币室兑换后备强化物。代币室是一间用来进行兑换的储物室，其中有一些玩具、游戏、食品及一些活动凭证。每个项目都附有价格。每一次，学生进入储物室选择所要的项目，并付给店主（教师助理）所需的代币数额。纸片所包含的价值是条件强化物，因为它们按比例对应着后备强化物。另外，当学生用他们的代币从这个商店购买东西时，要用到算术技能。

尽管不同的代币疗法规定不同，但用代币兑换后备强化物的时间及地点的具体规定要提前做好。提前确立相关细节将使这个程序的实施更加稳定。

决定是否采用反应代价

在代币疗法中，不一定都用到反应代价这个步骤。如果代币疗法的目的只是增加期望行为，不存在竞争性问题行为的话，就不需要使用反应代价。如果有不期望行为与期望行为相对抗，就要加入反应代价。

当包含有反应代价程序时，它应该在代币疗法实施一段时间后再引入。对于参与治疗的当事者来说，只有当代币已经牢固地建立起条件反射后，在反应代价程序中失去代币才将成为一种有效的惩罚。

反应代价的应用要考虑治疗师是否能够收回代币。如果当改变代理人收回代币时，当事者会出现反抗或攻击，那么应用反应代价就是不可能的。在这样的例子中，改变代理人可以考虑应用不同的代币，用那些不能保存在当事者手里的代币（例如，记录在图表或黑板上的分值）。这样就可以预防应用反应代价时出现斗殴及攻击行为。

实施反应代价，改变代理人必须界定希望减少的不期望行为，确定每次问题行为出现将失去的代币数量。界定反应代价程序中的问题行为，必须是有社会性含义的问题，确实能够使用反应代价。每种问题行为所对应的代币数量，将取决于该问题的严重程度、个体每天能够挣得的代币数量，及后备强化物的价值。在反应代价程序中，失去代币必然会减少购买后备强化物的机会，但不应该失去所有代币（除非是非常严重的问题行为）。如果当事者没有代币去兑换后备强化物，那么由反应代价所失去的所有代币，将不再具有对期望行为的正性强化作用。另外，如果因反应代价失去所有积累的代币，那么当事者再没有剩下什么可失去的，问题行为就可能会持续。

工作人员的训练和管理

在第一次实施代币疗法以前，工作人员必须为能正确使用该项治疗程序而接受训练。这就需要写出该程序的所有步骤，进行行为技能训练，按计划来指导该程序。对新加入的工作人员，每次都必须经历类似的训练。监督者或管理者必须监督实施，并提供适当的人员管理方法（如表扬、反馈或再训练），确保实施过程的一致性。

要想用代币疗法改善目标行为，它的实施就必须保持一致。这就意味着工作人员必须履行下面的职责：

- 识别所有目标行为中的每种情况。
- 依据正确强化计划表，在目标行为后立即给予代币。
- 识别所有问题行为中的每种情况。
- 当问题行为出现时立即实施反应代价。
- 保护好代币以防偷窃或伪造。
- 了解兑换率、兑换时间并坚持兑换规定。

实践考虑

除了上述代币疗法的基本步骤，要成功地实施一项代币管制还取决于其他一些问题。

第一，改变代理人在期望的目标行为出现之后总能立即给予代币。方便携带及便于给予的代币能让改变代理人即刻强化这些期望行为。

第二，改变代理人要在对当事者的期望行为给予代币的同时给予表扬。表扬对大多数人来说是一种自然强化物，当它与代币相伴使用时会是一种更有效的强化物。终止代币强化时，改变代理人应该继续把表扬作为一种对期望行为的强化物。

第三，对于儿童或有严重智力障碍的人，在实施的早期阶段，在给予代币的同时还应给予后备强化物，以使两者的关系立即明确，使代币更可能成为条件强化物。

第四，由于代币管制只是一种人为的手段，而不能建立在日常生活中的大部分场合，诸如学校、工作或家庭环境，所以，在当事者结束治疗程序前，应逐渐减少使用代币。一旦当事者治疗进展顺利，就要中止使用代币，而采用自然后效强化（例如，表扬、评级及作业成绩）来保持期望行为。递减代币更易使行为的改变从治疗环境泛化到日常环境。在萨米的案例中，每次中止代币，都是在她用期望行为取得了两周的最高分时。在不使用代币强化时，就用自然强化物如表扬、成绩及特权来保持这种期望行为。这种类型的强化更利于在她离开治疗程序回到家庭环境后建立。

菲利普斯等人（Phillips, Phillips, Fixsen, & Wolf, 1971）证明了递减使用代币的方法有效。他们让治疗环境中的孩子们以日常打扫房间的行为来获取代币。在每天打扫房间都给予代币两周后，改为隔天给予一次代币。8 天以后，改为 3 天给予一次代币。分四步持续递减，直到这些孩子们每 12 天得到 1 次代币为止。这些孩子持续打扫他们的房间，获得代币则从每天变为每 12 天，这一过程历时两个月。

扩展阅读

代币治疗的多种应用

虽然在研究文献中报告了许多代币治疗的例子，但在某些情况下，用来促进某种期望行为的代币强化与本章介绍的包括所有组成部分的正式代币疗法不尽相同。研究者或治疗师可能使用代币强化某种行为，但治疗是在另一种治疗背景下进行的。例如，有研究者（Kahng, Boscoe, & Byrne, 2003）治疗

了一个拒绝进食只能靠输液喂食的 4 岁女孩。他们运用卡通人物代币对接受食物进行强化。当孩子得到一定数量的代币后，她可以用其交换停止喂食；慢慢地，用来停止喂食的代币增加。也有研究（McGinnis, Friman, & Carlyon, 1999）表明，用星星作为代币对两位学习成绩不好的中学生进行强化是有效的。他们完成数学作业后收到星星，使得作业时长和完成质量都大大改善了，因为星星可以换成一些小礼物。在其他的研究中，代币疗法与 DRO 程序结合使用（Cowdery, Iwata, & Pace, 1990），治疗了一位在独自一人时挠伤自己的男孩。研究者通过观察窗观察他，如果在一段时间内没有挠自己就给他几分钱。研究者逐渐增加 DRO 间隔，直到挠伤行为消失。在另一个 DRO 与代币合并应用的研究中，Conyers 和同事们给在一定时间中不出现问题行为的学前儿童在教室里的白板上贴上星星。当孩子们得到一定数量的星星后，可以在课后兑换成糖果。结果表明 DRO 程序减少了扰乱行为，如果加入反应代价程序（出现扰乱行为会失去代币）则会更有效。

代币治疗的应用

代币治疗已以多种形式被广泛地应用于各种场合的行为矫正当中（Glynn，1990；Kazdin，1977，1982；Kazdin & Bootzin，1972）。代币治疗被用于住院的精神病人（Ayllon & Azrin，1965，1968；Nelson & Cone，1979；Paul & Lentz，1977）、有行为障碍的青少年（Foxx，1998）、多

动症儿童（Ayllon, Layman, & Kandel, 1975; Hupp & Reitman, 1999; Robinson, Newby, & Ganzell, 1981）、学前儿童（Swiezy, Matson, & Box, 1992）、中小学生（McGinnis, Friman, & Carlyon, 1999; McLaughlin & Malaby, 1972; Swain & McLaughlin, 1998）、有学习障碍的学生（Cavalier, Ferretti, & Hodges, 1997）、大学生（Everett, Hayward, & Meyers, 1974）、囚犯（Milan & McKee, 1976）、在矫正措施或治疗程序中的未成年犯（Hobbs & Holt, 1976; Phillips et al., 1971）、工厂的工人（Fox, Hopkins, & Anger, 1987）、医院的病人（Carton & Schweitzer, 1996; Magrab & Papadopoulou, 1977）等。这里我们将举几个例子介绍代币治疗的各种应用。

罗宾森和他的同事们（Robinson et al., 1981）应用代币强化的方法，对18个多动及成绩差的三年级小学生进行治疗，以提高他们的阅读能力及词汇水平。代币是一些彩色的圆纸片，当孩子们完成指定的作业时就可得到它，用绳子串起来戴在手腕上。这些代币可以兑换15分钟的玩乒乓球或玩电子游戏的时间。研究表明，以代币作为强化物，学生们完成指定作业的数量急剧增加。另一项研究是针对3名多动儿童的，研究者用代币强化这些孩子的数学及阅读能力，以增加正确解题的数量并减少其多动行为（Ayllon et al., 1975）。研究结果表明，代币强化程序减少多动行为的效果，与使用药物哌甲酯的情形相当。而且，代币强化可以提高学习成绩，但哌甲酯不能。在这项研究中，代币（管理者卡片上的记录）可以兑换成实物强化物及活动型强化物。

米伦等（Milan & McKee, 1976）对一所监狱的33名被收容者采用了一项代币管制。这些被收容者要完成日常的生活任务、教育活动及指定的工作后，才能得到代币。其代币是记录在类似银行支票系统上的分值。当事者可以把这些分值（以签写支票的方式）兑换成各种物品及活动。其目标行为及后备强化物列于表22-5中。结果表明，对这些被收容者使用代币管制促进了目标行为的出现。

表 22-5 目标行为及后备强化物的分值

目标行为	授予的分值
日常任务：	
按时起床	60
整理床铺	60
生活区整洁	60
个人仪表	60
教育活动（部分）：	
作为学生	2/分钟（估计）
作为指导教师	2/分钟（估计）
指定的工作（部分）：	
打扫主要的走廊（后半部）	60
清理娱乐室的垃圾桶	60
拖地板及台阶	120
打扫并摆放好电视间的家具	120

后备强化物	需要的分值
活动：	
进入电视间	60/小时
进入游泳池	60/小时
进入休闲室	60/小时
物品（部分）：	
热咖啡（杯）	50
罐装软饮	150
火腿及奶酪三明治	300
香烟（包）	450
离开代币管制环境的自由时间	1/分钟

来源：Milan & Mckee（1976）

表 22-6　目标行为及不期望行为的分值

目标行为	获得的分值
答题正确	6～12
上午 8：50～9：15 学习	5/ 天
给小动物喂食	1～10
给小动物带锯末	1～10
艺术	1～4
听指点	1～2 / 课
额外加分	指定分值
整洁	1～2
按时交作业	5
做笔记	1～3
午餐排队	2
就餐时保持安静	2
适宜的午间休息行为	3

不期望行为	失去的分值
未完成作业	25/ 份
上课时吃口香糖或糖果	100
不当言语	15
不当动作	15
打架	100
欺骗	100

来源：McLaughlin & Malaby（1972）

有研究者（McLaughlin & Malaby，1972）对一些五六年级的学生采用了代币管制。学生们要用学习成绩来获得分值。此外，还采用了反应代价，学生们会因为各种问题行为而失去积分。而教室里的特权则作为后备强化物。研究者采用的代币管制积分表见表 22-6。每个学生记录自己所获得的积分（图 22-1）。结果表明，采用这种代币管制改善了学生的学习成绩。

另一项研究证明，在工厂环境中，对于预防一些事故及伤害的发生，代币管制有长期的效果（Fox et al.，1987）。在开放的矿井中工作的矿工参与了一项代币管制，当他们的工作小组成员没有发生设备事故或没有时间性伤害（指受伤导致生产时间的损失），或当他们为管理者提出安全建议并被采纳时，就可以获得代币。如果他们出现时间性伤害、事故，或没有及时报告事故及伤害的话，就会损失代币。这些代币是能够在一家商店里兑换数千种物品的印花。这项代币管制使用了十来年，减少了事故和伤害的发生。而且，因代币管制所减少的事故和伤害，其价值大约每年 30 万美元。

有研究者（Hobbs & Holt，1976）还证实了对矫正机构中 125 名少年用代币管制的有效性。代币用来强化一些积极的行为，诸如守纪律、完成杂务、表现可接受的社会行为、适时排队（例如，排队打饭）等。在一天结束时，每个人都得到一张列有这天所挣得的代币数额的单据。孩子们可以将单据存在"银行"里得到利息，或把它们兑换成实物（如饮料、糖果、零食、玩具、游戏及香烟）和活动（如娱乐、回家）。结果表明这些青少年的行为得到了改善（图 22-2）。

代币治疗最早的应用是针对精神病院的住院病人（Ayllon & Azrin，1965，1968）。这些患者常表现出严重的问题行为，而且缺乏在院外环境中生活所需的适应性技能。一些这类机构运用代币管制来减少患者的问题行为及增加一些技能，诸如个人卫生、自我管理、社会技能及工作技能等。表 22-7 列出并界定了这些领域中的目标行为，这是一项对 16 位成年男性精神病人实施的代币治疗研究（Nelson & Cone，1979）。

	得分					扣分
语言						作业
拼写						
书法						谈话
科学						
社会研究						休息
阅读						
数学						
笔记						口香糖
交家庭作业						
给小动物的锯末						图书馆
给小动物的食物						
保持安静						
拼写测验						离座
自主学习						
其他						
					共计	共扣

姓名 _____
座位 _____

图 22-1 学生如图示记录自己在教室里参加代币治疗时得到或失去的分值。图中列出了期望行为，空格里记录分值；不期望行为也被列出，空格里记录丢失的分值。这样的图让学生清楚地知道应做出什么行为，以及他们在这个项目中表现得如何。

代币治疗的利与弊

应用代币强化程序有很多优点（Ayllon & Azrin，1965；Kazdin & Bootzin，1972；Maag，1999）。

1. 使用代币可以在目标行为出现后立即强化它。

2. 由于代币管制结构严谨，所以期待的目标行为常可以得到更一致的强化。

3. 代币是广泛的条件强化物，它们伴随各种其他强化物出现。尽管对当事者在任何时候都可能存在特定的激发操作，但代币依然可以成为强化物。

4. 代币便于分发，也便于积累。

5. 代币强化便于量化，因此不同的行为可以得到较多或较少的强化（多一些或少一些的代币）。

6. 由于当事者积累的代币可以依据问题行为的出现而被取走，所以在代币治疗中很容易实施反应代价。

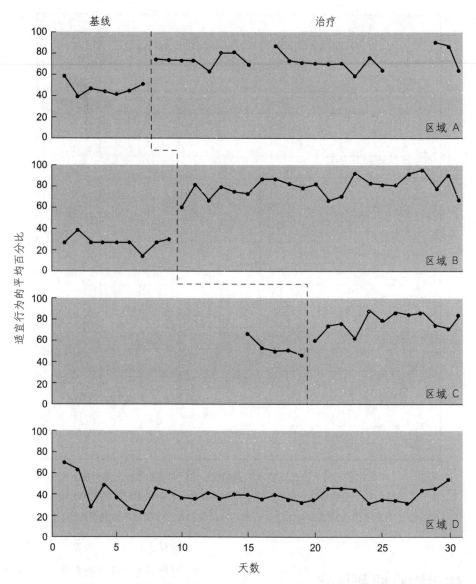

图 22-2　该图表示一个管教机构中青少年在代币治疗之前和之后表现出的适宜行为（遵守规则、合适的社会行为、克制侵犯行为）的百分比。从图中可以看到，只有当代币治疗在区域里实行时，青少年的行为才有所改善。区域 D 中的青少年由于没有参加代币治疗，行为没有改善。

7. 当事者可以通过储存代币，以便购买更多的东西而学到计划未来的技能。

使用代币治疗的缺点包括，组织及实施这个程序所耗的时间和精力，以及购买后备强化物的花费都较大。人员的培训及管理也是一个问题，特别是步骤复杂或规模较大时更是如此。

当考虑使用代币治疗时，你应该注意三个基本问题。首先能否训练工作人员或其他改

表 22-7 目标行为、所获代币及反应定义

目标行为	代币数量	反应定义
个人卫生		
洗脸	1	将水抹到至少 2/3 的脸部（然后用干毛巾擦干）。
梳头	1	梳子在头发中穿过一遍以上（结果是头发显得整齐）。
剃须	1	剃须刀在面部或颈部刮过一遍以上（随后用毛巾擦去多余的剃须膏，结果是脸显得干净）。
		用电动剃须刀在面部或颈部工作（结果是脸显得干净）。
刷牙	1	将牙刷放进嘴里，有刷的动作（然后漱口，用毛巾擦嘴）。
		在水里洗假牙。
自我管理		
穿戴整齐	1	扣好衬衫扣子（除了最上面的扣子），塞在裤子里面，裤子的拉链拉好，系好皮带，穿好袜子，系好鞋带。不需要塞进裤子的衣服或毛衣以及无皮带的裤子除外。
收拾床铺	1 或 2	用床罩盖好床。在此基础上，如果床罩两边相差不到 8 厘米、不碰到地面、从 6 米远处看不到明显的皱褶，即可得到第二个代币。
整理抽屉	1	所有物品整齐放好，所有衣服叠好，没有明显的灰尘。
锻炼	1 或 2	从事比一般走路花更多力气的能增加体能的身体活动（力量、耐力、灵活性）2 分钟以上。在此基础上，在每天 10 分钟的集体锻炼中做完一半可以再得到 1 个代币，做完全部可以得到 2 个代币。
病房工作（示例）		
清洁烟灰缸	1	
卷香烟	2	对工作人员打扫房间有帮助的 2 分钟以上的活动。共有 25 项工作描述介绍了相应工作
叠餐巾	4	的时间、地点、所需材料、任务及管理者的检查标准。这些工作的代币是 1～4 个。
打扫房间	2	
社会技能		
向工作人员问好	1	在管理者或助手进入病房 30 分钟内主动做出合适的口头问好，如"早上好""你好""你好吗？"
正确回答知觉问题	3	对事先选好的有关医院环境或时事问题给出正确答案。（如，搬到开放病房的优点是什么？谁在竞选州长？）
参与集体讨论	1 或 2	在每周的病房会议上说出其他病人的日常行为。发言一次给一个代币，发言 2 次以上给 2 个代币。

变代理人在日常活动中始终如一地贯彻这个程序？其次，是否有充足的财力资源实施这个程序？虽然后备强化物的价值是重要的，但研究者（McLaughlin & Malaby，1972）已经证明那些不用花费太多的常见活动也可以作为强化物。最后，预期的效果（行为的改善）是否值得实施这个花费较多时间、精力及费用的程序？

本 章 小 结

1. 代币治疗是一种行为矫正方法，其中的条件强化物称为代币，用来增加参加治疗或教育程序的个体的期望行为。研究表明，代币治疗可以成功地用于各种治疗环境中的儿童和成人。

2. 在代币治疗中，要界定好目标行为并在它出现时立即给予代币。随后，按照预先定好的兑换率将代币兑换成后备强化物。

3. 反应代价，即问题行为出现后当事者将会失去代币。当治疗目标是减少目前的不期望行为时，反应代价也可以纳入成为代币治疗的一部分。

4. 许多东西都可以作为代币（见表22-2）。代币必须容易携带，便于在目标行为之后由改变代理人立即给予，也便于当事者积累得到的代币。

5. 代币治疗的优点是代币可以在目标行为出现后立即给予；代币便于分发，也便于积累；代币可以量化，而且不会失去作为强化物的价值；代币治疗结构严谨，可以与反应代价程序配合使用；可以教会当事者计划技能。代币治疗的缺点是时间、精力、财物的花费较大。

练 习 测 验

1. 什么是代币？说出一些可以用作代币的东西。介绍在代币治疗中怎样使用代币。

2. 什么是广泛的条件强化物？代币怎样成为广泛的条件强化物？

3. 在期望行为出现后立即给予代币为什么很重要？

4. 代币治疗中有哪些基本组成部分？介绍本章开始萨米的例子中所具有的这些组成部分。

5. 什么是后备强化物？举一个后备强化物的例子。应怎样选择后备强化物？

6. 在代币治疗中什么时候使用连续强化？

什么时候使用间隔强化？

7. 在确立与后备强化物的兑换率时有哪些重要方面需要考虑？

8. 为什么在给予代币时给予表扬也很重要？

9. 对代币的使用为什么要逐渐减少？什么时候是减少代币的合适时机？请解释在萨米的例子中代币的使用是如何减少的。

10. 试述代币治疗的利弊。

11. 介绍五种对代币治疗的应用。在每一种应用中，说出目标行为、作为代币的东西和后备强化物。

应 用 练 习

1. 如果合适的话，描述一下在你的自我管理项目中应如何运用代币强化。

2. 你正在对 4 个阅读水平很差的三年级学生实施一个治疗性的阅读项目。你正使用的是标准的阅读程序，即这些学生要能识别一些词及其读音，并读出一些段落，回答与内容有关的问题。你坐在这些学生的前面上课。学生们在课上都有很多回答的机会，但他们总是分心，把注意力集中到其他事情上。描述你将如何对这些学生采取代币疗法。

3. 这些参加治疗性阅读项目的学生都有干扰听讲的捣乱行为，如互相推挤、离开座位、在老师讲课时说话、大声喧哗等。描述一下你将如何采用反应代价作为代币治疗的一部分，以降低学生问题行为的发生频率。

4. 在接受代币治疗两个月后，这些学生的注意力集中了，能正确回答问题，并克制不当行为。描述一下你将如何逐渐退出代币疗法直到完全停止。

误 用 练 习

1. 奥马利先生在教师休息室里谈到他对班上的那些学生很头疼。他正教着 6 个接受特殊教育的学生，他们表现出大量的问题行为。一个同事告诉奥马利，他曾成功地用过代币疗法。他建议奥马利先生把这些学生的名字写在黑板上，当他们表现好时就在他们的名字后面记上一些分，当他们表现出一些问题行为时，就划掉一些分。每次课后，最高分的学生就能得到一种特殊权利。奥马利先生认为这是一个非常好的主意，并决定第二天就实施这个建议。这种代币的应用有什么问题吗？

2. 坦纳正在管理着由 6 个未成年犯组成的小组。他期望这些男孩在日常生活中能表现更多的正面行为。但现在，每个孩子们都有一些问题行为。坦纳决定采用代币治疗帮助孩子们增加期望行为并减少问题行为。他们确定了目标行为并用记分作为强化物，用一套具体的强化计划来强化期望行为，而当出现问题行为时就拿走积分。坦纳买了一台弹球机和一台游戏机作为代币管制中的后备强化物。这些机器放在强化室里，孩子们在晚上兑换代币后可以进来。这种代币治疗的应用有什么问题吗？

3. 沃尔登·弗兰克，一所大型监狱的监狱长，想对囚犯运用更好的动机系统。在阅读了有关这个问题的一些知识后，他决定采用代币管制使囚犯在日常活动中表现更多的期望行为。他确定了很多目标行为和不期望行为。所有的囚犯都收到一张记录他们日常活动中的期望行为的表格。监狱长设计了一套高科技系统，即每位囚犯都携带一个能够用于接收代币分值的电子仪器。每位看守也要携带一个电子仪器，用于给予代币分值。无论何时，只要囚犯表现了一个期望行为，看守就可以用他的扫描仪读取的仪器上显示的代码并给予电子分值（很像超市中用于读购物价格的扫描仪）。同样，只要囚犯出现了问题行为，看守就要用手中的仪器扣除分值。监狱长确定了每种目标行为的分值以及后备强化物的兑换率。监狱长想让后备强化物对囚犯起到更强的强化作用，以使代币系统能对囚犯的行为产生更有益的变化。他决定囚犯在每次就餐时间里，必须持有一定数量的代币才能进入自助餐厅。这些代币需要用一定程度的期望行为获取，这样囚犯就能够用相应的适应性行为挣取每餐所需的代币。他希望囚犯能成功做到，特别是在治疗程序开始时。如果他们在就餐时没有挣得一定的代币，就不能进餐，必须在下次进餐前挣得足够的代币。监狱长认为，食物是一种强化物，并且每天有 4 次的强化机会：3 顿饭和 1 顿晚点。他还认为错过了一两顿饭的囚犯会有更强的动机去挣取下顿饭的代币。另外，由于囚犯用代币能吃到所有想吃的东西，因此，也就能够补上他们因先前的误餐所缺的营养。这种代币管制的使用有什么错误吗？

第23章　行为契约

如前所述，代币治疗是一种强化与惩罚相结合的方法，它应用于结构化的治疗环境中，能够系统地管理该环境中的个体的行为。这一章将描述行为契约法，它是另一种应用强化与惩罚来帮助个体管理自身行为的方法。

行为契约的范例

帮助史蒂夫完成博士论文

史蒂夫是个毕业生，他已完成所有的课程，但尚未完成他的论文和专业综述文章。尽管在完成这两项课题之前他不能毕业，可是几乎一年他却只字未动。史蒂夫一直在告诉自己，要在每天晚上工作完之后和周末时写这些文章，但到那时他总是去做一些别的事情。史蒂夫决定去大学的心理诊所，希望能够得到帮助，让他进行这项工作。这家诊所的一位毕业实习生雷为史蒂夫制定了一套行为契约。

首先，雷要求史蒂夫为自己树立一些恰当的目标。史蒂夫决定以平均每周写9页论文作为一个适宜目标。这个数字意味着，周一到周五每天写一页，周末每天写两页；但实际上他也可以一天写9页。史蒂夫答应每周带着他的9页打印文稿去见雷。下一步，史蒂夫和雷决定，为激励史蒂夫每周写9页论文，建立一项关联强化措施。他们一致同意下面的计划。史蒂夫收集了一套他心爱的古典爵士唱片集。每周他去会见雷的时候，假如没有带着已完成的9页论文的话，他就必须拿出一张唱片来捐给学校的图书馆。

★描述这是怎样的一项负性强化。

这是一项负性强化，因为只要史蒂夫写出9页论文交给雷，就可以避免他嫌恶的事情（交出唱片）。这样就能增加史蒂夫的写作行为。史蒂夫和雷都同意这项计划后，他们把它写成契约，并一起签订这张契约。这张契约的格式如图23-1。

行 为 契 约

我，史蒂夫，同意写 9 页论文或综述，从这周的 _____ 时间开始，到这周的 _____ 时间结束。

9 页文稿的定义是 8 页整篇幅及 1 页部分篇幅的打印文稿。

我将带着这些打印文稿在 _____ （日期）会见雷（治疗师）。

如果届时我没带打印的 9 页文稿来见雷，雷将从我的唱片集中选一张捐给学校的图书馆。

签名 _____ _____

当事者：史蒂夫   治疗师：雷

图 23-1 为增加每周写论文的页数，史蒂夫与治疗师雷签写的单方契约。

史蒂夫带着装有他的爵士唱片的盒子来到诊所，并把它保存在那里，以便在需要时能够实施这项计划。当第一周他带来 9 页的论文时，雷要对他一年来第一次写作进展给予表扬。然后雷问史蒂夫这个目标是否仍然适用，而史蒂夫告诉她"是的"，于是他们为将要到来的这一周再写一份同样的契约。下一周，史蒂夫没有写出 9 页论文。当他到诊所会见雷时，他给她已写好的 5 页论文，说了一大堆理由，解释了为什么没能写出 9 页的原因。雷则拿出他签过的契约给他看，并提醒他，他们已达成的协议，她不会接受任何抱歉。然后她就拿出放在柜子里的唱片盒子，从中选出一张，告诉他，她要把它送给图书馆。

在实施了这项强化措施后，雷要求史蒂夫描述一下干扰他写作的障碍是什么。从谈话中，史蒂夫和雷都清楚了，其实并没有什么障碍，史蒂夫只是用了很多原本能够写作的时间看电视及小说而已。在这样的讨论基础上，史蒂夫又签订了一张契约。 史蒂夫再没有因未完成每周的论文而失去唱片。事实上，他平均每周完成 11 页直到全部完成。每个周末他会见雷只需要大约 10 分钟，她检查他已完成的工作，表扬

他的成绩，为下一周签订一份新的契约。不管什么时候，只要史蒂夫想到他的论文，就会想起在第二次会面中失去的唱片。这就使得他更有可能坐下来写作，而不是去从事诸如看电视一类的竞争性行为。

帮助丹和他的父母相处得更好

丹生长在一个小城镇，之前从没有惹过什么麻烦。可是当他和他的朋友们到了 16 岁的时候，却经常花大量时间在外面开车逛街，很晚才回来。他常常错过与家人一起吃晚餐，在外熬夜，不收拾房间，不做家庭作业，还常常与父母争吵，即使当他们不让他晚上离开家时，他还是出去玩到很晚。于是，丹的父母带他去看心理专家，解决这个问题。

在霍利亨医生与这个家庭晤谈之后，问题清楚了。就像丹的父母对他的行为不满意一样，丹对父母也不满意。丹抱怨父母总是为收拾房间、在外停留太晚、不在家吃晚饭的事冲他嚷嚷，还对他们总想拴着他不让他开车出去约会感到不满。他的父母说不让他用车是因为他不听话，冲他嚷嚷常常是因为他的过错。丹想要父母改变他们的行为，而丹的父母也想让他改

变行为。霍利亨医生为他们双方商定了一项行为契约。

首先，霍利亨医生帮助丹和他的父母了解，如果双方都妥协一点，大家都愉快。然后他帮助丹和他的父母一起确定希望对方改变的行为，并达成他们都能接受的一致意见。例如，父母希望丹非周末时晚9点钟以前待在家里，而丹则想在外面过午夜。其实丹已经在外安全度过了午夜，这样，他的父母就应该答应他待到晚上11点，这对一个16岁的少年来说是一个比较恰当、折中的办法。丹希望父母不要为收拾房间及家庭作业而唠叨他，但是他的父母想要他收拾房间，完成作业。那么，父母同意停止每天的唠叨。作为回报，丹要同意放学后做家庭作业，以及每两周收拾一次房间。双方都同意房间的整洁不如家庭作业重要，这样，大家就不要太介意丹是否经常打扫房间。在霍利亨医生的指导下，丹和父母还达成了其他的协议。霍利亨医生帮助他们了解，双方能从彼此的行为改变中得到的收益。霍利亨医生与丹及其父母商定的行为契约，见图23-2。

行为契约的定义

一项**行为契约**（也称强化关联契约）由达成协议的双方来签写，其中一方或双方同意采取一定程度的目标行为。此外，契约还规定了该行为出现（或没出现）时将执行的相关强化结果（Homme, Csany, Gonzales, & Rechs, 1970; Kirschenbaum & Flanery, 1983; O'Banion & Whaley, 1981）。

在第一个例子里，史蒂夫同意每周写9页论文（特定程度的目标行为）。规定的结果是，若没有完成目标行为，则会失去一张唱片。另一种理解方式是，史蒂夫为回避失去唱片而采取目标行为，因此该行为被负性强化。正如你所看到的，契约规定了时间期限（一周），并明确了负责执行结果的个人（治疗师雷）。

在第二个例子中，双方都同意采取特定的目标行为。丹答应父母希望的两个目标行为，父母答应丹希望的两个目标行为。一方的行为（丹的）

行为契约

契约日期：_____ 到 _____

我，丹，同意在这周做到下列行为。
1. 保证从周日到周四晚上11点钟前回家。
2. 放学后，外出前要完成家庭作业，并把它留在餐厅的桌子上以供父母检查。

作为报答，我们，皮特和葆拉同意：如果丹每天晚上11点前回家并完成家庭作业，他就可以在周五和周六晚上开车去约会。如果他违反一项规定（晚回家，没有完成家庭作业），就只能用一天车。

我们，皮特和葆拉，同意这周做到下列行为。
1. 不再追问丹的家庭作业及打扫房间的事情。
2. 不再要求丹在家吃晚餐。

作为报答，我，丹同意：如果父母不追问我的家庭作业或打扫房间情况，我就每两周打扫一次房间。打扫内容包括，把所有物品摆放好、用吸尘器吸地、打扫灰尘。另外，每周至少三个晚上我会在家吃晚餐。

当契约中的任何目标行为出现时，丹和父母都应记录在备忘录上。

签名：_____　　_____
　　　　丹　　　　皮特和葆拉

图23-2　这是丹和他的父母之间的双方契约。其中包括每方要改变的行为，及这些行为改变的结果。

是由另一方的行为（父母的）来强化的，反之亦然。和第一例一样，契约是限定时间的：一周为一特定的时间段。在这种方式中，契约要经常地重谈重写，这样契约中的任何问题都可以得到纠正。

行为契约的组成

一个行为契约中有五项基本组成部分。

确定目标行为。签写行为契约的第一步是，要明确契约当中的目标行为。在任何行为矫正介入时，契约中的目标行为都必须使用客观可操作的描述。目标行为可以包括不期望行为的减少，或期望行为的增加，或两者都有。作为对契约管理者的配合，当事者要选择有意义的目标行为。史蒂夫的目标行为是每周写9页论文；丹的目标行为是晚上11点钟回家，并且每天做家庭作业；丹的父母确定的目标行为是不要追问他的家庭作业或催他打扫房间，不要求他非得在家吃晚饭。这些目标行为的变化对这些当事者来说，会使他们生活的很多方面得到改善。

规定如何测量目标行为。负责实施目标行为的个体（契约的管理者或参与者）必须有目标行为出现的客观依据。换句话说，求助者必须能够证明目标行为出现或没出现，以便强化能正确地实施。因此，在写契约的同时，求助者和契约管理者必须对测量目标行为的方法达成协议。可接受的方法包括运用固定的行为产物，或由契约管理者或协议的第三方能直接观察和记录的行为。在第一个例子中，史蒂夫在他的契约中使用了一种固定产物的测量。他要把本周里写的论文打印出来让契约管理者雷看。其他可以用于测量的固定产物的类型包括：减肥契约中的体重、停止咬指甲契约中的指甲长度、提高工作生产力契约中的数量总和等。

★在第二个例子中，丹和他的父母是如何测量契约中的目标行为的？

他们用的是直接观察和固定结果的测量。丹留在餐厅桌子上的写完的家庭作业是一个固定结果，可证明行为的发生。晚上按时待在家里这个目标行为则是能够在出现时被丹及父母所直接观察到的。父母的目标行为也是丹和他们能直接观察到的。观察到这些行为时，他们就记在备忘录上给霍利亨医生看。

因为是客观测量的目标行为，所以它们的出现或不出现是不会含糊的，这样在实施契约时就不会有冲突。

确定该行为必须执行的时间。为了强化的顺利实施，每份契约都必须规定目标行为出现（或不出现）的时间范围。史蒂夫写9页文稿的时间是一周。他可以在这一周内的任何时间写这些文稿，但必须在约定的会面时间把打印出来的文稿交给雷看，以回避让他厌恶的结果出现。丹的契约时限也是一周。另外，由于丹的目标行为本身与时间有关（每晚待在家里及每天完成家庭作业），时间限制则成为确定目标行为的一部分。

确定强化与惩罚的发生规则。契约管理者运用正性强化与负性强化，或者正性惩罚与负性惩罚，帮助当事者执行（或克制）契约中规定的目标行为。强化或惩罚的发生规则清楚地写在契约中。当事者需认可一定程度的目标行为，并进一步同意实施与目标行为相关的强化或惩罚。

确定由谁来实施契约。一项行为契约需要包括两部分：一部分同意采用特定水平的目标行为，而另一部分实施行为契约中规定的强化或惩罚。契约清楚地规定由谁来对目标行为实施强化。在第一个例子中，雷作为契约管理者，是负责实施这项强化的人。她来判断当事者是否已达到要求（写好9页文稿），如果史蒂夫在周末约见时没有让她看到9页文稿的话，就拿走一张史蒂夫的爵士唱片。

有时在一项行为契约中，双方都同意采用一定程度的目标行为，一方的行为改变成为另一方行为改变的强化物。丹和他的父母就是这样。丹承诺两项目标行为，父母就承诺让他用车；父母答应两项目标行为，丹便答应打扫房间及一周内3次在家吃晚饭。在这个例子中，父母对丹的目标行为实施了强化，丹对父母的目标行为也实施了强化。

行为契约的组成

- ■ 确定目标行为。
- ■ 规定如何测量目标行为。
- ■ 确定该行为必须执行的时间。
- ■ 确定强化与惩罚的发生规则。
- ■ 确定由谁来实施契约。

行为契约的类型

正如例子中所示，有两种类型的行为契约：单方契约及双方契约。

单方契约

在**单方契约**（也叫单向契约）（Kirschenbaum & Flanery，1984）中，由寻求改变目标行为的个体一方，与实施契约的管理者一起，安排强化或惩罚计划。单方契约常用于个体想要增加期望行为，诸如运动、学习或其他与学校有关的行为，好的饮食习惯，或与工作有关的行为；或用于减少不期望行为，诸如过食、咬指甲、看电视过多或上班上学迟到等。契约管理者可以是一位心理学家、咨询师或其他社会工作者，也可以是一位同意执行契约条款的朋友或家人。

在单方契约中，契约管理者不能从契约中获得收益。例如，当史蒂夫在一周内没有写出9页的文稿时，雷拿走他的爵士唱片归她自己收藏，这样做是不道德的。假如规定雷可把唱片据为己有，她就能够从这项契约中获益，其结果是无法公正地实施该项计划。

契约管理者必须严格按已写好的计划实施。有时这是很困难的，特别是由家人或朋友实施计划时更是如此，因此让朋友或家人充当契约管理者可能并不理想。当当事者没有达到契约的规定时，他会恳求朋友或家人不要实施这项计划，或者当朋友或家人实施了这项计划时他会发怒。恳求或发怒的反应，使朋友或家人难以坚持惩罚或拒绝给予强化物。因此，对个体来说，最适合充当契约管理者的应该是一位受过行为矫正培训的人，他与签写契约的当事者（签约者）没有私人关系。如果契约管理者与签约者有私人关系，就必须教契约管理者坚持契约中的条款，以取代私人关系。如果契约管理者在私人关系中有一定的权力，比如是一位父亲或母亲在管理一项儿子或女儿的契约时，则问题就会少一些。

双方契约

有时一项行为契约是由双方签写的，每一方都有想要改变的目标行为。在**双方契约**或双向契约中（Kirschenbaum & Flanery, 1984），由双方来确定要改变的目标行为及将要对目标行为呈现的后果。签订双方契约的人相互之间是有关系的，如配偶、亲子、同胞、朋友或同事。通常是双方都对对方的某些行为感到不愉快，而契约确定的行为改变将使双方都感到愉快。例如，一位丈夫和一位妻子，由于他们谁都不愿多做家务，最后搞得相互都不愉快。他们有可能引入的行为契约见图23-3。

```
            行 为 契 约
日期：_____ 到 _____
    对将到来的这一周，我，鲍勃，同意完成下面的任务：
  ● 在清洁日时我要倒垃圾。
  ● 我要用吸尘器清理所有的地毯。
  ● 我要为草坪割草。
    作为回报，我，芭比，同意完成下面的任务：
  ● 我会打扫浴室。
  ● 我会为植物浇水。
  ● 我会负责用洗碗机洗碗。
    签名：_____
        芭比          鲍勃
```

图23-3 鲍勃和芭比之间的交换契约中，交换物是他们双方的特定行为改变，一方的行为改变强化了另一方的行为改变。

鲍勃和芭比之间的契约是双方契约。在契约中，双方确定了要执行的特定目标行为，一方的行为改变充当了另一方行为改变的强化物。鲍勃的目标行为是芭比期待的，芭比的目标行为也是鲍勃期待的。因此，鲍勃执行他的目标行为的同时期待着芭比执行她的目标行为，反

之亦然。研究者（Jacobson & Margolin, 1979）把这种契约称为**交换契约**（意旨把一件事情作为对另一件事情的回报）。如果一方没有执行契约中确定的行为，就可能出现问题，导致另一方也不执行其目标行为。例如，如果鲍勃没有割草和清理地毯，芭比就可能拒绝执行她的部分或全部的目标行为。当一个人的目标行为关系着另一个人的目标行为时，一人的毁约会导致整个契约的失败。如果为每人的目标行为分别建立强化，就可以避免这种情况，这比用一个人的目标行为作为另一个人的目标行为的强化结果要好。图23-4是鲍勃和芭比之间重新签写的一份契约形式，其中对每一方的目标行为都各有一项独立的强化计划。这种双方契约的类型称为**平行契约**（Jacobson & Margolin, 1979）。

```
            行 为 契 约
日期：_____ 到 _____
    对将要到来的这一周，我，鲍勃，同意完成下列任务：
  ● 在清洁日时我要倒垃圾。
  ● 我要用吸尘器清理所有的地毯。
  ● 我要为草坪割草。
    如果我在周六前完成了上述任务，就可以在周六下午
或周日上午与朋友去打18洞的高尔夫球。
    对将要到来的这一周，我，芭比，同意完成下列任务：
  ● 我会打扫浴室。
  ● 我会为植物浇水。
  ● 我会负责用洗碗机洗碗。
    如果我在周六前完成了上述任务，就可以在周六下午
或周日上午与朋友去打18洞的高尔夫球。
    签名：_____
        芭比          鲍勃
```

图23-4 芭比和鲍勃之间以平行契约形式重新签订的行为契约。

在这项契约中，鲍勃和芭比的目标行为与前一份是一样的。而对他们双方目标行为的强化都是在周末与他们的朋友打一场高尔夫球的机会。鲍勃和芭比都喜欢打高尔夫球，所以这个打球的机会对他们每一方履行的目标行为都是一种奖励。而且，如果一方没有履行目标行为，也不会影响到另一个人的目标行为，因为他们的目标行为之间并没有相互关联，而是单独对每个人行为的强化。

行为契约的商定

参与行为契约的成员必须商定契约中的成分，使大家都能接受这项契约。在单方契约中，契约的管理者要与当事者商定其能接受的目标行为程度、适宜的结果及契约的时间限制。受过行为矫正训练的契约管理者可以帮助当事者合理选择在契约的时间限制内可达到的目标行为，并选择适当的后果，以确保执行目标行为的成功。如果他们商定的目标行为当事者可以成功地执行，那么他的努力就会被强化，也就更有可能进入下一步的契约。如果目标行为太难达到，当事者就会气馁，而难以进入下一步的契约；如果目标行为太容易达到，就会需要花费更长的时间，来达到行为改变的最终目标。

商定一项双方契约可能比较困难。通常签约的双方处于冲突矛盾之中，关系紧张，不满对方的行为。每一方都认为对方是错的，同时坚信自己的行为没有问题。所以，他们都期待改变对方的行为，而看不到自己的行为应该改变。心理专家必须协助他们商定一项双方都能接受的契约。这就意味着心理专家要让双方看到，他们都能从各自的行为改变中获益。心理专家还要帮助他们认识到，只有双方共同参与，改变自己的行为，使对方满意，冲突的状况才能得到改善。所以，只有经过专业训练的人，才能够帮助冲突的双方商定双方契约（Jacobson & Margolin，1979；Stuart，1980）。

行为契约为什么能影响行为

行为契约指明了当事者想要改变的行为及这些目标行为的后果。然而这是一种延迟的后果，它们并不能立即跟随目标行为出现。我们都记得，为了强化或削弱一种目标行为，当这种行为出现时应立即给予强化或惩罚。因此行为契约并不是通过简单的强化或惩罚过程导致行为改变，而是建立在其他的行为过程基础上的。

如本书第16章所述，行为契约是前提控制中的一种类型。签约人写明了自己将要采取的特定的目标行为，并签下契约，希望影响将来出现的目标行为。因此，行为契约可以作为一种公开承诺形式，要求签约人采取一定的目标行为。对于那些通常言行一致的人，公开承诺可以增加他们实施目标行为的可能性（Stokes，Osnes，& DaVerne，1993）。另外，契约管理者、契约参与者或其他知道这项契约承诺的人，都能够为签约人提供促进或线索，使其在适当的时间采取目标行为，或是当他们观察到签约人采取目标行为后，提供强化或惩罚。这种方法，在需要目标行为的时刻，让环境中有行为线索，并能够对目标行为给予直接强化。这是一种社会支持。

第二个原理，契约影响目标行为是通过**规则支配行为**。契约建立了一项规则，签约人规定在以后的适当环境中把它作为一项提示或自我指令，督促自己采取目标行为。例如，史蒂夫签约后，他的规则是"要么这周写9页论文，要么将失去一张唱片"。当他在家中能够写论文的时候，规则就会暗示他开始写作。这个规则是自我指导的一种形式，它促进目标行为。换句话说，已签订的契约，可以使你在适当的时候更有可能考虑目标行为，并督促自己采取行动。

行为契约为何能起作用？
■行为的后果
■公开承诺
■规则支配行为
■建立操作

规则支配行为还可以通过另一种途径影响目标行为。当签约人定下了这项规则后，就会产生一种令人厌恶的心理感受（焦虑）。而采取目标行为就能摆脱这种难受的状况（Malott，1986）。例如，当史蒂夫对自己说"我必须写9页论文，否则我就要失去一张唱片"时，就会感到一种不快。他对这周必须要完成的写作感到焦虑。但是，只要他开始写作，焦虑就会减轻，因此他的写作行为被负性强化了。一旦他完成了这周的9页论文，那么在他签订下周的契约之前，他便不再体验到这种焦虑。在这个案例中，定下的规则是一种建立操作，使得史蒂夫更有可能写作，以减轻由规则所产生的不快（焦虑）。

行为契约的应用

行为契约已被用于改变各种成人及儿童的目标行为（Allen, Howard, Sweeney, & McLaughlin, 1993；Carns & Carns, 1994；Dallery, Meredith, & Glenn, 2008；Leal & Galanter, 1995；Paxton, 1980，1981；Ruth, 1996）。达乐瑞等研究者（Dallery et al.，2008）用行为契约来帮助成人戒烟。在研究中，吸烟者先交了50美元押金，然后再将押金挣回。方法是逐渐减少吸烟的数量，直到最终戒烟。研究者使用一氧化碳监测仪来确定戒烟者的吸烟水平，根据监测仪上减少或者消失的一氧化碳读数确定押金的返还量。这一研究和其他类似研究中（Dallery & Glenn, 2005；Glenn & Dallery, 2007；Reynolds, Dallery, Schroff, Patak, & Leraas, 2008）一个有趣的方面是，戒烟者将一氧化碳监测仪带回家，将自己的一氧化碳读数通过互联网传给研究者。这样，他们就可以不用每天去研究所而在家中每天自我监督。

一些研究者用行为契约来帮助成人减肥和保持体重（Jeffery, Bjornson-Benson, Rosenthal, Kurth, & Dunn, 1984；Kramer, Jeffery, Snell, & Forster, 1986；Mann, 1972）。在曼恩的一项研究中（Mann, 1972），减肥者们携带一些贵重的物品（如衣物、珠宝、纪念品）到诊所来用于他们的减肥契约。他们与研究者写下契约规定，要减掉一定的体重来挣回他们的贵重物品。结果这些契约使所有的当事者都减少了体重。杰弗里和他的同事（Jeffery et al., 1984）则是在减肥初始阶段以150美元作为押金，然后当事者签订一项行为契约声明，他们每周要减掉一定的体重来挣回一部分押金。虽然当事者由于参与该项行为契约项目减掉了体重，但是当这个项目结束后，他们的体重又有一些回升。注意，这些研究都是测量的体重而不是节食或者锻炼行为。

★ **为什么在减肥的行为契约中，以减少体重取代了诸如节食或锻炼的行为？**

尽管为了减肥而改变进食是重要的，但是，因为签约者进食时契约管理者不在现场，所以进食行为难以核实。因此契约强化只能建立在体重的减少上，因为体重是契约管理者在改变过程中能测量得到的。

有研究者用行为契约来帮助一些大学生增加他们每周参加有氧运动的训练量（Wysocki，Hall，Iwata，& Riordan，1979）。每个学生都拿出自己的一些贵重物品交给霍尔当作抵押，然后写下行为契约表示他们要以每周一定的运动量把这些东西赎回来。运动量由其他参与者或研究者来记录，以核实目标行为的出现。当这些学生开始使用这种行为契约后，他们日常的运动量都增加了。

行为契约已经大量用于改善儿童、青少年及大学生的在校学习情况（Bristol & Sloane，1974；Cantrell，Cantrell，Huddleston，& Woolbridge，1969；Kelley & Stokes，1982，1984；Miller & Kelley，1994；Schwartz，1977）。研究者（Kelley & Stokes，1982）对一些表现差的职高学生使用行为契约及教育程序以帮助他们完成学业。每个学生都写一份行为契约，明确每日及每周要正确完成一些规定的题目作为目标。他们在达到契约中的目标后，就能得到金钱或奖励。由于使用契约，所有学生的表现都得到了改善。

米勒和凯利（Miller & Kelley，1994）教一些小学高年级孩子的家长使用行为契约，以改善孩子家庭作业的完成情况。契约写明了所希望的写作业行为，对出色完成作业的奖励，而不完成契约规定就要承受一定的后果。所有的孩子，由于使用了与父母签订的契约，家庭作业的完成情况都有了改善。图23-5是契约的例子，图23-6是研究的结果。

行为契约还被应用于夫妻治疗（Jacobson & Margolin，1979；Stuart，1980），双方契约由夫妻双方在治疗师的帮助下商定。每一方都同意采取一些对方所期待的行为，并写下平行式或

行 为 契 约

下列材料需要每天带回家：作业本、题本、课本、铅笔。

如果安记住把这些东西都带回家，可以在下面的报酬中选一项：口香糖、一块钱。

但是，如果安忘记把某些作业所需的材料带回家，那么在睡觉前不能吃零食。

安如果完成了90%～100%的目标，可以在下面的报酬中选一项：推迟上床（最多20分钟），2张贴画；如果完成了75%～80%，可以选择饮料、贴画之一。

如果安在本周至少3天完成了80%以上的目标，可以在下面的附加报酬中选一项：租一张影碟、让学校里的一个朋友来家玩。

孩子签名：＿＿＿＿＿＿＿＿＿＿　父母签名：＿＿＿＿＿＿＿＿＿＿

图23-5 对小学生使用的单方契约，以帮助他们完成作业。

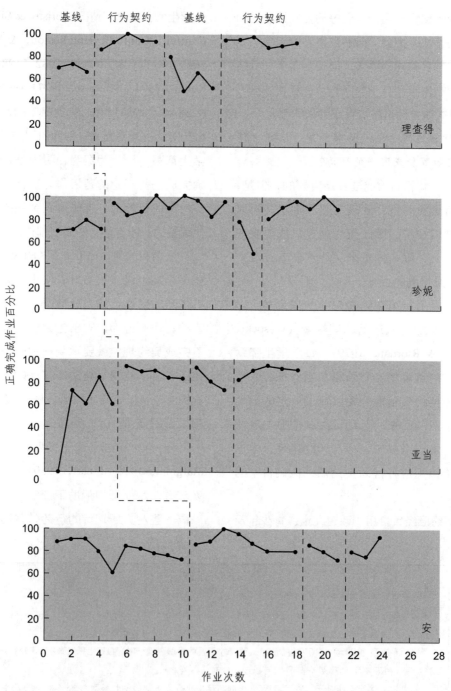

图 23-6 该图表明基线时和使用行为契约时作业的正确完成率。这里使用的是 A-B-A-B 设计，以说明行为契约的效果。

交换式契约。行为契约付诸实施后，双方的行为都改变了，双方对彼此之间的关系也感到更加满意。

扩展阅读

教授行为契约技能

多数研究报告了行为契约在各个领域的效果，而有一项研究考察了训练行为契约技能的方法（Welch & Holborn，1988）。研究者设计了一个简短的行为契约技能训练手册，供管教所中为11～15岁有着情感和行为障碍的青少年工作的员工使用。这些员工为了减少青少年的行为问题，需要与他们一起写出行为契约。该手册对如何商讨和写作行为契约给予指导。这些研究者运用多基线跨被试设计评估了训练手册的效果，表明所有参加训练的四位员工阅读手册后都学会了商定和写作行为契约。研究者们在由一位研究者扮演青少年的模拟情境和有问题青少年参与的真实情境中评估了员工的行为契约技能。研究表明，其行为契约技能泛化到了真实情境中。这说明，一套有效的训练程序（训练手册）可以教会员工所需的行为矫正技能。

本 章 小 结

1. 行为契约是书面约定，用于想要提高或降低期望或不期望的目标行为水平的个体。

2. 行为契约中写明了如下内容：目标行为；目标行为出现或不出现的后果；时间范围；如何衡量目标行为；由谁来实施契约。

3. 单方契约是签约人与契约管理人之间的协议。签约人确定要矫正的目标行为，契约管理人负责实施契约中的规定。在双方契约中，双方都要确定需要改变的目标行为。在交换契约中，其中一方行为的改变是另一方行为改变的强化物，反之亦然。在平行契约中，每一方都同意按对方的期望改变自己的行为，但对双方分别安排他们行为改变的后果。

4. 在商定单方契约时，契约管理人帮助签约人找出目标行为的期望水平、合理的后果、完成目标行为的时间范围。在商定双方契约时，契约管理人帮助签约双方找出期望的目标行为、后果、契约的时间范围。契约管理人要帮助双方决定是签订交换式还是平行式契约，帮助双方对契约中的规定达成一致。

5. 签写行为契约属于一种前提控制，它使得签约人更有可能采取契约中的目标行为。行为契约产生作用的原理包括公开承诺、规则支配行为、建立操作等。

练 习 测 验

1. 什么是行为契约?

2. 介绍行为契约中有哪些成分。

3. 找出并介绍在本章开始时第一个例子中史蒂夫和雷所签的行为契约中的各个成分。

4. 在行为契约中,测量目标行为的两种方式是什么?并各举一例。

5. 什么是单方契约?单方契约的另一个名称是什么?举例说明。

6. 什么是双方契约?双方契约的另一个名称是什么?举例说明。

7. 交换契约与平行契约的不同之处是什么?

8. 什么是公开承诺?它与行为契约的成功有什么关系?

9. 介绍规则控制行为在行为契约中的作用。

10. 介绍在成年人的减肥项目中应怎样使用行为契约。

11. 介绍应怎样使用行为契约来改善学龄儿童的学习成绩。

应 用 练 习

1. 试述在你的自我管理程序中如何使用行为契约。如果你的自我管理程序不适合应用行为契约,说明为什么不适用。

2. 马蒂是一个 17 岁的中学生,他与父母一起居住在农场。每个周末的晚上,他都与朋友一起开着家里的汽车出去玩或约会。父母让他负责照料这部汽车。因为汽车进出他家的碎石子路很脏,所以父母要求他每周把汽车里里外外都擦洗一遍。近来,马蒂一直没有履行他的擦车义务。举一个行为契约的例子,让父母能用它来使马蒂每周都擦洗汽车。

3. 斯蒂恩女士是一位教三年级的老师。为了使她的学生们在暑假里读些书,她在学期的最后一天,和班上的每一个同学都签订了行为契约。在这份契约中,每个同学都保证在三个月的假期中读 6 本书。斯蒂恩女士用当地快餐店的赠券作为对这项契约的奖赏。契约规定,如果学生们在暑假中读了 6 本书,当开学时,他们就能得到一张快餐券。描述斯蒂恩女士衡量目标行为的方法,以确定孩子们是否能挣得这些快餐券。

4. 比尔和卢丝的工作都是全日制的,他们共同分担家务及照料孩子。他们遇到的问题是比尔经常不完成他周末的家务,包括:打扫厨房和卫生间、擦地、清理地毯。每到周末,比尔总是把时间用在玩计算机、打高尔夫球、看比赛上，或是跟孩子玩。结果，他的家务不是干不了，就是卢丝替他干了。比尔声称他是想干这些家务的，只是有别的事情。他认为卢丝分担责任和完成家务很重要，他同意与她订立一项行为契约，以使他在周末更有可能做家务。举例说明比尔与卢丝签订的使比尔更有可能做家务的行为契约。

误 用 练 习

1. 坎贝尔先生在大学的学生咨询中心之外开办了一项行为契约服务。他用行为契约来帮助学生们更好地学习及完成作业。每个学生每周都要与他签写一项单方契约，契约规定了这周要完成的目标行为（例如，一定的学习时间及作业的完成情况）。同时这个签约的学生还要签一张支票交给坎贝尔先生，每周拿出规定数量的钱。如果这个学生没有完成契约，这张支票兑换的现金就归坎贝尔先生所有。学生们为了不损失钱，会努力完成契约。由于与坎贝尔先生签订了这份行为契约，大多数的学生改善了学习成绩。这个例子中的行为契约有什么问题吗？

2. 拉里已经为他的体重问题奋斗好几年了。在最近的一次体检中，医生说他超重25千克，他必须为此采取一些措施。营养师告诉他应该改变食谱、少吃脂肪、少喝啤酒、多吃复合碳水化合物。拉里的朋友简正在参加一个行为矫正训练班，提议与他订立一项行为契约，帮助他改变食谱并减肥。拉里确定的目标行为是，每周喝啤酒不能超过6瓶；只吃瘦肉；不吃零食；每顿正餐要吃三份复合碳水化合物（如蔬菜、水果、沙拉、米饭、土豆及意大利通心粉）；用低脂的人造奶油代替普通奶油。他把每天吃的东西写在一张记录表上，并拿出200美元作为抵押，签写一份行为契约，注明如果他每周违反一次契约中的规定，就将失去20美元。每周他与简会见一次，一起查看他这周的记录，看看有没有犯规。如果有，简就从拉里的押金中扣掉相应数额，把它捐给当地的慈善机构。这个案例中实施的行为契约有什么问题吗？

3. 克劳迪亚每天吸一包半烟，为了健康她决定戒烟。她为此去请教一位专家，并建立了一项行为契约。克劳迪亚拿出500美元给专家作为抵押，签订的契约中注明，她要在下周一完全停止吸烟，如果在这周中的任何一天她吸烟一次，就要为其违规而失去100美元。为了确定她是否吸烟，专家采用化学分析的方法来检测克劳迪亚的尿液，这种方法能够在吸烟的24小时内，检出尼古丁及烟草代谢物的存在。因为克劳迪亚在这家医院工作，所以每天可以收集一份尿样送检。克劳迪亚每周会见专家一次，查看实验结果，看她是否已停止吸烟，并决定是否需要实施契约强化。这个案例中实施的行为契约有什么问题吗？

第 24 章　减轻恐惧和焦虑的方法

- 如何定义恐惧和焦虑?
- 放松训练是怎样减轻恐惧和焦虑的?
- 放松训练有哪些不同的类型? 它们有什么共同的特征?
- 系统脱敏是什么? 它是如何减轻恐惧的?
- 现实脱敏与系统脱敏有什么不同? 两者各有什么优缺点?

这一章将介绍用于帮助人们克服恐惧和焦虑障碍的方法。首先,要用操作性行为和反应性行为中的术语来描述与恐惧和焦虑有关的问题。然后,我们将讨论用于治疗这些问题的方法。减轻恐惧和焦虑的程序建立在操作性条件反射及应答性条件反射的原理基础上,因此在恐惧和焦虑中这两种类型的行为都要涉及。

减轻恐惧和焦虑的实例

特丽莎克服当众发言的恐惧

特丽莎正在参加一个学习班,参加学习的学生必须做课堂演讲。 特丽莎从未做过这种演讲,她一想到这个,就开始紧张。她的心跳加快,胃部不适,手心开始出汗。她要到期末才发言,于是便努力地不去想它。当她不去想这件事,感觉就会好一点。临近学期结束时,

她越来越频繁地想到发言的事,并且越来越频繁地体验到这种恼人的紧张感。有时她会想到自己正站在教室前面发言,却忘记了发言的内容。当她有这些想象的时候,便体验到这种紧张的感觉。在特丽莎演讲那天,她的心跳加快、手心发凉、冒冷汗、胃痛、肌肉紧张。发言的时候她体验着紧张感;她告诉自己,每个人都能看到她的紧张,这种想法使得她更加紧张。直到她发言完毕回到自己的座位上时,感觉才好点。这是她第一次演讲。过去每当她发觉她必须在班上发言时,就会退选这个课程。而当她退选这个课程后,就会因不必发言而感到解脱。

特丽莎决定为害怕发言的问题去看心理专家。在即将到来的学期,她有很多需要在班上发言的课程,但她不想再体验到那种恼人的恐惧感了。冈萨雷斯博士首先教特丽莎做放松训练,在她体验到那种冈萨雷斯博士称之为“焦虑”的紧张感时,她可以用这种训练使自己放

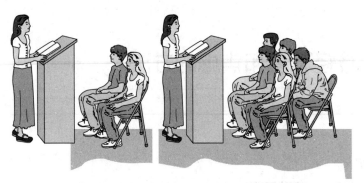

图 24-1　特丽莎练习在放松状态下，在逐渐增多的听众面前讲话。

松下来。通过一种呼吸训练与肌肉训练相结合的练习，特丽莎能够在体验到轻度焦虑时，使自己放松。接下来，冈萨雷斯博士让特丽莎在自己的办公室面对他练习发言，同时做放松训练。一旦特丽莎能在诊所办公室里面对他发言而不紧张，冈萨雷斯博士就让她在一间空教室里面对她的一位朋友发言，特丽莎再次成功放松，发言时只体验到一点点的焦虑。然后，她在空教室里当着两位朋友的面发言，同时做放松训练。渐渐地，冈萨雷斯博士让她在教室里面对更多的朋友发言，直到其人数与她班上的同学一样多为止。最后，特丽莎在教室里对她的朋友发言时，她的同学也参加。特丽莎在班上发言那天终于到来了，她应用放松训练使自己发言时的焦虑降到最低，并在同学们面前感到了自信（图 24-1）。

阿利森克服对蜘蛛的害怕

　　阿利森到学生咨询中心向赖特医生咨询，因为她对蜘蛛有一种强烈的恐惧感。不管什么时候，只要她看见蜘蛛，就会大声尖叫，让丈夫过来把它弄死。如果她在独处的时候看见蜘蛛，她就会立刻冲出房间，直到她确信已经有人把这只蜘蛛弄死后才敢再进屋。她曾经为了躲避一只挂在门廊上的蜘蛛而不得不从窗户爬出去。 阿利森描述了她看见蜘蛛时的强烈恐惧反应，她体验到许多与特丽莎相同的感觉：心率加快、肌肉紧张、冒汗、胃部不适、恶心、头晕、脸红。这些感觉令阿利森难以忍受，只有躲开蜘蛛或看到它已被弄死才能使她解脱。

　　赖特医生开始对阿利森的恐惧进行评估。她把一只蜘蛛装在玻璃瓶子里，放到一个大房间的桌子上。然后让阿利森尽可能地靠近它，并报告当她靠近蜘蛛时所体验到的恐惧程度。恐惧程度用一个分级量表（从 0 到 100）来表示。在治疗前，她只能靠近到离这只装有蜘蛛的瓶子几米远的地方，而且她报告最高的恐惧度为 100。虽然这只蜘蛛装在瓶子里不会出来，但阿利森靠近它时，仍感到十分恐惧。 赖特医生从教授阿利森放松练习开始治疗。阿利森学会放松后，运用这种练习，在赖特医生的陪伴下靠近这只蜘蛛。首先，阿利森站在离这只蜘蛛 6 米远的地方放松自己。当她报告感觉好一些时（恐惧量表 25 分），就再靠近一步。赖特医生在她旁边，她继续使用放松训练，直到再次感觉舒服为止。 阿利森与赖特医生持续使用放松训练，并逐步接近这只蜘蛛，疗程共 3 个月。在治疗结束时，阿利森不但能自己靠近蜘蛛，还能杀它，同时只有很低的恐惧度。这实现了她的目标，即当她看见蜘蛛时能够自己处理它，而且不伴随强烈的恐惧反应（Miltenberger, Wright, & Fuqua, 1986）。

界定恐惧和焦虑问题

很多人为自己的恐惧和焦虑问题向心理专家寻求治疗。在谈恐惧和焦虑问题的治疗之前，提供具有操作性的行为定义这一点是很重要的。

恐惧由操作性行为和反应性行为二者组成。典型的表现是个体对一种特定的刺激或刺激环境感到害怕。当这种刺激存在时，个体就会体验到不愉快的躯体反应（自主神经系统），并采取逃避或回避行为。躯体反应就是我们称为**焦虑**的反应性行为。焦虑中自主神经系统唤起是一种建立操作，它使个体在那一时刻更易出现逃避或回避行为。

★ **在阿利森案例中，找出构成恐惧中反应性行为的条件刺激和条件反应。**

蜘蛛的出现是一种条件刺激（CS），它引发自主神经兴奋的条件反应（CR），包括心跳加快、双手出汗、肌肉紧张、胃部不适、头晕及脸红。这种包含不愉快感觉的条件反应，人们称之为焦虑。

★ **在阿利森案例中，找出操作性行为及对这种行为的强化。**

操作性行为包括阿利森对蜘蛛的害怕，表现为高声尖叫，并让丈夫来打死蜘蛛，以及她看见这只蜘蛛后的逃跑行为。冲丈夫尖叫的行为被除掉蜘蛛的结果所强化（丈夫打死了蜘蛛）；逃跑行为则被远离蜘蛛的结果所强化，因为她离开了蜘蛛所在的地方。当蜘蛛不再存在时，先前由蜘蛛所引发的焦虑（不愉快的感觉）便缓解了。因此，尖叫及逃跑的行为被除掉及逃离蜘蛛使焦虑减轻的结果所强化。

★ **找出在特丽莎对公众讲演恐惧中的操作性行为及反应性行为。**

在特丽莎的案例中，课堂讲演对她是一个CS，它引发自主神经兴奋CR；而对演讲的思虑及想象自己正在讲演也是引发CR的CS。她这种隐匿行为（思虑，想象）同样具有CS的功能，进而引发作为CR的焦虑。在这个案例中，操作性行为包括退选她必须讲演的课程。退选的行为会被消除与讲演有关的焦虑所强化。还有，当她正在思虑她要做的演讲时，用其他想法或行为取代引发焦虑的想法也是一种减少焦虑的负性强化。例如，当特丽莎正在思考她的讲演并体验到焦虑时，她便打电话给朋友。只要她这样做，产生焦虑的想法就会很快中止，这种打电话的行为便被强化了。

我们归为恐惧和焦虑的大多数问题，其特征与反应性行为和操作性行为相关联。其中焦虑的躯体反应由特定的CS所致，而逃避和回避的操作性行为被恐惧刺激的消除及焦虑的减轻所强化。因为在这种问题中包括操作性行为及反应性行为二者，所以，大多数的治疗方法也包括同时针对这二者的步骤。

★ **描述在儿童黑暗恐惧中包含的操作性行为及反应性行为。**

一间没有灯光（黑暗）的房间是一个CS，它可以引发焦虑或自主神经兴奋CR。当一个孩子诉说自己害怕或恐惧黑暗，说明这个孩子在黑暗中体验到不愉快的躯体反应。其操作性行为可能包括开灯，或把门打开使走廊的灯光照进来。这些行为的结果是减少或消除黑暗，从而减轻焦虑。其他的行为可以是哭泣或呼喊父母。这种行为被父母的出现所强化，其功能也是减少与黑暗有关的焦虑。

尽管我们都清楚反应性行为是恐惧的一部分，但并不清楚恐惧是如何通过反应性条件反射发展起来的。也就是说，不知道 CS（恐惧刺激）是如何成为引起焦虑这种条件反射的条件的。第 8 章中提到，当一个中性刺激伴随一个非条件刺激（US）或另一个 CS 出现时，它就成为一个 CS。结果是，这种中性刺激成为一个 CS，它引起的反应与 US 所引起的反应一样。例如，一个孩子被狗撞倒或咬伤，那么就可能发展出对狗的恐惧。这种疼痛的刺激（被撞倒或咬伤）就是一种可引起自主神经兴奋 UR 的一种非条件刺激（US）。狗本身是一种中性刺激，但由于狗的出现伴随着疼痛刺激，它就成了一种 CS。因此，当一个被狗咬过的孩子看见一只狗（CS）时，便引发一个 CR，这与狗咬导致的疼痛刺激所引发的 UR 是相似的。

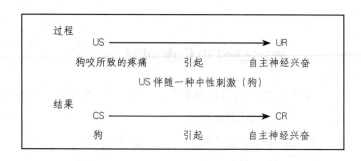

在这个被狗咬的例子中，反应性条件反射在恐惧形成中的角色是明确的。而在很多其他例子中，伴有恐惧的患者并不能记住过去发生的、可能经历过的使恐惧刺激条件化的事件。尽管很清楚这种恐惧刺激可引起作为一种条件反应的焦虑，但这种恐惧刺激是如何成为条件刺激的可能就不知道了。不过，为了帮助患者克服恐惧，认识恐惧的形成过程这一点并不重要。重要的是识别那些现存的、具有条件刺激功能并引起恐惧反应（CR）的刺激（CS）。

对未知的恐惧和焦虑问题还有另一种观点，即有时出现的这些问题只是一种没有反应性行为和恐惧成分的操作性行为。例如，一个哭着喊着害怕上学的孩子，可能是患了学校恐怖症，

也可能只是表现了一种被强化过的操作性行为（Kearney & Silverman，1990）。如果它是一种恐惧，那么这个孩子就会体验到我们称之为焦虑的反应性行为，即自主神经兴奋。这种焦虑由学校及与学校有关的刺激所引发，其中哭闹、喊叫及拒绝上学是操作性行为，它被逃离、回避上学及降低与学校有关的焦虑所强化。也许，并不存在任何与学校有关的焦虑，而哭喊、拒绝上学的行为是被父母的关注、可以在白天看电视、吃零食、玩游戏等结果所强化的。对这个孩子的恐惧行为给予功能性评估，以确定它对孩子所起的作用，这一点是很重要的（Lee & Miltenberger，1996）。

另一个例子是对黑暗的恐惧。真正的恐惧应该包括条件反应，即由黑暗引起的自主神经兴奋（焦虑），以及逃避或回避行为。后者被黑暗的消除及焦虑的减轻所强化。然而，这个孩子晚上的哭喊可能被父母给予的关注及照顾所强化。其报告的恐惧可能并没有确实的躯体反应，而是已经被父母的反应偶然强化了的结果。

减轻恐惧和焦虑的方法

有很多行为矫正方法可用于帮助人们克服恐惧和焦虑问题。这些方法包括放松训练、系

统脱敏及现实脱敏（Masters，Burish，Hollon，& Rimm，1987；Spiegler & Guevremont，1998，2010），这些方法建立在反应性条件反射、操作性条件反射或二者联合作用的原理基础之上。

放松训练

放松训练是患者用以减轻他们所体验到的恐惧和焦虑的自主神经兴奋的方法。患者采取特定的放松行为，以产生一种对抗自主神经兴奋的躯体反应。自主神经兴奋的反应包括肌肉紧张、心跳加快、手冷、呼吸加快等，而放松训练所产生的躯体反应，则包括减轻肌肉紧张，减慢呼吸节律和心率，使双手温暖等。一旦患者使用这些竞争性的躯体反应，就会报告其焦虑减轻。通常有四种放松训练法，它们是：渐进性肌肉松弛法、膈式呼吸法、集中注意力训练法（Davis，Eshelman，& McKay，1988）和行为放松训练法（Poppen，1988）。

放松训练程序
■ 渐进性肌肉松弛
■ 膈式呼吸
■ 集中注意力训练
■ 行为放松训练

渐进性肌肉松弛法。 在**渐进性肌肉松弛法**（PMR）中，患者系统地紧张并松弛躯体的各组主要肌群。紧张并松弛肌肉使得它们达到比先前更松弛的状态。渐进性肌肉松弛法是由埃德蒙德·雅各布森（Edmund Jacobson）于1938年在他的书中首次描述的，而且从那时起便被广泛应用（Benson，1975；Bernstein & Borkovec，1973）。

要运用PMR，患者必须先学会如何紧张并松弛躯体的各主要肌群。患者可以通过跟治疗师、听治疗录音、阅读有关描述等方法学习这些技术。表24-1定义了一些肌群并描述了如何

表 24-1　各肌群及用 PMR 法使其紧张的方法

肌群	紧张的方法
优势侧的手和手臂	先用力，向肩部屈臂，屈肘
非优势侧的手和手臂	同优势侧
前额及双眼	睁大双眼并提眉，尽可能使前额有很多抬头纹
上颊及鼻子	皱眉，斜眼，皱鼻子
腭部，下颊，颈部	咬牙，翘起下巴，嘴角应该降低
肩部，背部，胸部	耸肩，尽可能地向后拽肩头，好像要使它们触到另一侧
腹部	轻轻向腰部弯曲，上腹部挺起，尽可能地紧张肌肉，使腹肌坚硬
臀部	收紧臀部，同时向下推压椅子
优势侧大腿	推挤肌肉，使之紧张变硬
优势侧小腿	脚趾向上翘，伸展并绷紧腓肠肌
优势侧脚	脚趾向外、向下压，绷脚
非优势侧大腿	同优势侧
非优势侧小腿	同优势侧
非优势侧脚	同优势侧

运用 PMR 方法使它们保持紧张（Masters et al., 1987）。

学习了如何紧张每组肌群后，患者就可以开始放松练习了。首先，让患者采取一个舒适的姿势，坐在一张像靠椅那样舒服的椅子里。放松练习应该在一间安静的房间或其他没有干扰的地方进行。患者闭上双眼，依据表 24-1 的顺序，紧张并松弛每组肌群。先进行第一组肌群，优势侧手及手臂，患者紧张这组肌群 5 秒，然后突然放松。让患者感受这组肌群紧张与放松之间的不同，体会这组肌群紧张度降低的感觉 5～10 秒，再进行表中下一组肌群的练习。患者再次紧张这组肌群，然后突然放松，摆脱这种紧张。在紧张了这组肌群后，其紧张度的降低是很容易感觉到，很舒服的。患者重复这个过程，直到所有的肌群都得到紧张与松弛。这个过程完成后，全身肌肉应该比训练之前更少紧张、更松弛。

很多人在进行放松训练时，第一次都是先随着放松录音或听治疗师的指令做。当他试着不用治疗师或录音的帮助时，必须先实践每组肌群的紧张与松弛，然后记住这个顺序，以便正确地进行练习。

当患者经多次实践 PMR 后，就可以试着不用紧张和松弛每组肌肉而达到自我放松。因为 PMR 法是教患者控制自己肌肉的紧张度，让他们在可能出现紧张的情境中能够降低肌肉的紧张度。为此，人们在练习 PMR 时常使用暗示语，以默诵暗示语的方法帮助自己放松。例如，当特丽莎练习 PMR 时，她就对自己重复了一个暗示语"放松"。暗示语与放松反应联系起来，然后，当特丽莎思考课堂讲演的同时，就对自己说"放松"，并放松肌肉。这个暗示语便作为一种条件反应，发展成为一个引起松弛的条件刺激。如果她在等轮到她发言前坚持对自己说"放松"，这样默诵暗示语更能帮助她避开可能引起焦虑的想法。

膈式呼吸法。 另一种放松练习是**膈式呼吸**（Poppen，1988），也称深呼吸（Davis et al., 1988）或放松呼吸（Mayo Clinic Foundation, 1989），它是一种缓慢而有节奏的深呼吸。每一次吸气，患者都运用膈肌把氧气深深吸入肺内。因为焦虑或自主神经兴奋中最常出现浅而快的呼吸，膈式呼吸以一种更放松的方式取代了这种浅快的呼吸方式，因而减轻了焦虑。当一个人处于惊骇和恐惧时，他的呼吸变得快而浅，甚至出现呼吸困难，如同一个过度换气的人的感觉。与此相对的是，一个正要深睡的人的呼吸慢而深，是一种极度的放松状态。

学习膈式呼吸，先要选择一个舒服的座位，然后把一只手放在肚子上，也就是腹部，肋骨下面，这就是膈肌的位置。当一个人吸气的时候，应该感到腹部向外移动，同时膈肌将空气深吸入肺内（Poppen，1988）。在膈式呼吸中，肩膀不动。如果吸气时肩膀向上运动，表示是位于肺上部的浅呼吸而不是进入肺内的深呼吸。许多人认为在吸气时腹部应该使劲。其实正相反，当一个人用膈肌深呼吸时，腹部是向外运动的。在学会了正确的呼吸后，每次吸气时，腹部膨胀，患者就可以开始练习了。

为了降低焦虑，练习者开始练习深呼吸，可以选择坐着、站着或躺着，闭上双眼，保持缓慢吸气 3～5 秒钟直到肺部已充满空气。在吸气的同时，膈肌伸展到腹部。然后练习者缓慢呼气3～5秒钟，在呼气的同时，膈肌靠近腹部。在膈式呼吸练习中，吸气与呼气最好都通过鼻子。在吸气与呼气时，练习者要把注意力集中在呼吸的感觉上（例如，感觉肺部的扩张与收缩、空气的进与出、腹部的运动等）。由于注意力集中在这些感觉上，练习者就不太可能有产生焦虑的想法。一旦练习者能够在练习课上用膈式呼吸降低焦虑，那么，在真正引发焦虑的环境中，他也可以运用这种深呼吸降低其焦虑水平。例如，在治疗中让阿利森站在离蜘蛛瓶子3米远的地方，进行膈式呼吸以降低唤起或保持低水平的唤起。

注意，膈式呼吸练习是大多数放松训练法的一个组成部分。例如，在PMR中，练习者要先学习正确呼吸，以便加强肌肉紧张与松弛的效果。如果练习者是以快而浅的方式呼吸，那么PMR将不那么有效。正如我们下面将谈到的，深呼吸也是注意集中训练的一个部分。

集中注意力训练法。集中注意力训练是让练习者把注意指向一个中性的或愉快的刺激，而转移他对产生焦虑刺激的注意。方法包括冥想、指导意象、催眠等各种通过集中注意机制产生放松的方法（Davis et al.,1988）。在冥想中，练习者把注意力集中在一个视觉刺激、听觉刺激或运动知觉刺激上。例如，让练习者注视一个物体，把注意力集中在重复的指令或他自己的呼吸上。当他在练习中能够把注意力集中在这些地方时，注意力便不能集中在产生焦虑的刺激上了。

在指导意象或视觉练习中，练习者想象愉快的情景或影像。这个练习让练习者集中注意力，使其不能集中到产生焦虑的想法或影像。练习时，练习者采取一个舒服的坐姿或卧姿，闭上双眼，通过听录音或治疗师的描述，想象这种情景或影像。录音或治疗师会细致地描述景象、声音及气味。例如，在描述海边的景色时，治疗师可以说"你现在感觉到温暖的阳光照射在你的皮肤上，感受到温暖的沙滩在你的脚下，听到海浪轻柔地拍打海岸，闻到了棕榈油的甜味"。如果描述更详尽，那么练习者就更有可能充分想象并替代那些会产生焦虑的想法或影像。

在催眠术中，受术者把注意力集中到来自治疗师或录音的催眠暗示上。在催眠状态下，受术者的注意力只集中在治疗师的语言上。这样就减少了对外界刺激的注意，包括引发焦虑的想法和影像。受术者还可以通过默诵催眠暗示的方法自己诱导出放松状态。

值得注意的是，注意集中训练常常作为其他放松法的组成部分。在PMR中，练习者要把注意力集中到每组正在紧张和松弛的肌群上。在膈式呼吸练习中，练习者的注意力要集中在每次呼吸的躯体感觉上。同时，放松的姿势是膈式呼吸练习、指导意象练习及PMR的共同成分。正如你所看到的，这些放松方法通常有很多共同的组成部分。

行为放松训练法。在波彭（Poppen，1988）所描述的**行为放松训练**中，要教给练习者用指定的放松姿势放松身体的每组肌群。这一点与PMR相似，只是不用先紧张后放松每组肌群。练习者坐在一张靠椅中，让身体的所有部位都得到椅子的支撑，治疗师指导练习者使身体的每个部位都做出正确的姿势。表24-2列出了由波彭（Poppen，1988）所描述的10种放松

表24-2　10组放松行为

　　行为放松训练由10种姿势和动作组成，保持这种姿势的人是完全放松的，他的身体完全靠躺椅或类似的东西所支撑。每种动作都由一种放开的姿势或身体特定部位的动作所构成。为了易于辨别，我们分别描述了每种动作类型的放松和常见的不放松的姿势。

1. 头部

　　放松的姿势：头部不动，由靠椅支撑，鼻子在身体的中线上。身体的中线通常可以通过衣服来确定，如衬衫的扣子，V字领的底端。可以看到鼻尖和下巴。

　　不放松的姿势：(A)头部在动；(B)头部偏离中线；(C)头部低垂，看不见鼻孔和下巴；(D)头部不是由靠椅支撑；(E)头部向上仰，整个下巴都可看见。

2. 眼睛

　　放松的姿势：双眼睑轻轻闭合，表情平静，眼球在眼睑下保持不动。

　　不放松的姿势：(A) 双眼睁开；(B) 眼睑闭合但皱起或抖动；(C) 眼睛在眼睑下转动。

3. 嘴

　　放松的姿势：嘴唇分开，嘴的中心部位分开程度7～25毫米，上下排门牙也分开。

　　不放松的姿势：(A)牙齿咬合；(B)嘴唇关闭；(C)嘴张开超开25毫米，大多数情况下，当嘴张开超过标准时，嘴角也会分开；(D) 舌头在动，如舔唇。

4. 喉咙

　　放松的姿势：不运动。

　　不放松的姿势：任何喉颈部的运动，如吞咽及其他喉部运动，颈部肌肉的震动等。

5. 双肩部

　　放松的姿势：双肩对称，并处于同一水平。双肩倚在靠椅上，除了呼吸外，保持不动。

　　不放松的姿势：(A) 肩部运动；(B) 双肩处一条斜线上；(C) 双肩或高或低，显得不对称。

6. 身体

　　放松的姿势：躯干、臀部及双腿对称地围绕中线，倚在靠椅上不动。

　　不放松的姿势：(A) 除了呼吸以外，任何躯干的运动；(B) 扭动躯干，臀部或双腿偏离中线；(C) 任何臀部、双腿或双上肢的运动，并不造成手脚的运动（下文另述）；(D) 后背及臀部的任何部分没有得到椅子的支撑。

7. 双手

　　放松的姿势：双手放在椅子的扶手或双膝上，手掌朝下，手指似爪样自然弯曲，其中可通过一支铅笔。

　　不放松的姿势：(A) 双手紧抓扶手；(B) 手指张开或伸直；(C) 手指弯曲，指甲触到扶手的表面；(D) 手指互相交错；(E) 手在运动。

8. 双脚

　　放松的姿势：双脚分开，脚尖夹角在60°～90°。

　　不放松的姿势：(A) 脚在活动；(B) 双脚彼此垂直或夹角小于60°；(C) 双脚夹角大于90°；(D) 双脚在踝部交叉；(E) 双脚前后错开超过25毫米。

9. 平静

　　放松的姿势：不出声或呼吸声不重。

　　不放松的姿势：任何话语或声音，如谈话、叹息、哼哼、打鼾、喘息或咳嗽等。

10. 呼吸

　　放松的姿势：呼吸的频率低于观察基线，没有呼吸暂停。一次呼吸完成一个吸气与呼气的周期。

　　不放松的姿势：(A) 呼吸的频率等于或高于观察基线；(B) 破坏呼吸节律的动作，如咳嗽、笑、打哈欠及打喷嚏等。

姿势。

行为放松训练包含了其他放松训练法的成分。练习者要学习正确的呼吸方法，把注意力集中在这种方法所涉及的 10 种放松姿势上。正如你所看到的，这种放松方法包含了三种成分：注重肌肉紧张度、正确的呼吸、注意力集中。

因为放松训练是减轻恐惧程序的成分之一，因此学习放松的方法是很重要的。其他减轻恐惧的方法将在接下来的部分予以描述。

系统脱敏

系统脱敏是沃尔普（Joseph Wolpe，1958，1961，1990）发明的一种方法，它让恐怖症患者在想象恐惧情景的同时练习放松。**恐怖症**是一种恐惧，这种恐惧的焦虑水平或逃避、回避行为已严重影响患者生活。沃尔普认为，患者可以随着治疗师的描述想象引发严重焦虑的情景，同时通过学习放松而降低恐惧反应。例如，在阿利森进行系统脱敏的过程中，她听治疗师描绘她在 6 米远处看见一只蜘蛛的情景，同时进行自我放松。当她能在听到这种情景后保持放松，治疗师就进一步描绘 5 米远处看见蜘蛛的情景。如果阿利森还能保持放松，治疗师就可以继续描绘这只蜘蛛越来越近的情景。治疗的关键在于阿利森在她想象恐惧刺激时能保持放松。沃尔普把这个过程称作"交互抑制"，因为放松反应抑制或阻止了恐惧反应的出现。

运用系统脱敏法有三个重要步骤：

1. 受助者学会运用上述放松技术中的一种。
2. 治疗师和受助者一起建立一系列恐惧事件的等级。
3. 受助者在治疗师描绘那些恐惧等级的同时，

练习放松技术。

一旦受助者在想象每种恐惧层级的情景时都能保持放松，这个系统脱敏过程就完成了。那么，当受助者在实际生活中再遇到这种恐惧刺激时，就能从这种恐惧反应（焦虑及回避行为）中得到解脱。

建立恐惧事件等级。要学习放松方法，治疗师与受助者就要建立恐惧事件的等级。受助者采用一个恐惧程度量表来界定各种恐惧事件及所产生的恐惧程度。这个恐惧程度量表称为主观不适度（SUDS；Wolpe，1990）。在 0 ～ 100 的分级中，0 级相当于完全没有恐惧或焦虑，100 相当于极度的恐惧与焦虑。例如，阿利森可能会报告当一只蜘蛛在她的手臂上时，SUDS 分级是 100，这是她能够想象得出的最大恐惧。她可能报告在 2 米远处看见蜘蛛的 SUDS 是 75；3 米远处的 SUDS 是 50；6 米远处的 SUDS 是 25；而坐在起居室里与丈夫在一起，没有蜘蛛出现时的 SUDS 是 0，即没有恐惧。当受助者确定了 10 ～ 20 种引发不同程度恐惧水平的事件时，这个恐惧事件等级就完成了。恐惧事件应通过一系列的恐惧程度来确定，这样恐惧等级就由低、中、高等不同的记分组成。表 24-3 列举了四个在系统脱敏法中建立恐惧层级的例子（Morris，1991）。

通过恐惧事件等级。受助者在与治疗师学习了放松技术并建立了恐惧事件等级后，就开始运用系统脱敏法通过这些等级。一开始，受助者进行放松训练，当进入放松状态后，治疗师便描绘等级中的第一级情景，这只产生很轻微的焦虑。受助者想象着这种情景，同时继续放松。一旦他在想象的同时能够保持放松，这

表24-3　恐惧等级范例

独处恐惧

10. 白天或晚上与一群人在实验室里。
20. 与另一位女士在一个房间。
30. 想象白天独自一人在自己房间里。
40. 早晨，当外面的人很少时，走到教室去。
50. 白天独自一人在自己的卧室。

60. 晚上单独驾车，感觉到一个男人正跟着自己。
70. 晚上与一位女朋友在街上散步。
80. 单独与一个小孩在一起，看护这个孩子。
90. 在真正独处前，想象着晚上将独处几个小时。
100. 晚上独自坐在自己的起居室里，关着门。

飞行恐惧

10. 看一部电影，一架飞机正在上下翻滚。
20. 乘坐在一架私人飞机上，飞机正在地面发动。
30. 乘坐在一架私人飞机上，飞机正在地面上，驾驶员开始驶向跑道。
40. 乘坐在一架私人飞机上，飞机正在地面上，驾驶员改变引擎速度。

50. 计划与一位朋友乘坐喷气式飞机旅行，行前三个月。
60. 行前一个月。
70. 行前三周。
80. 行前三天。
90. 乘飞机正在起飞。
100. 乘坐喷气式飞机在天空飞行。

高处驾驶恐惧

10. 进入一个地面的车库。
20. 从车库二楼进入车库三楼。
30. 载一位朋友驾车驶向芝加哥河大桥。
40. 载一位朋友驾车开始靠近芝加哥河大桥。
50. 开自己的车经过芝加哥河大桥。
60. 载一位朋友驾车经过密西西比河大桥。

70. 自己驾车经过密西西比河大桥。
80. 载一位朋友驾车在威斯康星的山道上。
90. 载一位朋友驾车在威斯康星的山道上，在非常陡峭的山路上继续行进。
100. 载一位朋友驾车到达一座陡峭的山顶，从车里出来，俯视山下的溪谷，然后到附近的一家饭馆就餐，最后驾车返回。

外出恐惧

10. 准备驾车去商店。
20. 上车，并发动它。
30. 坐在车里开出院子。
40. 在街上，离开自己家。
50. 在去商店的路上，离自己家两街区。

60. 到达商店，停车。
70. 进入商店。
80. 拿出购物单，开始选购。
90. 拿到所有的东西，去收款台。
100. 拿着所有的东西，排长队等候结账。

时便可以进入下一个等级。治疗师描绘一个能引发稍重一点恐惧的情景，让受助者在想象的同时保持放松反应。治疗师可以重复这个情景几次，确定了受助者能够在想象的同时保持放松后，再进入下一个等级，这个等级又比前一等级更恐惧一点。继续重复上述过程，直到受助者能够通过全部的等级而保持放松。

在系统脱敏法中，受助者是在想象着恐惧刺激的同时放松，并没有真正接触到引起恐惧的刺激。与此方法相对的是运用现实脱敏法，这种方法是使受助者逐渐暴露在真正引起恐惧的刺激物前，同时保持放松。

现实脱敏法

现实脱敏法类似于系统脱敏法，只是受助者是逐渐暴露在真实的而非想象的恐惧事件前（Walker，Hedberg，Clement，& Wright，1981）。使用现实脱敏法，受助者也必须先学习放松技术，然后与治疗师建立一套恐惧事件等级。在现实脱敏中，受助者不用想象等级中的每种情景，而是直接体验等级中的每种情景，同时用放松反应替代恐惧反应。在特丽莎和阿利森的案例中，就是用现实脱敏法来帮助他们克服恐惧的。

回忆一下针对特丽莎害怕课堂发言所采用的脱敏治疗。冈萨雷斯博士先教她放松练习，然后他们一起建立恐惧事件等级。下面给出了这些恐惧事件的等级。

1. 在冈萨雷斯博士的办公室里面对他发言（20）。
2. 在教室里面对冈萨雷斯博士发言（25）。
3. 在教室里面对1个朋友发言（30）。
4. 在教室里面对2个朋友发言（40）。
5. 在教室里面对5个朋友发言（50）。
6. 在教室里面对10个朋友发言（60）。
7. 在教室里面对20个朋友发言（75）。
8. 在真实上课时所用的教室里面对20位朋友发言（80）。
9. 面对20位她不认识的学生发言（90）。
10. 面对她班上的20位同学发言（100）。

现实脱敏法需要特丽莎亲身体验等级中的每种情景，同时使用冈萨雷斯博士已经教给她的放松技术。当她成功地通过了等级中的一步，就向战胜恐惧在班上发言接近了一步。

★描述如何应用现实脱敏法帮助阿利森克服对蜘蛛的恐惧。

赖特医生首先教阿利森如何进行放松。然后，他们一起制定了恐惧事件的等级。阿利森的等级主要涉及与蜘蛛的距离：她越靠近蜘蛛时恐惧越重。在现实脱敏法中，她站在离蜘蛛6米远的地方，进行放松。这种情景产生的恐惧很轻，放松取代了她可能已经体验到的恐惧。然后，进入等级中的下一步，站在离蜘蛛5米远的地方，再次进行放松练习，用放松反应取代了恐惧反应。在赖特医生的保护下，她继续重复这个过程，直到她完成最后一步，即能够亲手弄死蜘蛛。

在现实脱敏法中，让受助者通过等级中的每一步而不增加其焦虑，这一点很重要。正如我们已经看到的，做到这一点的方法是，让受助者在等级时的每一步都进行放松。但是，在现实脱敏的过程中，并不是都需要放松训练，而只是让治疗师对通过等级时的每一步适应性行为给予强化即可（事实上，即使在等级中每一步都进行放松训练，受助者也应得到来自治疗师表扬的正性强化）。治疗师还可以让受助者在等级的每一步采取其他有强化价值的活动（Croghan & Musante，1975；Erfanian & Miltenberger，1990）或转移注意力的活动，例如，受助者可以默诵应对方法（Miltenberger et al.，1986）。最后，在通过恐惧等级时，治疗师可以通过握受助者的手，或将手放在受助者的背上来给予安慰性的身体接触。这种现实脱敏的形式称为**接触脱敏**（Ritter，1968，1969）。

米尔腾伯格尔（Erfanian & Miltenberger，1990）对一些怕狗的智力障碍患者使用了现实脱敏法。在这项研究中，患者没有学习放松训练，而是采用了其他有强化价值的行为，这种行为替代了当狗出现时他们跑开的行为。经过几次治疗训练，研究者在受助者进行一些如玩牌或吃零食等强化活动时，把狗逐渐移近他们的娱乐室。对这两个被试的训练结果见图24-2。

扩展阅读

现实脱敏法的实例

现实脱敏被应用于正常儿童和成年人及有发展障碍的儿童和成年人中的各种恐惧问题。在一个对于正常儿童的研究中，Giebenhain 和 O'Dell（1984）考察了父母运用现实脱敏治疗子女怕黑的效果。六位 3～11 岁儿童的家长在阅读了介绍现实脱敏的手册后实施了这一程序。在这个研究中，恐惧等级是由调光开关控制的，卧室逐渐黑暗。在基线时，儿童在较强的光线下上床。在几周时间内，儿童用开关将光线调得越来越暗，保证自己可以在黑房间里入睡。孩子每天晚上在上床前练习放松并说出积极的自我评价。这些儿童每天还由于将光线调暗后上床而得到奖励。在另一研究（Love, Matson, & West, 1990）中，也是由家长充当治疗师实施现实脱敏。在这个研究中，一个有孤独症的儿童害怕出门，另一个则害怕淋浴。在两个案例中，逐渐接近害怕的刺激并对接近行为给以强化取得了成功。在训练之后，这两位儿童都可以做出以前避免的行为，不再表现出恐惧。在另一个研究中，Conyers 和同事们（2004b）运用现实脱敏帮助有智力障碍的成年人消除看牙科的恐惧。研究者建立了看牙医的行为等级，在模拟牙科诊所里当个体逐渐

做出这些行为后给予强化。这些研究者报告，现实脱敏法比让被试观看一个工作人员进行等级中的各项行为的示范录像更有效。

系统脱敏和现实脱敏的优劣

现实脱敏的优点是受助者可以真正接触到恐惧事件。面对恐惧时出现的期望行为（例如，接近）被强化，并替代了逃避或回避行为；从想象恐惧事件到真实的恐惧事件的泛化一般是没有问题的。一旦患者通过恐惧等级取得进步，就已经证明他可以成功地面对恐惧事件。但是，现实脱敏有一个缺点，就是它比系统脱敏施行起来更困难而且花费更多的时间和金钱。这是因为治疗师要安排个体真正接触等级中的恐惧事件，并且必须离开他的办公室，陪伴其暴露于真实的恐惧事件（而有些地方冬天的时候可能找不到蜘蛛）。不管怎样，只要可能，现实脱敏在治疗恐惧或恐怖症上要优于系统脱敏，因为现实生活中证实的成功行为要强过仅限想象中的，而且成功行为会被真实的生活事件所强化。

系统脱敏的优点是，对受助者来说，想象恐惧事件比真正接触它更容易，更方便。例如，如果一位受助者恐惧飞行，治疗师可以描绘飞机场的场景，如飞机在跑道上，或飞机在天空中。真正接触恐惧事件的治疗更费时，也更难进行。然而系统脱敏的一个缺点是，它的结果可能不能完全适应真实的恐惧事件。受助者可以在想象恐惧事件时保持放松，但在经历真实事件时，就可能放松不了了。

评估受助者对真实恐惧事件的恐惧很重要，这样可以证明系统脱敏的结果是否已经完全泛

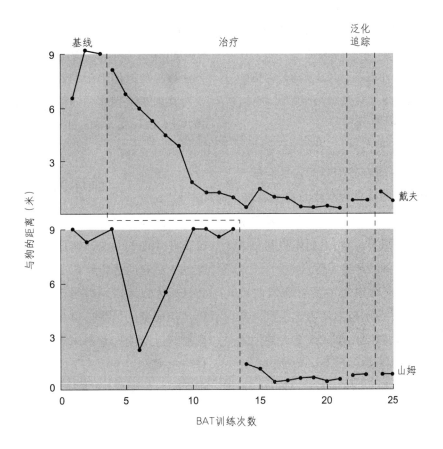

图24-2 这张多基线跨被试图表明现实脱敏法对两个有智力障碍的怕狗的人的效果。图中说明了在行为躲避测验（BAT）中两个被试接近狗的行为，在测验中要求被试尽可能近地接近狗。在 BAT 开始时，狗被放在同一大房间内最远的地方。当被试不再接近狗时，测验停止，然后测量此时被试与狗之间的距离。本图表明在治疗前后被试可以离狗多远。在泛化阶段，被试可以经过被研究助手放在人行道上的狗旁边。

化，可以适应真实的恐惧事件。如果系统脱敏的结果没能完全泛化，那么，就要在系统脱敏中另加上现实脱敏，以提高前者的有效性，并确保其泛化。

对恐惧的其他治疗方法

除了系统脱敏和现实脱敏可以用于治疗恐惧外，对成年人和儿童的恐惧用其他方法进行治疗也很有效。

满灌。满灌程序是让个体在高强度和长时间内面对恐惧刺激（Barrios & O'Dell，1989；Houlihan，Schwartz，Miltenberger，& Heuton，1994）。最初，个体面对恐惧刺激时有很高的焦虑，但随着时间的延长，焦虑水平通过反应消失下降。例如，一个害怕狗的人坐在一个有狗的房间里（同治疗师一起）很长时间。最初，这个人可能非常焦虑，但随着时间的过去，这个人就会感到与狗在一起不再害怕了。因为在这段时间（如，几个小时）中 CS（狗，害怕的刺激）的出现没有 US（被咬和被惊吓）相伴，所以 CS 不再引起 CR（焦虑）。

满灌只能由专业人员进行。因为在一开始面对恐惧刺激时，对于有恐怖症的人是非常不舒服的，个体在矫枉过正的过程中可能会逃避，恐惧可能会加重。在现实脱敏中，个体暴露于恐惧刺激是循序渐进的，因此不会体验到在满灌的早期阶段所体验到的严重不适。

示范。示范被成功地运用到对恐惧的治疗，特别是对儿童。在**示范**程序中，儿童观察另一个人接近恐惧刺激或从事一个令人害怕的活动后，将更可能做出类似行为。有恐惧的人可以观察亲自示范的人（Klesges，Malott，& Ugland，1984）或者看电影或录像中的示范（Melamed & Siegel，1975）。电影或录像示范方法被广泛运用于帮助儿童克服对手术的恐惧或对其他医疗程序和牙科的恐惧中（Melamed，1979；Melamed & Siegel，1975）。

临床问题

虽然你通过行为矫正课程学到了一些降低恐惧和焦虑的办法，但是你不要企图对自己或其他人患有的恐惧和焦虑的临床问题运用这些方法。你只可以用这些方法对付一些不太影响你生活质量的轻度恐惧和焦虑。对于那些明显影响到生活的严重临床问题，你应该去寻求心理专家或其他专业人员的帮助。如果你对某个问题的严重程度心存疑惑，最好去向专家咨询。

本 章 小 结

1. 恐惧由操作性行为和反应性行为组成。一个特定的恐惧事件引发的自主神经兴奋称为反应性行为，当恐惧事件存在时，患者会采取称为操作性行为的逃避或回避反应。自主唤起中的身体反应称为焦虑。

2. 放松训练帮助患者在恐惧事件中用放松反应取代自主神经兴奋。

3. 放松训练包括四种基本的技术。渐进性肌肉放松训练，要求练习者紧张并松弛身体的每组主要肌群。膈式呼吸练习，它使人的呼吸慢而深。集中注意力练习，它使人的注意力离开焦虑事件，趋向平静。行为放松训练，技术要点在于放松的姿势。所有的放松练习都强调肌肉的紧张度、正确的呼吸，以及注意力的集中。

4. 系统脱敏和现实脱敏都是帮助患者克服恐惧的方法。在系统脱敏中，患者想象着恐惧事件等级中的情景，同时进行放松练习，恐惧事件的等级是由最低到最高的渐进过程。

5. 在现实脱敏中，患者逐渐暴露于真实的恐惧事件中（按已建立的恐惧事件等级，从最低到最高），同时保持放松，或采用竞争性行为对抗逃避及回避。系统脱敏及现实脱敏的重要部分是要通过恐惧事件等级，使患者逐渐暴露于更高层的恐惧事件中。现实脱敏的一个优点是患者与恐惧的刺激有真实的接触，因此增强了泛化，缺点是实施这一方法所需的时间和精力较多。系统脱敏的优点是更容易和更方便进行，缺点是结果可能不能完全泛化到引起恐惧的真实情景之中。

练 习 测 验

1. 介绍反应性行为是怎样参与到恐惧和焦虑问题中的。举一个例子，找出你的例子中的 CS 和 CR。

2. 介绍操作性行为是怎样参与到恐惧和焦虑问题中的。举一个例子，说出该行为是怎样被强化的。

3. 介绍特丽莎对课堂演讲的恐惧中的反应性行为。

4. 介绍阿利森在对蜘蛛的恐惧中的操作性行为。

5. 介绍渐进性肌肉放松。

6. 介绍膈式呼吸。

7. 介绍集中注意力练习。

8. 介绍行为放松训练。

9. 介绍在问题 5 ~ 8 中的四种放松方法是如何阐述肌肉紧张度、呼吸和注意力集中的。

10. 介绍系统脱敏。什么是等级？等级在系统脱敏中的作用是什么？

11. 介绍现实脱敏。现实脱敏与系统脱敏有什么不同？

12. 系统脱敏的优点和缺点各是什么？

13. 现实脱敏的优点和缺点各是什么？

14. 在帮助儿童克服对黑暗的恐惧时，你将使用系统脱敏还是现实脱敏？为什么？

应 用 练 习

1. 杰西患有恐高症。每当他从二层或更高楼层的窗户向外看时，就会体验到自主神经兴奋。楼层越高，他的感觉就越明显。因此，他尽可能不去高处，这一点已经影响到他的生活。例如，最近他的一些朋友邀请他去一家开设在七层的饭店，他因为恐高，只好拒绝参加。他还不得不拒绝参加其他一些去高处的活动。请描述你准备如何运用现实脱敏法帮助杰西克服他的恐高。

2. 马莎对飞行总是有点紧张，但却从未因此而影响到她的工作。她每个月有 3 次公务飞行。然而，当她坐在飞机里等待起飞以及飞机降落之前这段时间，她感到心跳加速，呼吸浅而快。马莎想减轻她的焦虑，以便在飞行时感觉会好一些。请描述你准备如何采用膈式呼吸练习帮助她在飞机上保持放松。

3. 下学期，你要修一门心理实验课，课上将会用到老鼠。上课时，需要你每天把老鼠从动物房的笼子里拿到你要操作的实验室去，你对亲手拿这些老鼠感到很难受。你准备在这学期开学前克服这种恐惧感。请描述你准备如何使用现实脱敏法降低对老鼠的恐惧。假定教授会让你在那间动物房帮忙，并假定那些老鼠并不伤人，而且它们已习惯于被人们摆弄。

误 用 练 习

1. 克里斯蒂娜是一个 6 岁的女孩，非常怕黑。一到晚上上床，她就哭个不停，要求父母到她的房间来陪伴。只要有人在她的要求下来到房间，她就会安静下来。如果父母在她入睡前一直留在她的房间，她就不说害怕。此外，假如父母晚上给她的房间留灯，她也不说害怕，不哭叫着非要他们过来。这样过了几个月，父母决定要对她的恐惧采取点措施，他们决定晚上在她入睡前关灯，并把她单独留在自己的房间。如果她冲他们哭喊，或用其他办法表示恐惧，他们就不理她，也不到她的房间来。他们认为这样做最终能克服她的恐惧。他们的安排有什么问题吗？还有没有更好的办法能解决克里斯蒂娜的恐惧？

2. 加思是一名大学新生。他来自一个小城镇，不习惯人多的场合。在同学聚会或其他一些集会上，他总感到紧张。他的心跳加速，有时也会感到胃部不适。他只能勉强在聚会上待一小会儿；只要他一离开，感觉就会好起来。加思决定去找专家咨询。专家告诉他，应该学习放松技术，并给了他一盒教授 PMR 的录音带，让他回去听这盒带子，就能够使自己在聚会时保持放松。这个案例中 PMR 的使用有什么问题吗？应该如何改进？

3. 路易斯害怕看牙医，他已经三四年没去看牙了。他回避看牙，上次他预约好了，却不敢去。于是路易斯去看心理医生，医生给他采用了系统脱敏法，他们制定了一个与看牙有关的恐惧等级，并让路易斯学习放松技术。然后心理医生在描绘等级中的每种情景时，让他进行放松练习。在进行了 6 次系统脱敏后，他可以想象坐在牙医的椅子里接受治疗的情景，同时进行放松。心理医生告诉他，他们的治疗结束了。这个案例中使用的系统脱敏治疗有什么问题吗？应该如何改进？

第25章 认知行为矫正法

- 认知行为的定义是什么?
- 认知行为有什么功能?
- 什么是认知重构?
- 在认知重构的过程中,怎样让人们改变他们的想法?
- 如何实施自我指导训练?

行为矫正法的重点在于分析以及矫正外显行为。本书的大部分章节已经描述了那些增加或减少可以被观察并记录到的目标行为的方法。然而,还有些目标行为可能是隐蔽的,也就是说,是不能被其他人实际观察到的。第24章中讨论了这种内隐目标行为的一种类型,即包含在恐惧或焦虑问题当中的生理反应。本章将重点分析及矫正内隐行为的另一种类型,认知行为。

注意,有些接受行为分析训练的人因为各种原因而不喜欢认知这个术语(Skinner,1974,1977)。然而,这个术语仍被广泛运用于临床心理学、行为治疗学及经常接触它的学生口中。于是,本书采用这个术语来表示内隐行为的某些特定类型以及一些行为改变方法。在每个案例中,对称为认知的行为和用于改变认知行为的方法都提供了操作性定义。

认知行为矫正法的案例

帮助德翁控制愤怒

德翁,一个刚移民的中学生,他在高中二年级时来到这所学校。移民后,时常会有一些学生叫着德翁的名字,说一些歧视他的话。德翁常常因此打架,他咒骂这些学生,如果他们再不停止或走开的话,他就要拳脚相加了。由于打架,德翁已被禁止出席多种场合。他被介绍到学校的心理专家伍兹医生那里进行咨询。

通过与德翁的晤谈,伍兹医生找出了很多德翁打架的前提,主要前提是在那种被其他同学说歧视语言的情景。此外,还存在着一些隐蔽的前提。德翁体验到自主神经兴奋(包括心率加快、肌肉紧张、呼吸加快),即愤怒。在这种情况下,他还会气愤地自言自语,例如"他不能那样对待我"或"我不能让他就这么走了"。其他同学羞辱他在前，出现自主神经兴奋及气愤的自我言语在后，随后便是打架。有时候，这些学生一看德翁要打架，便自己躲开了。还有些时候，是由老师或其他人过来劝开的。每一次打架都制止了——至少是暂时制止了歧视语言，因此，打架被负性强化了。而德翁所体验到的自主神经兴奋也随着打架而减轻，这一点也使打架被负性强化。

伍兹医生很难对德翁使用强化或惩罚方法，因为德翁打架时，她不在现场。另外，伍兹医生也不能除去最初的前提条件，因为她无法制止那些学生用歧视语（中学里有些反种族歧视行为的规定并提供减少这种行为的训练，但并不足以制止问题发生）。伍兹医生决定采用认知行为矫正法帮助德翁改变他气愤的自我言语、自主神经兴奋等打架的隐性前提。首先，伍兹医生帮助德翁识别他在打架场合出现的所有愤怒的自我言语，使他认识到，这些由歧视所引发的自我言语（自动思维），容易触发自主神经兴奋，也就很有可能出现打架。当德翁意识到这些愤怒的思维，并认识到它们所起的作用后时，他同意与伍兹医生合作，把改变自动思维作为减少打架的一种办法。

伍兹医生教给德翁用那些不会引起打架的竞争性的自我言语，替换他的愤怒思维。德翁学习了大量的对抗性言语。例如，"不要打架，到此为止"或"走开吧，他是个无赖，不值得理他"或"不要跟他一般见识"等。他们用角色扮演法模拟打架的情景，当有人羞辱他时，伍兹医生就教德翁大声地复诵这些竞争性言语，然后走开。当德翁在角色扮演的打架场景中走开时，他就要表扬自己。他还要学着对自己说诸如，"走开，别理他"或"真正的男人不靠打架""我控制住了自己"等。德翁在角色扮演的场景中，反复练习伍兹医生教给他的这些自我言语；同时，伍兹医生要对德翁的表现给予表扬，并及时纠正存在的问题。德翁在角色扮演中能大声地复诵各种竞争性言语后，就可以练习无声默诵，因为在真正冲突的情况下，他不可能大声地复诵这些言语。

此外，德翁还要学习放松技术以使自己在愤怒时保持平静。伍兹医生用行为技术训练法为德翁讲授自信技巧，这是与其他同学更好地相处的方法，可以降低歧视语出现的可能性。最后，伍兹医生与德翁签写了一份行为契约，注明了每周对不打架要给予一定的后效强化作为奖励。德翁很愿意与伍兹医生配合，并学习控制自己行为。对他来说，远离打架可以获得强化，因为他的自我表扬言语，以及当他在与伍兹医生会见并报告这种情形时得到医生的表扬。

★ **在这一案例中，伍兹医生对德翁都采取了哪些行为矫正法？**

伍兹医生首先通过与德翁的晤谈进行功能性评估，找出了打架出现的前提与后果。她运用行为技术训练法（指导、示范、演习、表扬及反馈等）教授德翁竞争性自我言语以及自信技能。同时，教给他放松技术以减少他在打架场合中出现的自主神经兴奋。最后，伍兹医生运用行为契约法进一步帮助德翁回避了打架。在这个案例中，同许多其他案例一样，对出现的问题采用了多种行为矫正法。

帮助克莱尔在课上集中注意力

克莱尔，一个7岁的二年级学生，经常给她的老师找麻烦，因为她每次上课时都要离开座位很多次。她总是离开座位，走到其他同学那里说话，欺负别人，从别人的桌子上拿东西，还做出其他破坏性行为。克莱尔被诊断为注意缺陷/多动障碍，父母正在考虑给她服用药。但是，在他们决定用药前，还是想看看是否能用行为矫正法使克莱尔留在座位上专心听讲。

克莱尔的父母带着她找到了一位儿童心理专家克鲁斯医生，他采用了自我指令训练法。克鲁斯医生对克莱尔及其父母讲解，自我指令训练法就是要教儿童对自己说一些话，帮助控制自己在课堂上的行为。运用这种方法，克莱尔能够学会对自己发出自我指令使自己留在座位上，专心听老师讲课。

在克鲁斯医生的办公室里，克鲁斯用行为技能训练法对克莱尔进行自我指令训练。克鲁斯医生先做行为示范，他坐在一张椅子里，假装自己是在珀迪女士的课堂上。每当他开始离座位时，就停下来大声地说，"等等，我就要离开座位了。我必须待在座位上，否则会惹麻烦。"他一面复诵着这些自我指令，一面坐回到椅子上。然后，他又大声地说，"很好，我正在自己的座位上。珀迪女士喜欢我这样！"在示范了这种行为及自我指令后，克鲁斯医生就要求克莱尔照他的样子做一次。当克莱尔在角色扮演中演习这种行为及自我指令时，克鲁斯医生要给予表扬并及时纠正问题。他们反复练习很多次，直到克莱尔每一次都能做对。当克莱

尔能在离开座位时大声地运用自我指令使自己坐回位子时，克鲁斯医生就让她逐渐减小自我指令的声音，继续练习，直到克莱尔运用自我指令成为一种隐蔽的行为，这样，就没有人能听到她的自我指令。克莱尔在办公室进行这些技能训练时，克鲁斯医生要给予表扬及其他强化（诸如一些小东西和一些零食）。在治疗结束时，克鲁斯医生告诉克莱尔，回去以后，每当她在课堂上准备离开座位时，就使用自我指令，立即坐回自己的位子，同时像他们练习的那样自我表扬一下。

除了自我指令训练外，克鲁斯医生还采用了两种其他的办法。一种是让老师当克莱尔坐在座位上专心听讲时定期给予表扬。他告诉珀迪女士，每小时至少要表扬克莱尔两次。她可以这样做：当克莱尔专心听讲时，走近她的桌子，微笑着对她低声说"表现很好"，并在她桌面的一张纸上贴一个笑脸。但是这样做，珀迪女士在表扬她时就不至于引起全班注意。如果克莱尔离开座位而没有立即返回，珀迪女士要马上把她拉回来，但什么也不要说。这样克莱尔回到了座位，而没有得到老师的任何关注，就不会因为这种关注强化她离开座位的行为。克鲁斯医生还运用了自我监督法，让克莱尔在规定的间隔时间内做记录——不管她此时是否在座位上。方法是，在克莱尔的手腕上戴一块特制的表，它每30分钟响一次。如果手表响时她在座位上，就在桌子上的观察表上做个记号。如果此时她不在座位上，响声就会提醒她回到自己的座位。珀迪女士也同时做记录。在一天的课程结束时，克莱尔要把自己的记录与珀迪女士的记录作对照。这样做能帮助克莱尔准确

地记录自己的行为。在采用了这些方法后，克莱尔在课堂上比以前更多时间留在了座位上，并能专心听讲了。她在学校的功课得到改善，成绩也进步了。

认知行为矫正法的定义

认知行为矫正法用以帮助患者改变那些称为认知的行为。在介绍认知行为矫正法之前，对认知行为提供一个操作性的定义，这一点是很重要的。

定义认知行为

当用行为矫正法去改变目标行为时，必须先确定目标行为，并用操作性的术语描述它，以便记录目标行为的出现。在这一点上，内隐行为（如认知行为）与外显行为是一样的。除非确切地知道目标行为是什么以及它什么时间出现，否则是不可能改变这种行为的。外显行为可以被观察者或患者（自我监督）直接观察并记录。而认知行为是内隐行为，它们是不能被观察者直接观察并记录的。也就是说，具有认知行为的个体必须能自己识别并记录这种行为的出现。唯一的办法是能识别这种特定思维或隐性自我言语的出现。

我们知道，人们会思考，对自己说话、解决问题、自我评价、制订计划、想象特定的行为或情景等。所有这些都是作为**认知行为**出现的，它们是个体的一种隐匿性的语言或想象反应，是别人观察不到的。为了有效地了解认知行为，我们必须与患者配合，对这些行为给予操作性的定义。例如，一个人可以报告他在一个特定时间内的特定思维，也可以描述他对自己所说的话，还可以描述他正在想象的情景或行为，可以阐述他对自己所做的评价性言论。作为认知行为的操作性定义，思维、想象或自我言论都必须由行为者本人清晰地描述出来。对认知行为进行归类并不属于行为定义。例如，说一个人低自尊并没有说明这种认知行为，而只是归类了这种类型的认知行为，它是对一种负性自我言论的标定。例如，"我老是做不好事情"，"我很胖，很丑，没有人喜欢我"或"我的生命再也没有任何价值了"。这些自我对话及其他类似的言论就是被称为"低自尊"的认知行为。为了用认知行为矫正法帮助患者改变这些行为，你必须能够识别这些具体的认知行为（自我对话）。表25-1对认知行为提供了部分操作性定义的例子，以及对这些行为可能的归类。

作为认知行为矫正目标的认知行为包括行为过剩和行为缺乏。行为过剩是指行为者不期望的认知行为过多（表25-1中所列的行为中，妄想、自杀念头，以及低自信都是认知行为过剩的例子）。行为缺乏是指行为者期望的行为不足（表25-1中所列的行为中自我效能感、自信、自我指令都属于行为缺乏的例子）。

认知行为的功能

为什么我们会对认知行为矫正法感兴趣？其中一个原因就是认知行为会使当事者本人感到痛苦，它可能是作为一种条件刺激（CS）引发了不愉快的条件反应（CS）。例如，一个人的恐惧思维可能具有 CS 的功能而引发一种作为 CR 的自主神经兴奋（焦虑）。德翁的愤怒想法引发了自主神经兴奋，他称之愤怒。那种引发

表 25-1 认知行为的操作性定义以及相应的归类

操作性定义	归类
当患者看见人们在说话，他就会想："他们正在议论我。"当患者看见有人正走在他身后，他就想："这个人在跟踪我。"	妄想
某人在想："我能做到！我能把这事做成功，我肯定能做好！"	自我效能感
某人在想："我情愿死掉，活下去有什么意义？没有人在乎我，我死了，可能对别人更好些。"	自杀念头
垒球手在一场球赛中对自己说："我能够打到这个球。我比她强，一定能赢这场球。"	自信
右边的接球手对自己说："我希望他别把球打给我。我不知道是否能接住这个球，真希望球赛赶紧结束。"	低自信
一个司机正在寻找一个地方，她在想："我应该在第一个路口左拐，再走三个街区到一个站牌处。然后左拐，一直走到我看见了左边的这所白房子为止。"	自我指令

不期望 CR（如焦虑）的认知行为属于行为过剩，而认知行为矫正法可以减少这种行为过剩。

认知行为可以成为期望行为的可辨别刺激（S^D）。在复诵规则及自我指令后，复诵者则更有可能按复诵的内容采取其期望行为。例如，当一个人在重复着一串指路语（"在缅因大街左拐，在第五大道右侧"）时，则更有可能到达目的地。克莱尔的自我指令使得她更有可能留在座位上专心听讲。有时自我指令或规则也可以作为认知行为矫正法，用来增加行为缺乏。

认知行为具有影响强化物或惩罚物力度的激发操作的功能。我们如何看待自己生活中的事件可能会改变这些事件作为强化物或惩罚物的价值。例如，如果一位雇员想："我的老板不是个好人，他心口不一。"那么，老板的表扬就不会成为对这个雇员认真工作的强化物。相反，如果雇员对老板的行为没有消极的解释，或对老板和他的意图有积极的推测，老板的表扬就可能成为雇员的强化物。

当认知行为出现在行为者的其他行为之后时，它还具有强化或惩罚后果的功能。来自他人的赞扬或批评言论都可以作为强化或惩罚。此外，行为者本人对自己所做的表扬或批评，对他们自己的行为也具有强化或惩罚的功能。德翁和克莱尔都学习了在自己的期望行为之后及时给予自我表扬，即是这个道理。

认知行为矫正法

认知行为矫正法是用以帮助人们改变认知行为的方法。其中一些方法称为**认知重构**，即以适应性行为来取代一些适应不良的认知行为。认知重构法适用于行为过剩的案例，也就是说，用于因适应不良的认知行为所导致的问题。还有些方法，称为**认知应对技术训练**，即教授新的认知行为，并用以促进某些期望行为。这些方法适用于行为不足的案例，也就是说，用于行为者不具备有效应付问题环境的认知行为的情形（Spiegler & Guevremont，2003，2010）。下面，我们依次来讨论这些方法。

注意，在本章的后文中，"思维"这个名词指的是认知行为——思考，自我陈述，或以一种隐蔽的方式对自己说话（自我对话）等。用这个术语所表达的特定认知行为在每一个案例中都应给予操作性定义。

认知重构

在认知重构方法中，治疗师要帮助求助者识别那些消极认知行为，然后帮助求助者摆脱它们，并且用更适宜的（正性的）思维取代它们。消极思维可能会引起一些情绪反应，诸如恐惧、焦虑或愤怒，或那些不愉快的情绪、问题行为，以及拙劣的表现。例如，当特丽莎（见第24章）在思考："我知道，如果我在班上演讲的话，会恐惧而死。"于是，她感到焦虑，并且更可能出现回避行为（诸如退课）。当德翁对自己说"我不能让他就这样走掉"时，他就更有可能因出现自主神经兴奋（愤怒）而去打架。认知重构由三个基本步骤组成：

帮助患者识别消极思维以及它们出现的场合。其方法是，要求患者报告他们在特定的场合中所产生的消极思维。这要依靠患者回忆当时的场景及有关的思维。另一个方法是借助患者的自我监督，也就是说，当消极思维出现时把它们及发生的情景马上记录下来，以待评定。

帮助患者识别情感反应、不愉快的情绪，或紧随消极思维之后的问题行为。用这种方法，患者可以看到消极思维是如何成为情感反应、不愉快的情绪，或问题行为的前提的。患者必须报告这些信息，可以通过记忆或采用自我监督法记录消极思维出现时的反应。表25-2是患者用来记录消极思维的一份备忘录，它记录了当时的情景、思维内容以及随后出现的情绪反应或行为。这份备忘录所包含的样本是由4个不同的人填写的。当然，实际上，任何一份备忘录只能由一个人来填写。

帮助患者制止这些消极思维并建立理性的或积极的思维。当患者在问题环境中能用理性

表 25-2 在认知重构中应用的一份备忘录样本

情景	思维	情绪／行为结果
去上我的历史课	"哎我的天！我必须发言！我做不到！我会死的！"	感到焦虑
准备与朋友外出	"他们不是真的喜欢我。他们叫上我是因为他们感到过意不去"	感到抑郁 没有与朋友外出
丈夫下班回家晚了	"我不知道谁和他在一起。我肯定他正在酒吧，肯定在和别的女人调情。"	感到生气 当丈夫到家时不理他 因他晚回来冲他嚷嚷
在聚会上女朋友正与一位运动员说笑	"我肯定他们正在搞暧昧！她怎么能对我这样做！"	嫉妒，生气 大量饮酒 骂了女友并离开聚会

思维取代消极思维时，就会减少出现情绪反应或问题行为的可能性。但是，帮助患者改变他的思维模式却不是一件容易的事。认知重构法应由心理专家或其他接受过训练的专业人员负责实施。治疗师通过提问的方法帮助患者了解其消极思维，并分析这些思维的逻辑性或合理性，以及对这种情景的不同解释。例如表25-2中的第二个例子。这位患者叫丹尼尔，一直感到抑郁，她越来越不愿参加工作以外的活动，而且抑郁性思维在增多。在这个例子中，当她在准备晚上与朋友外出时，有很多的消极思维。紧随这些消极思维之后，她便会感到更加抑郁，因而决定不外出了。为了帮助她制止这些消极思维，治疗师可以问如下的问题："你怎么知道你的朋友不是真的喜欢你？有什么证据吗？你有什么证据说明朋友邀请你出去玩只是因为感到有点过意不去？"当治疗师提这些问题时，她会认识到并没有证据支持她的想法。最后，问题终于澄清：是她自己的想法歪曲了。治疗师所提的问题，使她的想法变得更现实，更合理，打消了她不理性或不正确的想法（Burns，1980；Hollon & Jacobson，1985）。她用那些更积极的、不会引发抑郁情绪或行为的思维替代消极思维的过程，就是认知重构。

有很多研究者都描述过不同的认知重构法。这些不同的方法包括：理性情绪疗法、系统理性重建法、认知疗法（Beck，1976；Beck & Freeman，1989；Ellis & Bernard，1985；Ellis & Dryden，1987；Freeman，Simon，Beutler，& Arkowitz，1989；Goldfried，1988；Goldfried，Decenteceo，& Weinberg，1974）。本章的重点将集中在认知疗法上。伯恩斯（David Burns）在

阿伦·贝克（Aaron Beck）工作的基础上，对认知疗法在抑郁症方面的应用做了很好的描述（Beck，1972；Beck，Rush，Shaw，& Emery，1979）。

认知重构的步骤

1. 帮助患者识别消极思维以及它们出现的场合。
2. 帮助患者识别情感反应、不愉快的情绪，或紧随消极思维之后的问题行为。
3. 帮助患者制止这些消极思维并建立理性的或积极的思维。

作为治疗抑郁症的一部分，伯恩斯运用认知重构法来帮助人们改变消极思维或自我对话。抑郁者一般较少从事具备强化性的活动，而是习惯于采用歪曲的思维，即总是对生活中的事件给予负性的评价及解释。

对抑郁症应用认知行为矫正法时，首先要使患者多从事强化活动，然后，运用认知重构法帮助改变其歪曲思维。当患者从事更多的强化活动，并且能用更合理的或更现实的自我对话取代歪曲的自我对话时，就会减少出现抑郁的可能。

表25-3列举了一个抑郁患者可能出现的歪曲思维的类型。伯恩斯称之为**认知歪曲**。

在识别出一个人的歪曲想法后，下一步就是进行质询以评估他的思维，并用更现实或合乎逻辑的思维取代这种歪曲想法。在质询对方的歪曲想法时，常用到三个类型的问题。

1. 证据在哪里？
2. 有什么其他解释吗？
3. 这意味着什么？

表 25-3 认知歪曲举例

全或无的想法

你看到的每件事都是非黑即白，没有灰色地带。如果有什么不完美，一定是不能接受的。

过度概括

以一个负性事件作为依据，认为所有事情总是坏的或总是向坏的方向发展。

否认积极面

在一个情景或事件中，通常既有一些积极的方面，也有一些消极的方面。但即便是在积极成分较多的场景或事件中，你也总是低估或忽视积极因素，而将注意力放在消极因素上。

草率结论

在没有事实的支持下任意推断出负性结论。这包括自以为是的"读心术"，推测别人的想法，或没有任何证据地断言未来的负性事件。

夸大或缩小

夸大负性事件，或缩小正性事件的重要性。

贴标签或误贴标签

将负性（消极）观念标定于周围事件或自己身上，这种观念影响着对自己的认识及对世上事物的看法。

个人化

包揽负性事件发生的责任，即使没有证据证明应为其负责任。

请看下面的例子。鲁思去看一位心理医生，因为她感到情绪低落。她最近被聘为一家大工厂的中层管理人员。虽然从来没有人说她工作做得不好，她却常常担忧自己能否胜任工作。一天，她在订单上出了一个差错，老板指出了这个问题，并告诉她以后如何正确地做。这件事后，鲁思对自己说："我不能胜任这个工作。我真笨。我将被解雇。老板认为我不称职。"在工作时或在家里，她都对自己讲类似的话。当对自己讲这些话时，她感到更加抑郁。

★识别鲁思自我言语中的认知歪曲。

鲁思因一个偶然的现象（出一个错误）而过分自责（过度概括），并自以为不胜任工作。她给自己贴上愚蠢的标签，并草率结论：老板认为她不胜任这项工作，她会被解雇。下面的对话来自一次认知行为矫正治疗，注意心理医

生是如何运用质询而使她改变她的歪曲想法的。鲁思正说到"我工作不行，早晚要被开除"，并说她这样想时很抑郁。

医生：鲁思，你说自己不胜任工作的证据在哪里？

鲁思：嗯，我只知道自己做得不好。

医生：对，你说过。但是你这样说的证据是什么？

鲁思：是啊，我的老板从未说过我做得好。

医生：好，老板没说你工作做得好，就意味着你做得不好吗？

鲁思：肯定是，如果我做得好，他就会说的。

医生：你的老板为什么没说，还有别的解释吗？

鲁思：我不知道。

医生：他对别人说过他们工作做得好吗？

鲁思：没有。

医生：你认为你的同事做好了工作吗？

鲁思：是的。

医生：但你老板并没有说他们做得好。有没有可能你也做好了工作，即使老板没有说？

鲁思：我想有可能。

医生：我也这样想。对你的老板为什么没有肯定你和同事的工作，还有什么别的解释？

鲁思：嗯，我想是因为他太忙了。

医生：这是非常合情合理的解释。还有其他解释吗？

鲁思：嗯，也许表扬员工并不是他的管理风格。

医生：很好，老板为什么没有肯定你的工作，这样就有两种可能的其他解释。现在告诉我，你认为自己要被解雇的证据在哪里？

心理医生会一直询问鲁思这样的问题，直到她得出如下结论：她原来的想法是不正确的，她要用更正确的、更合理的自我言论去取代这些错误或歪曲的想法。当鲁思打消了她歪曲的、负性的自我言论，并产生更合理的言论时，抑郁情绪就会减少。另外，鲁思要学习用同样的方法对自己的歪曲想法提问，将来用这种方法纠正她再次出现的歪曲想法。

认知应对技能训练

在认知应对技能训练中，治疗师教给当事者特定的自我言语，将它们用于问题情境以改善他们的表现或影响他们在该环境中的行为。

在本章的例子里，德翁和克莱尔用认知应对技能在问题环境中去影响自己的行为。德翁在学校时，当同学歧视他，他使用了自我应对言语。当他在这种环境对自己使用应对言语时，就减少了生气的可能并较容易远离打架。克莱尔用的应对言语类型称为自我指令，当她离开教室的位子，她指导自己回到座位上专心听讲。德翁和克莱尔在问题情景的角色扮演中，通过指导、示范、演习、反馈，学习了应对言语。一旦他们开始在问题情景中运用应对性自我言语，行为就能得到改善。

斯皮格尔和顾锐蒙特（Spiegler & Guevremont，2003）介绍了认知应对技能训练的三种类型：自我指导训练、应激预防训练及问题化解治疗。这一章将重点放在自我指导训练上（对其他类型的认知应对技能训练信息见：Spiegler & Guevremont，2003，2010；D'Zurilla，1986；D'Zurilla & Goldfried，1971；Meichenbaum，1977，1985；Nezu，Nezu，& Perri，1989；Novaco，1977）。

自我指导训练由三个基本步骤组成。

找出问题情景并确定更适应该情景的期望行为。识别在所处情景中可能会干扰期望行为的竞争性行为，这一点很重要。对德翁来说，期望行为是从另一个学生的挑衅中走开，竞争性行为是打架（外显行为）以及与愤怒有关的自我言论（内隐行为）。对克莱尔来说，期望行为是坐在她的座位上，注意听老师讲课，竞争性行为是离开位子，干扰其他学生。

识别那些对问题环境有帮助的自我指令。德翁学习了那些暗示他从其他同学的挑衅中走开的自我指令。这些自我言语干扰了现存情景中引起冲动（气愤）的自我言语。结果，他减少了生气的可能，增加了走开的可能。克莱尔学习了自我言论，从而指导自己留在座位上，并注视着老师。这种自我言论是适应一个 7 岁孩子发育水平的简单自我教育方法。

运用行为技能训练教授自我指令。行为者必须在模拟问题环境的角色扮演中练习这种自我指令，这样，自我指令才能在行为技能训练完成后推广到问题环境中。

当指导行为技能训练时，治疗师在角色扮演过程中，应先示范自我指令及期望行为。例如，让克莱尔看着克鲁斯医生坐在书桌前的椅子上，就仿佛是克莱尔坐在教室里。每次他要离开座位时，就大声地复诵自我指令，并立即回到椅子上。而当他回到这把椅子时，就要表扬自己。

自我指导训练步骤

1. 找出问题情景并确定更适应该情景的期望行为。
2. 识别那些对问题环境有帮助的自我指令。
3. 运用行为技能训练教授自我指令。

在为克莱尔示范了自我指令及期望行为几次以后，他就要求克莱尔与他一起练习。现在克莱尔坐在一张书桌旁，每次她站起来，就复诵自我指令，并立即坐回去，然后表扬自己。每次克鲁斯医生在克莱尔与他一起完成演习后也表扬她。

在克莱尔和克鲁斯医生一起演习了自我指令及期望行为后，医生要求她自己来做。这一次，当克莱尔开始起来时，就大声地复诵自我指令，然后坐回去，并表扬自己。她依此顺序执行自我管理及期望行为，没有任何医生的帮助。医生对她每次的表现都给予表扬。

克鲁斯医生和克莱尔共同参与同样的角色扮演几次后，逐渐减小她复诵自我指令的声音，直到听不到为止。用这种方法，自我指令和自我表扬隐蔽出现，就不会在课上引起别人对克莱尔的注意。教授自我指导行为技能训练的步骤见表25-4。

一旦当事者在一连串模拟问题情景的角色扮演中学会了自我指令，就要教他在真实的问题情景中使用自我指令。如果自我指导训练是有效的，那么问题情景就成为对自我指令的可辨别刺激。在问题情景中复诵了指导语后，当事者更有可能实施期望行为，因为在角色扮演中期望行为是与自我指令密切相关的。于是，自我指令成为一种对期望行为的可辨刺激。

有研究者发展了自我指导训练并评估了它对帮助人们控制自己行为的有效性。例如，教给儿童运用自我指令去控制自身的冲动行为（Meichenbaum & Goodman，1971）。另一些研究也证实自我指令在训练儿童方面的有效性（Bryant & Budd，1982；Guevremont，Osnes，& Stokes，1988；Kendall & Braswell，1985）。研究者还对精神分裂症成人患者施用过自我指导训练（Meichenbaum & Cameron，1973）。这项研究中的病人用自我指令增加了"健康语言"的数量，减少了病态语言，提高了对任务的注意力，改善了各种工作表现。另一些研究也显示了自我指导训练对分裂症患者的有效性（Meyers，Mercatoris，& Sirota，1976），同时还有效地用于治疗各种非分裂症的成人问题（Masters，Burish，Hollon，& Rimm，1987；Spiegler & Guevremont，2003）。

表 25-4　用于教授自我指令的行为技能训练的步骤

1. 治疗师大声地复诵自我指令，并执行期望行为。
2. 治疗师与当事者一起大声地复诵自我指令，并执行期望行为。
3. 咨询者大声地复诵自我指令，并执行期望行为，没有治疗师的帮助。
4. 咨询者复诵自我指令，逐渐小声，并执行期望行为。
5. 咨询者复诵自我指令，不出声，并执行期望行为。
6. 咨询者复诵自我指令，隐匿地、不动嘴唇，并执行期望行为。

扩展阅读

自我指导训练中言语对行为的控制

　　大量研究表明自我指导训练可以使得教室中的行为有所改善，而有一个研究特别关注了儿童的言语对于成功表现的重要性。研究者（Guevremont, Osnes, & Stokes, 1988）在一个学前班对 4～5 岁的儿童进行了自我指导训练。这些儿童学习了给自己指令以完成简单的阅读作业。研究表明当这些儿童在训练环境中使用自我指令时，作业中的正确答案更多。然而，当他们在另一个教室做类似作业时，没有运用自我指令，正确答案就较少。当告诉他们在这个教室中也使用自我指令，且儿童们完成之后，他们的成绩也得到了改善。这一研究清楚地表明，自我指导训练改善了学习成绩，但只有在儿童们注意运用自我指令时才会这样。

基于接受的治疗

　　本章中介绍的认知重构和认知应对技能训练方法的目标，是帮助人们先改变他们的思维，以改变他们的消极情感或问题行为。但是，也有治疗方法的目标是帮助人们接纳他们的消极思维和情感，而不是改变他们（Hayes, Strosahl, & Wilson, 1999；Hayes & Wilson, 1994；Kohlenberg & Tsai, 1991）。基于接受的治疗是最近发展起来的，它是本章中介绍的认知行为矫正法的一种替代形式。在接受和承诺疗法中（Hayes, 1995；Hayes, Strosahl, & Wilson, 1999），当事者学到，他们在过去不能控制引起问题的思维和情感，导致对这些思维和情感的控制企图使得问题更严重。在治疗过程中，来访者学会接受消极思维和情感可以继续出现，但是自己仍然能够达到有意义的行为改变目标（Hayes, Luoma, Bond, Masuda, & Lillis, 2006；Paul, Marx, & Orsillo, 1999；Twohig, Schoenberger, & Hayes, 2007）。当当事者接纳了消极思维和情感后，这些思维和情感反而不再能打乱来访者的生活，他就可以进行有意义的行为改变了。

临床问题

　　本章只是简单介绍了认知行为矫正法，并不足以指导学生对有真正临床问题的人使用这个方法。任何有严重情绪问题的人，如抑郁症等，都应寻求心理医生或其他的精神卫生专家的帮助。尽管你可以用认知行为矫正法作为自我改善的手段，但严重的问题还是应该请教专家。

本 章 小 结

1. 认知行为是内隐的思维、想象或自我对话。

2. 当认知行为是另一个行为的前提时，认知行为可以起 CS、S^D 或 MO 的作用。当认知行为是个体表现出的另一个行为的后果时，认知行为可以起强化物或惩罚物的作用。

3. 在认知重构法中，治疗师帮助个体找出消极思维，以期望思维代替它。

4. 为了帮助人们改变思维，治疗师首先帮助个体找出引起情感或行为问题的非适应性思维，然后治疗师通过质询来帮助来访者对自己思维的逻辑或准确性进行评价。经由这个过程，来访者开始以更准确或逻辑的方式思考，由此减少情感或行为问题。

5. 自我指导训练方法有几个基本成分。运用行为技能训练法，治疗师教当事者使用自我言语或自我指令；治疗师和当事者在模拟问题情景的角色扮演中练习自我指令和期望行为；个体在问题情景中复诵自我指令并实施期望行为。

练 习 测 验

1. 什么是认知行为？举例说明。

2. 找出德翁打架行为中的认知行为。

3. 举例说明内疚感中的认知行为。

4. 简要介绍两种认知行为矫正方法。

5. 在认知重构中，治疗师帮助当事者找出他所体验的消极思维。治疗师可以用哪两种方法得知来访者的思维？

6. 什么是认知歪曲？介绍伯恩斯指出的几类认知歪曲。举例说明每一种。

7. 认知重构的目标是什么？

8. 根据伯恩斯的观点，治疗师用哪三类问题来质疑来访者的歪曲思维？

9. 认知应对技能训练的目标是什么？

10. 介绍用于教给来访者自我指令的行为技能训练方法。

11. 在自我指导训练中，怎样做能够增加自我指令运用到实际问题情景中的可能性？

12. 说出自我指导训练成功解决的两类问题。

13. 在克莱尔的例子中，除了用自我指导训练外，还使用了哪些其他行为矫正方法？

14. 认知行为矫正法与本书中介绍的其他行为矫正方法有什么不同？

15. 接受和承诺疗法的目标是什么？它与认知行为矫正法的目标有什么不同？

应 用 练 习

1. 描述你将如何采用认知行为矫正法作为你自我管理方案的一部分。如果认知行为矫正法不适合你的方案，说说为什么。

2. 查德是一个22岁的男人，患有轻度的智力障碍，但有很好的口头表达能力，能轻松地交谈，也能理解复杂的意思。查德在一家工厂上班，他的工作做得很好，但常因从其他同事柜子里偷东西被抓住。问题总是出现在工休时或他在柜子旁边而周围又没人的时候。在这些时候，他打开别人的柜子，拿一些罐装汽水，或拿一些零钱到自动售货机那里买罐装汽水。如果他再不停止偷窃，就要失去工作。当他被抓住时总说很抱歉，并保证不再偷了，但仍问题不断。描述你应如何对查德进行自我指导训练，帮助他停止从其他同事那儿偷东西的行为。

3. 描述你准备与自我指令联合应用的其他行为矫正法，帮助查德停止从其他同事的柜子里偷钱和汽水的。

4. 维基每天下午5点离开办公室，开车回郊区的家。在交通高峰期，她要开上30分钟。当交通堵塞时，维基坐在车里，变得很没耐心、非常气愤（她体验到自主神经兴奋）。给自己制造了一堆气愤的言论，如："我恨死这个城市了！为什么人们不能好好开车！我希望这些傻瓜能开快点！"或"让开！笨司机！"当她想到这些气愤的言论时，变得更加气愤，有时她还采取一些攻击性行为，对其他司机做一些挑衅手势，紧追前面的汽车，或朝其他司机喊叫。试述在下班回家的路上，在维基的车里，你如何与她一起实施减少气愤和寻衅行为的认知应对技术训练。

误 用 练 习

1. 温迪上大学后，开始的几个月里总是独处，她在那里没有任何朋友，对周围的新生也感到不舒服。她不参加活动，不交朋友。当她考虑要去参加聚会或其他活动时，她对自己说："没有人会对我说话的，尝试有什么用？与新生交往太困难了，我并不有趣。人们会厌烦和我讲话的。"当她有这些想法时，就感到抑郁，并决定不参加聚会或活动。温迪找到一位治疗师，请求他帮助自己克服这个问题。治疗师先通过与温迪的评估性会谈，弄清了她所面临的问题，确定低自尊是其主要原因。治疗师告诉温迪，只要帮助她消除低自尊，她就会高兴起来，就会去参加活动和交朋友。这个例子有什么问题？治疗师应该做些什么？

2. 阿米在行为矫正课上学习了认知行为矫正法。其中描述了认知重构等其他方法。阿米有一个朋友很抑郁，阿米告诉她自己能用认知行为矫正法帮助她克服抑郁。阿米拿出他的书，再次温习了这一章。他特别注意认知歪曲部分及如何运用质询去帮助一个人改变歪曲的认知。在温习了这章之后，阿米把他的朋友找来，开始用认知行为矫正法帮助改善她的抑郁。这个例子有什么问题吗？阿米应该做点什么别的吗？

3. 卡罗尔，一个 4 岁的小女孩，以前是独生女。在她的小弟弟出生后，卡罗尔开始出现发脾气行为。每当卡罗尔的妈妈朱迪关注这个新宝宝，或坐在她的计算机前及从事其他活动的时候，卡罗尔就哭叫，并要求母亲注意她。朱迪通常会停下正在做的事，花一些时间陪卡罗尔，直到她安静下来。几个月后，朱迪决定对卡罗尔的发脾气行为采取措施。她决定对卡罗尔实施自我指导训练。朱迪制造了模拟情景（角色扮演）。当卡罗尔开始发脾气，就立刻对自己说，"妈妈正在忙"或"要静下来，乖"或"我乖了，妈妈就会喜欢我"。朱迪在角色扮演中，教卡罗尔这些自我指令，当卡罗尔能够不用任何帮助自己对自己说这些指导语时，朱迪就让她在她真的生气时说这些指导语。这个例子有什么问题吗？朱迪还应做点什么？

4. 佩里是一个大学生，他对在公众面前讲话总是有顾虑。他一想到要在班上发言时就觉得紧张。他去找了一位咨询师。咨询师开始对佩里使用认知重建技术，帮助他改变一些导致他焦虑的认知行为。首先，咨询师评估了佩里所做的自我言论，当他在班上讲话感到紧张时，他对自己所说的是："人们将会看到我有多紧张，会觉得我很愚蠢。我没法像班上其他人做得那样好。"然后咨询师与佩里一起来改变自我言论中的歪曲认知。下面是佩里与咨询师之间的部分对话记录。

咨询师：佩里，你说人们将看到你的紧张，但并没有这种客观证据。人们也不能说你紧张。

佩　里：是的，我想你是对的。

咨询师：另外，没有证据说明人们认为你是傻的。他们不可能说你紧张，即使他们能，紧张也是正常的。所以他们一定不会认为你傻。

佩　里：他们不会吗？

咨询师：当然不会，你不要那样想。你还说你没法做得像班上其他人那样好。现在，你也没有证据证明那样的观点。我肯定你能做得和其他人一样好。他们也都在学着在班上讲演，你们处于同样的情形中。

佩　里：我想你是对的。

这个例子中的问题是什么？咨询师应该怎样做？

关键词汇索引

测验题

1. 行为的定义是 _____ 和 _____ 。

2. 行为对 _____ 和 _____ 环境有影响。

3. 行为矫正是关于人类行为 _____ 和 _____ 的心理学领域。

4. 某一种行为过多被称作行为 _____ 。

5. 某一种行为过少被称作行为 _____ 。

6. 频率、持续时间、潜伏期、强度被称作行为的 _____ 。

7. 将下列人物的名字与他们对行为矫正的贡献对应起来。

        a. 巴甫洛夫   b. 桑代克   c. 华生   d. 斯金纳

    _____ 第一个描述了条件反射。

    _____ 说明了效果定律。

    _____ 进行了关于操作行为基本原则的研究，为行为矫正奠定了基础。

8. _____ 在心理学中开展了称为行为主义的运动。

9. _____ 行为是可以被另一个人观察和记录的行为。

10. _____ 行为无法被另一个人观察。

第1章　测验2　　　　姓名：

1. _____ 是人们的所说与所做。

2. 行为可以测量的四个方面是 _____、_____、_____、_____。

3. _____ 属于关于分析和调整人类行为的心理学领域。

4. 查理每天喝太多咖啡。这样的行为被认为是行为 _____（不足 / 过度）。

5. 查理每天吃蔬菜和水果太少。这样的行为被认为是行为 _____（不足 / 过度）。

6. 约翰·华生在心理学中掀起的运动叫作 _____。

7. 爱德华·桑代克对心理学的主要贡献是对 _____ 的描述。

8. _____ 进行了实验室研究，得出了基本行为原则。

9. 外显行为是 _____。

10. 内隐行为是 _____。

第1章 测验3　　　　姓名：

1. 行为的定义是 _____。

2. 里昂每天吃很多糖。这个例子是行为不足还是行为过度? _____

3. 里昂锻炼不够。这个例子是行为不足还是行为过度? _____

将下列词汇与后面的定义对应：

　　　a. 频率　　　b. 持续时间　　　c. 强度　　　d. 潜伏期

4. 行为的长度 _____

5. 行为发生次数 _____

6. 行为包含的力量 _____

7. 外显行为的一个例子是 _____。

8. 内隐行为的一个例子是 _____。

9. _____发现了效果律。

10. _____进行了反应性条件反射的研究。

第2章　测验1　　　　姓名：

1. 有两种行为评估。一种是 _____ 评估，另一种是 _____ 评估。

2. 一个行为记录计划的第一步是对所要记录的 _____ 给予定义。

3. _____ 中包括对个体表现出的行为进行描述的动词。

4. 当两个人对同一行为单独进行观察并进行记录时，称作 _____。

5. _____ 是观察者记录目标行为的特定时间段。

6. 杰森记录每天他使用骂人的词汇的次数。他所记录的是行为的哪个方面？ _____

7. 凯文记录每天他跑了多少分钟。他所记录的是行为的哪个方面？ _____

8. 一位雷达技术员的上级记录下当飞机出现在屏幕上时这位技术员需要多长时间能够看到飞机。这位上级所记录的是行为的哪个方面？ _____

9. 在间隔记录中，行为的发生是以 _____（连续／非连续）的时间间隔记录的。在时间样本记录中，行为的发生是以 _____（连续／非连续）的时间间隔记录的。

10. _____ 指记录行为的过程时会引起行为改变。

| 第2章 | 测验2 | 姓名： |

1. _____（直接／间接）评估指当行为发生时对目标行为进行记录。

2. _____（直接／间接）评估指使用访谈或问卷收集信息。

3. 将下列概念与定义进行匹配。

     a. 频率   **b.** 持续时间   **c.** 潜伏期   **d.** 强度

     _____ 在观察时间内行为发生的次数。

     _____ 从某种刺激事件到行为发生的时间。

     _____ 行为从发生到消失的时间。

4. 在一个较短的观察阶段对行为进行记录，每一个记录时间被一段较长的时间分开，称作 _____ 记录。

5. 在连续时间段中对行为进行记录叫作 _____ 记录。

6. 当马克开始记录咬指甲的行为时，他的这种行为因为记录开始下降。这个过程称为 _____。

7. 对目标行为准确的开始和结束时间的记录称为 _____ 记录。

8. 沃林的表每10分钟响一次，然后他对儿子在表响时是否正在好好玩做记录。这是一个 _____ 记录的例子。

9. 克雷顿的表每10分钟响一次，然后他对自己在这10分钟内是否抠了鼻子做记录。这是一个 _____ 记录的例子。

10. 琳达对20分钟内她的学生做出的数学题目的数量进行记录。这是一个 _____ 记录的例子。

第2章	测验 3	姓名：

1. 詹尼斯对她每天检查电子邮件的数量进行记录。这是一个 _____ 记录的例子。

2. 詹尼斯对她每天读电子邮件的时间进行记录。这是一个 _____ 记录的例子。

3. 一位呼吸专家用一个仪器测量病人呼气的力量。这是一个 _____ 记录的例子。

4. 西姆斯先生对发令枪响之后游泳运动员需要多长时间跳入水中进行记录。这是一个 _____ 记录的例子。

5. 师诺克先生每隔 15 分钟对他的学生进行观察，并记录下他们当时是否在说话。这是一个 _____ 记录的例子。

6. 柴斯特在对患有托雷特紊乱的儿童的身体颤动进行研究。在观察阶段，每 10 秒钟对儿童是否有身体颤动做记录。这是一个 _____ 记录的例子。

7. 玛利亚用一个仪器计算工人每天从果园中摘的苹果数。这是一个 _____ 记录的例子。

8. 当开始记录目标行为时可能会发生什么？ _____

9. 雷赛在一个研究计划中观察父母与孩子的交往，并记下某一种父母与孩子行为的开始和结束时间。这是一个 _____ 记录的例子。

10. 哪种测量更准确，直接测量还是间接测量？ _____

第3章 测验1   姓名：

1. _____ 是对在一段时间内所发生的行为的视觉呈现。

2. 在一个图中，_____ 轴表示行为水平。

3. 在一个图中，_____ 轴表示时间单位。

4. 在 A-B 设计中，A= _____，B= _____。

5. A-B 设计不能说明在治疗程序（自变量）和行为（因变量）之间存在功能关系，因为 _____。

6. 在一个研究课题中，基线进行了一周。在基线之后，进行了一周的治疗。治疗期之后又回到了基线期，一周之后是第二次基线，然后又进行了一周治疗。

   这是一个什么样的研究设计？ _____

7. 多基线跨 _____ 研究设计是在两个或更多的环境中对一个被试的同一行为给予一种治疗。

8. 在 _____ 研究设计中，有一个基线期和一个治疗期。在治疗期中，对行为有不同的标准。

9. 在多基线跨 _____ 研究设计中，对两个或更多被试的同样的目标行为给予一种治疗。

10. 在多基线跨 _____ 研究设计中，对同一个被试两个或更多的行为给予一种治疗。

第3章　测验2　　　姓名：

1. 在一个图中，y（纵）轴表示什么？ _____

2. 在一个图中，x（横）轴表示什么？ _____

3. 在 A-B 设计中，有哪两个阶段？ _____ 和 _____。

4. 当研究者表明行为矫正程序引起目标行为的变化时，这位研究者是在表明在程序和目标行为之间存在着 _____。

5. 基线期之后跟着治疗期，然后又重复基线期和治疗期的研究设计称为 _____ 设计。

6. 在不同被试多基线设计中，当在不同时间对不同被试进行治疗时，我们说治疗是 _____。

7. 在 _____ 研究设计中，基线和治疗条件（或两种治疗条件）是前后迅速进行的并进行相互比较。

8. 在不同行为多基线设计中，对同一个被试的两个或更多的 _____ 给予相同的治疗。

9. 在 _____ 多基线设计中，在两个或更多的环境中对同一个被试的一种行为给予相同的治疗。

10. _____ 设计不是真正的研究设计，因为它没有重复。

第3章	测验3	姓名：

1. 图是对在一段时间内所发生的 _____ 的视觉呈现。

2. 你对自己每天喝几瓶饮料进行记录。在你的图上，x（横）轴表示 _____，y（纵）轴表示 _____。

3. 对自己每天喝几瓶饮料进行记录两周后，你进行了两周的治疗以减少每天喝饮料的数目。这个例子使用的是什么设计？ _____

4. 行为矫正研究者使用研究设计来表明在治疗程序和目标行为之间存在 _____。

5. A–B 设计 _____（是 / 不是）真正的研究设计。

6. 在 _____ 研究设计中，在基线期之后，进行一段治疗期。在治疗期之后，基线期又进行一段时间，然后又进行治疗期。

7. 如果治疗已经产生了行为变化，取消治疗将带来不好的后果，那么就不应使用 _____ 研究设计。

8. 你在对一个孩子说"请"和"谢谢"的行为进行记录。在一周的基线期之后，你开始使用强化来增加说"请"的行为。两周基线期之后你又用强化来增加说"谢谢"的行为。你使用的是什么研究设计？ _____

9. 你在对一个孩子在幼儿园和在家里说"请"和"谢谢"的行为进行记录。在一周的基线期之后，你开始使用强化来增加他在幼儿园说"请"和"谢谢"的行为。两周基线期之后你又用强化来增加在家中说"请"和"谢谢"的行为。你使用的是什么研究设计？

_____

10. 你在对三个孩子在学校中说"请"和"谢谢"的行为进行记录。在对塞里一周的基线期之后，你开始使用强化来增加塞里的该行为。两周基线期之后你又用强化来增加皮特的该行为。三周基线期之后你又用强化来增加帕特的该行为。你使用的是什么研究设计？

_____

第4章 测验1　　　姓名：

1. _____ 行为通过强化得到加强。

2. 当一个人近期得到很多强化物时，强化物的力量将更大还是更小? _____。

3. _____ 强化指行为出现后刺激出现，行为在今后更可能发生。

4. _____ 强化指行为出现后刺激消除，行为在今后更可能发生。

5. 影响强化效果的因素有五个，指出其中三个：_____，_____，_____。

6. 当一个强化物与其他强化物联系起来时，就出现了 _____ 强化物。

7. 所有对个体行为有影响的强化程序都被称为 _____。

说出下面的强化程序类别：

8. _____ 每次反应后都给以强化。

9. _____ 平均 x 次反应后给以强化。

10. _____ 在 x 时间后，对第一次反应给以强化。

第4章 测验2　　姓名：

1. 使操作行为得到增强的后果被称为 _____。

2. 当一个人近期未得到足够的某种强化物时，这种强化物的力量将更大还是更小？

   _____

3. 当泰德被蚊子咬了以后，他在被咬处上了一些药，上药之后就不痒了。以后他更可能在被

   蚊子咬了以后上药。这是一个 _____（正性／负性强化）的例子。

4. 当弗雷达打她的弟弟后，父母就会责备她。这是一个 _____（正性／负性强化）的

   例子。

5. 逃避和回避行为是由 _____（正性／负性）强化所保持的两种行为。

6. 持续强化程序被用来 _____（得到／保持）行为。

7. 在负性强化中，行为之后被去掉的刺激叫作 _____ 刺激。

8. 正性强化和负性强化都 _____ 行为。

说出下列的强化程序类别。

9. _____ x 次反应后给一次强化。

10. _____ 平均 x 时间后，对第一次反应给予强化。

第4章	测验3	姓名：

1. 操作行为通过 _____ 得到增强。

2. 每次反应之后都给予强化的是什么强化程序？ _____

3. 不是每次反应之后都给予强化的是什么强化程序？ _____

4. 剥夺使得一个强化物力量 _____（更大 / 更小）。

5. 满足使得一个强化物力量 _____（更大 / 更小）。

6. 正性强化和负性强化在哪些地方是相似的？ _____

7. 在负性强化中，_____ 在行为之后被去除。

8. 在正性强化中，_____ 在行为之后给予。

9. 沈每天定时检查电子邮件。电子邮件来得无规律，所以沈从来不知道什么时候会有电子邮件。沈检查电子邮件的行为是被什么强化程序所强化的？ _____

10. 罗伯是一个电话销售员，通过电话来销售产品。他不知道谁会买他的产品，但大约平均打13 个电话就有一个人买。罗伯打电话的行为是被什么强化程序所强化的？ _____

第5章　测验1　　姓名：

1. 在消失时，以前得到强化的行为出现后不再跟有强化物，行为今后 _____。

2. 在消失爆发时，行为可能暂时在_____，_____ 或 _____ 上增加。

3. 在正性强化的行为消失时，_____ 在行为之后不再出现。

4. 在负性强化的行为消失时，_____ 在行为之后不再消除。

5. 在 _____ 以前消失的行为又出现。

6. 在消失爆发时，除了行为有暂时增加，可能出现的其他两件事情是 _____ 和 _____。

7. 消失在什么时候与忽视有关？_____

8. 在消失时，间隔强化的行为比连续强化的行为下降得更 _____（快 / 慢）。

一个孩子在商店里哭，父母给他糖果。结果，这个孩子更可能在商店里哭。

9. 在这个例子中哭的强化物是什么？_____

10. 在这个例子中家长怎样使用行为消失来对付孩子哭？_____

| 第5章 | 测验2 | 姓名: |

1. 在消失时，以前得到强化的行为 _____ ，今后行为就停止了。

2. 在消失时行为暂时增加称为 _____ 。

3. 在 _____ （正 / 负）性强化的行为消失时，强化物在行为之后不再出现。

4. 在 _____ （正 / 负）性强化的行为消失时，负性刺激在行为之后不再消除。

5. 在自发恢复时，由于消失而停止的行为会出现什么现象？ _____

6. 在消失爆发时，行为可能有暂时增加。可能出现的还有 _____ 行为或 _____ 行为。

7. 影响消失的两个因素是消失之前的强化程序和消失之后的 _____ 。

8. 在消失时，连续强化的行为比间隔强化的行为下降得更 _____ （快 / 慢）。

当妈妈给孩子刷牙时，孩子就哭。妈妈就停止刷。结果，孩子在刷牙时就更可能哭。

9. 在这个例子中哭的强化物是正的还是负的？ _____

10. 在这个例子中妈妈怎样使用消失来对付孩子哭？ _____

第5章 测验3　　　姓名：

1. 在消失时，行为出现后发生什么? _____

2. 在消失爆发时，行为的频率、持续时间、强度 _____。

3. 在正性强化的行为消失时，正强化物在行为之后 _____。

4. 在负性强化的行为消失时，负性刺激在行为之后 _____。

5. 当一个行为由于消失而停止后又出现了，这个现象称为 _____。

6. 在消失爆发时，可能出现_____ 和_____两种行为。

7. 影响消失的两个因素是消失之前的 _____ 和消失之后的强化。

8. 哪类消失前的强化程序可以使消失时行为下降得更快? _____

詹斯女士每次在开进车道后就按车库门上的按钮，然后门就开了。

9. 这是一个正性强化还是负性强化的例子? _____

10. 怎样使按车库门上的按钮的行为消失? _____

第6章 测验1	姓名：

1. 在惩罚时，行为跟着一个后果，结果是，今后行为 _____ 出现。

2. _____ 是行为之后的后果，它使行为在今后不可能出现。

3. 在正性惩罚中，刺激在行为之后 _____。

4. 一个孩子把手放在电门里被电了一下。以后，这个孩子再也不把手放在电门里了。这是一个 _____ 惩罚的例子。

5. 负性惩罚是在行为之后 _____（保留/去除）强化物，消失是在行为之后 _____（保留/去除）强化物。

6. _____ 被认为是一般条件惩罚物。

7. _____ 是使惩罚物的后果更有效的事件或情景。

8. 举一个常见的条件惩罚物的例子。_____

9. 举一个非条件惩罚物的例子。_____

10. 从正性强化中暂停和反应代价是 _____ 惩罚的例子。

第6章 测验2　　　姓名：

1. _____ 的定义是，行为之后跟着一个后果，结果是，今后行为不可能出现。

2. 在负性惩罚中，刺激在行为之后 _____。

3. 一个孩子在汽车里时将手里拿着的运动卡片伸到窗外，卡片被吹走了。以后，这个孩子再

   也不在汽车里将手里拿着的运动卡片伸到窗外去了。这是一个 _____ 惩罚的例子。

4. _____ 是在行为发生之后保留强化物，_____ 是在行为之后消除强化物。

5. 当一个刺激与惩罚物相联系时，它就成为一个 _____ 惩罚物。

6. 痛苦刺激或极端水平的刺激是 _____ 刺激物。

7. 亲身体验或观察到惩罚的人 _____（更 / 更不）可能使用惩罚。

8. 如果使用间隔程序实施惩罚，它将 _____（更 / 更不）有效。

9. 惩罚对于使用的人来说是 _____（正 / 负）性强化。

10. 使用惩罚有五个问题，说明其中之一。_____

第6章 测验3 　　　　姓名：

1. 惩罚是使行为 ＿＿＿＿＿＿＿＿ 的过程，强化是使行为 ＿＿＿＿＿＿＿＿ 的过程。

2. 在正性惩罚中，在行为之后给予的刺激是 ＿＿＿＿＿＿＿＿。

3. 在负性惩罚中，在行为之后去除的刺激是 ＿＿＿＿＿＿＿＿。

将下列概念与句子配对：

　　　a. 正性强化　　　b. 负性强化　　　c. 正性惩罚　　　d. 负性惩罚

4. ＿＿＿＿＿＿＿＿ 行为之后给予负性刺激。

5. ＿＿＿＿＿＿＿＿ 行为之后去除负性刺激。

6. ＿＿＿＿＿＿＿＿ 行为之后给予强化。

7. ＿＿＿＿＿＿＿＿ 行为之后取消强化。

8. ＿＿＿＿＿＿＿＿ 阿丽斯爬篱笆进到一个苹果园中。篱笆是有电的，电了她一下。以后，她仍经常爬篱笆。

9. ＿＿＿＿＿＿＿＿ 比利打了妹妹后，妈妈没收了他一周的零花钱。以后他不打妹妹了。

10. ＿＿＿＿＿＿＿＿ 弗兰西有一个地方很痒。她每次挠时，痒就会停止一会儿。每次痒时她就会去挠。

第6章 测验1 姓名：

1. 行为得到强化时出现的前提刺激称为 _____。

2. 行为不被强化时出现的前提刺激称为 _____。

3. _____ 指当某一个前提刺激出现时行为可能出现。

4. 怎样建立刺激控制？ _____

5. 三段一致性的三个组成部分是 _____、_____、_____。

6. 在 _____ 中，当 S^D 出现时对行为强化，当 S^Δ 出现时对行为强化，当 S^Δ 出现时不对行为强化。

泰德在想要饼干时大声喊叫。然后他被告知不给。当他大叫时，他的妈妈终于给了他一块饼干。但是当他大叫时，他的爸爸从不给他饼干。结果，当妈妈在时，泰德更可能大叫着要饼干。

7. 泰德大叫的 S^D 是什么？ _____

8. 泰德大叫的 S^Δ 是什么？ _____

9. 泰德大叫的强化物是什么？ _____

10. 这是一个正性强化还是负性强化的例子？ _____

第7章 测验2　　　姓名：

1. 可辨别刺激是前提刺激出现时行为 _____。

2. 作为辨别训练的结果，当 S^D 出现时将会发生什么？_____

3. 通过刺激辨别训练就建立起 _____。

4. 在辨别训练中，_____ 出现时，行为不被强化。

5. 当行为在类似于 S^D 的刺激出现时出现，_____ 出现。

玛丽安在商店里趁店员不在时偷糖，因为这样就不会被抓住。当店员在时，她就不偷，因为可能被抓住。

6. 偷糖的 S^D 是什么？_____

7. 偷糖的 S^Δ 是什么？_____

当教授举强化的例子时，发利说"强化"。当教授举其他行为原则例子时，他就不说"强化"。

8. 说"强化"的 S^D 是什么？_____

9. 说"强化"的 S^Δ 是什么 _____

10. 当发利能正确地说出一个新的强化例子的名称时，叫作 _____。

第7章 测验3　　姓名：

1. S$^\triangle$ 是当行为 _____ 出现的前提刺激。

2. 作为辨别训练的结果，当 S$^\triangle$ 出现时将会发生什么? _____

3. 刺激控制通过 _____ 建立起来。

4. 在辨别训练中，_____ 出现时，行为被强化。

5. 当行为在 _____ S^D 的刺激出现时出现，刺激泛化出现。

当帕蒂在学校里听见雷声哭的时候，同学们都不理她。当帕蒂在家里听见雷声哭的时候，她的父母抱着她并且安慰她。结果，当帕蒂听见雷声后，在家里哭，在学校不哭。

6. 帕蒂听见雷声哭的 S$^\triangle$ 是什么? _____

7. 帕蒂听见雷声哭的 S^D 是什么? _____

8. 这个例子说明了什么行为过程? _____

9. 如果当帕蒂在她的奶奶家里听见雷声哭的时候，我们会说 _____ 发生了。

10. 举一个刺激控制的例子。_____

第8章 测验1   姓名:

1. _____ 条件反射对前置刺激进行控制,_____ 条件反射对结果进行控制。

2. 在反应性条件反射中,简写词 US 和 CS 是什么意思? _____

3. 在反应性条件反射中,_____ 与一个非条件刺激(US)同时出现。

4. 举例说明一个非条件反应。(说出其中的 US 和 UR)。_____

将下列概念与描述配对:

　　　a. 回溯条件反射　b. 滞后条件反射　c. 同步条件反射　d. 后置条件反射

5. _____ 中性刺激(NS)与 US 同时出现。

6. _____ US 先于 NS。

7. 缩写词 CER 指什么? _____

8. 在反应性条件反射消失后,当 CS 出现后,_____ 不再出现。

9. 体育老师在班上开枪(发令枪,没有子弹)。枪的声音引起惊吓反应(自主唤起)。后来,

　　当体育老师举起枪但是没有开枪,你有一个类似的惊吓反应。在这个例子中,说出:

　　　　US _____ UR _____

　　　　CS _____ CR _____

10. 说出影响反应性条件反射的五个因素中的一个。_____

第8章 测验2　　姓名：

1. 操作性行为被 _____ 控制，反应性行为被 _____ 控制（引起）。

2. 在反应性条件反射中，简写词 UR 和 CR 是什么意思？ _____

3. 反应性条件反射的一个结果是，条件刺激（CS）引起 _____。

4. 说出自主神经系统唤起时的两个身体反应。 _____ 和 _____。

将下列概念与描述配对：

　　a.回溯条件反射　　b.滞后条件反射　　c.同步条件反射　　d.后置条件反射

5. _____ 中性刺激（NS）出现在 US 之前。

6. _____ NS 先于 US，并与 US 重叠。

7. 举例说明 CER。 _____

8. 在 CS 引起 CR 后，后来，发生反应消失，这个过程称为 _____。

9. 中性刺激 _____ 在 US（之前／之后）时，反应性条件反射最强。

10. 在动物园时一个孩子走过狮子笼。狮子大叫，孩子吓了一跳（自主唤起）。于是这个孩子跑向母亲，得到了安慰，安静下来。下一次孩子路过狮子笼时，又感到害怕并跑向母亲。

　　在这个例子中，_____ 是反应行为，_____ 是操作行为。

第8章 测验3　　　姓名：

1. 在反应性条件反射中，一个中性刺激伴随着一个 _____，中性刺激成为 _____。

2. 非条件反应由 _____ 引起。

3. 在反应性条件反射中，当一个中性刺激与 US 同时出现时，中性刺激会 _____。

4. 巴甫洛夫将肉末放进狗嘴里，狗分泌唾液。在这个例子中，分泌唾液是 _____，肉末是 _____。

当节拍器的声音与肉末同时出现时，狗开始在只听到节拍器时就开始分泌唾液。

5. 节拍器的声音是 _____。

6. 听见节拍器就分泌唾液是 _____。

7. 这个过程称为 _____。

8. 在高级条件反射中，中性刺激与 _____ 同时出现。

9. 在反应消失时，在 US 不出现时 _____ 出现。

10. 在动物园时一个孩子走过狮子笼。狮子大叫，让孩子吓了一跳（自主唤起）。于是这个孩子跑向母亲，得到了安慰，安静下来。下一次孩子路过狮子笼时，又感到害怕并跑向母亲。在这个例子中，说出：

　　　　US _____，UR _____

　　　　CS _____，CR _____

第9章　测验1　　　姓名：

1. 塑造对一个目标行为的 _____ 进行差别强化。

2. 在塑造中，被选中给予强化的第一个行为称为 _____。

3. 在差别强化中的两个行为原则是什么？ _____。

4. 训练员在塑造一个海豚的行为时可能使用什么条件刺激物？ _____

5. 在塑造时为了能够在不期望行为后立刻给予强化，需要使用 _____ 强化物。

塑造可以用于三个方面：

6. 产生 _____ 行为。

7. 恢复 _____ 行为。

8. 改变已存在行为的 _____。

9. 当可以用 _____ 来使个体出现目标行为时，就不使用塑造。

10. 当米利和朋友们玩时，只是有时让朋友们玩他的玩具。你希望他的这种行为更多一些。塑造是让他与朋友分享玩具行为增加的好方法吗？

第9章　测验2　　　姓名：

1. 塑造是对目标行为连续趋近 _____。

2. 塑造程序中的步骤称为 _____。

3. 在教一个幼儿说话时三个塑造步骤是 _____，_____，_____。

在塑造时使用条件强化物是很重要的，原因有两个：

4. 在行为后 _____ 给予强化。

5. 强化物不会因为 _____ 失去效果。

将塑造的下列用途与例子匹配：

　　a. 产生新行为

　　b. 恢复以前存在的行为

　　c. 改变已有行为的一个方面

6. _____ 使用塑造让病人在手术后走路。

7. _____ 使用塑造在语言治疗中让患者说话的声音提高。

8. _____ 使用塑造让一个小孩说"嗒嗒"。

9. 如果目标行为至少已经偶然出现，塑造 _____（是/不是）合适的方法。

10. 如果目标行为已经偶然出现，你将怎样使行为发生得更频繁？_____

第9章 测验3　　　**姓名：**

1. _____ 是对一个目标行为的连续趋近的差别强化。

2. 在塑造中，每一个 _____ 都是越来越像目标行为的行为。

3. 如果你使用塑造让老鼠在实验室里按杠杆，按杠杆称为 _____。

4. 如果你使用塑造让老鼠在一个 9.29 平方分米的实验箱里按杠杆，你选择什么作为初始行为？ _____

5. 为了避免塑造中的满足，使用 _____ 强化物很重要。

塑造被用来：

6. _____。

7. _____。

8. _____。

如果有如下行为发生，就不需要使用塑造：

9. _____。

10. _____。

第 10 章 测验 1 　　姓名：

1. 告诉一个学舞蹈的学生某个舞步是哪类促进？ _____

2. 对一个学舞蹈的学生演示一个你希望她学会的舞步是哪类促进？ _____

3. 有哪两类刺激促进？ _____ 和 _____。

4. _____ 是对促进的逐渐消除。

5. 言语促进、姿势促进、示范促进和躯体促进是哪类促进？ _____

6. 促进渐消将刺激控制从促进转移到 _____。

7. 在促进延迟中，你提供 S^D，_____，然后再给予促进。

8. 刺激促进通过 _____ 过程消除，将刺激控制从刺激促进转移到 S^D。

9. 广告牌上的闪烁灯能够吸引人的注意，闪烁灯是 _____ 促进的例子。

10. 什么是渐消？ _____

第 10 章 测验 2 姓名：

1. ＿＿＿＿＿＿ 是为了让行为出现在行为之前所给予的刺激。

2. ＿＿＿＿＿＿ 促进包括另一个人的行为。

3. ＿＿＿＿＿＿ 促进包括刺激的改变或增加或消除刺激。

4. 有哪四类反应促进？ ＿＿＿＿＿，＿＿＿＿＿，＿＿＿＿＿和 ＿＿＿＿＿。

5. 哪类反应促进强制性最大？ ＿＿＿＿＿。

6. 哪类反应促进强制性最小？ ＿＿＿＿＿。

7. 刺激外促进和刺激内促进是哪类促进？ ＿＿＿＿＿

8. 促进渐消、刺激渐消、促进延迟是 ＿＿＿＿＿ 的三种方法。

9. 什么是渐消？ ＿＿＿＿＿

10. 在促进延迟中，S^D 出现后你做什么？ ＿＿＿＿＿＿＿＿＿＿＿＿＿＿＿＿＿＿＿＿＿＿

第 10 章　测验 3　　　姓名：

1. 促进在 S^D _____（之前 / 之后）。

2. 当棒球教练对一个击球员示范在哪里站和怎样拿球棒时，他提供的是一个 _____ 促进。

3. 当棒球教练握着一个击球员的手并且和击球员一起挥棒以教给他怎样挥棒时，他提供的是一个 _____ 促进。

4. 在促进渐消中，促进 _____ 消除。

5. 在促进渐消中，刺激控制从 _____ 转移到 S^D。

6. 给予 S^D，等 4 秒钟然后再给以促进，称为 _____。

7. 转移刺激控制的三种方式是什么？ _____, _____, _____。

8. _____ 在 S^D 之后出现，它被用来使正确的行为在 S^D 出现时能够出现。

9. 最小促进系统称为 _____。

10. 有哪四类反应促进？ _____, _____, _____和 _____。

第 11 章 测验 1　　　　姓名：

1. 包含许多序列出现行为的复杂行为称为 _____。

2. 行为链的另一个名称是 _____。

3. 在一个行为链中，每一个反应为链中的下一个反应创造 _____。

4. 将一个行为链分成单独的刺激－反应成分的过程称为 _____。

5. 在逆向链接中，最先教行为链中的 _____ 刺激－反应。

6. 在前进链接中，最先教行为链中的 _____ 刺激－反应。

7. 在逆向链接和前进链接中，哪两个程序被用来教刺激－反应? _____，_____。

8. 在 _____ 中，每次学习尝试都从头至尾对整个行为链进行促进。

9. 在 _____ 中，用手把手的指导以及跟随来使学习者做出正确行为。

10. 在 _____ 中，任务分析中的每一步图像被用来指导学习者的行为。

第11章 测验2　　　　姓名：

1. 行为链是一个包含许多序列出现的 _____ 和 _____ 的复杂行为。

2. 刺激－反应链的另一个名称是 _____。

3. 在一个行为链中，每一个 _____ 为链中的下一个反应创造 S^D。

4. 在逆向链接和前进链接中，对行为链的每一个反应都给予表扬。结果是每一个反应结果都成为 _____。

5. 进行任务分析的三种方式是：_____

6. 在 _____ 中，学习尝试先完成行为链的最后一步。

7. 在渐进性指导中，可以使用身体指导；当学习者开始做出正确行为时，你开始 _____ 学习者的手。

8. _____ 程序是给学习者一个包含行为链步骤的清单，以帮助学习者进入行为链。

9. 查理的工作是为一个广告公司将四种不同颜色的广告按照一定顺序装进信封里。你教给查理背诵工作中的步骤（"红、黄、蓝、绿"），查理就能正确地工作了。在这个例子中你使用了什么方法让查理正确地完成行为链？ _____

10. 查理的工作是为一个广告公司将四种不同颜色的广告按照一定顺序装进信封里。你在查理面前的墙上贴了四张图，告诉查理按照正确的顺序装信封。结果，查理就能正确地工作了。在这个例子中你使用了什么方法让查理正确地完成行为链？ _____

第11章 **测验3** **姓名：**

1. 任务分析将行为链分成单个的 _____ 和 _____ 成分。

2. 在 _____ 链接中，先教链中的最后一个刺激－反应。

3. 在 _____ 链接中，先教链中的第一个刺激－反应。

4. 渐进性指导通常在使用 _____ 方法教行为链时用于促进正确反应。

5. 在 _____ 程序中，学习者每次学习尝试都完成整个行为链。

比特的工作是在工厂里在玩具上安装把。他坐在传送带前面，身边的桌子上放着一盒把。传送带每次给他送过来一个玩具。比特从桌上的盒子里拿起一个把，将把放在玩具上的一个金属点上，然后拧一下让把上紧。根据以上描述，完成下面的任务分析。

6. 第一个 S^D = 比特前面的传送带上的玩具，桌上的一盒把，第一个反应 = _____。

7. 第二个 S^D = _____，第二个反应 = _____。

8. 第三个 S^D = _____，第三个反应 = _____。

9. 根据测验题 6 中的任务分析，在逆向链接中你先呈现哪个 S^D？_____

10. 根据测验题 6 中的任务分析，在前进链接中你先呈现哪个 S^D？_____

第12章 测验1　　　姓名：

1. 行为技能训练方法中的四个程序是 _____，_____，_____，_____。

2. BST 中的 _____ 成分是告诉学习者怎样做出正确的行为。

3. BST 中的 _____ 成分是让学习者看到怎样做出正确的行为。

4. BST 中的 _____ 成分是给学习者机会练习正确的行为。

5. BST 中的 _____ 成分是给学习者表扬或对他的目标行为的表现给予纠正。

6. 当一个示范者做出正确行为时，结果是 _____。

7. 要使示范有效，示范者对于学习者应该有 _____，或高 _____。

8. 学习者在观察示范之后应该立即有机会 _____。

9. 在 BST 中，指导应该由对学习者有 _____ 的人给出。

10. 在 BST 中，反馈应该在行为表现之后 _____ 给出。

| 第 12 章 | 测验 2 | 姓名： |

1. _____ 是一种训练程序，其中包括指导、示范、演习、反馈的使用。

在教给儿童防诱拐技能时，在下列例子中有哪些行为技能训练方法的成分？

2. _____ 教给儿童说"不"，跑开，当有人让儿童离开时，告诉成人。

3. _____ 示范儿童当有人让他们离开时，应该做的正确行为。

4. _____ 在一个诱拐的角色扮演中，让儿童练习说"不"，跑开，告诉成人。

5. _____ 在一个诱拐的角色扮演中，对儿童的正确表现给予表扬。

6. 在 _____ 示范中，示范者做出合适的行为，在 _____ 示范中，合适的行为通过录像带、录音带、卡通片或电影做出。

7. 在 BST 中，用不同的方式和在不同的情景中对行为给予示范，以增加 _____。

8. 在指导和示范之后，学习者应该有机会 _____ 行为。

9. 在 BST 中，反馈既有 _____，也有 _____。

10. 为了促进 BST 中行为的泛化，角色扮演应该 _____ 学习者在实际生活中可能遇到的真实情景。

第 12 章　测验 3　　　姓名：

1. 在 BST 中，指导是 _____。

2. 在 BST 中，示范是 _____。

3. 在 BST 中，演习是 _____。

4. 在 BST 中，反馈是 _____。

在下列例子中，包含哪个 BST 成分？

5. _____ 在教给一个一年级的学生们"如果发现一支枪怎么办"的过程中，训练者走向一个有枪的架子旁，让全班学生看着他，他没有摸那支枪，跑出房间，告诉老师枪的事情。

6. _____ 在示范给一个一年级的学生们正确的行为后，训练者把枪放在一个架子上，然后让全班学生练习不摸那支枪、跑出房间，告诉老师等技能。

7. 在长期模仿榜样得到强化后，在 BST 中一个孩子看到一个榜样的行为后会出现什么？ _____

8. 在示范时，示范者的行为应该以正确的 _____ 出现。

9. 在 BST 中，对正确行为的表扬和对不正确行为的纠正是两种形式的 _____。

10. 在 BST 之后，促进泛化的两种方式是什么？ _____

第 13 章 测验 1　　　　**姓名：**

1. 你进行 _____ 来确定一个问题行为的前提和后果。

2. 问题行为的四大类功能（或强化结果）是 _____，_____，_____，_____。

3. 间接评估、直接观察和功能分析是三种 _____ 方法。

4. 实验分析的另一个名称是 _____。

5. 进行间接功能评估的两种方法是 _____ 和 _____。

6. 哪种功能评估方法需要询问他人以获得信息? _____。

7. 在哪种功能评估方法中需要使用散点图? _____。

8. 哪种功能评估方法表明前提 / 后果和问题行为之间有功能关系? _____

9. 进行功能评估时有哪三种直接观察方法? _____，_____，_____。

10. 在功能分析中，控制 _____ 和 / 或 _____，以确定它们对行为的影响。

第13章 测验2　　姓名：

1. 进行功能分析是用来确定一个问题行为的 _____ 和 _____。

2. 当一个行为自动产生强化后果时（强化后果不是由他人给予的），这个行为是被 _____ 强化所保持的。

3. 当另一个人在一个行为出现时停止一个消极交往、任务或活动时，这个行为是被 _____ 强化所保持的。

4. 进行功能评估的三种方法是_____，_____，_____。

5. 如果用持续时间记录问题行为和可能的前提和后果时，你使用的是哪一种功能评估方法？ _____

6. 如果你有一个问题行为的可能的前提和后果的清单，当问题发生时你划掉每一个前提和后果，你使用的是哪一种功能评估方法？ _____

7. 如果你请一个患孤独症儿童的父母描述孩子发生自伤行为之前和之后的事件，你使用的是哪一种功能评估方法？ _____

8. 描述法、清单法、间时记录或真实时间记录是进行 _____ 的三种方法。

9. 有一个人有一块痒的地方。如果他挠一下就不痒了，挠的行为是由 _____ 强化所保持的。

10. 如果有一个人在讲一个离奇故事，因为他的朋友在他讲故事时就会给他很多注意，讲离奇故事的行为是被 _____ 强化所保持的。

第13章 测验3　　　姓名：

1. _____ 是收集与问题行为的出现有着功能联系的前提和后果的信息的过程。

2. 当一个行为自动减少或消除一个消极刺激时，我们说这个行为是被 _____ 强化所保持的。

3. 当一个积极的强化后果在行为之后由另一个人给予时，这个行为是被 _____ 强化所保持的。

4. 哪一种功能评估方法使用访谈或问卷？ _____

5. 哪一种功能评估方法在问题行为出现时对前提和后果给予观察？ _____

6. 哪一种功能评估方法可以使用描述方式或使用清单？ _____

7. 哪一种功能评估方法涉及对问题行为的可能前提和 / 或后果给予控制？ _____

8. 如果当南茜头疼时，拉上窗帘让房间暗一些疼痛就会减轻，那么她头疼时拉窗帘的行为是由 _____ 强化所保持的。

9. 如果当南茜头疼时，拉上窗帘让房间暗一些疼痛就会减轻。当她头疼时让她的男朋友拉窗帘的行为是由 _____ 强化所保持的。

10. 哪两种功能评估方法不能表明前提 / 后果和问题行为之间有功能关系？ _____ 和 _____ 。

第14章 测验1 姓名：

1. 要使用消失，首先必须找出保持问题的 _____，然后消除它。

2. 当行为引起刺激的出现时，行为问题被 _____ 强化。

3. 当行为的结果是对某种刺激的逃避时，行为问题被 _____ 强化。

4. 为了确认保持问题行为的强化物，必须进行 _____。

5. 如果一个孩子的问题行为被 _____ 强化，那么在消失的过程中就要对行为的出现给予忽视。

6. 如果一个孩子的问题行为被 _____ 强化，那么在消失的过程中，当问题行为出现时就不能让孩子逃避任务。

7. 克莱尔发脾气时就大叫和哭喊。当她的父母使用消失来对付她的行为时，克莱尔发脾气时的声音更大，时间更长，然后问题行为就减少了。这是一个 _____ 的例子。

8. 在 _____（连续／间隔）强化之后，问题行为的下降将更快。

9. 在 _____（连续／间隔）强化之后，问题行为的下降将较慢。

10. 消失程序应该与 _____ 程序并用。

第14章　测验2　　　姓名：

1. 在消失时，当问题行为的强化物在行为之后不再出现，行为将 _____。

2. 一个孩子在让她系鞋带时就哭，因此父母就替她系鞋带。在这个例子中，父母怎样用消失来对付孩子哭的行为？ _____

3. 一个孩子每当想吃饼干时就哭，因此保姆就给她饼干。在这个例子中，保姆怎样用消失来对付孩子哭的行为？ _____

4. 如果不能消除问题行为的强化物，就不要用 _____ 来使行为减少。

5. 在消失爆发时可能发生什么问题？ _____

6. 为了正确地使用消失，在问题行为之后强化物必须 _____ 跟上。

7. 如果问题行为偶尔得到强化，那么这个程序将 _____ 行为，而不能让其消失。

在哪两种情况下不应使用消失？

8. _____

9. _____

10. 当替代行为产生与使用消失前问题行为产生的同样的强化结果时，在消失后问题行为今后 _____（更可能／更不可能）再发生。

第14章　测验3　　　姓名：

1. _____ 是行为的一个基本原则。它指当行为的强化物在行为之后不再出现，行为的频率将下降。

一个孩子在桌子上转盘子，这个行为被盘子在桌子上转时所发出的声音所强化。

2. 这是一个 _____ 强化的例子。

3. 在这个例子中怎样使用消失? _____

研究者发现自我伤害行为，如撞头，可能被注意、逃避或感官刺激所强化。

4. 如果撞头是被成人的注意所强化，怎样使用消失? _____

5. 如果撞头是被对学习的逃避所强化，怎样使用消失? _____

6. 如果撞头是被感官刺激所强化，怎样使用消失? _____

7. 在进行消失时，行为的频率、持续时间或强度出现暂时增加，称为 _____。

8. 如果消失是在持续强化之后进行，那么问题行为的减少将会 _____ （更快 / 更慢）。

9. 如果消失是在间歇强化之后进行，那么问题行为的减少将会 _____ （更快 / 更慢）。

10. 在消失之后行为改变的 _____ 指问题行为将在所有类似的情景中都停止。

第15章 测验1 姓名：

1. 在 _____ 程序中，强化用来增加期望行为的频率，消失用来减少不期望行为的频率。

2. 介绍在差别强化程序中，确认在程序中使用的强化物的两种不同方式 _____ 和

   _____。

3. 在使用 DRA 时，一开始使用连续强化，然后使用 _____ 以保持行为。

4. 在 _____ 程序中，对问题行为的不出现提供强化。

5. DRO 是什么意思？ _____

6. DRA 是什么意思？ _____

7. 在 DRL 程序中，强化什么？ _____

将下列程序与描述进行匹配：

　　a. 间隔反应 DRL 　b. 全时段 DRL 　c. DRO

8. _____ 强化物每隔 30 秒钟给一次，条件是行为在此时间中未发生。

9. _____ 在上课时如果行为少于 5 次，给予强化物。

10. _____ 如果行为在上次行为之后至少 30 秒钟以后才出现，给予强化物。

第 15 章 测验 2 姓名：

1. 在 DRA 中，有哪两个行为原则？_____ 和 _____。

2. 如果要增加期望行为的发生率，使用 _____ 程序比较合适，该行为至少偶尔发生，而且可以得到有效的强化物。

3. 在 _____ 程序中，当问题行为出现时，不提供强化，而是重新确定强化间隔。

4. 在 _____ DRO，如果问题行为在整个时间内都未出现，就给予强化物。

5. 在 _____ DRO，如果问题行为在一个时间段结束时未出现，就给予强化物。

6. 在 _____ DRL，如果问题行为出现的次数少于规定次数，就给予强化物。

7. 在 _____ DRL，如果反应在前一次反应之后出现的一定时间内，就给予强化物。

将下列程序与描述进行匹配：

     a. DRA   b. DRO   c. DRL

8. _____ 当奈丽上次举手之后至少 10 分钟之后才举手，老师就叫她。

9. _____ 当奈丽在课堂上 10 分钟没有说话时，老师就表扬她。

10. _____当奈丽向同学借剪子，而不是从同学手中夺剪子时，老师就表扬她。

第15章 测验3　　姓名：

1. 当工作人员强化威廉姆斯太太的积极谈话，对她的抱怨不理睬时，使用的是哪一个强化程序？_____

2. 在替代行为的消极差别强化中（DNRA），对于期望行为的强化物是什么？_____

将下列程序与例子进行匹配。

　　　a. DRI　　　b. DRC 或功能交流训练

3. _____ 为了减少詹尼揪头发的行为，每次詹尼把手放在膝盖上时，她的父母就会表扬她。

4. 詹尼做出捣乱行为以逃避做作业。为了减少詹尼的捣乱行为，每次詹尼要求帮助而不是捣乱时，她的父母就帮助她。

5. 在 DRO 程序中，强化物取决于_____。

6. 当问题行为的基线水平很高时，DRO 的时间间隔将_____（更短、更长），当问题行为的基线水平很低时，DRO 的时间间隔将_____（更短、更长）。

7. 在 DRO 程序中，每次当问题行为出现时，可以做什么？_____

将下列程序与描述进行匹配：

　　　a. DRA　　　b. DRO　　　c. DRL

8. _____ 当皮特 2 分钟不骂人时，工作人员就给予强化。

9. _____ 皮特每次将食品说成"点心"而不是用骂人的词时，工作人员就给予强化。

10. _____ 当皮特每晚骂人的次数少于两次时，工作人员就给予强化。

第 16 章 测验 1　　　　姓名：

1. 说出三种对问题行为的功能性和不令人反感的干预法。＿＿＿＿＿＿

2. 为了引起期望行为，对期望行为应该呈现 ＿＿＿＿＿＿。

3. 为了使期望行为更可能发生，可以安排一个 ＿＿＿＿＿＿ 使强化物更有力。

4. 为了使期望行为更可能发生，可以 ＿＿＿＿＿＿ 行为的反应难度。

将下列程序与描述匹配：

　　a. 呈现 S^D 或提示　　b. 安排激发操作　　c. 减少反应难度

5. ＿＿＿＿＿＿ 为了让自己更可能学习，每天在约会本上安排学习时间。

6. ＿＿＿＿＿＿ 为了让自己晚上更可能睡觉，早上早起，并且不睡午觉。

7. ＿＿＿＿＿＿ 为了让自己更可能按时锻炼，在离家近的体育馆报名。

8. 消除一个行为的建立操作将使这个行为更可能发生，因为它使 ＿＿＿＿＿＿ 的强化作用减小。

9. 你将含有尼古丁的口香糖放在桌子上，为了使自己吃它而不是吸烟。在这个例子中，你使用了哪两个前提控制程序？＿＿＿＿＿＿ 和 ＿＿＿＿＿＿。

10. 有些城市在高速公路的出口建立停车场使合伙驾车更可能。在这个例子中使用了哪个前提控制程序？＿＿＿＿＿＿

第16章　测验2　　　　姓名：

1. _____ 程序用于引起期望行为，减少不期望行为。

2. 为了减少不期望行为，应该消除对不期望行为的 _____。

3. 为了减少不期望行为，可以通过消除 _____ 使强化物较弱。

4. 为了使不期望行为不发生，可以 _____ 行为的反应难度。

将下列程序与描述匹配：

　　a. 消除 S^D 或提示　　b. 呈现取消操作　　c. 增加反应难度

5. _____ 为了让自己不可能在商店买垃圾食品，只在饭后去采购。

6. _____ 为了让自己不可能在商店买垃圾食品，采购时不去放垃圾食品那边。

7. _____ 为了让自己少吃垃圾食品，在家里和工作地点都不放垃圾食品。

8. 当为一个行为安排一个建立操作时，该行为为什么更可能发生？ _____

费兹在课堂上一做难的数学题时，就有捣乱行为。当他有这种行为时，就被送到校长那里，因此就不用做数学题了。

9. 费兹捣乱行为的强化物是什么？ _____

10. 在这个例子中，怎样消除激发操作，以帮助费兹减少捣乱行为？ _____

第16章 测验3　　　姓名：

1. 消失、差别强化、前提控制是对问题行为的三种 _____ 干预。

2. 三种可以用来促进期望行为的前提控制程序是什么？ _____

3. 三种可以用来减少不期望行为的前提控制程序是什么？ _____

4. 行为的 _____ 反应难度使行为更可能出现，行为的 _____ 反应难度使行为更不可能出现。

5. 如果一个人从事问题行为是为了得到注意，你可以通过做什么来呈现这个行为的取消操作？ _____

将下列程序与描述匹配：

　　a. 消除 S^D 或提示　b. 呈现取消操作　　c. 降低反应难度

　　d. 呈现 S^D 或提示　e. 增加反应难度　　f. 安排一个建立操作

6. _____ 为了让自己少吃晚饭，在晚饭前喝很多水，这样就不太饿。

7. _____ 为了让自己多吃蔬菜，买一种蔬菜酱，和蔬菜一起吃非常好吃。

8. _____ 为了让自己经常清牙，把牙线放在卫生间的台子上，使自己可以看见。

9. _____ 为了回收废纸，将回收纸箱放在桌子上，而不是放在房间另一头的垃圾筐旁。

10. _____ 为了少吃糖，将糖从餐桌上拿掉，把糖放在柜子里看不见的地方。

第17章 测验1　　　姓名：

1. 正性惩罚是在行为后出现 _____。

2. 负性惩罚是在行为后消除 _____。

3. 使用罚时出局时，问题行为发生后会发生什么？ _____

4. 罚时出局适于用于被什么刺激物所维持的问题行为？ _____

5. 罚时出局不适于用于被什么刺激物所维持的问题行为？ _____

6. 为了使罚时出局最有效，未罚时出局时的环境应该是什么样？ _____

7. 在反应代价中，问题行为出现后会发生什么？ _____

将下列程序与描述相匹配：

　　　a. 反应代价　　b. 消失　　c. 罚时出局

8. _____ 问题行为出现之后不再有保持该行为的强化结果。

9. _____ 问题行为出现之后个体已经具有的强化物被消除。

10. _____ 个体和所有与问题行为相关的强化来源隔离开。

第 17 章 测验 2　　　姓名：

1. _____ 的定义是在短时间内不能接近与问题行为有关的积极强化物。

2. 罚时出局的两种类型是什么? _____ 和 _____。

3. _____ 程序永远应该与罚时出局同时使用。

4. _____ 惩罚是在行为之后给予反感刺激，_____ 惩罚是在行为之后消除强化物。

5. 罚时出局通常的持续时间是多少? _____

6. 如果未罚时出局时的环境非常有强化性，罚时出局可能 _____ （更有效 / 更无效）。

7. 当政府对破坏法律的行为（如，超速驾车、违规停车）给予罚款以防止今后的违法行为时，政府使用的是什么程序? _____

将下列程序与描述相匹配：

　　a. 罚时出局　　b. 消失　　c. 反应代价

8. _____ 当萨尼的妈妈打电话时，她大声哭喊。她的妈妈通常都是马上放下电话看看出了什么事情，安慰萨尼。为了让萨尼在她打电话时停止大声哭喊，每当萨尼大声哭喊时，妈妈就走开。

9. _____ 当萨尼的妈妈打电话时，她大声哭喊。她的妈妈通常都是马上放下电话看看出了什么事情，安慰萨尼。为了让萨尼在她打电话时停止大声哭喊，每当萨尼大声哭喊时，妈妈就让萨尼待在自己的房间里。

10. _____ 当萨尼的妈妈打电话时，她大声哭喊。她的妈妈通常都是马上放下电话看看出了什么事情，安慰萨尼。为了让萨尼在她打电话时停止大声哭喊，每当萨尼大声哭喊时，妈妈就把她最喜欢的娃娃拿走。

第 17 章	测验 3	姓名:

1. 罚时出局和反应代价是哪一种类型的惩罚？_____

2. 在行为矫正中，惩罚通常在首先使用什么程序之后才会使用？_____

3. 如果在行为矫正中使用惩罚，_____（正／负）性惩罚更可能被使用。

4. 当贝蒂在幼儿园的教室里打另一个孩子时，她就得在教室边上的椅子里自己坐两分钟。这样她就不再打其他的孩子了。这个例子中使用的是哪种形式的罚时出局？_____

5. 当贝蒂在幼儿园的教室里打另一个孩子时，她就得在走廊上的椅子里自己坐两分钟。这样她就不再打其他的孩子了。这个例子中使用的是哪种形式的罚时出局？_____

6. 如果在罚时出局结束时，孩子又出现问题行为，你将怎么办？_____

7. _____的定义是当问题行为出现时，消除与其有关的强化物。

8. _____程序永远应该与反应代价同时使用。

9. 在_____程序中，对问题行为的强化在行为之后被停止，在_____程序中，个体已经有的强化在行为之后被停止。

10. 在反应代价中，问题行为之后如果不能立刻消除强化物，那么在问题行为出现后，应该立刻做什么？_____

第18章 测验1　　　　姓名：

1. 在正性惩罚程序中常使用的两类事件是 _____ 和 _____。

2. 在 _____ 矫枉过正中，要求个体做出与问题行为有关的正确行为。

3. 在 _____ 矫枉过正中，要求个体纠正由问题行为造成的环境影响。

4. 在引导服从程序中，每当个体开始做出问题行为时改变代理人会做什么？ _____

5. 在引导服从程序中，每当个体开始做出要求的活动时改变代理人会做什么？ _____

6. 为了减少吮吸手指的行为，每当吮吸手指时就给一个噪声是一个通过 _____ 的惩罚的例子。

7. _____ 应该总是与惩罚同时使用。

将下列程序与描述匹配：

　　　a. 过度补偿　　b. 积极练习　　c. 随因练习

　　　d. 引导服从　　e. 身体限制　　f. 反应阻断

8. _____ 一个学生由于在课堂上大叫，被罚站起、坐下五次。

9. _____ 一个学生由于吃手，老师把他的手按在身边 30 秒。

10. _____ 一个学生由于不服从要求，老师手把手教她完成任务。

第18章　测验2　　　姓名：

1. 在使用惩罚减少问题行为之前，应该总是首先使用 _____ 程序。

2. 两类矫枉过正程序是 _____ 和 _____。

3. 在 _____ 程序中，用身体引导个体做出与问题行为有关的所要求的行为。

4. 在随因练习程序中，每当问题行为出现后会发生什么？ _____

5. 在 _____ 程序中，代理人将个体做出问题行为的身体部分按住，使其不能动。

6. 在 _____ 中，代理人从身体上阻断反应以防止问题行为的出现。

7. 使用惩罚前要考虑的两个伦理问题是什么？ _____ 和 _____。

将下列程序与描述匹配：

　　a. 过度补偿　　　b. 积极练习　　　c. 随因练习

　　d. 引导服从　　　e. 身体限制　　　f. 反应阻断

8. _____ 一个学生由于在操场上尿裤子，被要求从操场上走到厕所，连续五次。

9. _____ 当一个孩子把手举到嘴边企图吃手时，父亲把他的手放在孩子的手上，防止吃手。

10. _____ 当一个孩子在厨房里将食物弄得满地都是时，他得把厨房的地打扫干净，还得把厕所的地打扫干净。

| 第18章 | 测验3 | 姓名： |

1. 正性惩罚是对 _____ 的使用，或对 _____ 的使用。

2. 过度补偿和积极练习是两种 _____ 程序。

3. 在 _____ 程序中，每当问题行为出现时，个体要进行与问题行为无关的身体练习。

4. 引导服从有两个功能： _____ 问题行为，因为使用了身体引导； _____ 服从，因为身体引导被撤销。

5. 在身体限制程序中，问题行为出现时代理人将做什么？_____

6. 在使用厌恶刺激的惩罚中，两个厌恶刺激的例子是什么？_____ 和 _____。

7. 正性惩罚是 _____ 厌恶刺激以使行为减少，负性惩罚是 _____ 厌恶刺激以使行为增加。

将下列程序与描述匹配：

    a. 过度补偿　　　　b. 积极练习　　　　c. 随因练习

    d. 引导服从　　　　e. 身体限制　　　　f. 反应阻断

8. _____ 当一个学生在家骂人时，他的父母要求他擦10分钟窗户。

9. _____ 当萨利的父母让他把玩具放下吃晚饭时，他又哭又叫。这时，她的父母牵着他的手让他把玩具放下，然后把他领到厨房。

10. _____当萨利要打妹妹时，他的父亲把手放在萨利的手前面，不让他打。

第 19 章	测验 1	姓名：

1. 对 _____ 的规划将增加行为改变在所有个体生活中相关情景中出现的可能性。

2. 当训练者不能强化泛化的出现时，和当行为没有自然强化时，可以通过改变相关情景中的

    _____ 来促进泛化。

3. 取得相同结果的不同反应（它们具有同样功能）称为 _____ 反应。

4. 如果你教一个家长在家里使用自我指导的方法，使用在你的父母教育班里学到的家长技能，

    你使用的是哪一种泛化方法？ _____

将下列方法与定义配对：

    a. 对出现的泛化进行强化

    b. 运用强化的自然发生

    c. 对具有强化和惩罚作用的自然发生进行调整

    d. 将各种相关情境纳入训练之中

    e. 纳入一般性刺激

    f. 教给一些功能相当的反应

    g. 纳入自生泛化媒介

5. _____ 训练在相关的自然情景中会得到强化的行为。

6. _____ 在训练中使用尽可能多的相关刺激情景。

7. _____ 强化在自然情景中发生的行为。

8. _____ 在训练中运用来自泛化环境的刺激。

9. _____ 教给自然环境中的人对行为给予强化或惩罚。

10. _____ 教给当事人能够取得同样功能的各种反应。

第19章 测验2　　　　姓名：

1. _____ 的定义是与训练时类似的前提刺激出现，行为也出现。

2. 如果行为在相关情景中 _____，期望行为在训练之外的这些情景中就会出现。

3. 如果学习者受到训练对各种 _____ 做出反应，该行为更可能泛化到所有相关情景中去。

4. _____ 是使用很多相关的刺激情景和不同的反应来作为训练的例子。

将下列方法与定义配对：

　　a. 对出现的泛化进行强化

　　b. 运用强化的自然发生

　　c. 对具有强化和惩罚作用的自然属性进行调整

　　d. 将各种相关情境纳入训练之中

　　e. 纳入一般性刺激

　　f. 教给一些功能相当的反应

　　g. 纳入自生泛化媒介

5. _____ 教一个人在家里自己监督每一次咬指甲的行为，促进她使用在训练时教给她的竞争反应方法。

6. _____ 在训练一个害羞的少年社会技能时，让几个同伴来参加训练，这样这个孩子可以与同伴进行练习。

7. _____ 在教了一个一年级的学生在课上先举手再说话之后，教给他的老师每次当这个学生先举手再说话之后都表扬他。

8. _____ 在训练中教了分享之后，每次看到学生在教室中分享都予以表扬。

9. _____ 在教一个有智力障碍的人怎样使用自动售卖机时，教给她从自动售卖机上买饮料的各种方法。

10. _____ 在教一个常常对无理由的要求说"是"的人果断技能时，在角色扮演中做出各种无理由的要求，让她在训练时做出果断反应。

第19章 测验3 姓名：

1. 在行为矫正中，_____ 的定义是行为在训练外所有相关的情景中出现。

2. 促进泛化的一种方法是当泛化发生时对行为给予 _____。

3. 在纳入一般性刺激的方法中，_____ 环境中的刺激被纳入训练情景中以促进泛化。

4. 一般范例方案的定义是使用包括不同 _____ 和 _____ 的训练范例。

5. 当训练者教给学习者用各种不同方式来做出一个正确反应时，使用的是哪种泛化方法？

将下列方法与定义配对：

　　a. 对出现的泛化进行强化

　　b. 运用强化的自然发生

　　c. 对具有强化和惩罚作用的自然发生进行调整

　　d. 将各种相关情境纳入训练之中

　　e. 纳入一般性刺激

　　f. 教给一些功能相当的反应

　　g. 纳入自生泛化媒介

6. _____ 为了让家长使用在父母教育班里学到的家长技能，老师请一方家长在家里正确使用家长技能时，另一方对此给予表扬。

7. _____ 为了让家长使用在父母教育班里学到的家长技能，老师教给家长们在家里使用一种简单的自我指导方法，以帮助他们正确地使用家长技能。

8. _____ 为了让家长使用在父母教育班里学到的家长技能，老师来到这些家长的家里，当他们正确使用家长技能时，就给予表扬。

9. _____ 为了让家长使用在父母教育班里学到的家长技能，老师教给家长们一些技能，他们的孩子将对这些技能自然地做出积极反应。

10. _____ 为了让家长使用在父母教育班里学到的家长技能，老师让家长把孩子带到训练场地，在那里和孩子一起练习所学的技能。

第20章　测验1　　姓名：

1. 一个人使用行为矫正改变自己的行为时，这个过程称为 _____。

2. 个体可以使用自我管理程序来增加行为 _____ 或减少行为 _____。

3. 在自我管理中，个体做出一个 _____ 行为来影响被控制的行为在今后的出现。

4. _____ 是一种自我管理方法的类型，在这种方法里，在目标行为出现之前对环境进行某种程度的改变，以影响目标行为在今后的出现。

5. 如果要减少目标行为出现的可能性，可以 _____ 该行为的 S^D 或建立操作，或者 _____ 该行为的反应难度。

6. 如果为一个目标行为安排一个强化物，然后，在未出现目标行为时拿走强化物，_____ 就会出现。

7. 当重要他人为目标行为的出现提供一个自然情景或线索，或者自然地强化目标行为时，_____ 就会出现。

8. 如果要增加目标行为，可以为该行为提供 _____ 或减少该行为的 _____。

9. 如果要减少目标行为，可以为该行为提供 _____ 或减少该行为的 _____。

10. 在写行为契约时，为什么最好有一个契约管理者? _____。

第20章	测验2	姓名：

1. 如果一个人不能做出期望行为，这个人表现出的是行为 _____。

2. 如果一个人做出过多不期望行为，这个人表现出的是行为 _____。

3. 在自我管理中，_____ 行为是受到个体的控制行为影响的。

4. 为期望行为呈现 S^D，或者增加不期望行为的反应难度，是哪种自我管理方法的例子？

   _____。

5. _____ 是一个书面文件，文件中写出问题行为，对规定出的目标行为水平安排相关

   结果。

6. 如果为目标行为安排一个惩罚物，然后，在出现目标行为时又不给予惩罚物，

   _____就会出现。

7. 减少目标行为的其中一种前提控制是什么？ _____

8. 增加目标行为的其中一种前提控制是什么？ _____

9. 哪一种自我管理方法是在一个需要目标行为的情景中告诉自己做什么和怎么做？

   _____

10. 在使用自我管理方法改变自己的行为之后，还应该继续使用哪两种自我管理方法来促进行

    为的保持？ _____ 和 _____

第20章 测验3　　　　姓名：

1. _____ 是使用行为矫正改变自己行为的过程。

2. 个体可以使用自我管理方法来 _____ 行为缺乏或 _____ 行为过剩。

3. 行为过剩的出现通常是由于它即时得到了 _____，而行为缺乏不出现通常是由于它未即时得到 _____。

4. 如果要增加目标行为出现的可能性，可以 _____ 该行为的 S^D 或建立操作，或者 _____ 该行为的反应难度。

5. 如果没有实施行为契约中的要求，_____ 就会出现。

6. 如果为增加做作业安排了一个强化计划，你必须要做两个小时的作业，否则就被罚 10 美元，做作业是避免输钱的 _____。

7. 如果为停止吸烟安排了一个强化计划，在这个计划中你每吸一支烟就被罚 10 美元，吸烟是避免输钱的 _____。

8. 如果要 _____ 目标行为，可以为该行为提供强化物，或减少该行为的惩罚物。

9. 如果要 _____ 目标行为，可以为该行为提供惩罚物，或减少该行为的强化物。

10. 当开始对行为进行自我监督时，目标行为可能发生什么？

_____

| 第21章 | 测验1 | 姓名： |

1. 习惯行为的三种类型是什么？ _____，_____，_____。

2. 当一种习惯行为不断发生或以高强度发生时，导致个体寻求治疗，这种习惯行为被看作

   _____。

3. 举一个以身体为中心的重复性的行为问题的例子。_____

4. _____ 是与习惯行为不兼容的行为。

5. _____ 是有多种肌肉和发音抽动组成的抽动障碍。

6. 介绍可以用于晃头这种肌肉抽动的对抗反应。_____

7. 在用习惯扭转疗法治疗口吃时的对抗反应还称为 _____。

8. 在社会支持程序中，当个体做出习惯行为时，重要他人应该做什么？_____

9. 在社会支持程序中，当个体没有做出习惯行为时，或当个体使用对抗反应时，重要他人应

   该做什么？_____

10. 研究表明习惯扭转疗法对 _____ 的习惯行为可能无效。

第21章 测验2 姓名：

1. 举一个神经性习惯的例子 _____，再举一个肌肉抽动的例子 _____。

2. _____ 用来治疗神经性习惯、抽动和口吃。

3. 举例说明可以用于治疗咬指甲的两种对抗反应。 _____，_____

4. 习惯扭转疗法中的四个主要成分是什么？ _____，_____，_____，

   _____。

5. 什么时候一种习惯行为成为习惯性障碍？ _____

6. 对 _____ 的对抗反应包括缓慢的、有节奏的通过鼻子的且闭嘴的深呼吸。

7. 研究表明习惯扭转疗法中最有效的成分是 _____ 和 _____。

8. 在识别反应训练中，个体学会每次当习惯行为发生时或将要发生时，进行 _____。

9. 在识别训练中，个体学会做什么？ _____

10. 在习惯扭转疗法中对抗反应起作用的一种方式是阻碍习惯行为，并提供 _____。

第21章 测验3 姓名：

1. 神经性习惯、抽动、口吃是 _____ 的三种类型。

2. 举一个发音抽动的例子。_____

3. 口吃中有什么行为? _____

4. 在习惯扭转疗法中，_____ 是一个治疗成分，它使个体认出每次习惯行为的发生。

5. 在习惯扭转疗法中，_____ 是一个治疗成分，它使个体学会在习惯出现时做出不兼容的行为。

6. 在习惯扭转疗法中，_____ 是一个治疗成分，它使重要他人通过提醒和强化帮助个体在治疗外使用对抗反应。

7. 在习惯扭转疗法中，治疗师使用什么激励方法增加个体在治疗外使用对抗反应? _____

8. 在习惯扭转疗法中，对抗反应的使用有两个功能。一个是阻碍习惯行为，提供代替它的替代行为。另外，对抗反应还可以成为习惯行为的 _____。

9. 说出除了习惯扭转疗法以外能够有效治疗习惯性障碍的两种方法。 _____，_____

10. 怎样使用反应预防来治疗一个在睡觉时揪头发的孩子? _____

第 22 章　测验 1　　　姓名：

1. ＿＿＿＿＿＿＿＿ 的目的是在有结构的治疗环境或教育环境中增强当事者出现过少的期望行为，减少不期望行为。

2. 在代币治疗中，＿＿＿＿＿＿＿＿ 在期望行为之后立即给予。

3. 在代币治疗中，一种代币是怎样成为条件强化物的？＿＿＿＿＿＿＿＿

4. 在代币治疗中可以用于代币的三种物品的例子是：＿＿＿＿＿＿＿＿，＿＿＿＿＿＿＿＿，＿＿＿＿＿＿＿＿。

5. ＿＿＿＿＿＿＿＿ 强化计划表应用于代币治疗早期，在程序进行一段时间、目标行为不断出现后，就使用 ＿＿＿＿＿＿＿＿ 强化计划表。

6. 较少地得到后备强化物增加了其 ＿＿＿＿＿＿＿＿，因为这样造成了相对剥夺的状态。

7. 什么时候在代币治疗中加入反应代价比较合适？＿＿＿＿＿＿＿＿＿＿＿＿＿＿＿＿。

8. 当事人从代币治疗中得到的代币可以做些什么？＿＿＿＿＿＿＿＿＿＿＿＿＿＿＿＿。

9. 托尼是一个犯人，他每天由于做出一些期望行为得到一些代币。监狱的卫兵用钱作为代币，托尼每天 10 个不同的期望行为可以得到 25 美分。一天结束的时候，托尼在监狱的商店花掉这些钱。这个例子中的代币治疗有什么问题？＿＿＿＿＿＿＿＿＿＿＿＿＿＿＿＿。

10. 你能做些什么来弥补第 9 题中的问题？＿＿＿＿＿＿＿＿＿＿＿＿＿＿＿＿＿＿。

第22章 测验2　　姓名：

1. 代币是在期望行为之后给予的，后来可换成 _____。

2. 在代币治疗中可以用于代币的三种物品的例子是：_____，_____，_____。

3. 当事者在代币治疗中怎样得到后备强化物? _____

4. 在代币治疗刚开始时，代币是由 _____ 强化计划表给予的。

5. 如果后备强化物可以被当事者随意得到，它们在代币治疗中的价值将 _____（增加/减少）。

6. 在 _____ 程序中，当不期望行为发生时代币将被拿走。

7. 在代币治疗中反应代价程序的目的是什么? _____

8. 代币治疗的其中一个优点是什么? _____

9. 代币治疗的其中一个缺点是什么? _____

10. 一个未成年犯项目的管理者决定开始实行代币治疗。在这个项目中，被管教者一天中由于亲社会行为可以得到代币，一天结束的时候换成后备强化物。反应代价项目也加入了代币治疗，如果出现了不合适的行为，一天所得到的代币都将没收。这个例子中的代币治疗有什么问题? _____。

| 第 22 章 | 测验 3 | 姓名： |

1. _____ 是在每一个期望行为之后给予的具体物品。

2. 在代币治疗中，当事者用代币得到 _____。

3. 在代币治疗中可以用于代币的三种物品的例子是：_____，_____，

_____。

4. 在 _____，当事者由于做出期望行为得到代币，然后用代币换后备强化物。

5. 在代币治疗中怎样增加后备强化物的强化价值？_____

6. 当代币治疗中加入反应代价时，当不期望行为出现时将发生什么？_____

詹尼是特殊教育班级中的学生。他在课上每次正确回答问题时，老师就会在他的咖啡罐里放

一个塑料片。詹尼把塑料片积累起来，在放学时，他用塑料片买糖、小玩具、贴片等，或

换取做他愿意做的事情的时间。

7. 在这个例子中，代币是什么？_____

8. 在这个例子中，后备强化物是什么？_____

9. 在这个例子中，目标行为是什么？_____

10. 在这个例子中，使用的是什么强化计划表？_____

第23章　测验1　　　姓名：

1. _____ 是在双方之间写下的协议，在契约中，一方或双方同意做出具体水平的目标行为。

2. 写行为契约的第一步是对要改变的 _____ 给予清楚的定义。

3. 当雷清点史蒂夫每周完成的论文页数以证明写在行为契约上的目标行为时，她是在使用 _____。

4. 行为契约的两种类型是什么？ _____ 和 _____。

5. 在 _____ 契约中，契约管理人施行契约强化。

6. 在 _____ 契约中，如果一方没有做出契约中规定的行为，另一方可以拒绝做出他的目标行为，结果使整个契约失败。

将下列项目与契约强化中的描述匹配：

　　a. 正性强化　　b. 负性强化　　c. 正性惩罚　　d. 负性惩罚

7. _____ 如果签约人执行的是非期望行为，将给予厌恶刺激。

8. _____ 如果签约人执行的是期望行为，将取消厌恶刺激。

9. _____ 如果签约人执行的是非期望行为，将取消强化物。

10. 如果一个人写了一个行为契约，然后在向自己说契约的内容时感到焦虑，他更能做出目标行为以减少焦虑。在这种情况下，说契约的内容时感到焦虑是 _____，它使个体更可能做出目标行为。

第23章　测验2　　　姓名：

1. 行为契约的另一个名称是什么？_____

2. 介绍在行为契约中可以促进目标行为的两种结果。_____ 和 _____

3. 除了使用成就产品作为测量外，在行为契约中还可以由契约管理人或所选择的第三方通过
   _____ 来测量目标行为。

4. 双方契约的两种类型是什么？_____ 和 _____

5. 使用交换契约的可能问题是什么？_____

6. 在 _____ 契约中，一方寻求改变目标行为，与契约管理人安排强化或惩罚计划。

将下列项目与契约强化中的描述匹配：

　　　a. 正性强化　　b. 负性强化　　c. 正性惩罚　　d. 负性惩罚

7. _____ 你同意每个周末修剪草坪，如果做到了，你的伴侣同意让你那一周不打扫卫
   生间。

8. _____ 你同意如果一周中吸烟，就将失去你让室友保管的 10 元钱。

9. _____ 你同意每个周末修剪草坪，如果做到了，你的伴侣同意给你做一次按摩。

10. 除了强化或惩罚外，行为契约能够影响行为的另一个原理是什么？_____

第23章 测验3	姓名：

1. 行为契约应确定一个或更多的目标行为，以及做出或不做出目标行为的 _____。

2. 说出在行为契约中可用于减少目标行为的两种后果。_____ 和_____

3. 在单方契约中，由谁来施行契约强化？ _____

4. _____ 契约是一个双方契约，在这种契约中，一方行为的改变成为另一方行为改变的强化物，反之亦然。

5. _____ 契约是一个双方契约，在这种契约中，双方的目标行为有分别的强化计划。

下列每一个例子中分别是哪一种契约？

    a. 单方　b. 交换　c 平行

6. _____ 玛莎同意每周修剪草坪，作为交换，曼尼同意每周打扫两个卫生间。

7. _____ 玛莎同意每周修剪草坪，如果她做到了，可以在星期天去打保龄球。曼尼同意每周打扫两个卫生间，如果他做到了，他可以在星期天去钓鱼。

8. _____ 麦迪同意在准备GRE时每周完成两次练习测验，如果她做到了，就不会失去让契约管理人保存的10美元。

将下列项目与契约强化中的描述匹配：

    a. 正性强化　b. 负性强化　c. 正性惩罚　d. 负性惩罚

9. _____ 萨里同意每周减掉500克体重，如果做到了，就不会失去让减肥治疗师保存的10美元押金。

10. _____ 撒米在契约中同意，每次朝孩子大喊时将失去10美元。

第 24 章 测验 1　　　姓名：

1. 恐惧由操作性和 _____ 行为组成。

2. 恐惧中的操作性行为包含有对恐惧的刺激的 _____。

3. 恐惧中的身体反应，包括心跳加快、肌肉紧张、快而浅的呼吸，称为 _____。

4. 在蜘蛛恐惧中，蜘蛛是引起自主神经系统唤起的条件反应的 _____。

5. 在 _____ 放松中，个体有系统地紧张和放松身体上每一个主要的肌肉群。

6. 在 _____ 放松中，教个体通过放松的姿势来放松每一个肌肉群。

7. 在 _____ 脱敏中，个体暴露于真实的引起恐惧的刺激，同时逐渐通过恐惧等级。

8. 在 _____ 脱敏中，个体想象引起恐惧的刺激，同时逐渐通过恐惧等级。

9. 现实脱敏与系统脱敏比较起来的一个优点是什么？ _____

10. 在 _____ 中，个体暴露于高强度的恐惧刺激一段时间。

第 24 章 测验 2　　　　**姓名：**

1. 恐惧中的操作性行为包含什么？ _____

2. 恐惧中的反应性行为包含什么？ _____

3. 一个害怕蜘蛛的人看见一只蜘蛛，体验到自主神经兴奋。在这一恐惧中，条件反应是

   _____ ，条件刺激是 _____ 。

4. 在恐惧中什么是逃避和回避行为的强化物？ _____

5. 介绍本章中的两种放松训练方法。 _____ 和 _____

6. _____ 是一个放松方法，在这种方法中个体学会以缓慢、深的、有节奏的方式呼吸。

7. _____ 通过将注意力集中在中性的或愉快的刺激上，将个体的注意力从引起焦虑的

   刺激上移开而产生放松。

8. _____ 是一系列恐惧刺激，从产生最小恐惧的刺激到产生最多恐惧的刺激排序。

9. 在系统脱敏中，当治疗师描述恐惧等级中的每一个情景时，受助者做什么？ _____

10. 当治疗师在受助者通过恐惧等级时，握受助者的手，或将手放在受助者的背上来给以安慰

    时，这种现实脱敏的形式称为什么？ _____

第24章　测验3　　　姓名：

1. 在当众发言的恐惧中，面对听众产生自主神经兴奋。在这个例子中，条件刺激是

　　_____，条件反应是_____。

2. 焦虑中有什么身体反应？_____

3. 恐惧中自主神经系统兴奋是一种_____，它使个体更可能做出逃避或回避行为。

4. 恐惧情景中的逃避或回避行为被_____（正／负）性强化。

5. _____是一种用来降低作为恐惧和焦虑问题中体验到的自主神经兴奋的方法。

6. 在渐进肌肉放松法中，个体怎样取得放松？_____

7. 在行为放松法中，个体怎样取得放松？_____，_____，_____。

8. 在系统放松方法中，有哪三个步骤？_____，_____，_____。

9. 在哪种脱敏方法中个体暴露于真实的所恐惧的刺激之下？_____

10. 在满灌中会发生什么？_____

第25章 测验1　　　　姓名：

1. 由于认知行为是 ＿＿＿＿＿＿，它们不能被另一个独立的观察者直接观察和记录。

2. 当认知行为 ＿＿＿＿＿＿ 时，认知行为是一种条件刺激。

3. 当认知行为 ＿＿＿＿＿＿ 时，认知行为是一种建立操作。

4. 认知行为可以作为 ＿＿＿＿＿＿ 或当它们出现在其他行为之后时是 ＿＿＿＿＿＿ 后果。

5. 认知疗法是认知 ＿＿＿＿＿＿（重构／应对技能训练）方法的一种类型。

6. 在认知 ＿＿＿＿＿＿（重构／应对技能训练）中，治疗师帮助来访者找出消极的认知行为，然后帮助来访者去掉这些消极的思维或代之以更符合期望的行为。

7. ＿＿＿＿＿＿ 治疗的目标是帮助来访者接受消极的思维和情感，而不是改变他们。

8. 在自我指导训练中，治疗师使用 ＿＿＿＿＿＿ 方法来教自我指令。

9. 认知重构的第一步是找出 ＿＿＿＿＿＿ 和 ＿＿＿＿＿＿。

10. 当来访者在问题情景中想 ＿＿＿＿＿＿ 而不是消极的思维时，他较少可能会有消极情绪反应，或做出问题行为。

第25章　测验2　　　　姓名：

1. _____ 行为是个体做出的语言或想象的反应，他人无法观察。

2. 当认知行为影响强化或惩罚后果时，它是一种 _____。

3. 认知 _____（重构 / 应对技能训练）方法用于行为过剩，即当前的不恰当认知行为引起问题。

4. 在认知 _____（重构 / 应对技能训练）中，治疗师教来访者一些自我言语，使他们在问题情景中改善行为表现，或对他们在该情景中的行为产生影响。

5. _____ 是一种认知重构方法。

6. _____ 是一种认知应对技能训练方法。

7. 在 _____ 方法中，治疗师用三类问题质疑来访者的歪曲思维。

8. _____ 是一个采用认知疗法帮助改变认知歪曲的例子。

9. 在 _____ 方法中，来访者学习自我言语或自我指令来指导自己在问题情景中的行为。

10. 对抑郁的认知疗法包括首先让来访者进行 _____。下一步是使用认知重构来改变歪曲的思维。

第25章 测验3 姓名：

1. 认知行为由 _____ 反应或 _____ 反应组成。

2. 当认知行为引起不愉快的条件反应时，它是一种 _____。

3. 认知 _____（重构／应对技能训练）方法用于行为不足，即没有所需的认知行为以对付问题情景。

4. 说出认知行为的两个前提功能。_____ 和 _____。

5. 自我指导训练是一种认知 _____（重建／应对技能训练）方法。

6. 认知重构中的三个步骤是：①找出消极的思维和情景，②找出思维后的情感反应或行为，③_____ 。

7. 全或无思维、过度概括、否定积极面都是 _____ 的例子。

8. 说出在认知疗法中治疗师质疑来访者的歪曲思维所问的三个问题中的两个：_____ 和 _____。

9. 在自我指导训练中，自我指令成为期望行为的 _____。

10. 基于接受的治疗的目标是使来访者 _____ 消极思维和情感，而不是改变他们。